Conception de la couverture : Isabel Lafleur
Photos de la couverture : istockPhoto
Conception graphique et mise en pages : Lexis Media
Révision et adaptation : François Morin
Correction d'épreuves : Marie Auclair

Imprimé au Canada
ISBN : 978-2-89642-167-1

Dépôt légal – Bibliothèque et Archives nationales du Québec, 2009
© 2009 Éditions Caractère

Tous droits réservés. Toute reproduction, traduction ou adaptation en tout ou en partie, par quelque procédé que ce soit, est strictement interdite sans l'autorisation préalable de l'éditeur.

Gouvernement du Québec – Programme de crédit d'impôt pour l'édition de livres – Gestion SODEC

Nous reconnaissons l'aide financière du gouvernement du Canada par l'entremise du Programme d'aide au développement de l'industrie de l'édition (PADIÉ) pour nos activités d'édition.

Visitez le site des Éditions Caractère
editionscaractere.com

Catherine **GOURLAT**

Bébé trucs!

Plus de 2000 trucs pour vous simplifier
la vie avec votre bébé

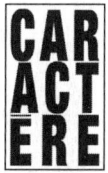

SOMMAIRE

INTRODUCTION 8

0-6 MOIS 11

   ALIMENTATION 15
      De 0 à 4 mois 15
      De 4 à 6 mois 38

   COMPORTEMENT 45
      De 0 à 3 mois 45
      De 4 à 6 mois 50

   ÉVEIL 59
      Premières semaines 59
      De 2 à 4 mois 60
      De 4 à 6 mois 66

   SANTÉ 72

   SÉCURITÉ 93

   SOINS (HYGIÈNE) 112

   SOMMEIL 138
      Premiers jours 138
      De 1 à 3 mois 141
      Vers 5 - 6 mois 146

7-12 MOIS 153
   ALIMENTATION 157

| COMPORTEMENT | 174 |

ÉVEIL	187
De 7 à 9 mois	187
De 10 à 12 mois	192

| SANTÉ | 198 |

| SÉCURITÉ | 228 |

| SOINS (HYGIÈNE) | 249 |

| SOMMEIL | 258 |

13-24 MOIS ... 267

Alimentation	271
De 13 à 18 mois	271
De 19 à 24 mois	283

| COMPORTEMENT | 290 |

ÉVEIL	305
De 13 à 19 mois	305
De 19 à 24 mois	313

| SANTÉ | 317 |

| SÉCURITÉ | 372 |

| SOINS (HYGIÈNE) | 412 |

| SOMMEIL | 436 |

2-3 ANS ET PLUS ... 459

| ALIMENTATION | 463 |

| COMPORTEMENT | 473 |

SOMMAIRE

ÉVEIL **495**
    De 25 à 30 mois 495
    De 31 à 36 mois 506

SANTÉ **525**

SÉCURITÉ **533**

SOINS (HYGIÈNE) **537**

SOMMEIL **541**
    De 25 à 36 mois 541
    Après 36 mois 554

INDEX **559**

TABLE DES MATIÈRE **569**

INTRODUCTION

Vous aviez imaginé de longs moments de tendresse, les yeux dans les yeux : lui vous souriant, vous le caressant de mots doux... Bien sûr, il vous gratifie souvent de magnifiques gazouillis, mais il dort le plus clair de son temps et pleure au plus sombre du vôtre. Les premières semaines avec votre tout petit bébé peuvent être assez déconcertantes !

Que veut-il ? Que lui faut-il ? Faites-vous comme il faut ? Comment font les autres ? Êtes-vous un bon parent ?

Vous ne pensiez pas que vous occuper de votre petit enfant vous amènerait à vous poser autant de questions...

De nouveau-né, il devient bébé et d'autres interrogations surgissent. Pourquoi ne veut-il pas dormir ? Devez-vous le forcer à terminer ses céréales ? Devez-vous accepter de le prendre dans vos bras chaque fois qu'il le demande ? Êtes-vous en train d'en faire un petit enfant capricieux ?

Vous voulez que tout soit parfait et vous faites le maximum pour le satisfaire, mais vous avez le sentiment d'être totalement accaparée par ce tout petit bout de dictateur...

Il ne faut surtout baisser les bras : il existe des solutions ! Entre les bons vieux trucs de nos grands-mères (s'appuyant sur des savoir-faire ancestraux), les astuces de nos copines et les conseils des spécialistes, il y a bien souvent une façon simple et géniale de faciliter la vie d'une maman, d'un papa... et d'un bébé.

Cette science du quotidien n'est pas infuse, c'est pourquoi cet ouvrage vous propose une compilation – la plus complète possible – de toutes ces bonnes idées, celles qui vous permettront de huiler les rouages de l'organisation familiale... lorsqu'elle inclut un tout-petit de moins d'un an.

Puis viennent les « terrible two », surnom affectueux que les parents anglo-saxons donnent à leur bambin pendant ces deux années. C'est effectivement un excellent raccourci de ce qu'est le petit enfant qui entre dans sa deuxième année, fête son deuxième anniversaire... et souffle les bougies du troisième.

INTRODUCTION

Terriblement exigeant, il veut tout : votre amour, votre attention, votre patience, votre vigilance. Et aussi : un gâteau, un coup de main pour grimper sur le canapé, votre stylo lorsque vous vous en servez, une sieste à l'heure du dîner, une histoire au moment d'aller se coucher. Et tout de suite, sinon il hurle et se roule par terre ! Terriblement épuisés, vous vous demandez : comment font les autres parents ?

C'est un petit pan de la vie quotidienne des papas et des mamans que cet ouvrage soulève en vous livrant leurs meilleurs trucs. Un petit bagage de bonnes idées qui devrait vous permettre de gérer avec plus de décontraction les menus problèmes d'alimentation, de comportement, de santé, de sécurité, de soins et enfin de sommeil de votre petit ange.

Ces conseils, « frappés au coin du bon sens », sont classés par ordre chronologique, datant les grands acquis des petits. Mais il s'agit d'âges moyens : résultat de savants calculs entre les enfants qui franchissent certaines étapes très précocement et les enfants qui les abordent sans se presser. Ainsi, ces repères ne sont donc qu'indicatifs, car chaque enfant est unique (aucun n'est moyen !) et entreprend ses acquisitions avec son tempérament.

0-6 MOIS

● DE SA NAISSANCE À 2 MOIS

- Si votre bébé n'était pas un petit humain, il saurait se déplacer de branche en branche au milieu des arbres, nager, marcher... Il possède à sa naissance, dans ses gènes, tous les gestes permettant d'accomplir ces mouvements. «Grasping», «marche automatique», reptation: il apporte la preuve de ses compétences au pédiatre qui l'examine dans les jours qui suivent sa venue au monde.

- Mais cette façon de s'agripper à un doigt, ses premiers pas esquissés, ses brasses coulées sont des réflexes et c'est bien cela le problème: votre bébé est un «petit animal doué de raison», il ne peut se contenter de gesticulations irréfléchies. Sa tête et ses membres doivent marcher ensemble pour qu'il fixe ses acquisitions.

- Il consacre ses deux premiers mois à faire oublier à son corps la majorité des choses qu'il sait faire: mettre un pied devant l'autre (soutenu sous les bras) et faire le poisson (soutenu sous le ventre)... pour pouvoir fixer ses acquisitions sur un terrain vierge.

- Il garde quand même un petit bagage: la succion, le fouissement (se pelotonner contre vous), l'imitation et le cri (il pleure environ un huitième de son temps d'éveil!).

- Il fait cet énorme travail en dormant (environ 18 heures par jour), ramassé sur lui-même. Comme s'il souhaitait retrouver la position qu'il avait dans votre ventre.

● DE 2 À 4 MOIS

- Il va falloir de plusieurs mois à plusieurs années à son cerveau pour retrouver la mémoire de ses gestes «archaïques»: attraper, ramper, marcher... En partie parce qu'il ne se consacre pas uniquement à améliorer sa motricité et il a beaucoup d'autres choses à découvrir... avec vous.

- Il commence son apprentissage dès maintenant. Il «s'ouvre»: il détend ses jambes, ses bras (il les agite même dans une incessante gymnastique), écoute les bruits qui l'entourent (reconnaît votre voix et s'apaise en l'entendant), suit des yeux tout ce qui bouge.

- Sa petite gym au berceau porte rapidement ses fruits. Au début de son second trimestre, lorsque vous l'installez sur le ventre, il se soulève en prenant appui sur ses avant-bras... Bientôt, il tente de passer de la position dos à la position côté.

- Il joint ses mains et joue avec lorsqu'il se réveille de l'une de ses siestes. Car il perçoit bien qu'il y a une différence entre son sommeil de jour et celui de la nuit.

- Il est de plus en plus ravi de vous voir : il gazouille lorsque vous lui parlez, rit lorsque vous le chatouillez... pleure quand vous le quittez.

● DE 4 À 6 MOIS

- La grande affaire de la fin du second trimestre, c'est sa possibilité de tenir sa tête droite. Ce progrès lui permet de s'asseoir, soutenu par le dossier de son siège ou quelques coussins. Cette verticalité lui permet de diriger son regard vers des points et des objets précis. Cela l'incite à faire une chose fantastique : amener ses pieds dans sa bouche (il n'y parviendra pas longtemps!).

- Sa langue connaissait ses doigts, voici ses orteils. Elle n'a plus qu'une envie : soumettre à ses papilles tout objet passant par ses mains pour en apprécier la souplesse, la température, la forme.

- Cette position, buste droit, offre également à votre petit la possibilité de mieux déglutir et de passer à des aliments plus solides que le lait.

ALIMENTATION

De 0 à 4 mois

● IL N'A BESOIN QUE DE VOTRE LAIT

La composition de votre lait est, incontestablement, la plus à même d'accompagner son développement. En effet, vos glandes mammaires l'enrichissent de jour en jour pour répondre à ses besoins.

Mais ce geste que vous pensiez tellement naturel – puisque prévu par la nature – ne l'est pas tant que cela. Il arrive que votre bébé vous pince si fort que vous avez envie de crier ou qu'il lambine et que votre dos vous fasse atrocement souffrir, ou encore qu'il semble insatisfait de sa tétée...

Allaiter au sein nécessite d'en connaître le mode d'emploi, autrefois transmis de bouche de mère à oreille de fille... en vertu de l'adage (improvisé pour l'occasion): «Qui comprend bien allaite bien».

- Vos glandes mammaires ont produit immédiatement après sa naissance le colostrum. Cette première sécrétion de couleur jaunâtre a deux intérêts majeurs:
    - d'une part, elle contient quatre à cinq fois plus d'anticorps que le lait maternel mature (elle protège le tout-petit de la fameuse diarrhée du nourrisson, à laquelle il est particulièrement exposé lorsqu'il est à la pouponnière);
    - d'autre part, elle permet d'utiliser le réflexe de succion naturel du nouveau-né pour installer le processus de lactation.

- Car à partir de son troisième jour de vie, c'est votre bébé qui, en tétant, stimule les récepteurs nerveux présents sur votre mamelon. Ceux-ci vont alors avertir vos glandes mammaires que, désormais, elles doivent produire du lait.

Plus votre bébé est goulu, plus il excite vos récepteurs... et plus votre production de lait est importante.

BÉBÉ TRUCS!

Une fois votre lactation installée, il peut réclamer jusqu'à **10 minuscules tétées par jour**, comme s'il savait que ses demandes réitérées accroissaient la production de vos glandes mammaires.

Pour bien lui donner le sein

1 La composition de votre lait évolue en cours de tétée. Au début, il contient une proportion d'eau importante pour désaltérer votre bébé. Ce n'est qu'au bout de quelques minutes qu'il s'enrichit et devient nourrissant. C'est pourquoi il est impératif de laisser votre bébé vider le sein que vous lui proposez en premier, pour qu'il en tire toute la ressource avant de passer au second... pour lequel il va marquer beaucoup moins d'appétit. Afin que vos seins ne s'engorgent pas, vous lui proposerez d'abord le second sein à la tétée suivante.

2 Votre lait va chercher ses composants dans votre sang, aussi, pendant la durée de votre allaitement, devez-vous surveiller votre hygiène de vie. Non pas, comme certaines grands-mères le croient encore, que légumes ou fruits forts en goût ou en acidité l'altèrent - manger un pamplemousse ou du ragoût n'indispose nullement votre bébé -, mais parce que, comme cela a été le cas au cours de sa vie intra-utérine, c'est dans votre alimentation (par votre circulation sanguine) que votre lait se charge de calories et de nutriments... ainsi que de certaines substances (l'alcool et le tabac, notamment) toxiques pour le tout-petit.

3 Il est important de trouver une position dans laquelle ni votre dos, ni vos bras ne fatiguent, car une tétée peut durer jusqu'à une heure. Il existait autrefois un modèle de siège appelé «fauteuil de nourrice» qui procurait aux mamans (... et aux nourrices) la meilleure position pour donner le sein. Bas, il obligeait les genoux à se relever au-dessus du bassin. Le bébé, posé en travers des cuisses, était ainsi à hauteur de la poitrine maternelle.

4 Son dossier droit offrait un bon appui au dos de la maman. Ses accoudoirs permettaient alternativement à son coude droit, puis au gauche, de s'y replier et ainsi d'installer la tête du bébé dans leur creux. Le modèle est épuisé, aussi faites des essais avec tous les fauteuils à votre disposition et choisissez celui qui s'en rapproche le plus pour votre corps à corps.

Vous pouvez améliorer un canapé en glissant un petit tabouret sous vos pieds (ou deux bottins) et un coussin derrière votre nuque.

5 Pour que la pression des mâchoires de votre jeune costaud ne s'exerce pas toujours au même endroit et ne vous fasse pas mal, variez vos « sièges » :

- Assise sur un fauteuil, croisez la jambe (correspondant au sein que vous lui présentez) sur votre autre jambe. Placez un coussin sous votre genou plié et un autre dessus. Ainsi maintenu, votre genou accueillera votre « petit poids léger ».

- Vous pouvez, si vous êtes souple, vous asseoir en tailleur sur votre lit. Le dos est soutenu par vos oreillers et ses fesses sont calées dans le creux du genou correspondant au sein que vous lui donnez. Cette position s'adapte à toutes les situations ; vous pouvez l'adopter n'importe où, en vous asseyant sur le sol et en appuyant votre dos à un mur ou un meuble.

6 Le petit défaut des coussins que l'on glisse sous son bras ou sous sa cuisse pour incliner le bébé pendant qu'il boit, c'est... qu'ils glissent ! La solution ? Un petit oreiller et une taie pour grand oreiller :

- Faites glisser l'oreiller jusqu'au fond de la taie.

- Asseyez-vous sur l'ouverture de la taie. Plus de risque de voir votre appuie-bras dégringoler !

● POUR L'AIDER À BIEN TÉTER

7 Votre bras, votre jambe – ou le coussin que vous avez placé sous ses fesses – doivent offrir à votre tout-petit une sorte de siège incliné à 30° et lui permettre de digérer votre lait sans retour œsophagique, au fur et à mesure qu'il le boit.

8 Pour bien saisir votre sein, sa bouche doit se trouver juste en face de votre aréole. Il doit l'« avaler » entièrement pour que votre mamelon repose au fond de sa bouche, entre son palais et sa langue. Cette dernière va lui permettre d'accomplir des mouvements de reptation rapides et efficaces, faisant couler votre lait dans sa gorge.

9 Pour lui faciliter la mise en bouche de votre sein, soutenez celui-ci avec votre main libre, en plaçant vos quatre doigts dessous et votre pouce sur le dessus pour faire saillir votre mamelon.

10 S'il n'attrape pas totalement le bout de votre sein, la succion est moins vigoureuse, votre bébé se fatigue, tète moins (donc réclame plus souvent)... et stimule ainsi moins votre montée de lait. D'autre part, insatisfait, votre bébé serre les mâchoires et peut pincer très fort...

11 Pour qu'il puisse reprendre sa respiration entre deux gorgées, n'approchez pas trop son visage de votre sein et veillez à ce que son nez ne soit pas écrasé.

12 Si votre tout-petit a dû patienter un peu avant que vous vous précipitiez pour le nourrir, il se peut que ses pleurs (destinés à vous faire accourir) l'aient énervé. Bouleversé, il a du mal à retrouver ses repères et le chemin de votre sein. Nos grands-mères avaient bien sûr trouvé un truc pour « reconditionner ses réflexes » : elles lui caressaient la joue (à la commissure de ses lèvres) reposant sur le sein qu'elles lui offraient. Cette petite caresse provoquait tout à la fois un pivotement de la tête de leur bébé vers le mamelon et l'ouverture de sa bouche...

13 Si cette petite stimulation ne lui suffit pas, pressez votre sein entre votre pouce et votre index, placés sur le bord extérieur de votre aréole, pour faire perler quelques gouttes de lait. Recouvrez-en votre mamelon et posez-en sur ses lèvres.

14 Vous saurez qu'il tète avec ardeur et bonheur en voyant ses tempes et ses oreilles bouger, car vous ne sentirez peut-être pas l'écoulement de votre lait (petits picotements).

Durant les cinq premières minutes, sa succion est très avide, il a un creux à combler. Une fois sa première fringale apaisée, il marque généralement une petite pause, puis repart avec un enthousiasme plus retenu... Il peut ainsi se ménager plusieurs arrêts pendant qu'il boit. Un petit rot, parfois un court somme de quelques secondes (le tout sans lâcher votre mamelon) et il tète à nouveau.

15 Si au bout de quelques minutes (deux à trois) il ne fait pas mine de reprendre, c'est qu'il est repu. Ne le tirez pas pour qu'il quitte votre sein, cela vous ferait mal. Utilisez la tactique des grands-mères : glissez votre petit doigt entre ses gencives et il lâchera prise.

16 Changez votre bébé de sein dès que vous sentez que celui que vous lui donnez s'est allégé et a diminué de volume.

Pour éviter d'engorger ou pour désengorger vos seins

17 Le problème d'engorgement survient en général tout à fait au début de l'allaitement, alors que votre production laiteuse ne s'est pas encore réglée sur l'appétit de votre bébé.

- Mais il peut survenir également si vous ne faites pas très attention à l'alternance sein droit/sein gauche d'une tétée à l'autre. L'un de vos seins devient alors dur, tendu et hypersensible. Votre aréole est gonflée et votre mamelon s'enfonce au lieu de saillir, ce qui rend plus difficile une bonne prise en bouche de votre sein par votre bébé...

18 Au tout début de sa vie, les tétées reviennent si souvent qu'il arrive que vous ne vous souveniez plus quel sein l'a nourri la dernière fois. Pour éviter de lui donner deux fois de suite le même, adoptez l'un de ces trucs :

- L'astuce la plus couramment utilisée par nos aïeules consistait à changer leur alliance de main : la glisser à l'annulaire droit après avoir donné le sein gauche et vice-versa...

- Aujourd'hui, toutes les mamans ne sont pas mariées et ne portent donc pas d'alliance. Par ailleurs, il arrive que les kilos de la grossesse ne s'évanouissent pas du jour au lendemain et laissent des doigts un peu gonflés empêchant de retirer bague ou anneau...

- Mais vous pourrez toujours nouer un ruban étroit alternativement sur la bretelle droite de votre soutien-gorge... puis sur la gauche ;

- ou attacher sur l'une ou l'autre bretelle une épingle de sûreté ;
- ou encore, entortiller sur leur attache un élastique.

19 Et si, malgré cette précaution, l'un de vos seins s'engorge, avant de le donner à votre bébé, posez sur votre buste une serviette que vous aurez réchauffée sur votre radiateur, dans votre sécheuse ou repassée au fer à sa position maximum...

Vous pouvez aussi asperger d'eau chaude votre poitrine, avec votre pomme de douche réglée à sa diffusion la plus douce.

20 Une fois votre sein «amolli», massez-le avec les paumes de vos mains, en mouvements circulaires autour de votre aréole. Un peu de lait devrait couler et commencer à désengorger vos glandes mammaires, permettant à votre mamelon de saillir.

21 Pour accentuer cette saillie, lorsque vous mettez votre bébé au sein, soutenez celui-ci : avec vos doigts à plat sous votre cage thoracique, soulevez doucement votre sein et, avec votre pouce placé au-dessus (formant une sorte de C avec votre index), tirez très légèrement pour faire remonter votre mamelon.

22 Une bonne tétée est le meilleur remède à l'engorgement.

23 Si, temporairement, votre santé ne vous permet pas d'allaiter votre bébé (installation d'une antibiothérapie, par exemple), utilisez un tire-lait pour éviter l'engorgement. Vous trouverez son mode d'emploi dans l'emballage.

Pour endiguer les «fuites»

24 En principe, la quantité de lait produite par vos glandes mammaires est parfaitement ajustée aux besoins de votre bébé. Mais, les premières semaines, ce réglage est encore imparfait et, plus tard, il arrive, parce que votre bébé a un peu de fièvre ou une petite baisse d'appétit sans raison apparente, que la «bébé-loi» de l'offre et de la demande subisse des fluctuations. Bref, il peut arriver que vos seins coulent entre deux tétées. Les coussinets que vous placez dans les bonnets de votre soutien-gorge absorberont ces fuites, mais vous devrez changer ces coussinets très souvent pour éviter la macération de vos mamelons dans cette ambiance humide.

25 Si vous avez d'importants écoulements de lait, il se peut que les coussinets d'allaitement soient insuffisants pour les absorber. Pour avoir une protection plus efficace, vous utiliserez des protège-slips, retaillés à la taille des bonnets de vos soutiens-gorges.

26 Si l'écoulement est important, il est plus simple d'acheter des coques en plastique s'adaptant à vos seins et d'y glisser un mouchoir en papier qui absorbera ce «trop-plein».

Pour soulager vos seins

27 Les irritations et les crevasses sont essentiellement dues à une mauvaise prise en bouche de vos seins par votre bébé et à leur macération dans une atmosphère humide.

- La prévention consiste donc :
- à vous assurer que votre bébé saisit correctement votre aréole (si la tétée vous est douloureuse, c'est que le geste n'est pas bon) ;
- à sécher soigneusement chacun de vos seins après chaque tétée ;
- et à les maintenir au sec en plaçant un coussinet d'allaitement dans les bonnets de votre soutien-gorge.

28 Si le contact avec la ratine de la serviette vous est douloureux, après la tétée, séchez vos mamelons à l'aide d'un séchoir à cheveux.

29 Laissez le plus possible vos seins découverts entre les tétées. Et lorsque vous enfilez votre soutien-gorge, utilisez des coques en plastique (vendues en pharmacie) qui laissent passer l'air entre le tissu et votre peau.

30 Installez-vous à chaque tétée de manière un peu différente, pour que votre bébé n'attrape pas votre mamelon au même endroit. Si la douleur est intense, placez une téterelle (ou bout de sein) en silicone sur votre mamelon. Choisissez en pharmacie la taille qui vous convient.

31 Ne laissez pas votre bébé sucer votre mamelon une fois que votre sein est vidé.

32 Vous pouvez, si la tétée devient insupportable, suspendre la tétée au sein de celui qui est le plus irrité, pendant une demi-journée. La demi-journée suivante, vous suspendrez celle de votre autre sein afin de rééquilibrer votre montée de lait.

Pour accompagner... ou non son rot

33 La succion du mamelon demande au bébé plus d'effort que de boire au biberon, aussi s'offre-t-il plusieurs pauses pendant lesquelles il reprend des forces et digère ce qu'il vient d'avaler. Par ailleurs, l'allaitement au sein réduit considérablement l'absorption d'air. C'est pourquoi il est fréquent que votre bébé s'endorme sur votre sein sans avoir émis le moindre petit rot.

- Ne vous en inquiétez pas et ne le réveillez surtout pas... son sommeil profond est le signe qu'il est bien, que son estomac ne lui donne aucun souci.

Pour le sevrer sans problème

34 Vous pouvez sevrer votre bébé à deux mois, quatre mois, six mois (l'échéance dépend souvent de la date de votre «retour à l'emploi»)...

- L'important est que vous prévoyiez ce sevrage, afin de l'installer en en respectant les étapes, tant pour votre bébé – qui doit s'adapter à un nouveau mode d'alimentation – que pour permettre à la lactation de diminuer progressivement et à vos seins de réduire leur taille en douceur. Vous devez compter environ deux à trois semaines d'anticipation.

35 Si la reprise de votre travail est un crève-cœur et que le sevrage vous semble un arrachement, conservez un allaitement partiel avec deux tétées par jour: celle du matin (la plus abondante) et celle du soir (la plus apaisante!).

ALIMENTATION DE 0 À 4 MOIS

Vous remplacerez les tétées, une à une, par des biberons.

- Choisissez de supprimer d'abord la tétée où vous avez le moins de lait. En général, il s'agit de celle de l'après-midi.
- Passez ensuite à celle du milieu de journée.
- Conservez plus longtemps la tétée du soir, afin que vos seins ne soient pas trop douloureux pendant la nuit.
- La dernière tétée à éliminer avant que le sevrage ne soit complet est celle du matin, car la lactation est souvent plus abondante après la nuit.

36 Incorporez environ un nouveau biberon tous les trois jours et voyez comment vous réagissez. Si vous avez beaucoup de lait, attendez que vos seins soient moins pleins pour supprimer une autre tétée.

37 Ne vous inquiétez pas si votre bébé vous réclame moins souvent un biberon qu'il ne vous réclamait le sein. Ce n'est pas la preuve de son manque de plaisir à boire au biberon, mais simplement que le lait premier âge – plus long à digérer que le lait maternel – le laisse plus longtemps rassasié.

38 Pour que votre bébé accepte au mieux le biberon, attendez toujours qu'il ait faim pour le lui proposer.

39 Donnez-lui un gros biberon, supérieur à sa ration, pour qu'il puisse boire ce qu'il souhaite.

40 S'il engloutit une grosse quantité de lait, pas de panique, il le faisait probablement au sein et il mangera moins au prochain repas. En revanche, s'il est vite rassasié, n'insistez pas et ne lui redonnez surtout pas à boire au sein.

41 Évitez d'associer le sevrage à une autre étape importante de sa vie : son entrée à la garderie, son premier séjour chez la nourrice, un déménagement ou un voyage, par exemple.

42 De la même façon, renoncez à le sevrer s'il est malade...

43 Le caoutchouc n'est pas réputé pour ses propriétés gustatives. Afin de l'habituer au contact et à la saveur de la tétine, avant même d'entamer le sevrage, donnez à votre bébé des biberons d'eau (ou de jus de fruits) pour calmer sa soif lorsqu'il fait très chaud.

44 Faites bouillir ses tétines dans du lait, elles y perdront une partie de leur amertume.

45 Achetez de préférence des tétines en silicone. Certes, elles sont beaucoup moins souples que celles en caoutchouc, mais elles n'ont absolument aucun arrière-goût. Par ailleurs, téter un sein est plus « ardu » que boire au biberon... il est donc en partie habitué à faire « l'effort de se nourrir ».

46 Les refus du biberon ne durent jamais très longtemps. Votre bébé a besoin d'un peu de temps pour s'adapter, c'est bien normal... À moins qu'il ne préfère (si le sevrage intervient alors qu'il a cinq-six mois) passer directement à la cuillère et à la tasse à bec !

● IL N'ATTEND QUE SES BIBERONS

Faire le choix du biberon, c'est accepter de « prêter » son bébé : à son papa d'abord, aux personnes de votre famille ou de votre entourage ensuite. Les premiers temps, c'est avec un peu d'anxiété que vous confiez biberon et nourrisson, mais rapidement vous apprécierez de pouvoir vous échapper – le temps d'un rendez-vous chez le coiffeur ou d'une soirée au cinéma – en laissant votre petit goulu aux bons soins d'une personne de confiance.

Pour lui préparer des biberons zéro risque

47 Le véritable fauteur de « troubles » (problèmes digestifs et gastro-entérites), c'est le lait. En effet, s'il nourrit votre bébé, le lait alimente également les bactéries. Heureusement, celles-ci ne se développent pas à une telle vitesse qu'à peine la poudre versée dans l'eau elles colonisent le biberon. Mais un dépôt de lait sur le pas de vis ou une trace sur la paroi offrent aux microbes un vrai bouillon de culture qui contamine le lait du biberon suivant.

48 Il n'y a que la très haute température ou le contact avec des produits chimiques antiseptiques qui puisse venir à bout des germes.

- Autrefois, lorsque l'on ne connaissait que la stérilisation dans un faitout d'eau bouillante, cette obligation était une préoccupation constante. Que faire lorsque l'on était en panne de biberon stérilisé ? Aujourd'hui, avec les procédés de stérilisation « minute » (ou presque...) : stérilisateurs à froid (30 minutes), électriques (10 minutes) et « spécial micro-ondes » (15 minutes), cette inquiétude n'existe plus.

Pour faciliter le nettoyage des biberons

49 Quel que soit le procédé que vous avez choisi, il ne dispense pas, bien entendu, d'un bon nettoyage... Certains pédiatres estiment que les lave-vaisselle nettoient si énergiquement qu'un biberon qui en sort peut se passer de stérilisation... Ce serait le cas à condition d'être préparé et donné immédiatement, car la température de l'eau de votre machine ne monte que jusqu'à 65 °C; or, il faudrait qu'elle atteigne 100 °C pour tuer toutes les bactéries.

50 Si vous avez du mal à nettoyer une tétine, mettez-y une pincée de gros sel et frottez-en l'intérieur en la roulant entre vos doigts. Le sel éliminera les traces de lait.

51 Si les trous de la tétine vous semblent bouchés, nettoyez-les avec une aiguille.

52 Pour faciliter le nettoyage de vos biberons, rincez-les à l'eau courante à la fin de chaque tétée (ce rinçage ne vous dispense pas d'un vrai nettoyage...).

53 Et pour que ce nettoyage soit parfait, votre brosse doit l'être aussi... Placez-la donc régulièrement dans votre lave-vaisselle. Si vous n'en possédez pas, enveloppez votre brosse dans un essuie-mains dont vous nouerez ensemble les quatre coins et faites-la tourner dans votre machine à laver.

Pour faciliter la stérilisation des biberons

54 Si vous stérilisez à froid :

- Plongez vos tétines tête en bas (pour que l'air ne reste pas à l'intérieur, empêchant alors leur complète stérilisation) dans le liquide antibactérien.

- Laissez vos biberons à l'abri, plongés dans le liquide stérilisant jusqu'au moment où vous les utilisez, mais sortez vos tétines après le temps minimum indiqué pour ne pas les ramollir et enfermez-les dans un contenant servant à conserver les aliments au frigo, que vous aurez préalablement stérilisé avec la solution antibactérienne.

- Lorsque vous sortez un biberon, sa tétine, sa bague, son disque et son capuchon, rincez le tout, à l'eau bouillie de préférence.

- Ne laissez pas s'égoutter le matériel stérilisé sur votre égouttoir à vaisselle, il pourrait être recontaminé par des germes. Placez-le sur une feuille de papier absorbant (le biberon « tête en bas »).

55 Si vous stérilisez à chaud :

- Vérifiez que vos biberons portent la mention « stérilisable à 120 °C ».

- Pour gagner du temps, on conseillait autrefois aux mamans de remplir d'eau et de poudre de lait tous leurs biberons à la fin de la stérilisation et de les conserver, fermés, au réfrigérateur. Aujourd'hui, on donne plus volontiers le biberon à la simple température ambiante, aussi les préparer à l'avance et les conserver remplis au réfrigérateur nécessite forcément de les faire passer au chauffe-biberon... ce qui retarde le repas de bébé qui crie famine et ne vous facilite pas la vie.

- En revanche, votre réfrigérateur reste le meilleur endroit pour entreposer les biberons vides, équipés de leur tétine et couverts de leur capuchon. Isolez-les des aliments en les plaçant couchés dans un contenant de plastique.

- Pour éviter que vos biberons ne ressortent blancs de calcaire, ajoutez le quart du jus d'un citron dans l'eau que vous allez faire bouillir.

ALIMENTATION DE 0 À 4 MOIS

Pour une bonne préservation de la stérilisation

56 Avant de sortir vos biberons de leur stérilisateur, lavez-vous très soigneusement les mains jusqu'au-dessus des poignets. Insistez sur les intervalles entre vos doigts, évitez d'avoir les ongles longs et de porter trop de bagues : les petits morceaux « cachés » de votre peau transpirent davantage et deviennent les terrains très affectionnés des microbes.

57 Pour vous dépanner occasionnellement (ou vous faciliter la vie durant vos déplacements), il existe :

- des emballages de lait premier âge stérilisé (traité UHT : ultra haute température) à verser tout simplement dans un biberon stérile ;

- des biberons stériles à jeter ;

- ces stérilisations industrielles se paient, évidemment, mais elles sont fort pratiques à certains moments.

Pour être certaine de la qualité de votre eau

58 Ce n'est pas la mauvaise qualité bactériologique de l'eau du robinet qui amène à recommander une eau minérale en bouteille (sur l'étiquette de laquelle figure la mention « convenant au nourrisson ») pour la confection des biberons. En effet, si vous habitez une ville de plus de 100 000 habitants, l'eau est contrôlée quotidiennement... et ne contient que très peu de germes.

- En revanche, c'est sa teneur en sels minéraux qui est mise en cause : elle est souvent excessive pour les reins immatures d'un tout-petit.

59 Mais si, un jour, vous vous trouvez à cours d'eau en bouteille, vous ne ferez courir aucun risque à votre bébé en utilisant, pour une fois, l'eau du robinet, sauf si :

- votre robinet est équipé d'un adoucisseur (la concentration de l'eau qui en résulte pourrait endommager ses reins) ;

- vous avez adapté un filtre au robinet (il pourrait retenir les bactéries) ;

- ou, évidemment, si vous avez été avertie par votre municipalité que la qualité de l'eau laissait à désirer.

Pour être sûre de lui donner le meilleur lait

60 Les fabricants de lait infantile sont en recherche permanente des éléments qui composent le lait maternel pour tenter de le reconstituer industriellement à l'identique. Et leurs efforts sont payés de succès. Le lait premier âge est spécialement étudié pour répondre aux besoins nutritionnels spécifiques de votre bébé pendant ses quatre premiers mois.

61 Le lait premier âge est un lait de vache très transformé pour restituer le plus fidèlement possible l'équilibre diététique du lait maternel.

Son apport en protéines est diminué pour ne pas risquer de faire de votre bébé un petit allergique. La proportion de caséine, notamment, est calculée au minimum pour satisfaire son appétit.

Il est également moins sodé pour épargner ses reins encore incapables d'assimiler le sodium (sel).

En revanche, il est enrichi en :

- vitamines, principalement en vitamines C (qui renforcent les défenses immunitaires naturelles de votre tout-petit) et D (qui favorisent l'absorption du calcium et assurent la solidité de son squelette);
- fer (indispensable à la fabrication du sang et aussi acteur dans le renforcement des défenses immunitaires).
- Il est également plus riche en glucides, particulièrement en lactose (appelé également sucre du lait), qui assure la bonne croissance cérébrale et l'équilibre de la flore microbienne de votre bébé.

62 Aujourd'hui, les laits industriels pour nourrisson se diluent de façon homogène... à condition de respecter le bon mode d'emploi :

- Lavez-vous soigneusement les mains.
- Remplissez le biberon d'eau à température ambiante jusqu'à la graduation voulue.

- Introduisez le nombre de doses de lait correspondant à la quantité d'eau (une dose pour 30 g d'eau, sauf indication différente de votre médecin).
- Fermez le biberon avec sa bague sur la tétine recouverte de son capuchon.
- Agitez-le d'abord en le faisant rouler entre les deux paumes de vos mains, puis de bas en haut.

63 Si vous devez y ajouter des céréales :

- après avoir mélangé la poudre de lait et l'eau, dévissez la bague du biberon ;
- versez la quantité de céréales indiquée par votre médecin ;
- fermez le biberon et agitez-le comme précédemment ;
- faites tiédir le mélange.

Pour vous faciliter la préparation de son biberon

64 Les graduations des biberons ne sont pas toujours très lisibles. Pour être certaine de les remplir avec la bonne quantité d'eau, faites ressortir avec un marqueur indélébile la graduation qui correspond à son âge.

65 Servez-vous d'un couteau pour araser la poudre sans la tasser (ce que vous feriez en tapotant la mesurette sur le bord de la boîte). Trop pleine, elle ne respecterait pas la dose prescrite pour l'âge de votre bébé. De plus, trop compacte, elle se dissoudrait mal.

66 Au bout d'un certain nombre d'utilisations, à force de piocher dans votre poudre, cette dernière devient plus compacte. Pour l'aérer, secouez votre boîte avant de l'ouvrir.

67 Il se peut, pour éviter les régurgitations de votre bébé, que votre médecin vous prescrive une formule épaissie de poudre, beaucoup plus difficile à dissoudre dans l'eau. Stérilisez alors autant de fourchettes en plastique que vous avez de biberons. Vous en prendrez une pour agiter votre préparation à chaque nouveau biberon.

Pour lui servir son biberon à la température qu'il aime

68 La plupart des bébés acceptent le lait à température ambiante (18-19 °C) s'ils ont été accoutumés à le boire ainsi dès leurs premières tétées. Si vous installez cette bonne habitude, vous vous éviterez la contrainte du branchement d'un chauffe-biberon : un bénéfice pour vous (pas de problèmes techniques la nuit, en promenade, en voyage) et pour lui (son biberon, plus vite prêt, lui est plus vite livré...).

69 Mais le lait tiède (26 °C) est plus digeste... et les bébés qui ont eu l'occasion de l'apprécier peuvent être « accros » à cette digestibilité. Réchauffez son biberon au chauffe-biberon électrique ou au bain-marie. Évitez le micro-ondes : le réchauffement des liquides n'y est pas homogène et les parois du biberon sont plus froides que le cœur de l'aliment. Vous pourriez gravement brûler l'intérieur de sa bouche en appréciant mal la chaleur du lait.

70 Pour vous assurer que son lait ne lui fait courir aucun risque, ne le goûtez pas à même sa tétine, vous pourriez introduire vos bactéries dans son biberon !

71 Le mieux est d'utiliser le truc de nos grands-mères : une fois son capuchon retiré, secouez le biberon au-dessus de votre poignet (zone plus sensible que le dessus de la main) pour en faire couler quelques gouttes.

72 Si votre bébé aime faire durer le plaisir du biberon, sa tétée peut prendre une demi-heure. Pour lui offrir ce délicieux moment de plénitude et garder son lait tiède, glissez son biberon dans un bas de laine afin qu'il y ait le moins de perte de chaleur possible pendant ce laps de temps.

73 Pour lui servir rapidement son biberon la nuit – à la température qui lui convient –, remplissez-le à l'avance d'eau tiède et glissez-le dans un étui isotherme (conservant aussi bien le chaud que le froid), puis préparez à part une dosette contenant la juste quantité de lait correspondant à son âge et à sa prise alimentaire. Faites le mélange au moment où votre bébé vous fera savoir qu'il a faim.

Cette organisation est tout aussi pratique pour partir en promenade avec son repas, sans vous soucier d'être dehors à l'heure de la tétée.

74 Si vous ne possédez pas d'étui isotherme, vous pouvez obtenir une bonne conservation de la chaleur en enroulant le biberon d'eau dans une feuille de papier d'aluminium et en finissant de l'isoler en l'enveloppant dans du papier journal.

Pour bien vous installer tous les deux

75 Les tétées au biberon sont généralement moins longues que les tétées au sein: d'une part, le caoutchouc de la tétine demande moins de vigueur à sucer qu'un mamelon; d'autre part, le lait premier âge rassasie plus vite le bébé. Mais la prise d'un biberon peut (quand même!) durer de 15 à 30 minutes, aussi installez-vous confortablement.

Asseyez-vous au fond d'un fauteuil, votre dos bien calé dans le dossier, l'un de vos bras plié sur l'accoudoir de façon à nicher votre bébé dans le creux de votre coude.

76 Ne lui donnez jamais son lait alors qu'il est couché à plat, il pourrait s'étrangler. Surélevez-le légèrement en plaçant un coussin entre votre cuisse et ses fesses (ou en glissant votre main libre), soutenez sa colonne vertébrale avec votre avant-bras. Lorsqu'il sera plus grand, il se passera de coussin.

77 Tenez le biberon incliné de façon que sa tétine soit constamment remplie de lait (s'il y entrait de l'air, vous provoqueriez chez votre tout-petit un hoquet).

78 Si sa tétine s'aplatit, tournez légèrement le biberon pour laisser pénétrer un peu d'air.

79 Cette position du biberon en diagonale permet à votre bébé la plus efficace des prises en bouche. Il peut ainsi sucer sa tétine tout en la tirant et aspirer (ces trois mouvements concourant au bon flux du lait dans sa bouche).

80 Si votre bébé s'endort en cours de tétée, redressez-le, tapotez-lui le dos pour faciliter un rot et proposez-lui à nouveau son biberon.

Pour vous assurer du bon débit de la tétine

81 Avant de lui proposer son biberon, desserrez-en la bague afin que l'air y pénètre – sinon « l'effet de vide » risque de rendre sa tétée difficile –, puis revissez-la.

82 La tétine doit être :

- bien enfoncée dans sa bouche,
- sa fente tournée vers le haut, pour que le lait jaillisse sous la pression de la langue contre le palais.

83 Assurez-vous que le débit de la tétine lui convient. Retournez le biberon sur votre main et vérifiez qu'il en coule deux ou trois gouttes par seconde. S'il en tombe moins, c'est que le trou de la tétine est trop petit. Votre bébé doit alors fournir un gros effort pour mériter son lait... il va vite se fatiguer, s'endormir sur son biberon et en réclamer un nouveau dans un très bref délai. S'il en tombe plus, c'est que le trou est trop important. Votre bébé risque de s'essouffler et d'abandonner la partie alors qu'il a encore faim.

84 Un trou trop petit peut être agrandi à l'aide d'une aiguille dont l'extrémité portant le chas (c'est celle que vous tiendrez entre vos doigts) sera plantée dans un bouchon de liège et la pointe, chauffée au rouge au-dessus d'une flamme, enfoncée dans le caoutchouc.

85 Une tétine dont le trou est trop grand est bonne... à jeter (une tétine en caoutchouc dure environ un mois). Ayez toujours au moins une tétine d'avance pour vous dépanner.

86 Il existe des tétines multivitesses percées en T dont les trois débits apparaissent en relief sur le caoutchouc. Il n'est pas toujours facile de les « lire » lorsque votre bébé boit son biberon. Vous pouvez marquer un petit repère au feutre indélébile sur la bague et veiller à ce que le relief correspondant à sa demande coïncide avec ce trait.

Ensuite, il vous restera à vous assurer que ce repère se trouve dans le prolongement de son nez !

Pour lui ouvrir l'appétit

87 Comme avec la tétée au sein, vous pouvez déclencher le mouvement de succion de votre bébé en lui tapotant la joue la plus proche de vous.

88 Si votre tout-petit ne se décide pas à téter, enduisez ses lèvres et la tétine d'un peu de lait pour lui en rappeler le goût.

89 Préparez-lui des biberons supérieurs de 30 g à la quantité prescrite par votre médecin (30 ml d'eau et une dosette) pour anticiper l'augmentation de son appétit (liée à l'augmentation de son poids).

Pour vous rassurer sur sa prise de lait

90 « Il n'a pas fini son biberon ! » C'est l'inquiétude de toutes les mamans... même si ce n'est plus celle des pédiatres, qui estiment qu'avec la nouvelle consigne « des tétées à chaque fois que votre bébé en réclame », votre tout-petit reçoit le lait dont il a besoin.

En effet, le nouveau-né naît avec un réflexe de satiété : il sait parfaitement lorsqu'il est rassasié... Il s'arrête alors de manger, car il ne connaît ni la gourmandise, ni le désir de vous faire plaisir. S'il lâche sa tétine ou le bout de votre sein, c'est qu'il n'a vraiment plus faim, n'insistez pas. D'ailleurs, si vous tentez de le faire, il repousse vigoureusement le biberon avec sa langue.

91 Si vous le nourrissez au biberon, votre médecin vous indiquera quelle quantité lui préparer, mais cela ne veut pas dire que votre bébé doit finir ses biberons jusqu'à la dernière goutte. Laissez-le décider de la quantité qu'il désire prendre.

Quantité de lait et de repas quotidiens d'un bébé jusqu'à 4 mois

ÂGE	VOLUME DE LAIT/ 24 h	NOMBRE DE TÉTÉES
De 0 à 8 jours	De 100 à 400 g	7 à 6
De 8 à 15 jours	De 450 à 500 g	7 à 6
De 15 à 30 jours	De 550 à 600 g	7 à 6
Deuxième mois	De 600 à 700 g	6 à 5
Troisième mois	De 720 à 800 g	6 à 5
Quatrième mois	De 780 à 850 g	5 à 4

92 La seule recommandation impérative touche sa santé : s'il ne finit pas son biberon, jetez le lait qu'il n'a pas bu, ne le laissez pas « traîner » au cas où il réclamerait à boire 20 à 30 minutes plus tard. Le lait offre aux bactéries un milieu excessivement propice à leur développement.

93 Difficile d'évaluer quelle quantité de lait il a déjà absorbée en voyant les graduations de son biberon à l'envers. A-t-il seulement bu ou n'a-t-il fait que suçoter sa tétine ? Fiez-vous aux petites bulles qui remontent dans son lait : elles sont la preuve qu'il avale bien son repas.

94 Il ne finit pas ses biberons et vous vous inquiétez : « S'il ne mangeait pas suffisamment pour grossir comme il le devrait ? ». Votre pédiatre, pour ne pas augmenter votre inquiétude, vous a déconseillé de louer un pèse-bébé ? Si vous n'y tenez plus, vous pouvez obtenir une idée de sa prise de poids (pas son poids exact) en vous pesant d'abord seule sur votre pèse-personne, puis en le tenant dans vos bras. En soustrayant votre poids du poids total « maman + bébé », vous obtiendrez son poids approximatif. Si vous recommencez trois jours plus tard, vous constaterez sûrement qu'il aura pris plusieurs grammes...

95 Votre bébé a totalement fini son biberon et ne veut pas lâcher sa tétine ? Évitez de le laisser téter « à vide », il se remplirait l'estomac d'air, ce qui rendrait sa digestion plus difficile.

96 Pour savoir si son obstination tient à ce qu'il n'a pas calmé sa faim ou pas comblé son désir de succion, glissez votre petit doigt dans sa bouche (vous en profiterez pour dégager la tétine).

- S'il tète votre auriculaire avec autant de plaisir que son biberon, c'est son envie de téter qui n'a pas été assouvie (la simple succion provoque une production d'endorphines chez les bébés, or cette hormone procure un sentiment de plaisir. On comprend qu'ils en usent et en abusent...).

- S'il n'y trouve pas son content, c'est effectivement qu'il a encore faim... Préparez-lui un petit biberon de complément.

97 C'est un vrai glouton qui vous réclame deux tétées la nuit ? Vous êtes épuisée et pourtant vous ne voulez pas le frustrer... À partir de deux mois (alors que ses besoins énergétiques augmentent et que ses besoins en eau diminuent), vous pouvez introduire des céréales dans son biberon du soir.

D'une part, ces préparations contiennent des glucides dont la valeur énergétique est supérieure à celle des sucres contenus dans le lait et lui permettent donc de tenir plus longtemps sans recharger son organisme.

D'autre part, elles provoquent la satiété plus rapidement que le lait, diminuant ainsi le besoin d'apport de liquide dans l'alimentation du nourrisson.

98 N'abusez cependant pas de ces « cale-faim ».

- En réduisant sa ration de lait, ces céréales diminuent son apport en protéines, ce qui peut entraîner un déséquilibre nutritionnel : carence en fer et en acides gras essentiels.

- Par ailleurs, la diminution d'apport hydrique peut provoquer des ballonnements, voire une constipation. Les céréales pour bébés sont très souvent responsables des fameuses coliques du nourrisson.

- Préférez des préparations à base d'amidon de riz ou de tapioca – plus facilement digérées par les enfants de moins de quatre mois – plutôt qu'à base de blé ou de pomme de terre. Les préparations premier âge sont sans gluten.

Pour l'aider à faire son rot

99 Le rot n'a plus le caractère sacro-saint que lui conféraient nos grands-mères. Votre tout-petit peut le produire en cours de biberon, juste après, ou encore 10 ou 30 minutes plus tard. Il peut même survenir alors qu'il a replongé dans le sommeil, sans pour cela qu'il s'étouffe... ou ne jamais venir parce qu'il n'a pas avalé d'air.

Ne faites donc pas de fixation sur ce petit hoquet. Si votre bon dormeur pique du nez après la tétée, couchez-le, il sera mieux dans son lit.

100 Mais il peut se tortiller et vous faire comprendre qu'une « bulle » d'air est coincée entre son estomac et ses lèvres et qu'il aimerait bien s'en débarrasser.

Son rot peut s'accompagner d'un petit rejet qui n'a rien d'inquiétant, pas plus que sa consistance de lait caillé et son odeur « d'œuf pourri ». Ces deux caractéristiques sont parfaitement normales, puisque la digestion de votre bébé, qui commence avant qu'il n'ait fini de téter, entraîne une fermentation qui provoque des gaz.

101 Si ce rot a du mal à venir, tenez votre bébé contre votre épaule, sa tête à la base de votre cou, une main le tenant sous les fesses, l'autre lui frottant le dos ou le lui tapotant doucement. Cette position verticale suffit souvent à provoquer le rot, car son estomac – n'étant plus replié sur lui-même – laisse s'évacuer son trop-plein d'air.

102 Si rien ne vient, allongez-le en travers de vos genoux, en lui soutenant le menton pour que sa tête ne « ballotte » pas.

103 Lorsqu'il tient sa tête (vers trois mois), asseyez-le sur vos genoux, le buste très légèrement penché vers l'avant sur l'un de vos avant-bras, pour appuyer sur son estomac – et faire sortir cette «bulle» d'air –, mais pas trop pour ne pas le comprimer.

104 En dernier recours, vous pouvez le faire sautiller sur vos genoux en lui caressant le dos.

Pour gérer ses rejets

105 Passez une bavette (ou une couche de coton) autour de son cou avant de lui donner son biberon et posez-en une seconde à portée de votre main pour essuyer les petites bavures qui couleront pendant la tétée. Vous placerez la seconde bavette contre votre épaule ou sur vos genoux au moment où vous tenterez de lui faire faire son rot.

106 Ses rots s'accompagnent de renvois de lait qui vous inquiètent... Et s'il s'agissait de reflux ? Pour vous rassurer, raclez avec une cuillère à soupe le lait qui a imbibé son bavoir. Vous constaterez que c'est à peine s'il en remplit la moitié ! Donc, pas de quoi vous angoisser...

107 Il est bien normal que votre bébé rejette un peu de lait : un biberon de 200 ml de lait représente pour son minuscule estomac l'équivalent de l'ingurgitation de quatre litres de liquide pour le vôtre ! Lorsque vous le couchez (sur le dos ou le côté), protégez la tête de son matelas avec un piqué ou une couche de coton (plus simple à changer qu'un drap).

108 Certains bébés, en dépit des précautions que vous prenez, avalent plus d'air que les autres et sont particulièrement sujets au hoquet. Allez savoir pourquoi ! Voici deux trucs de grand-mère qui semblent efficaces :

- Lui souffler doucement sur la tête !
- Plus osé : déposer une minigoutte de citron sur votre doigt et passer sur ses lèvres.

De 4 à 6 mois

● IL A ENVIE DE « DIVERSITÉ »

Avant ses quatre mois révolus (début de son cinquième mois), la maturation du système digestif de votre bébé n'est pas achevée.

Son palais est encore mou et relativement allongé ; il ne supporte que le lait.

- Certes, ses réflexes de succion et de déglutition lui permettent d'enchaîner et de coordonner les mouvements de ses lèvres, de ses joues, de sa langue et de son pharynx ainsi que d'avaler un liquide, mais pas une matière solide ou pâteuse. Dès que celle-ci arrive dans sa bouche, sa langue la repousse (réflexe dit d'extrusion) comme s'il savait qu'il n'était pas encore capable de l'assimiler.

- En effet, son foie et son pancréas ne sont pas parfaitement fonctionnels et ne supportent que les fines protéines du lait. Les récentes études montrent que la diversification précoce – vers trois mois –, préconisée par le passé, multiplie par quatre (parfois par six) le risque d'allergie de l'enfant.

- Enfin, sa flore bactérienne – qui permet la digestion des fibres – ne parvient à un développement satisfaisant que vers six mois. En attendant, ce sont la cuisson et le mixage des aliments qui dissocient les fibres à sa place et en facilitent la digestion… Ce qui permet d'introduire, dès cinq mois, un début de diversification de sa nourriture.

Pour roder ses fonctions digestives, il est indispensable que l'introduction de ses nouveaux aliments soit progressive.

Pour diversifier son alimentation tout en l'équilibrant

109 En introduisant fruits, puis légumes et enfin protéines dans son alimentation, votre bébé va boire de moins en moins de lait. Il est indispensable de compenser cette diminution de volume, qui pourrait entraîner des carences en calcium et en acides gras essentiels, par un lait réétudié pour combler ses besoins. Passez au lait deuxième âge (également appelé lait de suite).

Il est toujours à base de lait de vache, mais rééquilibré :

- en calcium : ses os qui se minéralisent en ont plus que jamais besoin,
- en protéines, qui assurent la croissance de ses tissu,
- en acide linoléique, l'un des acides gras dits « essentiels », indispensable à sa maturation cérébrale,
- en fer, indispensable pour sa protection immunitaire (500 ml de lait deuxième âge par jour couvrent 70 % de ses besoins, le reste étant assuré par la diversification).

Les céréales ne sont pas indispensables à la croissance ni à l'équilibre nutritionnel de votre enfant (qui peut trouver ailleurs de l'amidon, notamment dans les fruits), mais elles ont des qualités qui vont droit à votre cœur de maman fatiguée... et dans l'estomac de votre bébé qui généralement les adore.

- Elles assurent une transition douce entre le liquide et le solide. Utilisées d'abord fortement diluées dans le lait de son biberon, elles s'épaississent peu à peu jusqu'à devenir bouillie et se manger à la cuillère.
- Elles constituent un bon entraînement pour son système digestif. L'introduction de préparations à base d'amidon de blé et de pomme de terre dans ses repas permet une maturation de son pancréas et ralentit son transit intestinal. Ses selles deviennent plus rares et plus solides. Mais si vous constatez que votre tout-petit souffre de constipation ou de douleurs abdominales, arrêtez immédiatement leur utilisation.
- La bienheureuse sensation de satiété qu'elles installent fait d'elles le menu idéal du « souper » de votre bébé, dont l'estomac supporte ainsi mieux le jeûne de la nuit.
- S'il préfère sa bouillie au déjeuner, rien ne vous empêche d'inverser... mais il s'agit bien d'inverser, car les céréales ne doivent entrer dans la constitution que d'un seul repas de la journée, afin de ne pas réduire la quantité de lait de votre bébé qui doit être au minimum de 600 ml.

111 Pour lui offrir une diversification douce, vous pouvez commencer par les fruits. Leur teneur séduisante en sucre (qui excitera ses papilles) devrait plaire à votre bébé... l'encourageant à aborder « l'inconnu ».

Mais, au cours de ses deux premiers mois de découverte, limitez votre choix aux fruits les plus doux, ayant une texture lisse, telles que la pomme ou la banane. Évitez les fruits à chair granuleuse (poire, fraise, framboise...) et bannissez les fruits exotiques qui peuvent provoquer des réactions allergiques.

Les fruits contiennent plus de sucres rapides (vite brûlés) que de sucres lents (soutenant l'effort), exceptés les farineux comme la banane. Mais ces sucres rapides sont essentiellement du fructose qui ne provoque pas, comme les autres sucres de sa famille, de chute du taux de glucose dans le sang.

Le gros atout des fruits, ce sont leurs fibres. Elles jouent un rôle important dans la contractilité du muscle intestinal. Elles sont cependant difficiles à digérer ; c'est pourquoi, dans les premiers mois de la diversification, les fruits se donnent cuits (et passés au mélangeur).

112 Cuits et passés au mélangeur (eux aussi), les légumes suivent de peu les fruits dans la diversification. Mais là encore, un tri est nécessaire au début.

Certains légumes ont une excellente réputation... tout à fait injustifiée :

- la carotte d'abord qui, certes, agit sur la constipation, mais qui se charge dans le sol de nitrates – ces engrais ayant la caractéristique de se concentrer au fil des jours que la carotte passe à l'air libre. Ces nitrates peuvent se transformer chez le bébé de moins de six mois en nitrites qui gênent le transport de l'oxygène par le sang ;
- la pomme de terre, ensuite. Certes, elle a la faveur de la majorité des enfants (et la gardera longtemps !), mais elle ne doit être utilisée qu'en petite quantité, comme liant, car son amidon peut causer des problèmes de digestion à votre tout-petit ;

- les épinards, enfin. Aliment prétendument magique de Popeye, ils contiennent autant de nitrates que la carotte et une quantité infime de fer ;
- le navet, le chou-fleur, le poireau... forts en goût, sont un peu difficiles à avaler, dans un premier temps, par un si petit bébé.

113 Vous trouvez les légumes fades « au naturel » ? Votre bébé, lui, ne s'y trompe pas : ils ont un vrai goût de sel, aussi n'en ajoutez pas une bonne pincée dans ses petites purées, vous fatigueriez ses reins.

114 Les légumes ont des points communs avec les fruits : ils apportent comme eux de la vitamine C et des fibres végétales facilitant le transit, mais ils offrent en plus à votre tout-petit des sels minéraux ainsi que des vitamines hydrosolubles B2 (favorisant la croissance) et B9 (antianémique).

Pour l'aider à apprécier potages et compotes

115 Vous pouvez préparer votre futur gastronome à la découverte de nouveaux goûts en commençant par lui préparer ses biberons avec des bouillons de légumes. Vous mesurerez la dose du bouillon comme vous auriez mesuré celle de l'eau : 30 ml pour une dosette de lait. Le bouillon n'est rien de plus que de l'eau bouillie, il n'a aucune valeur nutritionnelle... Aussi longue que soit la cuisson à l'eau ou à la vapeur, même les vitamines « hydrosolubles » (qui se dissolvent dans l'eau) ne le gorgent pas pour autant. Son seul intérêt est donc de mettre les papilles de votre petit en contact avec le « salé ». Vous devrez lui proposer assez rapidement le légume lui-même.

116 Mixez le plus finement possible ses fruits et légumes et mélangez-en la valeur de deux cuillères à café au lait de son biberon. Vous prolongerez ainsi son initiation douce, mais cette opération a en plus l'avantage de broyer la cellulose de ses aliments et de les rendre plus digestes pour ses intestins encore bien fragiles.

117 La diversification fait partie des grandes aventures de ses premiers mois. Il a besoin pour l'aborder d'être rassuré, de sentir que vous allez l'aider à passer cette étape avec sérénité. Aussi ne tentez pas votre première expérience un jour où vous êtes pressée ou stressée.

118 Tentez son premier biberon plus «goûteux» un samedi à l'heure du dîner. Et si cette première approche passe mal, n'insistez pas. Il vous restera le dimanche pour renouveler l'expérience.

119 Si, la fin de semaine où vous avez décidé de «tenter le coup», il est grognon ou fatigué, repoussez votre projet à la fin de semaine suivante.

120 Sous prétexte qu'il va désormais manger des bananes et des courgettes «comme un grand», ne prenez pas vos distances avec lui. Lorsque vous lui proposerez ces nouveaux aliments à la cuillère, faites-le dans la même position que celle dans laquelle vous lui donnez le sein ou le biberon : assis sur vos genoux, sa tête appuyée sur votre épaule, son corps tout contre le vôtre, soutenu par votre bras. Son repas doit rester un moment très intime.

121 Au début de la diversification, les petits pots sont de formidables alliés. D'abord parce que leur texture lisse est idéale. Ensuite parce que, pour les minuscules quantités qu'il absorbe, il serait dommage que vous vous astreigniez à la «corvée de l'épluchage». Et que cette économie de temps ne vous fasse pas culpabiliser : les petits pots constituent la plus saine des alimentations pour votre tout-petit.

La législation impose aux fabricants des teneurs très précises en matière de sucre, de sodium, de vitamine C et des normes sévères en ce qui concerne la présence de pesticides et de nitrates. Par ailleurs, les procédés industriels mis en œuvre permettent de réaliser compotes et purées dès la cueillette des fruits et des légumes. Une rapidité qui permet à ces aliments de conserver leurs vitamines A et C, cette dernière étant détruite dans les 24 heures qui suivent la récolte. De plus, le traitement «sur place» des produits évite les risques de souillures que pourrait causer leur transport.

122 N'introduisez pas plus d'une nouvelle saveur par repas : brocolis, carotte, pomme ou pêche... pour lui permettre de bien en isoler le goût. Cela vous permettra de repérer ceux qu'il préfère. Vous vous en servirez ultérieurement comme base de ses compotes et potages composés préférés.

Pour l'aider à apprivoiser la cuillère

123 Il ne pourra pas éternellement prendre ses purées au biberon. De plus, il est temps que sa bouche apprenne à «laper». Vous lui proposerez donc très vite de diversifier également les instruments lui livrant ses repas. Le premier auquel vous l'initierez: la cuillère.

124 Choisissez-la en plastique, le métal étant conducteur du chaud... que du froid (auquel il n'est pas habitué...Trop de changement d'un coup, c'est trop!).

125 Passez-la sous l'eau tiède pour encore mieux amortir le choc des sensations.

126 Ne tentez pas de l'introduire dans sa bouche. Remplissez-la à peine de purée et posez-la sur sa lèvre inférieure. Sa petite langue devrait spontanément venir la lécher.

127 S'il n'a pas la curiosité de venir laper cette drôle de chose, trempez votre index dans le contenu de son assiette et donnez-le-lui à sucer. Votre doigt n'est pas un article de puériculture inconnu. Familiarisé avec le légume ou le fruit que vous lui proposez, la fois suivante, il devrait lécher le bout de la cuillère.

128 Non? N'insistez pas, sans doute n'a-t-il pas apprécié ce nouvel aliment, vous réessayerez au prochain repas avec un autre fruit ou légume.

129 Après quelques jours d'acclimatation à «l'outil», il ouvrira la bouche lorsqu'il verra la cuillère s'approcher de ses lèvres. Ne la poussez pas trop loin dans sa bouche, cela pourrait provoquer chez lui un haut-le-cœur fort déplaisant. Vous seriez obligée de tout recommencer à zéro avec, de sa part, une grosse appréhension à faire tomber.

130 S'il ne repousse pas la cuillère avec sa langue mais recrache sa purée, ce n'est pas l'instrument qui le déroute, mais votre préparation culinaire.

Il est peut-être simplement surpris. Ramassez ce qu'il a laissé couler sur son menton et réintroduisez à nouveau doucement la cuillère dans sa bouche.

131 Une fois l'aliment avalé, laissez sa cuillère dans sa bouche – cinq ou six secondes – pour qu'il l'explore avec sa langue et apprenne à mieux la connaître.

COMPORTEMENT

De 0 à 3 mois

● IL PLEURE À VOUS FENDRE L'ÂME

Il vous écoute, tente de reproduire les sons que vous modulez dans le creux de son oreille... mais il est seulement capable de tirer du voile de son palais et de ses cordes vocales de criants sanglots. C'est frustrant mais ce n'est pas pour cela qu'il pleure... Ses cris sont le seul moyen dont il dispose pour communiquer avec vous. Et il a des choses à vous dire, vous le sentez bien, mais votre instinct maternel n'est pas suffisant pour comprendre ses demandes.

Pour vous aider à décoder ses pleurs et à les calmer

En plus de ses larmes, votre nouveau-né vous offre généralement un second indice pour vous aider à comprendre quel est son souci.

132 Ses cris vous prennent totalement au dépourvu. Il dormait paisiblement, ou il semblait regarder son mobile... et le voilà qui hurle comme si, non pas une mouche, mais au moins un essaim de guêpes l'avait piqué. Il souffre... de **la faim**. Pour un tout-petit, cette sensation de ventre vide est insupportable. Ne l'obligez pas à la supporter plus longtemps. Jusqu'à la fin de son troisième mois au moins, nourrissez-le dès qu'il le réclame.

133 Il s'interrompt dans son repas pour pleurer... semble vouloir reprendre avidement la tétée... pleure à nouveau... Un trop-plein d'air l'empêche, sans doute, de continuer à faire son plein de lait! Faites une pause « petit rot ». Installez-le à plat ventre sur votre avant-bras ou sur votre cuisse et tapotez-lui le dos.

134 Le voilà transformé en petite girouette vociférante! Il tourne sa tête de droite à gauche sans perdre le fil de ses larmes: il a **sommeil**. Ce

BÉBÉ TRUCS!

mouvement de tête est une tentative d'autobercement destinée à l'endormir plus vite. Couchez-le et agitez doucement son berceau ou son couffin.

135 Il hurle et se tortille comme un ver. Parfois, il devient même tout rouge et transpire. C'est une petite colique qui lui cause ce grand désagrément.

- Placez-le à plat ventre sur votre avant-bras et promenez-le.
- Ou couchez-le et massez-lui le ventre.
- Lorsque vous êtes stressée, tendue, vous dites couramment : « J'ai un nœud », en appuyant sur votre sternum. Les tensions de votre bébé se situent exactement au même endroit. Massez-le d'un mouvement circulaire (dans le sens des aiguilles d'une montre), englobant ses côtes et sa poitrine (pas de petites caresses qui ressembleraient à des chatouilles, s'apparentant plus aux stimuli qu'aux massages!). Tâchez de soutenir le même rythme, cette cadence joue un rôle non négligeable dans l'apaisement de votre tout-petit. Ne relâchez votre mouvement qu'une fois son chagrin calmé, son souffle redevenu régulier et ses yeux fermés.
- Si ce petit souci lui gâche trop souvent la vie – et la digestion – parlez-en à votre médecin, il lui prescrira une solution absorbant les gaz, à mélanger au lait de son biberon.

136 Il sanglote, recroquevillé en position fœtale. Il a adopté sa posture anti-agression. Il ne sait pas que l'ennemi vient de l'intérieur, qu'il souffre vraisemblablement d'un petit **rhume** ou d'une **diarrhée** : donnez-lui un peu d'acétaminophène.

137 Il fait nuit noire... Il vous réveille à grands cris, pourtant il vient à peine de terminer sa dernière tétée! Essayez quand même de lui donner un biberon (ou le sein si vous l'allaitez). Mais s'il le repousse avec sa langue ou serre les mâchoires, ce n'est pas de lait dont il a besoin... mais de vous. Offrez-lui le réconfort de votre présence, doublé de celui d'**un petit nid douillet**.

La tradition de l'emmaillotage remonte presque à la nuit des temps. Jusqu'au début du siècle dernier (le XXe), le nourrisson était systématiquement enveloppé dans des langes du cou à l'orteil. Cet emmaillotage remplissait une fonction de protection, il empêchait les esprits malins de pénétrer dans le corps du nouveau-né. Plus tard, ce sont des considérations de pseudo-santé qui poussèrent à emmailloter les bébés : on pensait, en effet, qu'il avait besoin d'être étroitement serré pour que son dos et ses jambes se développent droit comme des « i ».

Au fil des mois, la nuque, le buste puis les jambes étaient progressivement libérés : le papillon sortait de son cocon.

S'il a tendance à se blottir contre vous, c'est qu'il a besoin de cette enveloppe rassurante, celle de vos bras, mais également celle d'une douce carapace. Enroulez-le dans sa couverture ou dans votre châle, calez-le dans le creux de votre bras et promenez-le serré contre vous, de pièce en pièce. Fredonnez-lui une petite chanson. Il est heureux !

138 Il est entre 16 et 19 heures… Hier et avant-hier déjà, en fin de soirée, il a pleuré et s'est agité comme un forcené pendant des heures. Il vous régale des **pleurs vespéraux du nourrisson** (dits aussi dysrythmies du soir par les spécialistes). La cause de cet immense chagrin ? L'inquiétude (inconsciente) de voir tomber le jour et le besoin d'expulser ses tensions en pratiquant la seule « activité évacuatrice » à sa disposition : les hurlements. Cette crise de larmes peut durer de dix minutes à deux heures, voire un peu plus. Passé le premier trimestre, en principe, votre bébé oubliera que la tombée de la nuit l'oppresse !

Mais présentement, il est sans doute heureux que vous l'aidiez à passer plus rapidement le cap difficile de ces heures entre chien et loup, en lui proposant une autre technique lui permettant de « décharger ses piles » :

- **La succion** – association du va-et-vient de ses mâchoires, de l'avancée et du recul de ses lèvres et de la pression de sa langue sur son palais – ne serait sans doute pas suffisante en tant qu'exercice physique pour dissiper son excès de tensions… Mais la nature a prévu que cette mise en mouvement de sa bouche provoque une sécrétion d'hormones : les endorphines – cousines de la morphine –, ayant des propriétés analgésiques et euphorisantes. Sucer a donc le pouvoir de le détendre. Si vous êtes antitétine, proposez à votre bébé votre petit doigt (propre) pour qu'il le tète jusqu'à l'apaisement de ses sanglots. Dans quelques jours ou quelques semaines, il trouvera son pouce et n'aura plus besoin de votre auriculaire secourable.

- Pendant neuf mois, il s'est habitué à bouger au rythme de vos activités quotidiennes et voilà que, d'un seul coup, il se retrouve cloué dans son petit lit, condamné à l'immobilité. Le bercement lui apportera cette activité dont il a besoin et lui permettra de libérer son trop-plein d'énergie.

Au Moyen Âge, il existait non seulement des nourrices, mais également des « remueuses » pour apaiser les tout-petits. Plus près de nous, les berceaux de nos aïeules reposaient sur deux arceaux pour être balancés du bout du pied par une grand-mère ou une vieille tante pendant que les mamans travaillaient aux champs. Ils ont malheureusement disparu. Pourtant, les bébés apprécient toujours le mouvement de **bercement** qui les étourdit et leur permet de s'endormir. Pour remplacer ces petits lits d'antan, faites de vos bras un berceau !

- Couchez votre bébé dans le creux de votre coude replié et passez votre autre bras entre ses cuisses, votre main placée dans le creux de ses reins, et balancez-le au rythme d'une de ces berceuses traditionnelles qui accompagnaient les inclinaisons du berceau : « Dodo, l'enfant do, l'enfant dormira bien vite... » ou « Fais dodo, Colas mon p'tit frère, fais dodo... ».

- Vous n'avez pas forcément un entraînement d'haltérophile ; vous risquez donc de sérieuses crampes dans les avant-bras si vous le bercez jusqu'à ce qu'il se calme ! Alors offrez à votre bébé l'équivalent moderne du bercement : le **va-et-vient de sa poussette**. Installez-le dans sa nacelle et faites faire à cette petite voiture du sur-place avec des allers-retours de faible amplitude. Lorsque votre bébé sera bien endormi, prenez-le doucement dans vos bras et déposez-le dans son lit. Il est important qu'il puisse se constituer des repères lui permettant de structurer ses journées : sa poussette est une « litière » occasionnelle qui bouge, alors que son lit est une couchette de vrai repos.

- Les mamans africaines n'ont jamais connu le lit-berceau... étant elles-mêmes des mamans-berceaux. Leur petit, accroché à leur dos par une bande de tissu formant hamac, trouve (en partageant leurs activités quotidiennes) le balancement nécessaire à son apaisement. En guise de berceuse, il entend les battements de cœur maternels : une bien jolie chanson. Notre société et sa vie trépidante s'accommoderaient mal de ce **portage** en journée continue, mais lorsque votre bébé souffre d'absence de moyen de défoulement, installez-le contre vous dans son porte-bébé ventral.

- En principe, cet accessoire n'est pas destiné à un portage de longue durée... mais impossible de savoir de combien de temps votre petit stressé aura besoin pour retrouver sa sérénité. Choisissez un porte-bébé équipé d'un appui-tête, soutenez d'une main son dos et, de l'autre, rehaussez ses fesses pour que les échancrures du porte-bébé ne lui scient pas les cuisses, bloquant sa circulation « de retour ».

• Rien n'est parvenu à le calmer ? Il hurle toujours ! C'est qu'il a besoin de le faire pour aller chercher jusqu'au fond de lui-même sa tension nerveuse et l'expulser par le seul moyen physique dont il dispose pour s'épuiser : les pleurs ! Certes ils vous fendent le cœur et vous stressent, mais dites-vous que lui se **déstresse**, alors essayez de rester zen.

139 Fausse bonne réponse à ses larmes : changer sa couche. En effet, le change apaise rarement votre bébé. Lui qui vivait, il y a quelques jours encore, dans la piscine d'eau amniotique de votre utérus n'est vraiment pas impressionné par cette légère humidité qui lui baigne les fesses. Il trouve même sa tiédeur plutôt agréable (à condition que l'acidité de ses urines n'irrite pas sa peau !). Vous pouvez quand même tenter l'opération : on ne sait jamais, il a peut-être envie de se changer les idées avec une activité rafraîchissante...

De 4 à 6 mois

● IL N'APPRÉCIE PAS DE SE SÉPARER DE VOUS... VOUS NON PLUS !

Amour, séparation, peur... des notions très complexes pour les facultés sommaires d'analyse de votre tout-petit. Dans un souci d'efficacité, il pare au plus pressé et apprécie la vie en termes de «je suis bien» ou «je suis mal».

Pour être satisfait de son sort, il a besoin que vous soyez à ses côtés pour le nourrir de lait, mais aussi de repères rassurants : votre odeur, votre voix, vos caresses. Son confort extérieur et intérieur dépend de vous. Vous lui êtes indispensable.

C'est ainsi que se construit l'attachement qu'il vous porte déjà et qui va se transformer en amour.

Lorsque vous vous séparez de lui, il n'est pas triste – c'est, à ce stade de son développement, un sentiment trop élaboré pour lui – il est dérouté. Privé de vous, son environnement devient brutalement étrange et étranger... Il est mal... Il pleure... Et vous êtes mal à votre tour.

Vous vous passeriez bien de cet arrachement, douloureux pour vous, inconfortable pour lui... Mais voilà, vous devez reprendre votre travail et laisser le soin de s'occuper de lui à une autre : assistante maternelle ou garderie.

Pour préparer la séparation... bien avant

140 Fausse bonne astuce (pourtant recommandée par certaines éducatrices des CPE et certains pédiatres, avec les meilleures intentions du monde, et scrupuleusement appliquée par beaucoup de mamans) : «fabriquer» une doudou à votre bébé... En portant à même votre peau un tissu ou un jouet afin qu'il s'imprègne de votre parfum, vous privez votre tout-petit de la possibilité d'effectuer sa propre sélection de sensations...

Il se peut même que le choix que vous avez fait pour lui ne parvienne pas à chatouiller son imaginaire et ne puisse pas faire revivre, par son intermédiaire, les souvenirs de son paradis personnel : un cocon douillet avec vous, sa maman à portée de voix…

Ce n'est pas un hasard si plus de 80 % des enfants choisissent les linges qu'ils trouvent dans leur propre lit : leur petit drap ou la couche de coton glissée sous leur tête. Votre bébé a besoin d'un pot-pourri d'odeurs (dont les siennes) pour que le tableau soit parfait.

141 Certains petits n'élisent pas d'objet-doudou, mais trouvent un geste qui joue le même rôle : c'est notamment le cas des suceurs de pouce, mais également des bébés qui se frottent l'oreille ou le nez. Leur pouvoir d'évocation est déclenché par le toucher et non par l'odorat. En voulant absolument donner une doudou à votre bébé, vous installez une dépendance sans forcément lui apporter le secours affectif dont il a besoin.

142 C'est à lui de choisir sa doudou, mais il est encore un peu trop tôt pour que son minuscule psychisme parvienne à transférer symboliquement (sur un objet) la sécurité qu'il éprouve dans vos bras. Il le différenciera de tous les autres jouets ou chiffons qui font partie de son paysage, car lui seul aura l'odeur (la vôtre et la sienne) et le goût (celui de ses larmes et de votre peau) de la tendresse !

- En revanche, vous pouvez lui offrir dès sa naissance « l'exclusivité » d'une berceuse : l'une de celles de votre enfance qui sera sa petite chanson rien qu'à lui. Ce sera sa « doudou musicale ». Vous lui chantonnerez son petit air pour l'endormir, puis pour apaiser les petits malheurs que la vie va lui infliger. La mélodie et les paroles de ce petit morceau musical auront la faculté de faire revivre votre voix et feront apparaître les images rassurantes de la maison et de tous les êtres qui lui sont chers.

- Enregistrez-la (aussi faux que vous chantiez !) sur une cassette et confiez cette dernière à sa gardienne avec pour consigne de la lui faire écouter chaque fois qu'il a un gros chagrin.

143 Ne manquez pas la semaine d'adaptation. Cette période où votre enfant et vous venez «à temps partiel» (progressivement de plus en plus complet) est devenue une institution lors d'une entrée en garderie. Elle permet à votre petit de vous intégrer dans ce nouveau lieu où il va passer une grande partie de son temps d'éveil... Elle sera pour vous l'occasion de vous rassurer sur les compétences du personnel et sur le bien-être de votre enfant.

144 Si votre bébé n'a pas trouvé de place au CPE ou que ce mode de garde ne vous sourit pas et que vous lui préférez une assistante maternelle, demandez à cette dernière si vous pouvez improviser avec elle une adaptation-maison (la sienne!).

Pour l'aider à mieux vivre la séparation...

145 Le matin, ne quittez pas votre maison au dernier moment, prévoyez un peu de temps pour bavarder avec sa gardienne.

146 Demandez à son assistante maternelle d'accrocher sur le mur au-dessus de son lit une photo de famille: son papa, vous et lui. Il ne distingue pas tous les traits d'un visage mais peut les reconnaître aux contrastes – vous avez chacun les vôtres – qu'ils offrent. Il sera heureux de s'endormir et de se réveiller avec vous.

147 Le soir, prenez également du temps pour vous informer de sa journée. Votre petit enfant sentira la complicité qui s'est établie entre sa gardienne et vous. Cette bonne entente le confortera dans le sentiment que vous le savez en parfaite sécurité chez son assistante maternelle. Car la chose la plus importante pour qu'il vive bien la séparation est qu'il sente que vous avez confiance en la personne qui s'occupe de lui.

148 À la garderie, il est un peu plus difficile de monopoliser l'éducatrice le matin ou le soir, alors que tous les parents arrivent et repartent en même temps... Attardez-vous quelques minutes pour l'installer, sortir quelques jouets, dire bonjour à ses petits copains. L'endroit lui paraîtra beaucoup plus familier si vous l'avez, même de courts instants, «habité».

... Et pour vous aider vous aussi

Il y a pas mal d'idées fausses dont il serait bénéfique que vous vous débarrassiez...

149 «Il paraît que, dès que je disparais, il arrête de pleurer.» Ce n'est pas un fieffé comédien pour autant... Il utilise ses larmes pour exprimer clairement ce qu'il a à vous dire : «Maman, je suis si bien avec toi que je voudrais ne jamais te quitter». Mais à quoi cela servirait-il de vous le hurler alors que vous ne pouvez plus ni le voir ni l'entendre ? C'est pour cela qu'il s'arrête dès que vous vous éclipsez !

150 «Quand je viens le chercher, il me fait la tête.» Pour une maman, il est frustrant de voir son bébé l'accueillir en détournant le regard ou en la repoussant après une journée de séparation. Mais ne croyez pas qu'il cherche à vous punir, il n'a aucune idée de ce qu'est la «basse vengeance». Il s'était habitué à votre absence, reconstituant un environnement acceptable sans vous... Et vous revoilà. Il vous reconnaît évidemment, vous êtes cette personne qui lui murmure des mots doux, sent si bon et satisfait ses désirs.

Il vous avait écartée de son paysage, aussi êtes-vous comme une sorte de fantôme, de revenant... Émotionnellement, il lui faut un peu de temps pour gérer cette nouvelle situation. C'est ce qu'il vous signifie en gardant momentanément ses distances.

151 «Il est si peu ravi de me revoir qu'à peine dans mes bras il s'endort !» Vous avez tout faux ! Il est tellement heureux, il se sent si pleinement sécurisé qu'il peut enfin se laisser aller. Il s'abandonne totalement à votre affection et se laisse aller au sommeil.

152 «Il va m'en vouloir, je ne peux pas venir le chercher plus tôt...» Votre bébé n'acquiert la notion de l'écoulement du temps qu'au cours de son année de maternelle. Jusque là, il vit l'instant présent sans aucune perception de la durée. Que vous le laissiez trois heures, six ou neuf, son impression est la même : il est séparé de vous. La seule chose qu'il peut mal ressentir, c'est de voir tous ses copains partir et de rester seul (avec l'éducatrice) à vous attendre.

Un retard sur l'heure des mamans est souvent indépendant de votre volonté, mais osez faire savoir aux personnes qui vous retiennent qu'un petit enfant risque d'être bien malheureux si elles ne vous libèrent pas très vite.

153 « Il pleure : il est désespéré ! » Le petit enfant qui pleure n'est pas plus malheureux que celui qui ravale ses larmes. Au contraire, il exprime sa tristesse et en évacue une bonne partie en sanglots.

Aussi essayez de ne pas lui dire : « Je t'en prie, ne pleure pas, cela me fait tant de peine » juste pour vous épargner ce moment douloureux. Pour vous, il retiendrait ses larmes qui sont pourtant tellement libératrices.

154 Et tentez de vous rappeler, dans les moments les plus durs – avec votre stoïcisme habituel (!) – que l'essentiel du métier de parent est de préparer son enfant à devenir un petit être indépendant, apte à se débrouiller dans la vie. La garderie ou l'assistante maternelle constitue la première étape du parcours qui le conduira à l'autonomie. Un mal nécessaire qui en fera un garçon ou une fille « bien »... dans sa peau. Si vous parvenez à ce détachement : bravo !

155 Il doit aller passer quelques jours chez ses grands-parents ? Lorsque vous l'avez laissé à la crèche, vous avez passé une semaine à vous adapter l'un et l'autre à ce nouveau lieu ainsi qu'aux personnes qui devaient s'occuper de lui. Le matin, quand vous l'accompagnez chez sa gardienne, vous prenez le temps de vous dire au revoir et, le soir, vous discutez avec elle de la journée de votre petit ange. Bref, vous vous êtes préoccupée (et vous le faites encore) de lui faciliter la transition entre son « chez lui » avec vous et son « ailleurs » sans vous. Prévoyez donc l'accompagner (ne demandez pas à vos parents ou beaux-parents de venir le chercher) au début d'une fin de semaine et passez au moins deux jours avec lui pour qu'il se familiarise avec son nouveau paysage.

156 Les choses sont bien sûr toutes différentes si votre maman ou votre belle-mère vient le voir régulièrement, le garde occasionnellement, le prend en vacances régulièrement...

157 Préparez cette séparation de plusieurs jours :
- Avertissez-le de ce changement qui va intervenir dans sa vie.
- Expliquez-lui pourquoi vous l'envoyez en vacances chez mamie (ne rentrez pas dans les détails), même si vous le pensez trop petit pour comprendre...

158 Familiarisez-le avec les visages qui vont graviter autour de lui en fixant au mur qui borde son lit ou sa table à langer des photos de ses futurs « anges gardiens ». Regardez-les ensemble et racontez-lui quels sont les liens qui vous rattachent à eux, vous ou son papa.

Pour trouver la baby-sitter de vos rêves

Il est indispensable pour votre équilibre de maman et celui de votre couple que vous entreteniez votre vie sociale.

159 Demandez à son assistante maternelle si elle peut le garder les soirs où vous sortez. Ce serait la meilleure solution, il resterait en pays de connaissance.

160 Interrogez les mamans de votre quartier : ont-elles une bonne baby-sitter ? Peuvent-elles vous mettre en contact avec elle ?

161 Déposez une petite annonce chez les commerçants et rencontrez toutes les jeunes filles (et pourquoi pas les garçons...) qui prendront contact avec vous. Vous ne pouvez vous faire une juste impression sans avoir vu les candidats.

162 Donnez-leur rendez-vous chez vous, à un moment où votre bébé est éveillé. Vous jugerez de la façon dont elles se comportent avec un petit enfant.

163 Préférez une personne ayant de l'expérience, pas forcément en tant que baby-sitter, mais ayant des petits frères et sœurs ou des neveux et nièces...

164 Une jeune fille habitant depuis longtemps votre quartier marque des points supplémentaires : elle y connaît vraisemblablement un bon médecin, sait où se trouve la pharmacie la plus proche... peut téléphoner à une personne de sa famille ou de ses amis habitant à deux pas en cas de problème.

165 Si vous êtes une maman vraiment inquiète, vous pouvez lui demander de venir s'occuper de votre bébé un jour où vous avez besoin de faire des courses. Vous passerez quelque temps toutes les deux auprès de votre petit enfant avant de partir faire vos emplettes. Vous serez moins bousculée que le soir où vous aurez donné rendez-vous à des amis ou ne voudrez pas arriver en retard à un souper entre copains...

166 Laissez à côté du téléphone la liste des numéros utiles :

- celui de votre cellulaire ;
- celui des pompiers ;
- celui du centre antipoison ;
- celui de votre médecin de famille ;
- celui de vos parents ou, s'ils n'habitent pas votre ville, celui de votre sœur ou de votre meilleure amie.

167 Le risque qu'elle ait besoin de s'en servir est pratiquement nul, mais cette liste vous rassure car, c'est bien connu, les mères sont toujours plus inquiètes le soir que dans la journée.

168 Demandez à votre gardienne d'arriver 15 minutes avant l'heure prévue de votre départ pour qu'elle puisse participer aux activités précédant le coucher de votre enfant, alors que vous êtes encore à la maison.

169 Faites-lui la liste des petites habitudes de votre bébé, qu'elle puisse répondre à ses demandes sans tâtonner.

170 Ne partez jamais sur la pointe des pieds sans dire au revoir à votre tout-petit. Dites-lui que vous ne serez pas à la maison ce soir mais qu'il vous retrouvera demain matin.

171 Expliquez à votre gardienne que c'est votre première sortie sans votre petit bébé et que vous l'appellerez certainement (au moins une fois) dans la soirée...

Pour lui faire passer une bonne soirée chez vos amis

172 Préparez-lui un petit sac à couches dans lequel vous glisserez :
- une quantité de changes complets correspondant aux changes prévus (plus un ou deux au cas où...) ;
- une serviette et un piqué de même dimension pour isoler votre bébé (en cas d'envies intempestives, fréquentes lorsqu'il a le ventre nu) du lit ou du canapé sur lequel vous vous installerez ;
- si vous êtes une puriste, vous placerez dans un sac Ziploc deux débarbouillettes humides par change (une pour le laver, l'autre pour le rincer) et son savon dans sa boîte ;
- si vous préférez vous simplifier la vie, emportez votre paquet de lingettes (ou les échantillons que vous avez reçus et mis de côté pour ces occasions) ;
- un nombre équivalent de sacs Ziploc au nombre de changes pour y enfermer couches et lingettes sales avant de les jeter dans la poubelle de vos hôtes. Si vous utilisez des gants, prévoyez un sac supplémentaire pour les recueillir une fois utilisés.

173 Complétez ce « nécessaire de voyage » d'un gilet supplémentaire (vous ne savez pas comment vos copains sont chauffés), d'un pyjama de rechange (on ne sait jamais...), de sa tétine et de sa doudou (s'il a besoin de ces accessoires)...

174 Vous emporterez également son couffin s'il a moins de trois mois ou son lit de voyage s'il est plus âgé. S'il a en plus sa gigoteuse et son moniteur écoute-bébé (si, si, vos amis comprendront...), il se retrouvera en « pays de connaissance » dans ce lieu étranger.

175 Pour qu'il ne se sente pas perdu lorsque vous installerez son couchage dans la chambre de vos hôtes, emportez avec vous le drap-housse qu'il avait la nuit dernière dans son petit lit. Il s'est imprégné du parfum de votre maison, de celui de vos bras et de sa propre odeur...

176 Si vous n'avez pas la possibilité de déplacer ses « meubles », prenez une couverture ou un jeté. Vous le plierez en quatre et coucherez votre bébé par terre le plus loin possible de la porte, pour qu'il ne souffre pas des courants d'air qui passent au ras du sol. Ne « bordez » pas sa couchette d'oreillers, de coussins, ni de couvertures roulées... sous lesquels il pourrait se glisser et s'étouffer.

ÉVEIL

Premières semaines

● IL S'AGITE ÉNORMÉMENT

À peine venu au monde, votre bébé arrondit son dos pour retrouver sa position fœtale. Ses muscles n'ont pas la vigueur nécessaire pour supporter son buste. Il n'est pas pour autant dénué de force. La preuve : il bouge... même dans son sommeil.

Ses mouvements désordonnés tonifient ses muscles en vue des étapes suivantes de son développement : il prépare son corps à l'action.

Pour l'aider à entrer dans la vie

177 Laissez-le tranquillement dormir ses 18 heures par jour.

178 À l'heure du bain ou à l'occasion d'un changement de couche, massez-le... Durant neuf mois, le liquide amniotique l'a caressé et bercé. En le massant, votre main prend le relais de cette sensation ressentie durant sa vie intra-utérine et lui facilite l'adaptation à son nouveau monde où il n'a pas encore de repères. En sollicitant sa peau – son organe récepteur le plus sensible et le plus performant à cette époque de sa vie –, votre massage va contribuer à développer son système nerveux central. Par ailleurs, il l'aidera à prendre conscience de son corps, de ses membres, de ses articulations. Ne vous préoccupez pas trop de la technique, suivez votre instinct... L'important pour lui, c'est votre caresse.

179 Avant de masser votre tout-petit :

- Lavez vos mains à l'eau tiède.

- Séchez-les soigneusement.

- Puis « savonnez-les » avec une huile (amande douce, calendula....). Vous les rendrez douces et chaudes sur sa peau.

De 2 à 4 mois

● IL N'A PAS UNE VIE TRÈS PALPITANTE... EN APPARENCE

Son corps se détend. Gesticulations, soubresauts, tentatives de retournement... il s'entraîne pour son grand projet : se tenir debout et marcher.

Installé sur le ventre, il relève la tête en s'appuyant sur ses avant-bras.

Au début il tient la pause... quelques secondes.

Son oreille se tend vers les sons... et ses mains se tendent vers les objets.

Sa vue est un peu plus longue à entrer dans le champ de ses compétences... Rien d'étonnant à cela. En effet, quelle que soit la distance à laquelle se situent les objets – 30 cm ou 4 m –, il les voit de manière imprécise. Sa mauvaise vue a plusieurs causes :

- la substance gélatineuse comprise entre le cristallin et la rétine n'est pas encore complètement translucide ;

- les cellules de ses yeux, spécialisées dans la vision des détails fins, sont très dispersées sur sa rétine et beaucoup moins nombreuses que dans des yeux adultes ;

- son nerf optique n'est pas encore en état de transmettre à son cerveau les informations captées par son œil ;

- enfin, son œil est incapable d'accommoder (faire le point sur un objet).

Il ne distingue pas les couleurs... Ce qui ne veut pas dire qu'il voit en positif-négatif, c'est-à-dire noir sur blanc. Il voit la vie en gris, mais il perçoit les contrastes entre ombre et clarté.

Il est plus sensible aux cercles d'une cible qu'aux rayures et s'intéresse davantage aux images complexes qu'aux images simples : par exemple, il préfère les surfaces à damiers aux surfaces uniformes.

ÉVEIL DE 2 À 4 MOIS

Mais ce qu'il aime par-dessus tout, ce sont les visages. Il est capable de les reconnaître sur une image et de réagir à leur expression. Il est passionné par tout ce qui bouge.

Pour lui faire voir un peu plus que «le bout de son nez»

180 Installez-le dos à la fenêtre, allongé sur vos genoux, sa tête reposant sur votre coude gauche (vous vous trouvez ainsi de profil par rapport à la fenêtre).

- Captez, avec un petit miroir de poche, la lumière qui filtre à travers les rideaux (il ne faut pas l'éblouir par le reflet du plein soleil!) et dirigez-la vers son visage.
- Faites aller et venir le miroir pour déplacer le reflet de droite à gauche: vous verrez ses yeux suivre votre geste.

Ce petit «exercice» lui permettra de tonifier ses muscles oculaires trop peu dynamiques pour lui permettre de coordonner leurs mouvements.

181 Au jardin, «garez» sa poussette sous un arbre: il prendra plaisir à regarder les feuilles bouger.

182 Installez un mobile au-dessus de son lit, il lui permettra de patienter en attendant son biberon. Ces quelques secondes où il va rester seul éveillé dans son lit sont très importantes: c'est le début de l'apprentissage de l'autonomie. Grâce à ce court instant, il saura jouer, plus tard, seul dans sa chambre.

183 Ne faites pas descendre son mobile trop bas. S'il pouvait le toucher du pied, il pourrait lui tomber sur le nez et le blesser.

184 Ne lui choisissez pas des jouets de couleur unie mais d'au moins deux ou trois couleurs fortes et contrastées.

185 Fixez au mur sur lequel s'appuie sa table à langer toute la galerie de portraits familiale dont vous disposez dans vos albums photos: il aime l'abondance de contrastes de vos clichés et parvient à en dégager les visages.

Pour «exploiter» ses aptitudes physiques

186 En dépit des faibles compétences de son œil, c'est son regard, en tentant de s'arrêter sur les objets... qui va lui fixer des objectifs à atteindre. Pour encourager son démarrage physique :

- Sa tête, dont la circonférence est plus large que son buste, est bien lourde à porter pour son cou. C'est pourtant de sa nuque que va partir la première impulsion qui le décidera à lever son corps (au fil des mois) et à le faire tenir sur ses jambes.

  - Installez-le à plat ventre sur son tapis de jeu.

  - Roulez une serviette de bain en boudin et arrondissez-la en arceau sous ses aisselles de façon que sa poitrine s'y trouve en appui.

  - Placez-vous à 30 cm de lui et agitez un objet sonore, ou qui accroche la lumière, au-dessus de son crâne. Vous le verrez soulever le haut de son buste et tendre son cou... pas très longtemps !

- Pour installer progressivement son sens de l'équilibre, proposez-lui une petite séance de tangage :

  - Asseyez-vous en tailleur sur le sol et posez votre bébé en travers du «hamac» formé par vos cuisses.

  - Soutenez légèrement sa nuque avec une main et ses fesses avec l'autre.

  - Abaissez votre cuisse droite, remontez-la, abaissez votre cuisse gauche puis remontez-la et ainsi de suite... Tantôt son corps penche côté tête, tantôt côté pieds.

Mais où est son centre de gravité ? Il ne se pose pas consciemment la question, cependant son corps, lui, le cherche !
Chantonnez un petit air pendant que vous balancez ainsi votre matelot. Les sensations conjuguées stimulent davantage ses neurones – petites unités de son système nerveux réceptionnant les informations – et établissent des connexions plus importantes, car les influx nerveux provoqués par ces stimulations se dirigent dans des zones différentes de son jeune cerveau.

- Glissez un disque de musique douce dans votre chaîne stéréo.
- Installez votre bébé avec un bras passé à la hauteur de ses épaules et votre main appliquant doucement sa tête contre votre sein gauche.
- Votre autre main placée sous ses fesses, oscillez simplement d'avant en arrière et de droite à gauche, au rythme de la musique. Tentez d'adapter votre respiration à celle de votre bébé. Votre odeur, vos battements cardiaques et ce bercement le raviront. Et, sans même s'en apercevoir, votre tout-petit fera connaissance avec son système vestibulaire, qui lui permet de ne pas sentir sa tête tourner lorsque son corps «ondule».

Pour que ses mains fassent travailler sa petite tête

187 Son sens du toucher est totalement opérationnel à la naissance, il est même hyper développé comme chez les non-voyants : il voit avec ses mains. Si vous placez un objet sous ses doigts, vous constaterez qu'il en explore les contours, les creux, les bosses... Remplacez cet objet par un autre : il cherche à retrouver les caractéristiques du précédent. Bien sûr, tout cela va s'effacer de son esprit presque instantanément. Mais c'est un premier exercice de mémorisation.

188 Proposez-lui à plusieurs reprises le même objet et, tout d'un coup, changez d'objet : il marque sa surprise et sa consternation. Cette chose est différente !... Il a établi une comparaison.

189 Tenez un coussin de couleur vive au-dessus de ses pieds nus de manière que, s'il tend les jambes, ses orteils et sa voûte plantaire puissent le toucher. S'il est d'humeur joueuse, c'est ce qu'il fera... attiré par la couleur de l'objet !

Balancez alors doucement votre coussin pour lui caresser les pieds. Ce contact va provoquer une crispation de ses petons, car il est persuadé qu'ils lui sont aussi utiles que ses mains pour saisir les objets. Le véritable intérêt de ce petit exercice est de lui muscler la voûte plantaire pour qu'il soit fin prêt le jour où il voudra faire ses premiers pas.

190 Comme vous ne pouvez pas être en permanence à côté de lui, installez entre les montants de son lit un portique d'activités. Allongé sur le dos, il prend d'abord plaisir à voir les objets colorés se balancer. D'autant qu'en s'entrechoquant, ils produisent des bruits sourds mais quand même plaisants. Ravi, il lance ses jambes en l'air... ses pieds touchent l'anneau ou le triangle et l'expédient contre un autre élément, produisant des sons plus soutenus, en cascade. Les premières fois, il ne fait pas le lien entre son coup de pied et ce minuscule tintamarre. Les fois suivantes... non plus. Ce n'est que beaucoup plus tard, à force de répétition de son geste, qu'il comprendra que c'est son lancer de pied qui provoque ce modeste tohu-bohu.

Pour exercer sa petite oreille

191 Dans la journée, ne refermez pas la porte de sa chambre derrière vous lorsque vous avez mis votre petit au lit. Quand il se réveillera, il sera très attentif au bruit qui l'entoure : les voix, la musique (modérée), le ronronnement des appareils ménagers...

192 Laissez sur son matelas un hochet coloré avec une possibilité de prise aisée (manche ou anneau). Ses petits doigts – au hasard des mouvements désordonnés de ses bras – vont le rencontrer et se refermer sur lui. Il ne le tiendra pas très longtemps, mais dans sa chute l'objet va faire tinter les petites billes qui sont à l'intérieur. Intrigué, il va tenter de lancer ses mains dans la direction du bruit, pour le reproduire.

193 Achetez-lui deux paires de bas de couleurs franches et différentes : bleu et orange, par exemple. Enfilez-lui un bas bleu sur un pied et un bas orange sur l'autre. Il va être très intéressé par ces petites choses rigolotes qui s'agitent au-dessus de lui.

194 Cousez des petits grelots sur les deux autres bas et enfilez-lui cette seconde paire dépareillée pour de très courts moments.... C'est encore plus intéressant.... mais il ne faudrait pas que cela devienne « irritant » !

195 L'attention d'un si petit bébé ne doit pas être soutenue plus de quelques minutes par «séance». Les ministimulations que vous lui proposerez doivent être tant un prétexte à communiquer ensemble qu'à solliciter ses sens. Bien sûr, ces exercices ne doivent pas être enchaînés mais lui être proposés à différents moments de la journée lorsque vous le sentez bien éveillé. S'il ne se prête pas au jeu, abandonnez. Si, en revanche, il accroche son regard à l'objet que vous lui présentez ou à votre propre regard, continuez... Il apprécie vos efforts, qui lui apportent une heureuse diversion dans ses journées assez peu mouvementées.

DE 4 À 6 MOIS

● IL VOIT DE PRÈS... ET DE LOIN

Il tient maintenant bien sa tête, lorsqu'il est assis, ce qui lui permet de ne plus se préoccuper de son ballant et de diriger ses yeux vers un objet précis : c'est ainsi que sa vision s'aiguise.

- Il parvient à repérer un spaghetti sur le tapis, par exemple !
- Il élargit la palette des couleurs qu'il identifie. Après le bleu, il perçoit le rouge et le vert.
- Il découvre le monde en relief ! Jusqu'alors, en effet, son cerveau était incapable de superposer les images vues par chacun de ses yeux. Son œil droit lui permettait de voir ce qui se passait à gauche et le gauche ce qui se passait à droite. Ils fonctionnaient en « indépendants », ce qui explique le strabisme des bébés. Aujourd'hui, son cerveau est capable de superposer les images que lui font parvenir ses deux yeux...

Pour aiguiser son regard

196 Installez-le plusieurs fois par jour, mais durant de courtes périodes, dans son siège de bébé. La tête bien stabilisée, il prendra grand plaisir à suivre vos déplacements dans la pièce, exerçant ainsi sa faculté de « poursuite oculaire » (suivre des yeux).

197 Il est si agréablement surpris par ce monde en trois dimensions qui vient de se révéler à lui qu'il porte une attention soutenue à tous les jouets que vous lui proposez... À condition que vous les manipuliez, car vous êtes sa fée : les objets ne prennent de l'intérêt que si vous posez votre main magique sur eux. Elle lui dit : « Ce jouet, je l'ai choisi pour toi, c'est un peu de moi ! ».

198 Vous pouvez le laisser dans son siège et vaquer à quelques occupations à proximité pour l'avoir toujours à l'œil. Il ne s'inquiétera pas de vous si vous mettez à sa disposition un boulier qui se tend entre les montants de son siège, un portique qui s'y fixe, des jouets à ventouse qui s'y collent...

● IL CAMBRE LE DOS

Cela n'a l'air de rien, mais c'est un pas énorme vers la marche. Il a musclé toutes ses cambrures :

- celle qui se situe au niveau de ses cervicales et soutient son cou ;
- celle qui est localisée en haut de son dos, entre ses omoplates ;
- et celle du creux de ses reins qui maintient ses lombaires.

Ces cambrures jouent un rôle d'amortisseur. Sans elles, une pression d'un kilo exercée en haut de sa colonne vertébrale se répercuterait avec la même force en bas, entraînant des tassements de vertèbres et des lésions irréversibles. Donc, sans ses cambrures, impossible pour votre tout-petit de tenir son dos à la verticale.

Bientôt, il peut passer seul du dos sur le ventre : un premier geste d'autonomie.

Lorsque vous le tenez sous les aisselles et le maintenez debout, il fait des pointes en gazouillant de fierté... Plus fort encore, il s'accroupit et détend ses jambes pour sauter !

Pour lui permettre d'affirmer sa verticalité

199 Ne le laissez pas en permanence dans son siège, installez-le de temps en temps assis, le dos appuyé contre des coussins. Il se trouvera dans l'obligation de « bander » les muscles soutenant sa colonne vertébrale pour ne pas s'écrouler... tout de suite. Cela ne manquera pas de se produire au bout de quelques minutes. Arrêtez sa séance de gym, il n'a pas la force d'en faire plus.

200 Ne le quittez pas des yeux, il pourrait piquer du nez tête la première ou glisser sous un coussin et s'étouffer.

201 Alternez position assise et position à plat ventre. Installez-le sur son tapis d'éveil : vous le verrez ramper vers le losange rouge dont il aime la texture ou vers le triangle jaune qui l'intrigue parce qu'en posant sa paume dessus il se produit un bruissement doux comme un murmure. Non seulement ses reptations musclent son dos, mais votre bébé procède à des associations d'idées : ce morceau de plastique lui rappelle les parois de sa baignoire, ce bout d'étoffe l'un de vos gilets...

202 Vous pouvez réaliser vous-même ce genre de tapis en cousant fermement sur une serviette de bain un carré de toile cirée, une liasse d'échantillons de tissus, une débarbouillette (ou mieux, une éponge côté « récureur » sur le dessus), une peluche...

● IL EST PRESQUE ADROIT

Chacune de ses mains se spécialise...

- La droite fait office de râteau, saisissant les objets dans sa paume et ses doigts légèrement recourbés.

- La gauche continue le travail de reconnaissance, partant à la recherche de tout ce qui pourrait valoir la peine d'être attrapé.

... Mais elles travaillent en équipe pour atteindre leur but : attirer à lui un objet éloigné, par exemple.

Pour rendre passionnante l'activité de ses mains

203 Jouez avec son hochet, sa balle, son boulier... Non seulement il imite votre voix, vos mimiques, mais il s'essaye également à reproduire vos gestes. En lui donnant le mode d'emploi de ses jouets, vous les rendez non seulement plus intéressants, mais c'est tout son monde qui devient excitant : il va tenter de s'emparer de la cuillère que vous tenez, de poser ses mains sur le biberon que vous lui donnez...

204 Le plus souvent, il soumet sa prise à l'expertise de sa langue. Elle complète les observations de ses doigts : texture, température, dureté... Ne le privez pas de cette reconnaissance en lui ôtant les jouets de la bouche au nom de l'hygiène et de sa santé... Il est capable aujourd'hui de se défendre contre les petits microbes.

C'est d'ailleurs le moment où vous pouvez arrêter de stériliser ses biberons.

205 Vous avez l'impression qu'il « décroche ». Le mois dernier, il regardait avec avidité tous les jouets que vous lui tendiez. Aujourd'hui, il les agite... mais avec l'air d'être ailleurs. Vous lui présentez sans doute un peu trop de nouveautés. Il aimerait s'arrêter sur chacune pour la « regarder avec les mains », il n'a plus besoin d'un défilé aussi important. Ralentissez votre rythme de présentation d'objets...

206 Il lit même les images avec les mains! Donnez-lui un livre (et même plusieurs, les uns après les autres), vous le verrez passer sa main sur le dessin, ou encore le gratter avec ses ongles... surtout si l'image représente un objet familier. N'en déduisez pas qu'il ne fait pas encore la différence entre la réalité et la représentation. Il perçoit nettement les reliefs et sait très bien qu'il a sous les doigts une surface plane. Ce qu'il cherche? Ressentir les mêmes impressions que sur l'objet réel: s'il caresse le chat reproduit sur papier, c'est pour savoir s'il va retrouver également la sensation du poil sous sa main! C'est pour cette transposition mentale de l'illustration en objet réel que le livre présentant un dessin unique sur la page est intéressant... bien que votre bébé préfère les images présentant plusieurs sujets.

● IL JOUE... AVEC VOUS

Il cherche la provenance d'un bruit produit hors de sa vue. Il découvre avec plaisir les jouets musicaux. Il s'enchante des petits bruits qu'il fait avec ses lèvres. Il réagit aussi bien aux sons graves qu'aux sons aigus.

Très sensible à la voix des adultes, il tente d'y coller ses gazouillis.

Et il parvient à produire une imitation très correcte de vos intonations (les mêmes courbes mélodiques que les vôtres, disent les spécialistes...). Puis, à la fin de ce trimestre, il imite vos mouvements: *Au revoir, au revoir! Bravo, bravo!*... « dit-il » avec les mains.

Il adore les chatouilles, les baisers qui font du bruit et les surprises.

Pour engager de véritables échanges

207 Ne contrariez pas votre tempérament, laissez-vous aller, parlez-lui «bébé»: «C'est le bébé de sa maman!», «Il est beau le bébé de son papa»... Tous ces mots commencent par des labiales: «m, b, p...». Or ce sont les consonnes les plus faciles à reproduire pour un bébé: vous le préparez donc à prononcer ses premiers mots!

208 Parlez-lui en vous plaçant bien en face de lui. En imitant les mouvements de votre bouche, il parviendra à moduler d'autres sons: «a», «e», «i», «o», «u», par exemple.

209 C'est le moment de puiser dans votre répertoire de comptines mimées: *Ainsi font, font, font, les petites marionnettes, Fais dodo, Colas mon p'tit frère, Tourne, tourne, petit moulin*... Il «chantera les gestes avec vous» dès que vous entonnerez leur petite ritournelle.

210 Lorsqu'il est sur sa table à langer, régalez-le d'un festival de grimaces: sourires bien sûr, mais aussi langue tirée, nez froncé, bouche crispée...

211 À y regarder de plus près, vous faites ces grimaces spontanément. Lorsque vous le sentez mal à l'aise, vous annoncez: «Tu as un petit rot qui ne vient pas, mon bébé...», lorsqu'il agite ses gambettes, vous lui souriez en interprétant son mouvement: «Tu es content d'avoir les jambes à l'air!».

... Vous mettez vos impressions sur ses ressentis et les manifestez par des codes d'expression. Vous lui enseignez ainsi les codes de notre société. Ils lui seront très utiles... plus tard.

212 Ne soyez pas avare de la «petite bibitte qui monte, qui monte» et finit dans son cou en guili-guili. Ni de gros baisers sur son petit ventre... Même s'il rentre la tête dans son cou et replie ses jambes sur son ventre, ce sont des attitudes réflexes: il adore vos petits jeux, mais il se protège, il n'est pas sûr de vos intentions... cela fait partie de l'agréable frisson qui le parcourt.

213 500 rires par jour, c'est la moyenne pour un petit enfant en bonne santé. Alors embrassez son «petit bedon», chatouillez son cou ou la plante de ses pieds... Ces éclats qui partent du fond de son ventre constituent une excellente gymnastique abdominale. Or, des abdominaux, c'est bien utile pour marcher... et pour «pousser» lorsque viendra le temps du pot!

SANTÉ

● IL VOMIT

Lorsque votre bébé vomit, vous avez tendance à craindre le pire (le reflux gastrique, voire la méningite!), alors que, le plus souvent, il ne s'agit que d'un phénomène banal. Car le tout-petit vomit très facilement.

En principe, l'extrémité de l'œsophage, qui fait un coude lorsqu'il débouche dans l'estomac, est fermée par le diaphragme poussé par le volume des gaz (dus à la fermentation des aliments). Lorsque ce coude n'est pas suffisant, il s'obstrue mal. Les contractions normales de l'estomac – destinées à évacuer le bol alimentaire jusqu'aux intestins – font alors remonter les aliments jusqu'à la bouche du bébé... et il vomit.

Pour reconnaître et traiter ses vomissements

214 Le plus bénin est le renvoi qui survient avec le rot après son biberon... ou une demi-heure plus tard. Il est presque physiologique. En effet, il est entraîné par le rot: rejet d'air produit par le début de la digestion. Même s'il trempe son bavoir, ce rejet n'a rien d'inquiétant.

Il est également parfaitement normal que ce renvoi ait une odeur aigrelette de lait caillé puisque la digestion de votre tout-petit commence presque immédiatement après qu'il a avalé ses premières gorgées.

215 Votre bébé a de vrais vomissements? Ne vous inquiétez pas: il a sans doute mangé comme un glouton, confondant appétit et besoin de succion. Il rejette simplement le trop-plein.

216 Si les vomissements s'accompagnent de fièvre, ils sont le symptôme d'une infection: une rhinopharyngite, une bronchite (d'autant que la toux peut provoquer des renvois) ou une gastro-entérite.

217 En revanche, si votre bébé se tortille ou se recroqueville pendant ou après la tétée et en rejette une partie importante, il peut s'agir d'un petit reflux gastro-œsophagien : votre bébé souffre d'une remontée acide du bol alimentaire qui vient de l'estomac et brûle la paroi de son œsophage. Le traitement est simple : de petites doses de calmant et d'antispasmodique avant le biberon, celui-ci étant épaissi ou constitué d'un lait anti-reflux (on en trouve actuellement avec adjonction d'un pansement gastro-œsophagien).

218 Si, malgré ces mesures, votre bébé continue de vomir, mange mal ou perd du poids, tousse la nuit ou encore a des bronchites à répétition, son reflux gastro-œsophagien est sérieux. Votre médecin en prendra la mesure à l'aide d'une pHmétrie et d'une fibroscopie. Le traitement associera un inhibiteur de sécrétions acides. Par ailleurs, on vous demandera de coucher votre bébé en position inclinée sur un sommier spécifique, offrant une inclinaison de 30° à 60° qui diminue beaucoup la fréquence des régurgitations. Dans quelques cas, une opération chirurgicale sera envisagée pour modifier l'angle de l'œsophage du bébé.

219 Si les examens de votre pédiatre ne font pas apparaître de malformation de l'œsophage susceptible de provoquer un reflux gastro-œsophagien, les vomissements de votre bébé s'expliquent sans doute par une plicature. L'estomac des bébés est très important par rapport à leur abdomen, aussi chez certains se plie-t-il en deux, formant deux poches communiquant très mal entre elles. Ce phénomène gêne l'évacuation du bol alimentaire vers les intestins. Le bébé élimine alors son trop-plein par la bouche. La solution est simple : il suffit de le laisser digérer sur le ventre, d'abord allongé sur votre bras pendant qu'il boit son biberon, puis une petite demi-heure allongé sur vos genoux. Ce trouble disparaît autour de ses quatre-cinq mois.

220 Si votre nourrisson vomit en jet, il se peut qu'il souffre d'une sténose du pylore. Au fond de son estomac, le pylore qui doit acheminer le bol alimentaire vers l'intestin ne s'ouvre pas suffisamment. Son estomac se contracte très violemment pour forcer l'ouverture, ce qui favorise une expulsion de lait vers l'œsophage. L'intervention chirurgicale est incontournable, mais bénigne.

221 S'il a terminé son biberon depuis un bon moment, qu'il regarde ses mains ou sourit aux anges et que tout à coup il s'interrompt, crie, agite les jambes, vomit... que vous le prenez dans vos bras et qu'il se calme... que vous avez un petit garçon qui vient de fêter son cinquième ou sixième mois... ces vomissements peuvent faire suspecter une invagination. Une portion de son intestin remonte à l'intérieur de sa partie supérieure. Un lavement spécifique ou une insufflation d'air peut suffire à repousser la portion d'intestin invaginée. Mais si ces mesures sont inefficaces, votre bébé sera opéré rapidement... et ainsi rapidement guéri.

222 Des vomissements seuls ne sont pas suffisants pour diagnostiquer une méningite. Les symptômes les plus parlants sont : une nuque raide, un manque d'appétit et de sommeil, de la fièvre... Même si la méningite a les honneurs des journaux lorsqu'un cas se déclare, elle reste très rare et se soigne de mieux en mieux.

223 S'il a fait une chute, il se peut qu'il vomisse. Ces vomissements ne signalent pas forcément un traumatisme crânien, le choc émotionnel peut produire le même effet. Mais s'il n'a pas de bosse, qu'il continue de vomir ou qu'il a des troubles de la conscience, précipitez-vous aux urgences.

224 Enfin, si votre bébé, dès cinq-six mois, vomit uniquement lorsque vous le mettez au lit pour la nuit, il se peut qu'il se fasse vomir ! Il ne le fait pas pour vous ennuyer, il a simplement compris que lorsqu'il le faisait, vous le preniez dans vos bras, voire dans votre lit. Et c'est si facile pour lui d'obtenir ces avantages : il lui suffit de pousser un peu profondément ses doigts dans sa bouche.

Pour mieux vivre ses rejets

225 Autre petit souci vous faisant craindre que sa digestion ne soit perturbée : le hoquet. À dire vrai, c'est plus un souci pour vous que pour lui : il hoquetait déjà, et sans inconfort, dans votre ventre ! Mais si cet argument ne vous convainc pas, utilisez l'une des astuces de grand-mère :

- Posez une goutte de citron sur votre doigt et touchez la langue de votre bébé : « Oups ! ».

- Ou, astuce plus douce, mettez une goutte de miel sur la tétine de son biberon et posez-la sur ses lèvres.

226 Si lorsqu'il est couché vous craignez ses rots, régurgitations ou petits vomis, vous pouvez glisser entre le sommier et le matelas de son lit une reliure à anneaux d'épaisseur moyenne. Cette très légère inclinaison pourra faciliter sa digestion. Mais assurez-vous que cet aménagement ne crée pas de jeu entre le matelas et les montants de son lit (interstice dans lequel il pourrait aller mettre le bout de son nez... et s'étouffer).

227 Les bébés qui souffrent d'un véritable reflux gastro-œsophagien et à qui il est prescrit d'être couchés sur un plan incliné doivent l'être avec le matériel spécialement conçu pour ce couchage. Toutes les solutions bricolées, telles que placer des coussins sous son matelas et attacher à son drap-housse un tee-shirt ou un slip paternel dans lequel vous l'installez pour qu'il ne glisse pas (ou par le harnais prévu pour maintenir les bébés dans leur chaise haute) sont potentiellement à risque. La sécurité du couchage des nourrissons est une chose trop importante pour l'aménager avec des bouts de ficelles!

● IL A DES PETITES COLIQUES

Il replie ses jambes sur son ventre et pleure. Vous le prenez dans vos bras et lui proposez une tétée... Il la refuse restant inconsolable et replié sur lui-même. C'est le scénario typique des coliques du nourrisson. Votre tout-petit rode son système digestif, la fermentation du lait qu'il ingère provoque des gaz qui distendent son abdomen qui se crispe. C'est fort désagréable... d'autant que ces spasmes peuvent être aggravés par les tensions qu'il accumule tout au long de la journée et qu'il aimerait évacuer avant de «faire sa nuit». Ce qui explique que ces coliques se manifestent particulièrement dans la soirée.

Il semble que le lait maternel, plus riche en lactose donc fermentant davantage, soit plus propice aux coliques... dont ne sont cependant pas exempts les bébés nourris au lait artificiel.

Les petites filles y sont légèrement plus exposées que les petits garçons, peut-être parce qu'elles sont plus sensibles aux tensions maternelles, qu'elles doivent gérer avec les leurs.

Pour tenter d'apaiser ses coliques

228 Si vous allaitez votre bébé au sein, vous pouvez acheter (en pharmacie) de l'eau de chaux ou un gel tapissant les parois de son œsophage. L'eau de chaux se donne avant la tétée et le gel (une cuillère à café), après le repas.

229 Les grands-mères avaient recours à un petit remède naturel : l'infusion de fenouil. Faites bouillir une centaine de graines de fenouil dans deux litres d'eau, laissez se poursuivre la décoction hors du feu pendant quelques heures. Buvez cette tisane tout au long de votre journée.

230 Si vous nourrissez votre bébé au biberon, vous pouvez utiliser cette infusion (faites-la de préférence avec de l'eau spéciale nourrisson) pour la préparation de ses biberons. Patientez de quatre à cinq jours pour en constater les effets.

231 Les grands-mamans faisaient des merveilles avec leur petite pharmacie-maison : elles ajoutaient un peu d'eau de fleur d'oranger dans les biberons des bébés « à colique ».

232 Plus simple : achetez en pharmacie une poudre (à ajouter dans les biberons) qui absorbe les gaz intestinaux.

233 Il existe (en pharmacie) des sirops antispasmodiques qui diminuent notablement les contractions des petits intestins.

234 Enfin, votre pharmacien peut vous vendre – si les crampes intestinales de votre bébé s'accompagnent de rejets – un sirop anti-reflux qui améliore ces deux problèmes conjugués.

235 À grand mal... petit remède. Il suffit parfois d'un peu de chaleur pour apaiser les spasmes de votre petit enfant. Confectionnez-lui une « bébé-bouillotte » en remplissant d'eau tiède son petit biberon à jus de fruits. Après l'avoir refermé avec sa bague, sa tétine et son capuchon, glissez-le dans un bas de son papa avant de la placer contre son ventre dans son berceau.

SANTÉ DE 0 À 6 MOIS

 IL A DES SELLES ANORMALES

Si vous êtes de ces mamans qui inspectent la couche de leur bébé pour lire dans ses « cacas » son état de santé... vous êtes souvent déconcertée. Leurs couleurs et leurs consistances varient souvent d'un jour à l'autre. Si la couleur n'apporte pas d'indication sur l'état de ses intestins (... mais plutôt sur la nature de ce qu'il a mangé), la consistance de ses selles, en revanche, peut vous en livrer.

Pour vous rassurer

236 Si ses selles sont **verdâtres**, c'est qu'elles se sont oxydées à l'air. Il n'y a donc pas lieu de vous inquiéter, ni de modifier quoi que ce soit à son alimentation.

237 Ses selles sont **liquides** et vous y découvrez des petits grumeaux jaunes d'or ? Sa nourriture, uniquement lactée, ne lui permet pas d'émettre des selles compactes : les petits amas ne sont rien d'autre que du lait « caillé ». Ses selles peuvent conserver cette consistance jusqu'à la fin de son premier mois si vous l'allaitez au sein, un peu moins s'il est nourri au biberon.

238 Ne vous inquiétez pas non plus si, pendant ses mois « tout lait », ses selles sont **nombreuses** : il ne s'agit pas de diarrhée. Certains bébés ont un « caca » par tétée... les contractions provoquées par la succion entraînant toute la motricité de leur appareil digestif, intestins compris !

239 Ce n'est que si vous constatez que ses émissions sont plus **abondantes** que les jours précédents que vous devez vous inquiéter d'une diarrhée qui doit être soignée très vite pour ne pas laisser votre tout-petit se déshydrater.

240 Ses selles sont devenues **jaunes ou orange** ? C'est sans doute que vous venez de démarrer sa diversification alimentaire. Il n'y a rien d'étonnant à ce que ses premiers légumes, fruits ou bouchées de viande moulinée produisent des selles plus foncées.

241 Panique, vous découvrez des **traces rouges** sur sa couche ! Assurez-vous (avant de vous précipiter chez votre médecin) que vous n'avez pas soigné l'un de ses petits bobos localisé sur son siège... à l'éosine. Si ce n'est pas le cas, prenez rendez-vous chez votre pédiatre. Il s'agit sans doute :

- d'une petite perte de sang due à une minuscule fissure provoquée par une constipation ;
- ou d'un érythème fessier ;
- ou d'une prise trop fréquente de sa température avec un thermomètre rectal.

Seul votre docteur pourra vous prescrire une pommade cicatrisante... mais vous pouvez d'ores et déjà limiter ses prises de température. Même si vous lui trouvez le front un peu chaud, s'il mange bien, dort bien et gazouille, laissez tomber votre thermomètre.

242 **L'absence de selles** pendant deux, voire trois jours, ne signifie pas forcément que votre bébé est constipé. S'il mange bien, dort bien et ne vomit pas... le quatrième jour, il vous gratifiera d'un superbe «caca», vraisemblablement mou et abondant.

243 En revanche, s'il n'a pas émis de selles depuis quelques jours, qu'il se tortille, pleure, pousse en devenant tout rouge, il est effectivement constipé. Lorsque vous constatez son mal-être, vous pouvez, pour l'aider à évacuer cette selle qui a stagné dans ses intestins et a sans doute séché à la hauteur de son anus, utiliser l'une de ces astuces de grands-mères :

- Enduisez votre thermomètre de vaseline et faites-lui faire quelques va-et-vient.
- Ou faites la même chose avec un coton-tige imprégné d'huile d'amande douce.
- Il existe également des suppositoires de glycérine vendus en pharmacie.

244 Mais utilisez-les ponctuellement. Si sa deuxième selle est aussi difficile à émettre, ne recourez pas à ces petits trucs qui, certes, débloquent la situation mais qui, à la longue, créent un réflexe conditionné empêchant votre tout-petit d'émettre ses selles sans assistance.

245 Vous pouvez en revanche utiliser de l'eau d'Hépar, qui facilite le transit, pour préparer ses biberons.

246 Vous pouvez aussi avoir recours à une petite recette maison. Faites « infuser » à froid, à même une bouteille d'eau minérale, deux figues sèches. Attendez deux heures avant de vous servir de cette décoction pour ses biberons.

247 Vous pouvez enfin le coucher sur le dos et masser son ventre tout en lui parlant doucement. Vos caresses circulaires sur son estomac l'aideront à détendre ses muscles et à libérer sa tension intestinale.

248 Vous n'obtenez pas le résultat escompté? Tournez votre bébé sur le ventre (cette position lui massera de toute façon l'estomac!)... et tapotez-lui le dos : peut-être qu'un petit rot permettra à ses intestins de se décontracter.

249 Et si ces mesures ne sont pas suffisantes, consultez votre médecin, il vous conseillera – si besoin est – un changement de lait, vous en prescrivant un plus adapté aux intestins de votre bébé. Il pourra également vous conseiller un laxatif à base d'huile de paraffine ou de lactose.

● IL A LA DIARRHÉE

La muqueuse qui tapisse l'appareil digestif de votre bébé est très fragile (jusqu'à ses deux ans). Un aliment qui passe mal, le rotavirus (responsable des gastro-entérites) qui lui rend visite... et les cellules de son estomac, chargées d'absorber les aliments et de les rendre assimilables par son organisme, perdent les pédales. Elles laissent passer dans ses intestins, beaucoup plus vite qu'il ne le faudrait, l'eau et les sels minéraux, ce qui rend ses selles plus liquides.

Un petit enfant connaît au moins deux épisodes de diarrhée lors de sa première année, mais il peut en connaître bien plus... Il est très important d'enrayer ses diarrhées car elles entraînent une importante déshydratation. Or, avant ses trois mois, votre tout-petit renouvelle quotidiennement 20 % de ses réserves d'eau, aussi ses besoins sont-ils très importants.

Pour enrayer une diarrhée

250 Si vous nourrissez votre bébé au sein, continuez. Les protéines de votre lait sont très peu irritantes pour son système digestif... à la différence de celles contenues dans les laits artificiels, réalisés à partir de lait de vache.

251 Donc, si vous lui donnez le biberon, laissez ses intestins se reposer en remplaçant son lait premier âge – 24 ou 48 heures après les premiers symptômes de diarrhée - par un lait pauvre en lactose. Et cela pendant une semaine.

252 Les remèdes hérités de nos grands-mères ont peut-être fait leurs preuves pour la diarrhée mais pas pour les problèmes allergiques éprouvés de plus en plus fréquemment par les petits. Tant que votre bébé n'a pas quatre mois révolus, ne lui donnez pas de purée de carottes. Quant à la trop fameuse eau de cuisson du riz, elle est contre-indiquée jusqu'à ses six mois.

253 Donnez à boire de petites quantités d'eau à votre petit déshydraté, mais très régulièrement : toutes les 90 à 120 minutes.

254 Désorienté par son mal-être, votre bébé ne sait plus où il en est, il se recroqueville sur lui-même et repousse son biberon. Si vous ne parvenez pas à le convaincre d'entrouvrir les lèvres, trempez votre doigt (très consciencieusement lavé évidemment) dans son eau et faites-le lui téter.

255 Vous pouvez aussi remplir un compte-gouttes (vendu avec les médicaments anti-rejets) ou une seringue (vendue en pharmacie) avec de l'eau minérale (l'une de celles convenant aux biberons des nourrissons). Introduisez-la dans un coin de sa bouche et poussez très très lentement le piston pour y déverser l'eau.

256 Vous pouvez améliorer cette eau en y ajoutant une solution de réhydratation (vendue en pharmacie) riche en sels minéraux.

257 Il est judicieux d'avoir (pendant toute sa première année) cette préparation de glucose et de sodium toujours en réserve dans votre armoire à pharmacie.

258 Dès que votre enfant passe à une alimentation diversifiée, vous pouvez lui donner des bouillons de légumes salés, mais très raisonnablement... Moins riches en sels minéraux, mais variant ses «plaisirs», proposez-lui des petites tisanes sucrées (la badiane, ou l'anis étoilée, disent les grands-mères, fait merveille!)... mais très raisonnablement, également.

259 Le «truc» plus récent, passé de bouche à oreille de maman, consiste à donner au petit enfant du coca (agité pour en évacuer les bulles). Cette boisson n'est pas magique et présente peu d'intérêt sur le plan ses apports... hormis celui du sucre, totalement nocif.

260 Si votre petit malade accepte de manger, concoctez-lui des petites compotes pommes-poires-bananes (après quatre mois, bien sûr). Ces mélanges «anti-diarrhéiques» existent aussi en petits pots... En revanche, proscrivez absolument les fruits irritants: les agrumes, le raisin, la pêche, le melon.

261 Prenez rendez-vous sans tarder avec votre médecin si vous constatez que votre bébé a perdu plus de 10 % de son poids.

262 Ce conseil de pédiatre est souvent bien difficile à appliquer... si vous n'avez pas de pèse-bébé, un pèse-personne n'étant pas adapté à votre minuscule malade. Il existe trois symptômes associés qui peuvent se substituer à ce critère et qui doivent vous inciter à consulter en urgence.

- Votre bébé refuse de boire son lait. Il le vomit même!
- Il a perdu l'envie de jouer avec ses mains, de vous sourire, il est totalement apathique...
- Ses petits yeux sont cernés, comme enfoncés dans ses orbites. Sa gastro-entérite est sévère. Votre enfant sera peut-être hospitalisé (de 24 à 48 heures) pour être réhydraté par perfusion.

263 Une fois le pic diarrhéique passé, votre tout-petit se réalimentera progressivement. S'il est encore au régime lacté uniquement, vous ne réintroduirez le lait (en teneur en lactose modifiée) que deux jours après «l'alerte». Si son alimentation est diversifiée, vous pourrez lui proposer purées de légumes et compotes six à huit heures après. Ses biberons seront remplacés par des yogourts.

● IL A DE LA FIÈVRE

La fièvre, si elle n'était pas dans la grande majorité des cas le signe avant-coureur d'une infection, n'aurait rien d'inquiétant tant qu'elle ne dépasse pas les 38 °C.

Son corps se met ainsi en surchauffe pour tenir à distance les germes qui l'approchent. Sauf s'il est grognon (dans le cas des poussées dentaires, notamment), il n'est pas impératif de faire tomber sa fièvre, qui lutte avec lui contre l'infection. Elle peut y parvenir dans les 24 heures.

Si sa température dépasse les 38,5 °C, il devient nécessaire de la faire descendre. D'une part, parce que votre enfant est forcément mal à l'aise, d'autre part, parce qu'une température élevée fait toujours courir un risque de convulsions.

Pour bien prendre sa température

264 Dès que vous faites un peu d'exercice, votre température monte : c'est physiologique ! Il en est de même chez votre tout-petit : trépigner d'impatience (même sur le dos dans son berceau) en attendant son biberon, ramper sur son tapis de jeu ou se rouler par terre de colère... c'est de l'exercice. Son corps en prend d'autant plus vite la mesure que son système de thermorégulation n'est pas encore très performant. Son thermostat intérieur ne connaît pas les demi-mesures : il pousse à fond ou coupe radicalement la vapeur. Aussi ne vous affolez pas trop vite.

265 Si vraiment vous le sentez fiévreux, calmez-le par un petit câlin avant de glisser le thermomètre entre ses fesses (la prise rectale étant sans conteste la plus fiable). Si votre thermomètre affiche un petit 38 °C, prolongez votre câlin et reprenez sa température une demi-heure plus tard, il y a des chances pour que celle-ci soit redevenue normale.

266 Même fiévreux et même tout petit, votre bébé peut gigoter «comme un beau diable» sur la table à langer. Il vous sera beaucoup plus facile d'introduire le thermomètre dans son anus si vous l'installez à plat ventre sur vos genoux. Vous soutiendrez sa tête dans votre main gauche, pendant que le majeur et l'annulaire de votre main droite écarteront ses fesses et que vous introduirez le thermomètre tenu entre votre pouce et votre index...

267 Pour que l'introduction du thermomètre ne soit pas trop agressive, enduisez-en le bout d'un peu de vaseline.

268 Tenez compte de l'heure : le soir, la température est plus élevée que le matin. Un 37,8 °C en fin de journée n'a rien d'anormal. Si à la deuxième prise la température n'a pas bougé, ne fut-ce que d'un petit 0,1 °C, votre enfant a vraiment de la fièvre.

Pour faire tomber sa fièvre

269 Baissez le chauffage dans sa chambre ou, si votre chauffage est collectif, ouvrez la fenêtre, prenez votre enfant dans vos bras et emmenez-le dans une autre pièce le temps d'un gros câlin. Refermez la fenêtre lorsque vous le ramenez vers son lit.

270 Découvrez-le : transpirer, contrairement à ce que l'on croyait autrefois, ne fait pas tomber la fièvre. Couche, camisole et bas... il n'est pas tout nu, mais presque !

271 Si la baisse du chauffage et ses membres à l'air ne suffisent pas, agissez sur sa température interne : faites-le boire. Vous le réhydraterez par la même occasion. En effet, la fièvre entraîne toujours une petite suée (générant une perte de son volume hydrique). Vous n'en êtes pas forcément consciente, car seul son crâne évacue la chaleur... il est rare de voir la sueur perler sur son front.

272 Il n'est toujours pas à l'aise ? Retirez-lui camisole et bas, couchez-le dans son lit sur une serviette et humidifiez son corps avec une débarbouillette passée sous l'eau tiède et essorée.

273 Vous pouvez utiliser un vieux remède de grand-mère : lui poser sur le front une compresse d'eau tiède sur laquelle vous aurez déposé quelques gouttes apaisantes de fleur d'oranger.

274 Il est toujours aussi maussade et proteste parce qu'il est allongé ? Remplissez sa petite baignoire avec une eau dont la température est inférieure de 1 à 2 °C à celle de son corps. Laissez-le barboter une ou deux minutes.

275 Quelques gouttes de fleur d'oranger mélangées à l'eau de son bain peuvent calmer ses tensions et permettre à sa température de redescendre.

276 Si sa température ne bouge pas, diluez dans l'eau de son biberon la dose d'antipyrétique en poudre que votre médecin vous aura indiquée en fonction de son poids. Le consensus semble s'être fait sur l'acétaminophène (60 mg/kg répartis en quatre prises sur vingt-quatre heures), qui fait baisser la fièvre et apaise les éventuelles douleurs. Si la fièvre reste élevée au bout de 24 heures et que votre médecin suspecte une inflammation, il vous prescrira de l'ibuprofène (20 mg/kg répartis en trois prises sur 24 heures). L'aspirine est de moins en moins prescrite chez le nourrisson car sa prise peut être la cause de complications dans certaines maladies virales (grippe et varicelle notamment). Par ailleurs, contrairement à ce que le corps médical a pu penser par le passé, les études montrent qu'il n'y a pas d'intérêt à associer d'emblée deux médicaments (acétaminophène + aspirine) contre la fièvre.

277 Si sa température, après le court répit que lui apporte ce médicament, dépasse son niveau antérieur et accuse une hausse notable (en n'omettant pas de prendre en compte la montée de température de fin de journée), appelez votre médecin. Tout comme si ce petit train de fièvre persiste au-delà de 24 heures : le médecin en diagnostiquera la cause et y portera remède.

278 Écrivez tout ce qui pourra aider son docteur à faire son diagnostic :

- Les résultats de ses prises de température, par ordre chronologique, depuis que la fièvre a fait son apparition.

- Ses symptômes : est-il abattu ? A-t-il le nez qui coule ? Tousse-t-il seulement dans la journée ou également la nuit ? Cela l'empêche-t-il de dormir ? A-t-il gardé son appétit ? A-t-il très soif ? Est-il agité ? Gémit-il ? Pleure-t il ?...

- Les réactions de son corps : éruptions, taches rouges, ganglions, vomissements, diarrhée...

- Ses changements de comportement : il ne veut pas que vous lui enleviez sa couche, il replie ses jambes sur son ventre...

- Le point sur les heures qui ont précédé : a-t-il fait une sieste ? A-t-il mangé ? À quelle heure ?

- N'oubliez pas son carnet de santé, surtout si vous avez pris rendez-vous chez un médecin qui ne le connaît pas bien : il y trouvera ses antécédents et son poids lors de sa dernière visite (important si votre bébé a la diarrhée et perd de son volume hydrique). Ce carnet lui permettra également de fixer les justes doses de médicaments...

● IL N'EST PAS FOU DES MÉDICAMENTS

Dites plutôt que lui donner son médicament vous met mal à l'aise : vous avez le souvenir de l'amertume des potions en tout genre et de l'arrière-goût qu'elles laissent dans la gorge. D'une part, vous trouvez injuste de lui imposer si petit cette rencontre avec les mauvaises surprises de la vie et, d'autre part, vous craignez sa réaction. Vous êtes tendue, il le sent... il se méfie de ce que vous lui réservez !

Pour lui faire avaler son médicament

279 Enveloppez-le dans sa couverture ou dans une serviette de bain, il se sentira dans un petit nid rassurant et ne risquera pas de vous déconcerter par quelque mouvement imprévisible.

BÉBÉ TRUCS !

280 Ce n'est pas suffisant ? Il tourne la tête en voyant approcher cuillère ou compte-gouttes... Alors, installez votre jeune malade à plat ventre, sa tête reposant sur une joue sur son matelas à langer. Vous aurez ainsi sa bouche à portée de votre main.

281 Si vous lui proposez son médicament avec un peu d'eau (surtout pas dans du lait, il ferait moins vite effet : les composants du lait sont longs à digérer et donc à passer dans son organisme) dans son biberon, il ne se « méfiera » pas.

282 Si vous craignez une déperdition du médicament sur les parois du biberon, versez la dose dans la tétine et mettez-la lui directement en bouche.

283 Si vous l'allaitez, il n'est pas recommandé de faire intervenir le biberon : votre bébé pourrait prendre goût à la tétine (plus facile à téter que votre sein). Utilisez la mesure vendue, la plupart du temps, avec le médicament. Pour rendre son emploi plus facile – car il n'est pas simple de conduire jusqu'à la bouche de votre petit malade une cuillère rase sans renverser une partie de son contenu –, procédez en plusieurs temps.

- Remplissez complètement la mesure.
- Puis versez la moitié de son contenu dans une petite cuillère ordinaire (stérilisée préalablement, si votre bébé a moins de trois mois).
- Faites tenir chacune en équilibre sur le bord d'un verre pendant que vous installez votre bébé sur vos genoux et que vous l'équipez d'une bavette.
- Donnez-lui d'abord à « téter » la cuillère à mesurer, en posant son bord arrondi sur sa lèvre inférieure.
- Une fois vide, remplissez-la avec le contenu de la cuillère ordinaire et proposez-lui la fin de sa dose.

284 Si votre bébé recrache obstinément son médicament, optez pour une technique douce, mais très lente.

- Lavez-vous soigneusement les mains.

- Remplissez la cuillère à mesurer et installez-la en équilibre sur un verre.
- Trempez votre petit doigt dans le soluté et faites téter votre bébé...
- Recommencez jusqu'à épuisement de la dose.

285 Pour gagner du temps, si **votre bébé a plus de trois mois**, le mieux est d'utiliser le compte-gouttes vendu avec le médicament anti-rejets. Si votre médecin en a déjà prescrit à votre bébé, gardez ce précieux instrument pour lui faire avaler d'autres médicaments buvables.

286 À défaut, vous pouvez utiliser une seringue en plastique de 5 ml (bien sûr, sans son aiguille) pour «pomper» le contenu de la cuillère à mesurer. Une fois la seringue remplie, placez l'embout dans la commissure des lèvres de votre bébé, appuyez doucement sur le piston pour que le liquide s'écoule le plus lentement possible.

- Même en prenant cette précaution, le médicament est rapidement «injecté» dans la gorge de votre petit enfant, aussi ce système est-il déconseillé avec un tout-petit qui pourrait s'étouffer.
- Soyez très vigilante pour le nettoyage de votre seringue après son utilisation (comme pour le compte-gouttes d'ailleurs). En effet, les médicaments pour enfants contiennent souvent du sucre propice au développement des microbes. Démontez la seringue (ou le compte-gouttes) et trempez-la dans de l'eau chaude et savonneuse avant de la rincer (ou mieux mettez-la dans le panier à ustensiles de votre lave-vaisselle).

287 Autre instrument fort bien étudié : le tube-cuillère doseur. Il se compose d'un petit tube rigide gradué formant un angle avec la cuillère (à bord arrondi) qui le prolonge. Sa forme permet une descente «en pente douce» du liquide introduit dans le tube grâce à l'inclinaison progressive de votre poignet.

288 Le plus simple serait que votre pédiatre vous prescrive les médicaments sous la forme de suppositoires chaque fois que ceux-ci existent. Pour les introduire plus facilement, vous pouvez en enduire le bout pointu d'un peu de vaseline.

289 Autre astuce de maman soucieuse du confort de bébé : passer rapidement le suppositoire sous l'eau chaude pour qu'il soit moins « agressif ».

● IL A DES ROUGEURS ET DES PETITES LÉSIONS

Sa tendre peau de bébé n'est pas aussi douce qu'elle devrait l'être. Qu'est-ce qu'il a attrapé ? Pourquoi et comment le soigner ?

Pour identifier et soigner ses rougeurs et petites lésions

290 Des petites taches rouges apparaissent sur tout son corps et disparaissent en quelques heures. Il s'agit sans doute d'**urticaire néonatale**, absolument sans conséquence... et qui se soigne d'elle-même.

291 Les rougeurs s'étendent sur ses fesses, son visage, son crâne, ses sourcils... il s'agit d'une **dermite séborrhéique**. Elle n'est pas très esthétique et en plus elle le démange. Heureusement, passé ses trois mois, il n'en entendra plus parler. Vous ne pouvez pas la prévenir car on ne sait pas quelles en sont les causes. En revanche, vous pouvez l'apaiser en enduisant ces plaques d'huile d'amande douce ou de crème hydratante. Si ce traitement ne les fait pas disparaître en quatre à cinq jours et qu'au contraire ces rougeurs suintent, consultez votre médecin. Il vous prescrira une crème anti-inflammatoire et antifongique.

292 C'est dans sa bouche qu'apparaissent de gros points blancs cernés de rouge. Sa langue, l'intérieur de ses joues, son palais en sont couverts. Ces lésions sont douloureuses. Votre bébé pleure lorsqu'il tente d'avaler ses repas. D'ailleurs il semble avoir perdu l'appétit et vomit son lait.... Au-delà de ses six mois, il ne connaîtra plus cette affection appelée **muguet**, due à un champignon microscopique présent en permanence dans son tube digestif, mais qui prolifère à l'occasion d'un déséquilibre de sa flore intestinale. Pour le soigner :

- Afin d'apaiser les picotements pénibles qu'occasionnent ces lésions, badigeonnez sa bouche d'eau bicarbonatée plusieurs fois par jour.

- Plus facile à mettre en œuvre si votre bébé en accepte le goût, faites-lui boire de l'eau de Vichy Célestins. Fortement chargée en bicarbonate, elle opère le même apaisement.
- Pour stopper l'expansion du champignon, votre médecin vous prescrira un médicament antifongique, ou éventuellement un antibiotique si les lésions sont très étendues.

293 Il se réveille avec des petits boutons sur le visage et vous en découvrez dans les petits plis de son aine, de ses genoux, de ses bras... Vous avez affaire à des **boutons de chaleur**. Il a beaucoup transpiré pendant son sommeil et ces petits points se sont localisés aux endroits où la sueur s'accumule.

- Donnez-lui un bain tiède et séchez-le à sa sortie en tamponnant sa peau avec un linge doux.
- Ne l'essuyez pas totalement pour qu'un voile d'eau continue de le rafraîchir quelques instants.
- Enfilez-lui uniquement sa camisole et une culotte sur sa couche.
- Lorsque vous le recoucherez, couvrez-le le moins possible.

294 Des plaques rouges, sèches, peut-être même écailleuses, se sont installées dans les plis de sa peau. Et, en plus, elles suintent! Si vous avez des antécédents allergiques dans votre famille, cet **eczéma** a une cause héréditaire. Si ni vous, ni votre mari (ni vos parents respectifs) n'avez connu d'épisodes allergiques, c'est que sa peau a un seuil de tolérance très faible et réagit donc très rapidement aux agressions. Pour le soulager :

- Lavez-le avec un pain dermatologique.
- Rincez-le rapidement dans un bain tiède. Vous rendrez ce dernier plus apaisant en y versant :
  - une décoction de laurier que vous aurez réalisée dans un chaudron en faisant bouillir une dizaine de feuilles de laurier dans quatre à cinq litres d'eau ;
  - une infusion de fleurs de pensées : deux cuillères à soupe pour un litre d'eau (30 minutes).

- Pour le sécher, tamponnez votre bébé avec une serviette en tissu gaufré plutôt que de l'essuyer.
- Nourrissez sa peau avec une crème hydratante anallergique ou un peu d'huile d'amande douce ou de bourrache.
- Habillez-le avec des matières naturelles : coton, laine...
- Coupez ses ongles bien ras pour qu'il ne s'écorche pas en se grattant. Ou, mieux encore, enfermez ses mains dans des moufles de coton : même coupés bien ras, les petits ongles peuvent faire des dégâts.
- Vous n'avez pas de moufles ? Glissez ses mains dans l'une de ses paires de chaussettes.
- Si ces traitements « doux » n'apportent pas d'amélioration, votre médecin tentera de déterminer quel est l'allergène auquel il est sensible. Vous devrez ensuite éviter à votre bébé tout contact avec lui.
- Pour apaiser ces lésions qui peuvent s'étendre et prendre une vilaine couleur jaune, il vous prescrira des corticoïdes locaux. Ils sont d'une efficacité incontestée et, sous surveillance médicale, ne présentent aucun danger pour votre tout-petit. Respectez scrupuleusement leur règle d'or : n'arrêtez jamais brutalement le traitement, faites-le progressivement.

● IL A MAL

Vous le sentez avec votre cœur de maman, votre bébé a mal. Colique, irritation cutanée, premier vaccin : il fait connaissance avec les petites et grandes souffrances. Vous voudriez tellement les lui épargner ou tout du moins les atténuer.

Pour atténuer la douleur

295 Votre bébé tente, lui aussi, de trouver un remède à cette insupportable sensation :
- Ses larmes sont une façon d'évacuer ces tensions qui ajoutent bien souvent à sa douleur de base.

- Il prend la position dite «antalgique de repos»: il se recroqueville, ramenant bras et jambes sur lui-même pour protéger l'endroit où il a mal. Dans cette position, proche de celle qu'il avait durant sa vie fœtale, il s'abstrait de sa dure réalité.

296 Mais il n'est pas bon pour le développement – tant moteur qu'intellectuel et affectif – d'un tout-petit qu'il se replie ainsi sur lui-même. Ne laissez pas votre défiance à l'égard des médicaments le priver de leur aide:

- L'acétaminophène est un antalgique faible. Vous pouvez vous en procurer sans prescription médicale. Ses effets secondaires sont si ténus que la dose recommandée (fonction du poids) a été revue à la hausse: de 50 à 60 mg/kg et par jour... à fractionner tout au long de la journée. Il n'a pas les propriétés anti-inflammatoires de l'aspirine, mais il ne provoque pas, contrairement à l'acide acétylsalicylique, de problèmes de coagulation, d'allergie ou d'irritation de l'estomac.

- Mais ce médicament sans risque majeur n'est pas toujours suffisant pour calmer les grandes douleurs. Pour elles, votre médecin lui prescrira un antalgique plus fort à base de codéine (un dérivé de la morphine).

- Il existe également des anesthésiques locaux (en brumisateur, gel ou crème) qui peuvent atténuer la douleur de la piqûre d'un vaccin, l'inflammation de sa gencive, l'irritation de sa peau...

297 Vous pouvez compléter cet arsenal chimique par des médecines plus douces:

- En berçant votre bébé contre vous, vous lui rappellerez le doux balancement qu'il a connu dans votre ventre. D'autre part, il réglera sa respiration et son rythme cardiaque sur votre va-et-vient et cela le calmera.

- La succion provoque la production d'endorphines, c'est pourquoi, de plus en plus souvent, dans les services pédiatriques des hôpitaux, des sucettes en caoutchouc sont proposées aux petits malades.

- Le sucre a, lui aussi, le pouvoir de calmer la douleur. Des études, également réalisées dans les services pédiatriques, ont montré qu'une administration de glucose, avant une injection ou une petite intervention, atténuait les souffrances du petit enfant. Évidemment, ce « remède » est à administrer avec modération...

- Le froid est un excellent anesthésiant : un glaçon enroulé dans un mouchoir posé sur sa gencive endolorie remplacera la sensation de douleur par celle de froid.
- ... Et le chaud est un décontractant. Une débarbouillette, passée sous l'eau tiède et appliquée sur la boursouflure causée par un vaccin, apaisera l'effet « cuisant » de ce dernier.

SÉCURITÉ

🔴 IL A BESOIN D'UN MATÉRIEL TOTALEMENT SÛR

La première mesure sécuritaire, avant même qu'il ne soit né, c'est de lui choisir un matériel de puériculture totalement fiable et de l'utiliser en prenant toutes les précautions.

Avant la fin de ce semestre, il aura besoin d'un couffin, d'un lit à barreaux, d'une table à langer (ou seulement d'un matelas), d'un siège d'auto et éventuellement d'un siège de bébé... Le reste peut attendre.

N'achetez que du matériel conforme aux normes de sécurité en vigueur. L'étiquette «Conforme aux normes de sécurité», prouvant qu'il a été approuvé par Santé Canada, par Consommation et Corporations Canada ou par le Conseil canadien de la sécurité, doit figurer sur le modèle ou son emballage. Sur les étiquettes de certains produits importés, vous trouverez également le sigle NF (Norme française) ou EN (Norme européenne), suivi de plusieurs chiffres correspondant aux tests spécifiques réalisés sur l'article. Plus l'étiquette porte de mentions, plus l'appareil est passé par des contrôles de sécurité.

Pour bien choisir et bien utiliser son lit

298 Pour votre nouveau-né, un lit à barreaux est, comparé au cocon de votre ventre, une vaste étendue ouverte à tous les vents! Il préfère de beaucoup passer ses deux à trois premiers mois protégé par la coquille rassurante d'un **berceau** ou d'un couffin.

299 Vous avez un «berceau de famille», c'est très sympathique mais pas forcément formidable pour sa sécurité.

- Un matelas qui a voyagé d'oncles, de tantes en cousins s'est vraisemblablement creusé sous le poids de ses occupants successifs, formant en son centre une cuvette. Or, si votre nouveau-né se retourne sur le ventre, ce creux emprisonnera le gaz carbonique rejeté par son nez... qui le respirera en retour. Votre bébé s'auto-intoxiquera. Cet étouffement est l'une des causes de la mort subite du nourrisson.

- L'enfoncement provoque également un décollement du matelas par rapport aux bords du berceau. Si le nez de votre bébé va se coller dans cet interstice, là encore, le risque d'auto-intoxication est grand. Pour ces deux bonnes raisons, achetez-lui un matelas neuf, aux dimensions exactes de son berceau (ce qui n'est pas si facile avec les dimensions non standard des anciens modèles).

- Nettoyez-le de fond en comble : brossez ses montants et lessivez-les.

300

Vous n'avez pas de berceau ayant traversé le temps et fait le tour du cercle de famille ? Vous trouvez que l'achat d'un berceau est un peu trop onéreux pour le peu d'usage qu'il en fera ? Optez pour un **couffin**.

- Achetez-le suffisamment rigide pour qu'il ne s'affaisse pas.

- Vérifiez que la profondeur intérieure entre le matelas et le bord du couffin est supérieure à 20 cm pour que votre bébé ne risque pas de rouler à l'extérieur.

- Posez le couffin sur son pied en X... Si vous n'avez pas trouvé judicieux de faire cet achat, centrez le couffin sur le matelas de son futur lit à barreaux.

- Vous ne l'avez pas acheté non plus ? Alors posez son couffin par terre, en l'isolant du sol par une couverture pliée... Sauf si vous avez un chien ou un chat.

- Il est extrêmement dangereux de poser ce moïse sur un meuble. En effet, il est prouvé que la chute des tout-petits du haut d'une table ou d'une commode, alors qu'ils étaient couchés dans ce panier, est la cause la plus fréquente des accidents des nourrissons.

- Autre situation à risque de chute : transporter le couffin de pièce en pièce avec votre bébé à l'intérieur. Les poignées qui l'équipent sont certes destinées à le transporter... mais vide !

Au fil des jours, vous verrez son corps se détendre ; son besoin de se lover dans un nid sera bien moindre. Il sera temps de passer au lit à barreaux.

SÉCURITÉ DE 0 À 6 MOIS

Pour bien choisir et bien utiliser son lit à barreaux

301 Vous le choisirez avec au moins un montant coulissant. Au tout début, vous lèverez le montant pour que votre bébé ne risque pas de tomber en gigotant et l'abaisserez pour éviter d'avoir à vous plier en deux par-dessus la «barrière» au moment de le prendre dans vos bras ou de le coucher. Plus tard, lorsque votre petit réclamera son autonomie, vous laisserez le montant baissé pour éviter à votre cascadeur de tenter de périlleuses grimpettes destinées à lui permettre de s'extraire seul de son lit. Les 10 à 15 cm qui continueront de surplomber son matelas lui serviront de protection pendant son sommeil... agité. Et, beaucoup plus tard, vous retirerez cette barrière pour transformer son ancien lit de bébé en minicanapé.

- Son système de blocage doit être automatiquement enclenché une fois élevé, tout comme une fois descendu.

- Il doit, par ailleurs, être impossible à manipuler par un moins de trois ans.

302 La hauteur de ses montants, mesurée depuis la base du sommier, doit être de 60 cm au minimum afin que, dès qu'il s'agrippera aux barreaux pour se tenir debout (parfois dès neuf mois), il ne puisse les escalader et pirouetter par-dessus bord.

303 L'espacement entre les barreaux doit être de 4 à 6,5 cm pour qu'il ne puisse pas y passer la tête.

304 Quatre pieds ou deux panneaux (l'un en tête, l'autre au pied du lit) assurent sa parfaite stabilité.

305 Si vous deviez être amenée à déplacer le lit, choisissez-le avec des pieds à roulettes: deux roulant et deux fixes... ou quatre roulant, mais dont deux munis impérativement de frein.

306 Pour son confort, optez de préférence pour un sommier à lattes. Celles-ci devront avoir un espacement de 6 cm au maximum. De nombreux modèles sont équipés d'un sommier réglable sur deux, voire trois positions: position haute quand il est tout petit, de manière à ménager votre dos lorsque vous le couchez et le levez, et position basse dès qu'il est capable de s'asseoir seul, pour éviter tout risque de chute.

307 Le matelas doit être parfaitement ajusté au cadre du lit. Trop petit, votre enfant peut caler sa tête dans l'interstice laissé sur les côtés et s'y retrouver bloqué, voire glisser sous le matelas, surtout si ce dernier est mince. Aussi achetez-le épais et très ferme.

308 Vous avez le choix en ce qui concerne les matériaux du lit à barreaux : plastique, matériaux synthétiques ou bois. Si vous préférez ce dernier, peint ou verni, assurez-vous que les produits utilisés ont une excellente adhérence. Les bébés sont des lécheurs et mordilleurs nés !

309 Les dimensions d'un lit classique sont de 60 x 120 cm mais, avec la mondialisation, on voit apparaître des modèles de 70 x 140 cm. Si vous vous laissez tenter par ce lit XL, achetez en même temps toute la literie : matelas, draps-housses... car ces modèles étant encore peu courants, leurs accessoires sont plus difficiles à trouver.

310 Il existe des lits à barreaux évolutifs, permettant de mieux rentabiliser votre achat. La formule la plus basique consiste à retirer les panneaux latéraux pour obtenir un lit junior de 1,40 m de long qui conviendra à votre enfant jusqu'à l'âge de six ans environ. Des systèmes plus sophistiqués permettent de modifier notablement les dimensions du lit (90 x 190 cm) grâce à l'ajout de panneaux rallonge, prévus par le fabricant.

311 Les lits à barreaux classiques sont conçus pour que votre enfant y soit à l'aise jusqu'à ses trois ans.

312 Si vous n'avez pas acheté de berceau, ni de couffin, mais immédiatement un lit à barreaux, faites l'acquisition d'un cale-bébé : deux blocs de mousse, reliés entre eux par un rectangle de tissus et modulables en fonction de la taille de l'enfant. Non seulement le cale-bébé le maintient sur le côté ou sur le dos, l'empêchant ainsi de rouler sur le ventre, mais il lui permet également de se sentir moins perdu dans ce grand lit.

313 Ne bricolez aucun cale-bébé vous-même à l'aide de coussins ou d'oreillers, votre petit pourrait se faufiler dessous... et s'étouffer.

314 Rendez ses barreaux plus accueillants en les habillant d'un entourage de lit. Il limitera également l'espace de votre petit terrien effrayé par le vide.

315 Le matelas et l'entourage de lit, s'ils contiennent de la mousse, doivent être entièrement recouverts de textile, pour que votre enfant ne soit pas tenté de la dépiauter et de porter à sa bouche les morceaux qu'il aura réussi à arracher... ni de les enfoncer dans ses narines !

316 Vérifiez régulièrement les coutures du tissu de sa housse pour vous assurer que ses petits doigts ne peuvent pas se faufiler dans une piqûre décousue.

317 Placez son lit loin de la fenêtre, pour lui éviter les courants d'air, et éloigné du radiateur, pour lui éviter les coups de chaleur. Ne chauffez pas sa chambre à plus de 19-20 °C.

318 Les oreillers et les douillettes font courir des risques d'étouffement. Préférez donc une couverture à mailles ou à tissage très ajouré (encore que les petits s'y accrochent facilement les doigts !) laissant passer l'air, au cas où il glisserait sa tête dessous.

319 Certains bébés aiment être emmaillotés dans ce couchage « à l'ancienne ». Mais la plupart d'entre eux préfèrent pouvoir bouger librement bras et jambes et se sentent plus à l'aise dans une gigoteuse (appelée également turbulette), sorte de nid d'ange à bretelles. Quand il saura se tenir debout, vous échangerez ce « sac de couchage » contre un surpyjama à pieds !

320 Ne mettez aucune grosse peluche dans son lit, elle pourrait lui tomber sur le nez ou lui pourrait aller se glisser dessous...

321 Si vous installez un mobile au-dessus de sa tête, assurez-vous qu'il ne peut pas l'attraper en tendant la main ou le pied.

322 Ne couchez jamais votre enfant avec, autour du cou, un collier, une chaîne, un ruban (auquel serait attachée une sucette ou sa doudou)... toujours susceptible de l'étrangler.

Pour bien choisir et bien utiliser sa table à langer

323 Vous n'utiliserez cette table que pendant sa première année, ensuite il sera trop grand, trop lourd et trop récalcitrant pour que vous l'y hissiez. Aussi vous préférerez peut-être limiter vos frais et vous contenter d'un simple matelas à langer.

324 Vous le poserez de préférence sur une commode (dans le sens de sa longueur), plutôt que sur une table (ou sur votre baignoire) qui vous obligerait à plier le dos très inconfortablement pour vous pencher vers votre bébé.

325 Mais vous pouvez faire un autre calcul et considérer que les rangements de la table à langer feront office de commode jusqu'à ce que vous fassiez l'acquisition de ce meuble pour sa chambre. « Essayez-la » avant de l'acheter : l'idéal est qu'elle vous arrive au nombril.

326 Ses rangements : poches, bacs, tablettes, vous permettront d'avoir à portée de main et d'œil tout ce dont vous avez besoin pour la toilette de votre bébé. Les tiroirs s'avéreront pratiques pour ranger vêtements et produits que vous ne souhaitez pas le voir toucher... ce qu'il aura envie de faire dès qu'il se déplacera à quatre pattes !

327 Pour ranger ses petits accessoires de toilette, ses chaussons, ses petits bas... vous pouvez utiliser une boîte à vis en plastique (en vente au rayon bricolage). Ses multiples tiroirs vous permettront rapidement de tout retrouver.

328 Un vase en verre transparent, un aquarium ou une bouteille d'eau minérale en plastique coupée sous le goulot accueillera les petits bas dépareillés. Lorsque vous retrouverez son frère, vous pourrez facilement reformer la paire.

329 Les alvéoles des boîtes à œufs font d'amusants compartiments pour ranger les élastiques, les épingles de sûreté, les disques de coton...

330 Choisissez un matelas avec des rebords suffisamment hauts (15 cm) et rigides pour que votre bébé ne risque pas de basculer par-dessus bord.

331 Même si elle répond à ces critères, ne vous éloignez jamais de votre enfant lorsqu'il est sur sa table à langer. Les bords de ce matelas, aussi hauts soient-ils, n'ont rien d'une barrière de protection ! Les conséquences des chutes du haut d'une table à langer sont d'autant plus graves que, dans la grande majorité des cas, le petit enfant tombe tête la première sur un sol dur.

332 Pensez à brancher votre répondeur téléphonique avant de déposer votre bébé sur son matelas pour le changer ou lui faire sa toilette. Vous y aurez enregistré un message sympathique donnant des nouvelles de votre chérubin et un horaire où il est possible de vous rappeler (quand son papa sera là, par exemple).

333 Si c'est votre sonnette qui retentit, le mieux est d'enrouler votre tout-petit (quel que soit son état de propreté) dans le draps de bain qui protège son matelas à langer et de l'emmener avec vous ouvrir la porte.

334 Pour éviter la chute « matelas par-dessus tête » de votre bébé, il est prudent de choisir un revêtement dont le dessous est antidérapant.

335 Tous les matelas sont recouverts de plastique pour éviter aux liquides (divers !) de les traverser. Cette protection leur permet également de se laver d'un coup d'éponge.

336 Certains modèles proposent des housses en tissu, amovibles (encore plus simples à laver : il suffit de les « jeter »... dans votre machine !) pour en rendre le contact plus agréable.

337 Mais vous pouvez tout aussi bien recouvrir le matelas d'une serviette-éponge. Ou, mieux encore, le protéger avec l'un des draps-housses de son matelas de berceau. Il tiendra beaucoup mieux en place qu'une serviette de bain.

338 La première qualité d'une table à langer est sa stabilité. Des pieds en X sont un peu moins sûrs que des pieds aux quatre coins... mais ils permettent de plier la table !

339 Vérifiez que la table ne présente ni parties pointues, ni angles non protégés. Si vous optez pour une table pliable, contrôlez régulièrement les charnières et le système de verrouillage.

340 Si votre table à langer doit passer de la salle de bain à sa chambre et vice versa, les roulettes sont indispensables (sur deux roues, la table se déplace comme une brouette, sur quatre, comme un chariot....).

341 Avant de déposer votre bébé sur sa table, vérifiez que le système de verrouillage des roues est bien enclenché.

342 Bien sûr, vous ne déplacerez jamais la table alors que votre enfant est dessus !

343 Certains modèles combinent table à langer et baignoire (amovible ou non), le plateau à langer se posant, se rabattant ou pivotant sur la baignoire. Dans les deux derniers cas, des charnières de bonne taille sont indispensables pour garantir une sécurité maximale.

344 Vérifiez dans les modèles à abattant que ces charnières peuvent être verrouillées, afin que le matelas ne retombe pas sur la tête de votre bébé.

345 Mesurez, avant de faire l'acquisition d'une table à langer avec baignoire, la distance séparant votre point d'eau de l'endroit où vous pourrez la placer. Achetez une longueur de tuyau de vidange correspondante...

346 Si vous choisissez un modèle pliant, testez son mécanisme au magasin. Vous vérifierez ainsi sa facilité d'utilisation et sa solidité.

347 La baignoire jointe est une option gain de place intéressante, mais votre bébé ne l'utilisera que trois mois...

348 Même si vous comptez bien ne jamais laisser votre bébé seul sur sa table à langer, placez-la de préférence dans un angle ou le long d'un mur : vous limiterez les risques de chute.

349 Éloignez-la également de toute prise électrique.

350 Avant d'y installer votre bébé, placez sur son plateau ou dans ses poches de rangement tout ce dont vous aurez besoin pour le laver, le changer et l'habiller.

351 Remplacez votre matelas à langer si vous constatez que le revêtement s'est détérioré et laisse apparaître son rembourrage.

Pour bien choisir et bien utiliser sa petite baignoire

352 Une baignoire en plastique «spécial bébé» sera plus rassurante pour lui et bien plus encore pour vous que de le baigner dans le lavabo : vous risquez de le blesser avec les robinets ou de lui cogner la tête sur le rebord en émail (le plastique est beaucoup moins dur).

353 Au début, placez cette baignoire sur un plan en hauteur, vous serez plus à l'aise debout pour le savonner, le rincer et l'essuyer.

354 Ensuite, installez la petite baignoire dans la grande : une bonne transition qui lui permettra, plus tard, de prendre son bain comme un grand.

355 Faites l'acquisition d'un thermomètre de bain pour vérifier la température de l'eau. Votre coude (pas plus que votre main, très habituée à l'eau très chaude) n'est pas un indicateur fiable. Les brûlures au second degré par immersion d'un bébé dans une eau brûlante font partie des accidents domestiques les plus courants !

356 Faites votre mélange d'eau dans la baignoire avant d'avoir sorti votre enfant de son lit ou de son siège. Ainsi, vous ne l'aurez pas dans les bras pour procéder à cette délicate opération.

357 Vous pouvez, pour vous sentir plus à l'aise dans le maintien de votre petit baigneur, utiliser un anneau ou un siège de bain. Mais ces dispositifs ne sont pas des articles de sécurité ; ils ne vous permettent en aucune façon de lâcher votre bébé dans l'eau une seule seconde.

358 Pour nettoyer le tuyau de vidange de votre baignoire (intégré dans votre table à langer), remplissez-le d'une eau dans laquelle vous aurez laissé se dissoudre une pastille pour stérilisateur.

Pour bien choisir et bien utiliser sa poussette

359 Il existe des modèles de poussettes pouvant accueillir sur leur châssis une nacelle de la dimension d'un berceau, pour devenir landau pendant les premiers mois de votre bébé. Puis, vous pouvez y installer un hamac offrant plusieurs inclinaisons pour passer – au fil du développement de l'enfant – de la position semi-couchée à la position assise.

360 L'acquisition de cette nacelle n'est pas indispensable. Plus que la position couchée, c'est la qualité des amortisseurs dont la poussette est pourvue qui ménage le dos de votre tout-petit.

361 Vous pouvez donc préférer une poussette évolutive dont le hamac se règle en position totalement horizontale et remonte son dossier au fur et à mesure que votre enfant grandit... à condition qu'elle soit bien suspendue.

362 Elle va le conduire – et vous suivre – partout. Aussi doit-elle être particulièrement adaptée à sa morphologie... et accessoirement à la vôtre. C'est pourquoi, avant de faire votre achat, demandez à essayer la poussette côté « conductrice ».

- Vérifiez que vos mains reposent confortablement sur les poignées (ou le guidon) à hauteur de la pointe de vos hanches, sans pour cela vous obliger à courber le dos, ni à le cambrer. Les guidons les plus malins sont réglables, s'allongeant pour les (grands...) papas, se rétractant pour les mamans (... petites).

- Les extrémités des poignées ou la barre supérieure du guidon doivent être recouvertes d'un matériau antiglisse permettant une bonne prise en main.

- Situé entre les montants arrière du châssis, le système de verrouillage-déverrouillage doit être souple (pour être facile à manipuler) et cependant efficace. Testez sa praticité avant l'achat de la poussette, en essayant de l'ouvrir et de le fermer d'une seule main... ce que vous devrez faire le plus souvent puisque vous porterez votre bébé sur l'un de vos bras.

363 Le dispositif de retenue doit comprendre au minimum une sangle d'entrejambes et une ceinture, réunies par une attache centralisée.

364 Plus efficaces encore, deux bretelles (de préférence matelassées, pour son confort) peuvent compléter ce système. Il peut lui être adjoint un arceau de sécurité (amovible, pour permettre le pliage de la poussette, mais passés ses dix-huit mois, votre bébé n'appréciera guère cette entrave).

365 Le dossier, bien entendu, sera pourvu d'inclinaisons variables lui permettant d'adopter plusieurs positions en fonction du tonus musculaire et de la taille de votre bébé (position quasi horizontale – pour les premières semaines – jusqu'à la position quasi verticale).

366 L'assise devra être profonde pour bien maintenir votre enfant. Certains hamacs disposent de protections latérales rembourrées qui, outre leur confort, adaptent – au plus près – le siège à l'évolution de la morphologie de votre enfant.

367 Il doit au minimum être prévu deux freins permettant de bloquer les deux roues arrière. Il existe des systèmes hautement sécuritaires (et donc supérieurs) bloquant les quatre roues... avec une commande centralisée s'actionnant du bout du pied.

368 Tout petit, les mollets de votre enfant reposeront sur le retour de l'assise, mais plus grand, il aura impérativement besoin d'un repose-pied pour placer... ses pieds, lui évitant d'avoir les jambes ballantes (ce qui couperait sa circulation sanguine à hauteur de ses cuisses).

369 En ville, le bitume est bien souvent aussi accidenté qu'un chemin de campagne (ne serait-ce que la montée et la descente des trottoirs, déjà dures à encaisser pour la colonne vertébrale d'un tout-petit). Soyez donc très vigilante quant aux amortisseurs, au moins à l'arrière... Évidemment, cette suspension sera plus performante si les roues avant sont également équipées. Mieux encore si les quatre amortisseurs se règlent en fonction du poids de votre bébé.

370 Préférez une poussette déhoussable dont vous pourrez laver l'habillage.

371 En position «arrêt», bloquez toujours les roues de sa poussette avec leurs freins.

372 Attachez votre enfant avec la totalité du dispositif de retenue, même pour de courtes distances.

373 Ne laissez jamais votre enfant sans surveillance dans sa poussette, à l'extérieur comme à l'intérieur.

374 N'attachez aucun jouet, tétine ou doudou aux montants de la poussette avec des bouts de ficelle (ou de ruban). Ils risqueraient de se prendre dans les roues, provoquant un arrêt brutal pouvant faire tomber votre bébé en avant. Ces jouets pourraient aussi s'entortiller autour de son poignet ou de sa cheville et bloquer sa circulation sanguine… ou même, si la ficelle est longue, s'enrouler autour de son cou.

375 Achetez, s'ils entrent dans votre budget, les accessoires qui vous rendront service : capote, ombrelle, panier, sac fourre-tout… au même moment que sa poussette. L'habillage des poussettes suit la mode ; en différant leur acquisition, vous risquez d'avoir des accessoires totalement dépareillés.

376 Un panier entre les roues assurera une bien meilleure stabilité à votre poussette qu'un filet tendu entre les deux montants du guidon. En effet, bien rempli, ce dernier fait basculer la poussette en arrière. Évidemment, le panier empêche le pliage du châssis…

377 Jusqu'à six-sept mois, vous ferez vos courses avec votre bébé dans sa poussette. Remplissez son panier situé entre ses roues ou accroché entre les montants de son guidon et allez transvaser son contenu dans le chariot que vous laisserez en bout d'allée. Vous trouverez bien quelqu'un pour vous aider à le pousser jusqu'aux caisses pendant que vous y guiderez vous-même la voiture de votre jeune «coursier».

378 Vous ne l'installerez dans le siège du chariot d'épicerie que lorsqu'il sera capable de tenir son dos.

Pour bien choisir et bien utiliser son porte-bébé ventral

379 Pour ses premières sorties, mais aussi pour que, les soirs où il aura besoin de bercements apaisant ses gros chagrins, vous le promeniez de pièce en pièce, faites l'acquisition d'un porte-bébé.

380 Choisissez un modèle réglable pour qu'il s'adapte à sa taille, avec des renforts dorsaux et un appui-tête renforcé pour soutenir sa colonne vertébrale (qui ne sera pas, avant ses cinq mois, assez musclée pour le faire).

381 N'utilisez votre porte-bébé que pour les courtes promenades. En effet, la circulation de votre bébé y est coupée à hauteur des cuisses par ses échancrures. Ce blocage circulatoire empêchant le bon retour sanguin, ses pieds se refroidissent extrêmement vite.

- Soutenez-le sous les fesses – avec l'une de vos mains – pour que la totalité du poids de sa tête et de son buste ne pèse pas sur ses lombaires.
- Couvrez chaudement ses pieds.

Pour bien choisir et bien utiliser son siège d'auto

382 Depuis le 29 octobre 2002, le *Code de la sécurité routière du Québec* vous oblige à installer tout enfant mesurant moins de 63 cm en position assise dans un siège d'auto correctement installé. Ce n'est donc plus l'âge de l'enfant mais sa grandeur en position assise (mesurée du siège au sommet du crâne) qui détermine s'il doit utiliser un siège d'auto.

383 Il importe de savoir qu'il existe désormais au Québec un Réseau provincial permanent de vérification de sièges d'auto pour enfants. Accessible toute l'année et présent dans toutes les régions du Québec, ce réseau, créé par la SAAQ en partenariat avec CAA-Québec, remplace les cliniques de vérification annuelles qui existaient depuis 1995. Vous trouverez facilement l'adresse du bureau le plus près de chez vous en consultant le site Web de CAA-Québec (http://www.caaquebec.com/).

384 Vous devez tenir compte du poids et de la taille de votre tout-petit avant de choisir son siège d'auto. Transports Canada a établi des normes afin d'assurer la conformité des systèmes de retenue pour enfants. Chaque siège vendu au Canada doit donc porter le sceau de Transports Canada (cercle renfermant une feuille d'érable entourée des mots *Transport Canada* et portant les chiffres 1-2-3-4).

Le siège pour nouveau-né : enfants de 9 kg (20 livres) ou moins ou dont la taille est inférieure à 66 cm (26 pouces), tandis que le siège d'enfant est pour les enfants de 9 à 18 kg (de 20 à 40 livres) ou de 66 à 102 cm (de 26 à 40 pouces). Le siège d'appoint est pour les enfants de plus de 18 kg (40 livres). Pour plus d'information, consultez le site de la SAAQ : http://www.saaq.gouv.qc.ca/prevention/sieges/index.php.

385 Un bon siège auto doit présenter :

- un habitacle rigide et bien enveloppant afin que les forces de retenue soient réparties sur tout le dos de votre bébé, et également renforcé sur les côtés pour que sa tête et ses épaules soient protégées en cas de chocs latéraux ;

- un dossier inclinable pour permettre à votre petit enfant de changer de position en cours de voyage ;

- un réducteur de tête (amovible) pour bien la caler les premiers mois ;

- un harnais à cinq points (ceinture, sangle d'entrejambes et bretelles, pouvant être ajustés à sa taille) ;

- une assise profonde et molletonnée et des accoudoirs bien larges pour le confort de votre passager ;

- l'option déhoussable pour pouvoir nettoyer son habillage en machine... sinon vous devrez le faire à l'éponge.

386 Votre enfant doit non seulement être assis dans son siège, mais également attaché... même si le trajet prend moins de temps que de boucler son dispositif de retenue (excuse la plus fréquemment invoquée par les parents en infraction). Rappelez-vous qu'un choc frontal, si la voiture roule à 60 km/h, projette un enfant de 25 kg avec la force d'une tonne, ce qui équivaut à une chute du troisième étage d'un immeuble.

387 Aujourd'hui, les sièges d'auto se fixent à l'aide des ceintures de sécurité du véhicule. Il n'est pas très difficile de les installer. Aussi faites voyager le siège auto d'une voiture à l'autre lorsque votre petit passe de l'une à l'autre... Parmi les petits accidentés de la route, nombreux sont ceux qui voyagent avec des conducteurs – autres que leurs parents – dont la voiture ne dispose pas d'équipement adapté aux jeunes passagers.

388 Les habitacles ont une forme ergonomique offrant à votre petit enfant le meilleur rapport confort/sécurité. Ne tentez pas de le réaménager pour lui offrir plus de moelleux avec des coussins ou autres accessoires ludiques.

389 Ne laissez jamais votre petit voyageur dans son siège d'auto – même s'il dort... comme un bébé – seul dans la voiture. Tout peut toujours arriver. De plus, s'il y fait trop chaud, il peut très vite souffrir d'hyperthermie et se déshydrater.

● ET S'IL S'ÉTOUFFAIT PENDANT SON SOMMEIL...

Toutes les mamans y pensent. La redouter, c'est un peu comme un talisman contre la MSN (mort subite du nourrisson)... Mais vous tiendrez votre angoisse à bonne distance en connaissant mieux ce « syndrome » ou vous serez plus vigilante si votre bébé court un tout petit risque.

Pour vous rassurer

390 Le syndrome de MSN survient avec un maximum très net de fréquence entre deux et quatre mois.

391 Les petits garçons sont plus touchés que les petites filles.

392 Les bébés prématurés ou de petit poids à la naissance sont un peu plus touchés.

393 Ce syndrome semble plus fréquent en hiver et au printemps.

394 Il a été constaté que les bébés qui recevaient des sirops sédatifs étaient plus à risque que les autres, ainsi que ceux vivant auprès d'un fumeur.

Pour prévenir la MSN (mort subite du nourrisson)

395 Il a été constaté que les bébés décédés des suites d'une apnée du sommeil (arrêt respiratoire pendant le sommeil) – l'une des causes du syndrome de MSN – étaient retrouvés en position ventrale. La première recommandation est donc de coucher les bébés sur le dos (éventuellement sur le côté). Cette mesure préconisée depuis une dizaine d'années a fait notablement régresser le chiffre des MSN.

396 Ce progrès est aussi dû à la disparition des douillettes et oreillers des berceaux et lits à barreaux, et à la généralisation des gigoteuses et des dormeuses.

397 Évitez, bien entendu, d'exposer votre bébé au tabagisme passif.

398 Faites-le dormir sur un matelas ferme, adapté aux dimensions de son berceau, couffin ou lit à barreaux.

399 Maintenez sa chambre à 19 °C.

400 Si le mot d'ordre, dans les années 1970, a été : « Couchez les bébés sur le ventre », c'est que les pédiatres avaient constaté que les bébés couchés sur le dos présentaient un aplatissement du crâne. Si vous avez l'impression que ce petit défaut apparaît sur la tête de votre nourrisson, faites-le tourner dans son lit…

En effet, même s'il n'est pas très mobile, il sait tourner sa tête vers le paysage qui est le plus attrayant. Il ne fixe, ni le plafond ni le mur auquel est appuyé son lit (pour des raisons de sécurité, il est toujours conseillé de disposer le lit du bébé dans un angle de sa chambre) : il dirige ses yeux vers le centre de sa chambre. En le posant un jour la tête contre sa tête de lit, le lendemain contre le pied, il ne déformera pas son crâne, puisqu'il changera tous les jours l'orientation de son regard.

Si, malgré cette stratégie, votre bébé présente une zone plate sur la tête, consultez votre médecin.

● IL NE SE CALME QUE LORSQU'ON LE « REMUE »

Il se calme si vous lui faites faire l'avion ou sauter sur vos genoux… Mais attention : jusqu'à 15 mois, votre bébé est particulièrement fragile en raison du stade de développement de son cerveau et du mauvais maintien de sa tête par ses muscles cervicaux. Des secousses répétées au niveau de la tête peuvent entraîner de graves traumatismes le laissant handicapé… voire entraîner son décès.

Pour éviter le syndrome de l'enfant secoué

401 Avertissez votre entourage des risques que l'on fait courir à un bébé en le secouant.

402 Au moindre signe de dysfonctionnement neurologique, consultez votre médecin. Un traitement précoce peut éviter ces conséquences dramatiques.

403 Si votre enfant pleure plusieurs heures d'affilée – ce qui est parfaitement normal chez le petit enfant en bonne santé –, calmez-le en le berçant, en le promenant, en lui parlant, etc.

● IL A BESOIN DE GRAND AIR… MAIS PAS DE GAZ D'ÉCHAPPEMENT !

Les études faites sur les taux de pollution sont trop récentes pour que l'on puisse établir des comparaisons entre l'air de « grand-papa » et celui que votre bébé respire.

Mais sans avoir besoin de se plonger dans les statistiques, les pneumologues des services pédiatriques n'ont qu'à comptabiliser le nombre de leurs consultations pour déclarer, sans contestations possibles, que les affections des bronches des tout-petits ont considérablement augmenté. La pollution en est sans doute l'une des causes.

Pour le protéger de la pollution

404 L'intérêt des parcs est, d'une part, de permettre aux petits d'évacuer leur trop plein d'énergie et, d'autre part, de faire leurs premiers pas dans la socialisation. Votre tout-petit n'a pas encore à se préoccuper de sa vie sociale, aussi, les jours de pic de pollution, contentez-vous de lui faire prendre l'air en ouvrant grand sa fenêtre si vous habitez les étages. En revanche, si vous habitez au deuxième, la différence avec l'air de la rue n'est pas énorme. Et si vous logez au rez-de-chaussée, elle est nulle.

405 Dans vos critères de choix d'une poussette, introduisez sa hauteur. Plus la nacelle est élevée, plus elle dégage votre petit des gaz qui s'échappent des pots d'échappement. Pour les petites distances, préférez le porte-bébé.

406 Promenez-le de préférence entre huit heures et midi, alors que l'air est encore relativement frais. Le soleil et le ciel bleu sont des facteurs aggravants du taux de pollution.

407 Roulez sa poussette en lui faisant raser les murs… le plus loin possible du bord du trottoir.

408 Fermez vos fenêtres aux heures de fortes chaleurs.

409 Pour lui offrir un bol d'air sain, faites-lui passer quelques jours au bord de la mer, le vent marin chassant les nappes d'air vicié…. ou en altitude autour de 1000 à 1200 m.

410 À moins de 50 km d'une grande ville, l'air n'est pas plus sain à la campagne que sur les trottoirs.

411 C'est une bonne raison pour ne pas y stationner plus que nécessaire. Pour faire circuler les passants sur le trottoir, attachez une sonnette de bicyclette sur le guidon de votre poussette et klaxonnez pour que l'on vous dégage le passage.

412 Vous pensez qu'il est meilleur pour sa santé de lui faire accomplir les trajets en ville dans votre voiture ? Faux : emprisonné à l'intérieur de l'habitacle, l'air y est 10 % plus vicié que sur le trottoir.

SOINS (HYGIÈNE)

● IL EST SI FRAGILE !

Durant ses premiers mois, une grande partie de vos échanges vont avoir lieu sur sa table à langer et dans sa baignoire. Vous aimeriez qu'ils soient magiques mais vous êtes tendue : il vous semble si délicat qu'il vous impressionne. Vous êtes plus inquiète de vos gestes que de ses tentatives de communication...

Rassurez-vous, vous ne l'abîmerez pas et ne le traumatiserez pas si vous avez, au début, quelques mouvements un peu maladroits.

Pour le «manipuler» au mieux de son confort

413 Le soulever requiert un maximum de douceur et un minimum de fermeté. Avant deux mois, il ne contrôle ni son dos, ni sa tête ; il faut donc leur apporter suffisamment de soutien pour que le premier ne se tasse pas et que la seconde ne ballotte pas.

- Glissez votre main droite dans le bas de son dos, sous ses fesses, et la gauche sous son cou et sa tête (ou l'inverse si vous êtes gauchère !).
- Soulevez-le tout doucement mais fermement, sans à-coups, pour ne pas le surprendre.
- Faites ensuite «pivoter» ses fesses dans votre main droite et sa tête dans votre main gauche.
- Amenez-le sur votre épaule (ou dans le pli de votre coude).

414 **Pour le faire digérer** ou lui faire faire une petite promenade «touristique», il se sentira bien si vous le tenez droit contre vous, son nez reposant sur votre épaule, ses yeux la surmontant à peine.

- Avec l'une de vos mains, maintenez fermement sa nuque (même s'il est très tonique et déjà capable de dresser sa tête, il lui est difficile de soutenir un effort prolongé).

- De votre autre main et de votre avant-bras, soutenez-le également sous les fesses.
- Remontez doucement votre bras pour amener son menton sur votre épaule. Elle fera alors office de coussin confortable lui permettant de se reposer tout en portant son regard sur l'horizon.

415 Pour **le bercer** lorsqu'il a besoin de tendresse ou de mouvement, installez-le dans vos bras comme dans un berceau.
- Calez sa petite tête au creux de votre coude, votre bras épousant parfaitement la forme de son dos.
- Passez votre autre bras entre ses jambes pour bien soutenir ses fesses.

416 Son « timing » et le vôtre sont un peu décalés : il doit attendre que son biberon soit tiède. Tenez-le « **droit devant** ». Cette position qui lui permet de profiter du paysage devrait lui permettre de patienter.
- Appuyez son dos contre votre poitrine.
- Glissez votre main gauche entre ses jambes pour qu'il se trouve en position « assise ».
- Entourez fermement sa poitrine (surtout quand il commence à s'agiter) de votre bras droit passé sous ses aisselles.

417 Son rot coince un peu ou son ventre gargouille ? Il aime être bercé à **plat ventre**, sur votre bras.
- Allongez-le sur l'un de vos avant-bras.
- Placez votre autre main, doigts bien écartés sous son ventre, pour le soutenir.
- Faites reposer sa tête au creux de votre coude et laissez ses bras pendre de chaque côté.

418 Pour **le coucher** dans son lit ou sur sa table à langer, déployez, là encore, des gestes caressants afin de le rassurer :

- L'une de vos mains soutenant l'arrière de son crâne et l'autre ses fesses, abaissez-le tout doucement jusqu'à ce que son dos repose sur son matelas.
- Libérez la main qui soutenait ses fesses et glissez-la sous sa tête pendant que vous libérez l'autre.
- Posez progressivement sa tête... ne la laissez pas « tomber » sur le matelas.

419 Vos gestes ne sont pas très assurés... il le sent et se contracte. Mais si vous lui murmurez des petits mots doux et apaisants, il oublie votre tension et se détend. Une fois que vous aurez « la main », ne perdez pas cette habitude de lui chuchoter des paroles tendres. Pour sa sécurité intérieure, il a besoin tant du contact de vos bras que de la musique de votre voix.

Pour le changer

Vous allez faire ces gestes tant de fois (au moins chaque tétée de jour) que bientôt ils deviendront mécaniques. Mais en attendant...

420 Détachez les adhésifs de la couche et saisissez les chevilles de votre bébé d'une main pour lui soulever légèrement les fesses.

421 Si besoin est, utilisez le devant de la couche pour essuyer le plus gros de ses selles, puis repliez-la sur l'arrière avant d'y reposer les fesses de votre bébé.

422 Le coussinet d'ouate plastifiée ainsi formé protégera la serviette que vous aurez étendue sur son matelas pour le protéger des salissures.

423 Passez une lingette, ou un morceau de coton imbibé d'eau, pour essuyer traces d'urine ou de matières fécales.

424 Afin d'éviter tout risque d'irritation ou d'infection, partez toujours de ses fesses pour aller vers son ventre. Une fois ce petit « prélavage » accompli, sa toilette intime pourra se faire plus précise :

- Avec une nouvelle lingette, nettoyez consciencieusement tous les petits plis de l'aine et du haut de ses cuisses en la faisant glisser de l'intérieur vers l'extérieur, sans toucher ses organes génitaux.
- Potelées, les fesses de votre bébé retiennent humidité et salissures entre leurs mignons bourrelets. Les laisser s'accumuler pourrait provoquer des irritations.
- Changez à nouveau de lingette pour nettoyer ses organes génitaux.
  - Si vous avez une petite fille :
    - ~ écartez légèrement ses grandes puis ses petites lèvres d'une main. De l'autre, effleurez-les doucement avec votre coton humide, sans frotter car ses muqueuses doivent rester lubrifiées ;
    - ~ procédez toujours d'avant en arrière pour que les germes de l'anus ne risquent pas de contaminer le vagin ;
    - ~ terminez par un « petit coup » de lingette sur son ventre.
  - Si vous avez un petit garçon :
    - ~ les bébés garçons se mouillent fréquemment jusqu'au nombril, voire plus haut. À vous de faire une petite toilette qui monte, qui monte... ou de penser à diriger son pénis vers le bas au moment où vous lui mettez sa couche ;
    - ~ au contact de l'air un peu frais ou du coton humide sur son ventre, il se peut que votre petit facétieux – au tout début de sa toilette – vous arrose d'un petit pipi... Pensez à enfiler un tablier avant de l'installer sur son matelas à langer ;
    - ~ passez à la toilette de ses organes génitaux : commencez par essuyer ses testicules et le dessous de son pénis (soulevez-le légèrement, sans tirer). Nettoyez ensuite son pénis de haut en bas. Vous dégagerez ainsi un tout petit peu son prépuce, mais là encore, ne forcez pas, ce nettoyage se fera de lui-même ;
    - ~ terminez par son petit « derrière » : rincez soigneusement, avec un nouveau coton humide, son anus, l'arrière de ses cuisses et le bas de son dos. Pour que ce nettoyage soit parfait, soulevez à nouveau ses fesses en lui maintenant les pieds en l'air.

425 Voilà votre bébé bien propre. Vous pouvez jeter la couche sale et le poser sur la serviette qui recouvre son matelas.

426 Séchez ses fesses en les tapotant avec cette serviette.
- Insistez bien dans les plis.
- Attendez quelques secondes avant de lui remettre sa couche propre : le temps pour lui de gigoter en toute liberté et, pour vous, d'être bien sûre qu'il a fini de « sécher au grand air ».

427 Vous le voyez devenir tout rouge, froncer les sourcils et contracter la mâchoire : vous soupçonnez un petit « caca ». Vous l'installez sur sa table à langer... rien dans la couche ! Ne la changez pas, remettez-la-lui.

428 Pour avoir tout sous la main au moment du change, des petites toilettes et des grands bains, rangez tout votre matériel dans une desserte à tiroirs sur roulettes. Ce meuble d'appoint improvisé vous suivra de sa chambre à la salle de bains et vice versa.

429 Si vous n'avez pas fait l'acquisition d'une table à langer et ne disposez que d'un matelas posé sur un meuble pour avoir à côté de vous tout ce dont vous avez besoin, fixez au mur sur lequel il est appuyé un range-chaussures en toile. Il accueillera tout son petit nécessaire.

430 Lors de ses incontournables épisodes de diarrhée, glissez dans sa couche une doublure absorbante ou, si sa couche est en coton, superposez à celle-ci une couche de taille supérieure.

431 Changez-le au minimum le matin au réveil, le soir avant de le coucher, après son bain ou sa toilette et à la suite de chaque selle. Le nourrisson a environ six selles par jour les premières semaines. Vous ne vous en tirerez pas en moins de 10 changes par jour. Au moment de la diversification alimentaire, ses selles deviennent moins nombreuses. À un an, il ne fera plus que trois gros repas et aura encore moins besoin d'être changé (quatre à cinq fois par jour suffiront).

432 Pour vous saisir d'une couche propre sans le quitter des yeux, accrochez au-dessus de son matelas à langer une taie d'oreiller remplie de couches. Il vous suffira de passer la main dans l'ouverture pour en attraper une.

433 Vous limiterez les « débordements » d'urine de votre petit garçon en repliant le haut de sa couche vers l'intérieur.

Pour le toiletter sans inquiétude

434 Votre bébé n'a pas besoin de prendre un bain tous les jours... Ses activités ne sont pas très salissantes, deux à trois bains par semaine sont largement suffisants. Les jours où vous ne le baignerez pas, faites-lui une petite toilette à la débarbouillette.

435 Vous ne nettoierez que les parties de son corps qui en ont vraiment besoin : son visage, ses mains, les petits plis de son cou et des aisselles. Ses fesses, elles, auront été lavées au moment du changement de couche.

- Réunissez et installez à portée de votre main tout le matériel dont vous aurez besoin :
  - du coton hydrophile en vrac ou en disques ;
  - pour les yeux, des compresses stériles (elles ne peluchent pas) ;
  - un peu d'eau minérale ou d'eau bouillie tiédie ;
  - du sérum physiologique (en dosettes, plus hygiéniques) ;
  - une serviette toute douce ou des mouchoirs en papier ;
  - une brosse à cheveux ;
  - un tube de crème hydratante.

436 **Son visage** est la partie la plus « exposée » aux salissures : petites moustaches autour de la bouche dues aux traces de lait et de salive, particules de poussière (et pollution) accumulées pendant les promenades... Un débarbouillage s'impose.

- Imbibez un petit coton d'eau minérale ou bouillie (sa peau étant encore très fragile, le lait de toilette n'est pas conseillé les premières semaines). Nettoyez tout doucement et sans frotter ses joues, son front, les ailes de son nez et son menton.

- Séchez son minois en le tapotant avec un mouchoir en papier ou une serviette pour éviter tout risque de dessèchement ou d'irritation.
- Répartissez, si sa fine peau vous paraît sèche, une noisette de crème hydratante sur son visage.

437 Il transpire beaucoup et la sueur, qui vient se loger dans les petits plis de **son cou**, est irritante pour son épiderme fragile.

- Maintenez-lui la tête légèrement en arrière avec l'une de vos mains pour le «déplisser».
- Passez un coton imbibé d'eau dans son cou.
- Essuyez-le, là encore, très soigneusement.

438 Votre tout-petit porte si souvent **ses mains** à sa bouche qu'elles doivent montrer pattes blanches.

- Dépliez ses poings fermés en glissant ses doigts autour de votre pouce.
- Passez un coton humide sur le dessus de ses mains, sur les côtés, sur ses paumes et dans les espaces entre ses doigts.
- Essuyez scrupuleusement ses menottes pour éviter que l'humidité stagnante ne provoque d'irritation.

439 Nettoyer **ses yeux** quotidiennement est un soin indispensable les premières semaines. Son canal lacrymal, qui permet à ses larmes de s'évacuer, est encore obstrué et ses sécrétions viennent se loger au coin de ses paupières. Non seulement elles le gênent, mais elles peuvent s'infecter :

- Imbibez une compresse stérile avec un peu de sérum physiologique.
- Maintenez fermement le visage de votre bébé et nettoyez doucement son œil. Vous ferez glisser votre compresse du coin interne de son œil (où se trouve la glande lacrymale) à sa tempe.
- Changez de compresse et pratiquez de manière identique pour l'autre œil.
- Essuyez ses yeux avec un mouchoir en papier.

440 Comme les plis de son cou, **ses aisselles** sont sujettes aux irritations dues à l'accumulation de sueur qui retient les poussières (et les bactéries).

- Levez son bras pour bien écarter les plis et passez un coton humide.
- Essuyez-le soigneusement avec une serviette ou un mouchoir en papier avant de passer à l'autre côté.

441 **Ses oreilles** se salissent vite. Leur conduit se nettoie de lui-même grâce aux cils vibratiles qui le tapissent. En revanche, leur pavillon a besoin d'être débarrassé des traces de cérumen et des dépôts de lait qui ont pu s'y loger, tout particulièrement si votre bébé est sujet aux régurgitations :

- Tournez sa tête sur le côté et commencez par nettoyer les petits plis cachés derrière ses oreilles avec un coton imbibé d'eau.
- Essuyez-les bien.
- Confectionnez ensuite une petite mèche pour chacune de ses oreilles, en roulant entre vos doigts un morceau de coton légèrement humide (n'utilisez surtout pas de coton-tige, il repousserait le cérumen contre son tympan et, si l'un de ses mouvements vous surprenait, vous pourriez le blesser).
- Employez ces mèches pour nettoyer uniquement les pavillons de ses oreilles dans leurs moindres replis.

442 Inutile de l'embêter avec le nettoyage de **son nez** s'il n'est pas enrhumé. Lui aussi se nettoie tout seul grâce aux poils qui tapissent ses narines : ils repoussent poussières et mucosités. Mais quand l'air est sec, des petites croûtes peuvent s'y former et le gêner... d'autant qu'il ne sait pas bien respirer par la bouche :

- Imbibez une mèche de coton de sérum physiologique.
- Posez votre main sous son cou pour lui incliner légèrement la tête vers l'arrière.
- Tournez délicatement la mèche, juste à l'entrée de la narine, en veillant à ne pas l'enfoncer trop loin : les mucosités vont venir toutes seules.

- Changez de mèche pour l'autre narine.

443 En attendant de l'utiliser, déposez votre dosette de sérum physiologique fermée dans votre cuvette d'eau tiède. Ce liquide sera moins «traumatisant» lorsqu'il arrivera réchauffé sur son visage.

444 Si votre bébé rejette du lait au moment de son rot, glissez une lingette nettoyante «spécial bébé» dans son cou, sous son bavoir, avant de lui donner son biberon. Une fois son trop-plein de lait évacué, retirez-lui sa petite serviette et essuyez son cou avec la lingette. Passez-la également sur l'encolure de sa camisole et de son vêtement. Vous les nettoierez et éviterez l'odeur de lait caillé.

445 Pour que ses lingettes restent bien humides, posez votre paquet à l'envers, sa fermeture posée sur son matelas à langer.

Pour lui nettoyer le nombril

C'est un deuxième moment de malaise. Et si vous lui faisiez mal! Ce petit bout d'ombilic qui ne s'est pas encore détaché est totalement dénué de nerfs... alors ne vous faites pas trop de souci. La chute du cordon ombilical se produit entre le cinquième et le dixième jour après sa naissance. Les séjours en maternité étant de plus en plus courts, il est fréquent que le cordon ne soit pas encore tombé lorsque vous ramenez votre bébé à la maison. Et même dans le cas contraire, l'ombilic ne sera pas encore cicatrisé et nécessitera des soins locaux.

446 Chaque fois que vous changez votre bébé, désinfectez soigneusement son ombilic à l'aide de compresses stériles avec de l'alcool à 60 %, puis avec de l'éosine aqueuse.

447 Isolez le cordon en l'entourant d'une autre compresse pliée en trois dans le sens de la largeur.

448 Couvrez son nombril d'une compresse stérile.

449 N'utilisez pas de bande de tissu adhésif, sa couche devrait maintenir ce pansement en place. Si vous craignez de n'être pas assez experte dans l'attache des couches de coton, achetez en pharmacie une bande de fils élastiques tissés en croisillons. Elle retiendra la compresse tout en permettant au futur nombril de «respirer».

450 Ce n'est qu'à complète cicatrisation (environ 15 jours après la chute du cordon) que vous pourrez cesser de désinfecter.

451 Pour ne pas vous tacher les doigts avec l'éosine, vous pouvez pincer les quatre coins de votre compresse dans une pince à linge (désinfectée à l'alcool) que vous tiendrez entre le pouce et l'index.

452 Vous pouvez également utiliser un coton-tige... mais l'opération est plus longue et moins douce.

Pour lui donner un «bain de bébé»

Pour vous acclimater l'un et l'autre à la cérémonie du bain, commencez par pratiquer le rince-bain.

453 Avant de vous jeter à l'eau, préparez votre stratégie et votre matériel. Baignoire, table à langer et meuble d'appoint doivent se trouver à une coudée les uns des autres et dans une pièce où règne une agréable température (22°C).

454 Posez, sur son matelas à langer, une serviette de bain et une débarbouillette, propres toutes les deux. Sur un meuble à proximité ou sur un tabouret, placez une cuvette remplie d'eau tiède et un savon (en pain ou en gel).

- Les savons sont fabriqués à partir d'un corps gras auquel est ajoutée une base lavante. Ce sont d'excellents décapants mais ils dessèchent la peau, exceptés les savons surgras. Le plus neutre est le savon de Marseille.

- Le pH (degré d'acidité) des pains de toilette étant proche de celui de la peau, ils ne sont donc pas irritants pour le tendre épiderme des bébés.

- Quant aux laits de toilette, ils ont un pouvoir nettoyant faible, mais sont très doux. Il s'agit de produits de cosmétologie, certes très bien étudiés, mais qu'il est préférable de rincer pour éviter les irritations.

BÉBÉ TRUCS!

455 Si votre radiateur n'est pas électrique et qu'il est près de sa table à langer, posez la serviette de bain dessus. Elle sera ainsi toute tiède au moment où vous l'essuierez.

456 Vous trouverez peut-être plus pratique de l'essuyer avec une petite serviette que vous aurez « bien en main ». Elle aussi peut patienter sur le radiateur.

457 Remplissez sa petite baignoire d'eau tiède, en commençant par faire couler l'eau froide, puis l'eau chaude. Les parois en plastique retenant la chaleur, vous auriez du mal à bien évaluer la température de l'eau en procédant dans l'autre sens.

458 N'ajoutez jamais d'eau chaude dans sa baignoire lorsque votre tout-petit y est, vous pourriez le brûler.

459 Le truc de nos grands-mères consistait à tremper le coude (beaucoup moins rodé à la chaleur que la main) dans le mélange. Bien que n'étant pas d'une technologie hyperpoussée, les thermomètres baleine, bateau ou canard sont cependant plus fiables!

460 Si toute cette intendance se trouve dans votre salle de bain, ne changez rien. Si sa table à langer est dans sa chambre, transportez sa baignoire dans cette pièce (l'idéal, dans ce cas, est d'acheter un pied en X pour la poser)... et montez légèrement le chauffage.

L'hiver, installez-la à proximité de son radiateur mais pas contre lui, surtout s'il s'agit d'un radiateur électrique.

461 Déshabillez votre bébé sur sa table à langer, en terminant par sa couche, dont vous vous servirez pour lui essuyer les fesses si elles sont sales.

462 Avant de vous servir de la débarbouillette, trempez-la dans la cuvette d'eau tiède et essorez-la au maximum pour qu'elle ne soit pas saturée d'eau... qui deviendra savonneuse puisque vous allez passer votre débarbouillette sur le pain ou y déposer une noisette de gel.

463 Savonnez d'abord son cou, puis sa poitrine et son ventre jusqu'au nombril.

464 Levez l'un de ses bras et attardez-vous sous son aisselle où la sueur retient une bonne quantité d'impuretés. Remontez ensuite le long de son bras, savonnez sa main et glissez votre index entre chacun de ses petits doigts. Passez à l'autre bras.

465 Attrapez l'une de ses chevilles pour lever sa jambe. Attardez-vous sur le pli de son aine qui, comme l'aisselle et les petits plis de ses cuisses, fait de la rétention de salissures ! Remontez le long de sa jambe jusqu'à son pied et insérez votre doigt entre chacun de ses orteils. Passez à l'autre jambe.

466 Faites rouler votre bébé sur le côté et savonnez-le depuis la nuque jusqu'à l'endroit où sa couche vient frotter. Faites-le rouler de l'autre côté et procédez de même.

467 Rincez votre débarbouillette dans la cuvette, essorez-la et imprégnez-la à nouveau de savon pour laver ses fesses (comme expliqué plus haut au paragraphe «Pour bien le changer»).

468 Pour soulever votre bébé (gluant de savon!) sans risque, glissez votre bras gauche sous sa nuque et placez votre main droite sous ses fesses (l'inverse si vous êtes gauchère).

469 Plongez-le doucement dans le bain, en commençant par les pieds, puis les jambes, le ventre, etc. Lorsque ses épaules sont recouvertes d'eau, vous pouvez dégager votre main droite, l'eau porte son corps.

470 Caressez son corps immergé pour le débarrasser du savon qui s'est peut-être un peu collé à sa peau. Puis ouvrez votre main droite en coupelle pour la remplir d'eau que vous laisserez couler sur les épaules et le ventre de votre bébé.

471 Terminez par l'étape la plus délicate. Profitant de son plaisir lorsque vous faites couler des filets d'eau sur son corps, mouillez l'arrière de son crâne. Humidifiez ensuite la totalité de ses cheveux et, avec une goutte de shampoing (ou un peu de savon), frottez son cuir chevelu. La tête d'un tout-petit transpire beaucoup, notamment lors des tétées. Sur cette transpiration légèrement grasse viennent se coller – si un lavage régulier de sa tête n'est pas fait – des impuretés qui forment ce que l'on appelle des croûtes de lait, dépôts qui empêchent son cuir chevelu de respirer.

472 Prenez à nouveau votre débarbouillette, trempez-la dans le bain puis faites-la glisser sur sa tête penchée en arrière.

473 Laissez-le gigoter, il est dans son élément. Il a encore le souvenir de ses ébats *in utero*. Vous constaterez qu'il détend ses membres avec moins de réserve que tout habillé et couché sur le dos dans son berceau!

474 Sortez-le au bout de deux à trois minutes (maximum), en plaçant à nouveau votre main sous ses fesses.

475 Posez-le sur son matelas à langer. Enroulez-le dans la serviette de bain. Utilisez l'un de ses coins pour essuyer ses cheveux. Frictionnez doucement son corps avec la serviette. Écartez les pans de la serviette de bain par petits bouts (pour qu'il n'ait pas froid) au fur et à mesure que vous séchez ses membres par de légers tapotements.

476 Insistez sur ses petits plis potelés et les intervalles entre ses orteils et ses doigts.

477 Votre serviette de bain plisse, glisse... retenez-la sous votre matelas avec une paire de bretelles élastiques pour garçonnet.

478 Vous pouvez aussi couvrir votre matelas à langer avec l'un des draps-housses taille berceau avant d'y poser votre serviette de bain: le tissu retient le tissu!

479 Au moment de lui mettre sa couche, vous pourrez ne laisser que cette serviette pour l'isoler du plastique de son matelas à langer.

480 Vous n'avez pas de petite baignoire? Vous pouvez lui faire faire trempette dans votre lavabo jusqu'à ses deux ou trois mois... tout dépend de son gabarit et de celui de votre lavabo! Pour isoler le bébé des parois, dont l'émail est plus frais que l'eau, tapissez le lavabo avec une serviette de bain.

481 Il y a des bébés qui ne supportent pas l'air froid sur leur corps nu. Si c'est le cas du vôtre, enroulez ses jambes dans une couche en coton

SOINS (HYGIÈNE) DE 0 À 6 MOIS

lorsque vous lui savonnez le buste... et son buste lorsque vous savonnez ses jambes ! Vous pouvez ensuite le tremper dans sa baignoire pour ensuite le rincer avec ce petit linge protecteur.

482 Après chaque petite ou grande toilette, mettez tout le linge de toilette au lavage.

483 Votre eau est très calcaire ? Versez dans son bain quelques gouttes d'huile d'amande douce ou de calendula qui empêcheront le dessèchement de sa peau.

Pour lui donner un « vrai » bain

Maintenant que vous avez tous les deux apprivoisé l'eau, il est temps de passer aux choses sérieuses.

484 Disposez votre petit matériel (sauf la cuvette d'eau tiède) comme expliqué et détaillé précédemment puis remplissez sa baignoire.

485 Déshabillez-le, jetez sa couche puis nettoyez ses fesses avec une lingette (toujours de l'avant vers l'arrière) pour ne pas salir l'eau du bain. Pendant ce temps, parlez-lui, expliquez-lui tout ce que vous allez faire. Ce « bain » de paroles le rassure.

486 Soulevez votre bébé en glissant l'une de vos mains sous sa nuque et l'autre entre ses jambes. « Promenez » d'abord ces dernières lentement au-dessus de l'eau pour un premier contact.

487 Puis allongez-le doucement sur l'eau avant de le mettre dedans.

488 Une fois votre bébé immergé jusqu'aux épaules, attendez qu'il se soit habitué (vous le sentirez se détendre), puis libérez doucement votre main placée sous ses fesses. Son corps flottant en grande partie, il n'est plus indispensable de le soutenir.

489 Continuez à maintenir sa nuque avec l'une de vos mains et, de votre main libre, savonnez-le doucement avec un savon surgras ou un pain dermatologique (vous pouvez aussi opter pour un produit liquide « deux-en-un » corps/cheveux).

490 Utilisez une débarbouillette (que vous changerez chaque fois) ou mieux, vos mains qui moussent et qui massent.

491 Commencez par son dos (penchez-le un peu vers l'avant), puis remontez vers ses épaules, son cou et sa nuque. Descendez le long de ses bras, puis lavez le bas de son corps.

492 L'avantage de le laver ainsi dans l'eau est qu'il se tient moins recroquevillé que sur la table à langer : ses divers « battements » vous permettent d'accéder aussi facilement à ses aisselles qu'aux plis entre ses cuisses.

493 Finissez en massant ses cheveux avec une noisette de shampooing (ou en frottant simplement avec votre main mouillée si vous utilisez un « deux en un »).

494 Rincez-le en recueillant l'eau dans le creux de votre main et en la versant sur le haut de son crâne... en évitant son visage.

495 Laissez-le s'ébattre quelques minutes dans l'eau. Vers trois mois, il adore éclabousser en battant des pieds et des mains, plier ses jambes comme une grenouille, etc. C'est l'occasion pour lui de découvrir de nouvelles sensations, essentielles pour la perception de son corps et ses acquisitions motrices.

496 Inventez des jeux : faites glisser l'eau entre ses orteils et sur ses épaules, faites « clapoter » sa surface avec votre main... C'est ainsi que les bébés deviennent des adeptes du bain.

497 Sortez-le dès qu'il montre le moindre signe d'impatience (le bain doit rester un plaisir) ou de fatigue. Attrapez avec votre main libre (l'autre soutient toujours sa tête !) la serviette qui se trouve à votre portée et placez-la sur votre épaule.

498 Glissez ensuite cette main dans son entrejambes et serrez votre bébé tout contre vous en l'enveloppant bien dans la serviette, y compris sa tête pour qu'il ne prenne pas froid.

499 Posez-le sur sa table à langer et essuyez-le par petits tapotements avec la serviette; ne le frottez pas.

500 Séchez ensuite soigneusement tous les plis de son cou, de ses aisselles, de ses cuisses et de ses fesses pour éviter les irritations. Passez enfin un petit coin de serviette entre ses doigts et ses orteils.

501 Puis laissez-le gigoter quelques minutes, tout nu, pour qu'il finisse de sécher à l'air libre.

502 Profitez-en pour lui faire de légers massages, lui chanter une comptine... c'est cela aussi le plaisir du bain: un moment d'échange et de complicité !

503 Vous avez toujours un peu peur qu'il vous glisse des mains : posez une débarbouillette au fond de sa petite baignoire, elle fera office de mini tapis antidérapant.

Pour l'habiller dans la bonne humeur

Allez savoir pourquoi, il n'aime pas du tout se plier aux mouvements imposés par l'enfilage de ses vêtements !

504 Vérifiez que la fenêtre n'est pas ouverte avant de déshabiller votre enfant.

505 Placez à côté de votre « plan de travail » tous les vêtements que vous allez lui mettre. Par ordre chronologique, disposez son pantalon tout en dessous, puis sa camisole sur le dessus.

506 Pour l'aider à prendre son mal en patience, attrapez au passage un ou deux de ses jouets préférés avant de déposer votre petit sur la table à langer.

507 Que vous ayez prévu une petite robe pour votre bébé-fille ou un pantalon pour votre bébé-garçon (ou fille !), une **petite culotte** limite toujours les éventuelles fuites de couche.

- Élargissez entre vos mains l'une des jambes du vêtement pour y enfiler le pied correspondant, puis élargissez la seconde jambe.

- Une fois les deux pieds passés, remontez la culotte jusqu'à sa taille.

508 Pour qu'il ait bien chaud au ventre, vous préférerez peut-être à la petite culotte + le chandail deux-en-un : la **barboteuse**.

- Si votre bébé a plus de trois mois, vous vous sentirez plus à l'aise en l'installant à plat dos sur vos genoux pour le passage du cou et des bras.
- Calez son dos entre vos cuisses.
- Écartez l'encolure du chandail ou de la barboteuse tout en ramassant le tissu du vêtement dans vos deux mains.
- Enfilez-lui rapidement le vêtement tout en vous pliant à un petit jeu qui deviendra bien vite un rituel amusant et rassurant : avant de faire glisser le chandail sur ses yeux, demandez : « Où est maman ? » et, lorsque que sa tête sera dégagée, annoncez : « Ah, me voilà ! ». À cet âge, il ne comprend pas grand-chose à ce jeu de coucou, mais la gaîté de votre voix le rassérénera. Plus tard il comprendra tout le sens de ce : « Maman est partie, non elle est toujours là ! ».

509 S'il est impressionnant de perdre de vue la lumière au passage du chandail sur le visage, il est très désagréable de se voir tordre le bras dans une manche !

- Soutenez son dos avec votre main gauche et passez votre main droite à l'intérieur de la manche droite de son vêtement.
- Remontez votre main jusqu'à l'emmanchure, tout en ramassant le tissu, et saisissez sa main droite. Faites glisser le tissu sur son bras. Procédez de même avec la manche gauche.
- Reposez votre bébé sur sa table à langer pour faire glisser le vêtement de ses omoplates jusqu'à ses fesses, en le soulevant légèrement – comme lorsque vous lui avez passé sa culotte – et en saisissant ses chevilles dans l'une de vos mains avant de pressionner l'entrejambes.

510 Passez-lui ensuite sa **grenouillère**. Préférez celles qui s'attachent dans le dos, il est plus facile d'y introduire ses bras... mais commencez par ses jambes !

- Laissez-le sur la table à langer pour le « manipuler » plus facilement.
- Ramassez dans vos mains le tissu de l'une des jambes de la combinaison jusqu'à la couture de la cheville et introduisez son pied à l'intérieur de la partie chausson.
- Tirez la jambe du vêtement jusqu'à mi-mollet, puis enfilez la seconde jambe de façon identique.
- Remontez alors sa grenouillère jusqu'à sa taille en le soulevant légèrement avec la technique que vous maîtrisez désormais parfaitement : celle des « deux pieds dans la même main » !

511 Ainsi couché sur le dos, passer ses bras dans les manches est un jeu de maman !

- Ramassez le tissu et écartez l'extrémité de la manche avec vos deux mains. Attrapez la sienne et laissez glisser.
- Faites rouler votre bébé du dos sur le ventre pour boutonner la grenouillère de haut en bas puis « à l'horizontale » sur les fesses.

512 Vous n'avez pas de matelas à langer ? Installez votre enfant sur une surface bien plane. Évitez le lit, idéal pour les galipettes mais déconseillé pour une tâche aussi « technique » que l'habillage !

513 Si vous lui mettez des bas, enfilez-les-lui avant sa grenouillère, elles le tiendront plus chaud.

514 Les bandes élastiques des bas des tout-petits sont assez lâches pour ne pas serrer les petits mollets… et vous les retrouvez au bout des pieds de ses grenouillères ou dans son berceau ! Pour éviter qu'elles ne glissent, enduisez ses petons de crème hydratante avant de les lui enfiler !

515 Vous l'habillez d'un pantalon taille élastique ? Pas de problème, procédez comme avec le bas de la grenouillère.

516 Vous avez passé la première jambe et il refuse de plier la seconde ! Pour ne pas lui faire mal, chatouillez le creux de son genou, il le pliera instinctivement.

517 Vous complétez sa tenue d'un tricot de laine ? Pour lui éviter deux passages déplaisants de ses petits doigts dans les manches :
- enfilez les manches de sa grenouillère dans celles de la brassière ;
- si ces vêtements s'attachent devant, posez-les ouverts, sur la table à langer, à la hauteur où arrive approximativement son cou... avant d'étendre votre bébé sur le matelas.

518 Pour éviter que ses petits doigts ne se retournent dans les manches de ses vêtements, enfilez sur chacune de ses mains l'un de ses bas.

519 Ne le laissez pas une seconde sans surveillance, un jouet qui roule et tombe sur le sol et votre bébé est tenté de suivre son chemin !

520 Gardez votre calme et des gestes doux, même si ses mouvements à lui sont violemment contre cette opération.

521 Les étiquettes dans le cou, ça gratte, mais il est incapable de vous le dire. Décousez-les dès que vous mettez un petit vêtement en service.

522 Est-ce qu'il a assez chaud ? C'est l'une des grandes angoisses maternelles. C'est pour cela que les bébés sont, en général, trop couverts. Surtout la nuit ! Fiez-vous à vous-même : si vous êtes bien en chandail, pourquoi lui mettre un gilet de laine ?

523 Pour roder ses facultés motrices, votre petit enfant a besoin de vêtements larges et confortables. Cette ampleur a une qualité annexe : elle permet de laisser circuler l'air, l'isolant le plus efficace contre le froid.
- En hiver, mieux vaut plusieurs couches de chandails et gilets fins à un gros tricot de laine qui épouse son corps.
- Pour la même raison, ne lui enfilez pas des bas trop justes, ni des mitaines qui lui vont comme un gant. Ses extrémités sont plus sensibles au froid que le reste de son corps car c'est sa circulation sanguine qui les réchauffe de l'intérieur. Or son sang a du mal à atteindre le bout de ses doigts et ses orteils. Ils ont donc

d'autant plus besoin de se réchauffer grâce à l'air extérieur tiédi dans le textile de leur « re... vêtement ».

- Autres extrémités, ses oreilles auront besoin, par grand froid, d'un bonnet ; et son nez se félicitera d'être entouré d'une écharpe. D'autant qu'elle couvre également son cou et sa nuque, qui sont des zones de grande perte de chaleur.

524 Pour être sûre que ses **lainages** ne perdront pas leur souplesse, vous préférez peut-être les laver à la main. Acheter un détergent spécialement pour ses deux ou trois gilets « doudous » est un achat bien démesuré. Lavez-les plutôt à l'eau tiède avec quelques gouttes de son shampooing pour bébé. Conçu pour ne pas irriter son cuir chevelu, il ne contient aucune substance allergène.

525 Il n'est pas conseillé de tordre les textiles fragiles avec votre habituelle « poigne de fer ». Pour permettre à ses petites laines de **sécher** plus vite (à plat sur une serviette), placez-les dans votre essoreuse à salade et faites-les tourner comme des toupies, deux ou trois fois, avant de les étendre.

526 Le vêtement le plus déconcertant est incontestablement le **petit bas** ! Il semble avoir résolu de vous compliquer la vie en se désolidarisant de son pareil. Pour déjouer ses facéties, les bonnes ménagères ont une astuce de base : les mettre dans le panier à linge sale roulés l'une dans l'autre... et plusieurs autres trucs pour continuer de leur faire faire la paire :

- Les laver ainsi roulés (s'ils ne sont pas très sales, ce qui est le cas de ceux du tout petit bébé) pour les suspendre côte à côte.

- Les enfermer, sans les tasser, dans un essuie-mains formant une poche refermée par un élastique.

- Placer dans votre panier à linge sale des pochettes prévues pour le lavage de la lingerie (une par membre de la famille) et les remplir au fur et à mesure avec les paires de bas de chacun. Une fois pleines, placez-les directement dans votre machine.

527 Le linge blanc a tendance à «grisouiller». Ajoutez un petit sachet de levure chimique («poudre à pâte») à votre lessive pour lui conserver sa «couleur» d'origine.

● IL A LES FESSES «EN FEU»

Des petits boutons rouges sont d'abord apparus sur ses fesses puis se sont étendus à ses cuisses, se logeant dans les plis de l'aine.

L'érythème peut être dû à une intolérance à un produit de toilette ou à la cellulose d'une nouvelle marque de couches, ou encore à une macération un peu prolongée dans une couche très humide...

Pour soulager son érythème

528 Changez-le dès que sa couche est sale.

529 Nettoyez ses fesses à l'eau pure exclusivement et séchez soigneusement sa peau par légers tapotements avec une serviette douce, en insistant sur les petits plis de l'aine.

530 Vous pouvez utiliser certaines pommades (pâte d'Ihle ou onguent de zinc) pour protéger sa peau.

531 Certaines mamans appliquent un yogourt nature sur les fesses de leur bébé... À vous de voir!

532 Laissez-le le plus possible allongé sur son matelas (protégé par un piqué) les fesses à l'air.

533 Surtout ne mettez jamais de talc sur un érythème... ni de la farine, autre supposée astuce de maman.

534 Vous pourriez être tentée, pour le sécher avec plus de douceur, d'utiliser votre séchoir à cheveux. Ce serait une mauvaise idée, car la chaleur assèche l'épiderme et vous rendriez sa peau rêche.

535 Il y a des astuces de grand-mère très efficaces pour apaiser ses rougeurs :

- Faites infuser une pincée de fleurs de camomille dans un bol d'eau bouillante, passez cette tisane et utilisez-la pour nettoyer ses fesses. Vous donnerez ainsi des propriétés calmantes à votre produit naturel de nettoyage.
- Les grands-mères un peu alchimistes préparaient également des liniments à base d'huile d'olive (2/3) mélangée soit à de la poudre d'argile verte, soit à de l'eau de chaux (1/3).
- Plus simple, elles réduisaient en purée une pomme de terre crue, mettaient cette pulpe entre deux compresses et l'appliquaient en cataplasme. Moins conseillé, il leur arrivait de « talquer » les fesses de leur tout-petit avec de la fécule de pomme de terre.

IL A LES ONGLES TROP LONGS

Bien qu'ils soient fins et mous, ses premiers ongles sont suffisamment « griffus » pour que les gestes non contrôlés de ses bras l'amènent à égratigner sa peau.

Ses cellules se renouvellent très vite, aussi ces minuscules entailles cicatrisent-elles facilement. Mais toute minuscule lésion étant susceptible de s'infecter, mieux vaut lui couper régulièrement les ongles.

Pour bien lui couper les ongles

536 Passez un disque de coton imbibé d'alcool sur les lames de vos ciseaux à bouts ronds « spécial ongles de bébé » (réservez-les à ce seul usage) pour les désinfecter.

537 Coupez ses ongles « au carré » en prenant bien soin de ne pas laisser, entre deux coups de ciseaux, une petite pointe agressive.

538 Procédez à cette « taille » une fois par semaine.

539 Même avec ses ongles coupés ras, s'il a des petits boutons qui le démangent, il parviendra à se gratter. Pour lui éviter ces petites lésions, enfermez ses mains dans de larges mitaines. Si vous n'en avez pas, passez-les dans une paire de bas de son grand frère (ou de sa grande sœur).

540 Au début, c'est vous qui aurez peur de lui faire mal, ensuite c'est lui qui aura peur de vos ciseaux. Pour le rassurer, récitez-lui la *Comptine des doigts* au fur et à mesure que vous les prenez dans votre main pour en couper l'ongle :

« Voici ta main.

Celui-là, le petit bonhomme, c'est ton gros pouce qu'il se nomme,

L'index lui montre le chemin, c'est le second doigt de ta main,

L'annulaire porte un anneau, avec sa bague il fait le beau,

Entre l'index et l'annulaire, le majeur paraît un grand frère,

Ton tout petit auriculaire marche à côté de l'annulaire.

Regarde tes doigts travailler, chacun fait son petit métier ».

● IL A DES CROÛTES DANS LES CHEVEUX

Votre bébé évacue son excès de chaleur en transpirant du crâne ! Or la sueur n'est pas faite uniquement d'eau, elle contient également une petite quantité de gras. En séchant entre ses fins cheveux, celle-ci forme des croûtes appelées dermites séborrhéiques.

Elles sont plus inesthétiques que gênantes pour votre bébé, mais si vous ne les traitez pas, elles risquent de descendre jusqu'à ses sourcils.

Pour les faire disparaître

541 Appliquez, le soir, sur son crâne, un peu d'huile d'amande douce ou une crème émulsifiante spécialement conçue pour ce petit problème (demandez conseil à votre pharmacien).

542 Massez légèrement son cuir chevelu aux endroits où les croûtes sont les plus localisées.

543 Le lendemain, brossez ses cheveux avec une brosse souple qui devrait entraîner les croûtes que l'émollient aura détachées pendant la nuit.

544 S'il est né avec une abondante chevelure, l'élimination des croûtes sera moins simple. Vous devrez vraisemblablement lui laver les cheveux en émulsionnant bien le shampoing sur sa tête avec la pulpe de vos doigts pour que les plaques grasses se détachent et s'éliminent au rinçage.

545 Humidifiez sa brosse avec un peu d'eau de rose. Cette eau qui sent bon, totalement sans alcool, adoucira son cuir chevelu.

● IL A LA PELADE SUR LES PIEDS ET LES MAINS

Petits pieds mal séchés, mains humides et exposées au froid, sa peau devient sèche et s'écaille.

Pour lui éviter ces désagréables tiraillements

546 Lorsque vous le séchez, attardez-vous sur ses « extrémités » : moins irriguées que le reste de son corps – la circulation sanguine s'y faisant moins bien –, elles sont plus fragiles et sensibles à la froidure comme à la chaleur. Passez votre serviette entre ses orteils et ses doigts.

547 Puisque vous lui avez descendu son pantalon pour le changer, profitez-en pour masser ses pieds avec un peu d'huile d'amande douce ou de vaseline.

548 Et tant que vous y êtes, faites de même pour ses mains.

● IL BAVE EN PERMANENCE

C'est dans la nature des nouveau-nés. C'est même indispensable, car la salive est formée d'eau et de sucs digestifs (enzymes) qui agissent sur les aliments – dès le premier contact – et facilitent leur digestion.

Vous en produisez d'un à deux litres par jour, votre tout-petit n'en produit qu'un demi-litre, mais vous, vous savez déglutir... Lui y parvient encore très mal, alors sa salive coule sur son menton.

De plus, il adore mettre ses poings dans sa bouche (ce qui l'empêche d'apprendre à bien avaler), puis tous les petits objets qu'il parvient à y porter. Il a les mâchoires ouvertes en permanence, ce qui facilite les bavures.

Eh non, il ne bave pas parce qu'il va vous faire une dent. Tout au plus salive-t-il un tout petit peu plus parce qu'il frotte sa gencive avec tout ce qui lui passe entre les mains.

Pour absorber ses bavures

549 Il n'y a rien à faire pour l'empêcher de baver, d'autant que cela pourrait gêner sa digestion. En revanche, quelques mesures d'hygiène s'imposent.

- Pour qu'il ne trempe pas ses vêtements, les bavettes restent des incontournables.
- Les bavettes en ratine plastifiées sur leur face envers sont plus efficaces que les collerettes en fine baptiste... mais elles sont vraiment laides! Glissez-en une entre sa camisole et son chandail, elle passera inaperçue et absorbera tout aussi bien sa salive.

550 Le talc est déconseillé sur ses fesses, mais dans son cou, il assèche l'humidité retenue par ses petits plis. Ayez cependant la main légère...

551 Pour éviter au pourtour de sa bouche de gercer, n'utilisez que de l'eau pure bouillie pour la toilette de son visage. Aussi près du pH de sa peau que soient les produits nettoyants pour bébés, ils assèchent toujours un peu l'épiderme.

552 Si votre eau est calcaire, préférez une eau minérale en bouteille ou, mieux, en brumisateur.

553 Débarbouillez-lui le museau plusieurs fois dans la journée, tout particulièrement après ses repas et après l'avoir vu très occupé à sucer ses doigts.

554 Terminez ses petites toilettes par l'application d'une noisette de crème hydratante sur le bas de son visage.

555 Si, malgré ces précautions, des petites dartres apparaissent, demandez à votre docteur, à l'occasion d'une prochaine visite, qu'il vous prescrive une crème cicatrisante. Vous la lui appliquerez en faisant très attention à ne pas en mettre sur ses lèvres.

SOMMEIL

Premiers jours

● IL SE RÉVEILLE TOUJOURS EN PLEURANT

Vous réaliserez mieux pourquoi vous avez tant de mal à régler vos horloges biologiques sur le même fuseau si vous comprenez comment s'organise le sommeil en général… et celui des nouveau-nés en particulier.

Le sommeil d'un adulte est rythmé par des cycles, eux-mêmes divisés en phases. Durant la première phase, vous glissez dans le sommeil : c'est la phase dite d'endormissement. Elle est suivie d'une phase de sommeil lent léger, évoluant en phase de sommeil lent profond, suivie d'une phase de sommeil agitée, dite également phase de sommeil paradoxal : c'est la phase des rêves. Et vous entamez un deuxième cycle, redémarrant par une phase de sommeil lent léger, etc. Entre la fin d'un cycle et le début d'un autre survient un réveil bref (pas toujours conscient). Quatre cycles successifs constituent une nuit de huit heures.

Les cycles de votre nourrisson sont bien différents, car ils sont beaucoup plus courts (ils durent à cinquante minutes de une heure). Il s'endort en sommeil paradoxal pour une phase de 20 minutes environ, avant de passer en mode de sommeil lent (mais jamais profond). Il enchaîne deux à quatre cycles, apparemment selon son humeur, pour des sommes de trois à quatre heures.

Si vous perturbez l'un de ses cycles, en retardant sa mise en place ou en le réveillant au cours d'une de ses phases de sommeil, il doit tout reprendre à zéro et attendre l'heure programmée pour le cycle suivant (entre 20 et 40 minutes…).

C'est pendant son sommeil – essentiellement – que le cerveau du petit enfant continue sa croissance et ramifie ses connexions. C'est pour cela que votre bébé dort tant pendant ses six premiers mois. Ses petites cellules grises travaillent à plein rendement : toutes les informations qu'il collecte durant ses périodes d'éveil se structurent et s'organisent pendant ses phases paradoxales. Dans le même temps, l'hormone de croissance s'applique à le faire grandir, lorsqu'il est en sommeil lent !

S'il se réveille en pleurant, c'est sans doute qu'il proteste contre une très inconfortable sensation : la faim. Un désagrément inconnu pour lui qui avait jusqu'alors été alimenté, à son insu, par le cordon qui vous reliait l'un à l'autre. C'est vraisemblablement ce creux à l'estomac qui l'amène à s'éveiller toutes les trois heures dans la journée et deux fois (espacées de quatre heures environ) pendant la nuit.

Mais ce n'est pas l'unique raison, puisque les nouveau-nés – prématurés ou ayant des problèmes de santé – nourris par perfusion ont eux aussi le sommeil interrompu par des réveils brutaux. Son organisme prend sans doute déjà la mesure des biorythmes qu'il va devoir adopter pour s'adapter à son nouveau monde !

Pour veiller sur son sommeil

556 Le passage entre sommeil lent et paradoxal s'effectue progressivement, mais il se peut que votre bébé ait du mal à enchaîner ces deux phases et pleure dans un demi éveil. Il suffit, la plupart du temps, de le bercer pour qu'il se rendorme.

557 Il peut pleurer deux fois de suite à deux heures d'intervalles et dormir ensuite pendant quatre heures sans rien demander, vous offrir une « longue » plage de sommeil la nuit... ou le jour et faire l'inverse le lendemain ! Ne tentez pas de mettre bon ordre à tout cela, vous ne feriez que perturber l'organisation veille/sommeil qu'il commence à mettre en place. Il est bien normal qu'il tâtonne !

558 Répondez à ses appels. Ce ne sont en rien des caprices, il est bien incapable à cet âge si tendre d'imaginer de telles rouerîes !

559 Assurez-vous bien qu'il s'agisse d'un véritable appel. Pour le savoir, laissez-le pleurer une bonne minute : s'il ne s'arrête pas, c'est le signe qu'il est vraiment sorti de son sommeil. En le prenant dans vos bras dès qu'il bouge – pensant, à tort, qu'il est sur le point de se réveiller alors qu'il est simplement en phase de sommeil agité –, vous l'obligez à patienter jusqu'à ce qu'un nouveau cycle se présente... en pleurant. Comme le sommeil de votre bébé est constitué de 60 % de sommeil agité, cela vous donne maintes occasions, dans une journée de 24 heures, de mal interpréter les signes qu'il vous envoie.

560 En dehors de ce désagrément pour vous comme pour lui, il est dommage de le priver d'une phase de sommeil agité. En effet, les chercheurs en sommeil des nouveau-nés pensent que ses petits mouvements de doigts, ses étirements, ses gémissements, le plissement de son nez, le froncement de ses sourcils, le pincement ou l'étirement de ses lèvres, qui émaillent cette phase, sont une sorte d'entraînement à l'expression de ses émotions. Autant de mimiques qui lui permettront de vous faire comprendre sa surprise, sa colère, sa joie, sa tristesse... lorsqu'il éprouvera ces sentiments.

De 1 à 3 mois

● IL VOUS RÉVEILLE PLUSIEURS FOIS PAR NUIT

Nous avons fixé la durée de nos journées à 24 heures en nous basant sur le cycle du Soleil. Mais si nous laissions notre organisme régler nos horloges, il le ferait sur 25 heures. Cette différence d'une heure est bien vite oubliée par notre corps, qui prend en compte les donneurs de temps que sont les appels de notre estomac et l'alternance du jour et de la nuit. Mais votre tout-petit, qui sort de sa longue nuit intra-utérine, n'a pas intégré ces facteurs extérieurs. Ce n'est qu'au cours de ce deuxième mois qu'il va commencer à percevoir les différences d'intensités lumineuses (lumière naturelle ou artificielle) et l'obscurité. Ses plus longues périodes de sommeil deviennent nocturnes. Il peut dormir jusqu'à six heures d'affilée à la fin de son deuxième mois et jusqu'à neuf heures à la fin du troisième... si vous êtes une maman chanceuse, car il s'agit de durées moyennes établies entre gros dormeurs et petits dormeurs !

Pendant ces deux prochains mois, ses cycles vont également évoluer légèrement : la part de son sommeil paradoxal se réduit (40 %) et celle de son sommeil profond s'allonge (60 %). Moins agitées, ses plages de sommeil se prolongent d'un cycle (... de bébé, soit de 50 à 60 minutes). Ainsi, il peut réclamer une tétée à minuit et ne rien demander avant quatre-cinq heures.

Pour l'aider à allonger ses nuits

561 En accentuant la différence entre la lumière du jour et l'obscurité de la nuit, vous lui permettrez de rythmer ses plages de sommeil de façon plus conforme aux vôtres. Dans la journée, ne faites pas le « noir » dans sa chambre, il dormira tout aussi bien avec un peu de lumière filtrant de sa fenêtre... mais moins longtemps. En revanche, dès que la nuit tombe, fermez ses volets ou tirez ses rideaux.

562 La nuit, nourrissez-le dans la pénombre et recouchez-le sans le changer.

563 Vous pouvez l'endormir avec une petite musique de jour pour ses siestes et une autre pour la nuit.

564 Il a été prouvé que plus les bébés avaient les yeux ouverts pendant la journée, plus vite ils faisaient la différence entre le jour et la nuit : offrez-lui une petite balade par jour.

565 Ne le faites pas dormir dans la nacelle de son landau pour faire l'économie d'un couffin. Il est important que votre bébé distingue les différents moments de sa journée. Si son lieu de couchage et son lieu de promenade est le même, il différenciera mal le sommeil de jour du sommeil de nuit.

566 Ses phases de sommeil agité sont encore très nombreuses. Laissez-le vous appeler, même un peu plus longtemps que le premier mois : il peut très bien se rendormir après quelques sanglots longs... En n'intervenant pas, vous lui apprenez à organiser lui-même son sommeil : à se passer de vous pour le retrouver, à être autonome... déjà !

Pour lui offrir un sommeil serein

567 Pour dormir sereinement, votre bébé a besoin de vous sentir... sereine. Si vous lui rendez visite dix fois pendant sa sieste ou montez la garde la nuit à côté de son berceau, pour vous assurer qu'il respire toujours, vous gênez son sommeil. En respectant scrupuleusement les consignes de prévention de mort subite du nourrisson, vous pourrez vaquer à vos occupations le jour et dormir sur vos deux oreilles la nuit :

- Ne le faites pas dormir sur un matelas ayant déjà servi à ses cousins ou aux enfants de votre meilleure copine. Achetez-lui un matelas neuf. Choisissez-le ferme, de préférence garni de mousse (traitée antifeu). S'il se retrouve sur le ventre, sa tête ne doit pas pouvoir creuser une petite cuvette dans son matelas, car son nez y inspirerait le gaz carbonique qu'il rejette en expirant. Votre bébé s'autointoxiquerait et se retrouverait alors en détresse respiratoire.

- Pour la même raison, assurez-vous que les dimensions de son matelas correspondent rigoureusement à celles de son lit. Un simple petit jeu et il peut aller y coller le visage...
- Enfin ne mettez dans son lit ni oreiller, ni douillette. Glissez-le dans une gigoteuse (appelée également nid d'ange ou turbulette), sorte de sac de couchage matelassé ou ouatiné « à bretelles », ou enfilez-lui un surpyjama.

568

Il y a bien peu de temps, il dormait enroulé sur lui-même, le dos collé contre la paroi de votre utérus, totalement protégé du monde extérieur. Couché au milieu de l'immense matelas de son lit de bébé, il se sent très vulnérable. Pour bien dormir, il a besoin de retrouver un petit nid protecteur. Si vous n'avez fait l'achat ni d'un berceau, ni d'un couffin, réduisez son espace :

- Il existe, au rayon puériculture, des cale-bébés destinés à remplir cet office. Il s'agit de deux blocs de mousse reliés par une bande de tissu au centre duquel vous placez votre jeune dormeur. Ils ont en plus l'avantage de le « stabiliser » en position couchée sur le dos... ou sur le côté. Il ne risque donc pas de se retrouver sur le ventre.
- Mais ces blocs ont le défaut de leur qualité : ils entravent les mouvements de ses bras et de son buste. Vous pouvez préférer diminuer son lit de moitié en glissant sous son drap-housse plusieurs serviettes de bain enroulées sur elles-mêmes. Ne placez pas ce réducteur improvisé (encore moins des coussins) directement sur son drap, votre bébé pourrait glisser dessous et s'étouffer.
- Certaines mamans fixent un slip de grande taille sur le drap-housse du lit de leur bébé (par quelques points ou des épingles de sûreté) et glissent ce dernier à l'intérieur. Toutes les astuces « bricolées » sont potentiellement risquées pour la sécurité d'un tout-petit...
- **Fausse bonne astuce**, le lit de bébé fait en portefeuille.... préconisé par certaines mamans pour réduire l'espace de leur tout petit dormeur. Il n'a pas les avantages de l'emmaillotage, qui offrait aux bébés un cocon « seconde peau », et en présente l'inconvénient majeur : il entrave ses mouvements, or ce sont les gestes désordonnés qu'il accomplit pendant son sommeil qui préparent son futur tonus musculaire. De surcroît, ce drap trop bien bordé ne lui permet pas

d'adopter la position qu'il affectionne plus que toute autre : celle du fœtus (genoux repliés sur le ventre et bras ramenés sur la poitrine).

- Un pyjama trop grand ne lui permettra pas de mieux s'ébattre dans son lit, au contraire : en se pliant, ses jambes se retrouveront coincées dans le corps de sa dormeuse. Pour maintenir son vêtement bien en place, retenez ses jambes et ses manches avec des gros chouchous sur ses chevilles et ses poignets.

569 S'il pleure vers 19-20 heures, au moment où il devrait commencer sa nuit, ne tentez pas de le consoler à tout prix. C'est vraisemblablement le moyen qu'il a trouvé pour s'épuiser physiquement : crier est le seul moyen dont il dispose pour décharger les tensions qu'il a accumulées dans la journée puisqu'il est incapable de mettre son corps en mouvement pour une petite gym du soir... alors qu'il parvenait à le faire *in utero* !

570 Si ses larmes vous bouleversent et que vous avez du mal à les accepter, tentez de le bercer, votre mouvement se substituera à ceux qu'il aimerait pouvoir faire pour évacuer son trop-plein d'énergie.

Pour l'aider à se rendormir

571 À cet âge, ce n'est pas le gâter exagérément que de le laisser s'endormir dans vos bras ; au contraire, cela lui procure sécurité et apaisement. Et de toute façon, le plus souvent il décide tout seul de s'assoupir sur votre sein ou son biberon ! Mais n'en faites pas une méthode systématique d'endormissement car il ne pourrait plus s'en passer. Il doit aussi apprendre à s'endormir seul dans son berceau.

572 L'autre inconvénient de ce « corps à cœur » avant de le mettre au lit, c'est qu'en le couchant, il vous arrive de le réveiller. Ce peut être un geste un peu brusque auquel il ne s'attendait pas qui le tire de son sommeil, à moins que ce soit la différence de chaleur entre votre corps contre lequel il s'était lové et celle de son lit resté « à la température de sa chambre » (19-20 °C) qui le réveille brutalement. À l'heure de la tétée du soir, préparez-lui une bouillotte tiède et placez-la sur son matelas pendant que vous le nourrissez. Vous la retirerez au moment où vous le mettrez dans son berceau.

573 Il éprouve le même désagréable frisson lorsque vous le recouchez après lui avoir offert sa tétée de la nuit ! Mais il est plus difficile de tenir une bouillotte à bonne température, l'heure de son réveil étant très aléatoire. Il existe des « bouillottes bio » dont la préparation est quasiment instantanée. Remplies de noyaux de cerises ou de grains de seigle, elles se passent très rapidement au micro-ondes et gardent leur chaleur 10 à 20 minutes. Vérifiez toujours la température de la bouillotte en la posant contre votre joue avant de la placer sur le matelas de votre bébé.

574 Plus facile encore, avant de le coucher pour la nuit, bordez son matelas avec un châle ou une petite couverture. Lorsqu'il se réveillera pour boire, enveloppez-le dans ce carré douillet. Quand vous le recoucherez, ce sur-drap aura gardé sa chaleur : vous le remettrez en place en même temps que votre tout-petit.

575 Certains bruits le calment.

- C'est le cas du clapotis de l'eau s'écoulant du robinet (généralement de deux à trois minutes suffisent... pas de quoi faire exploser votre facture).
- Les bruits familiers de la maison aussi sont apaisants. Vous pouvez, au moment de son endormissement, utiliser à l'envers son moniteur écoute-bébé : placez la partie émetteur à côté de vous pendant que vous vaquez à vos tâches ménagères et la partie récepteur à côté de son berceau.
- Vous pouvez également tenter le ronronnement de l'aspirateur, qui fait merveille avec certains nourrissons mauvais dormeurs.

Vers 5 - 6 mois

● IL PLEURE TOUS LES SOIRS AU COUCHER

Entre trois et cinq mois, vous vivez un état de grâce. Votre bébé a calé ses quatre tétées (en principe) et de longues périodes de sommeil : une sieste le matin, deux l'après-midi et une nuit de neuf à douze heures d'affilée. Vous l'y avez aidé en respectant ses rythmes : il était votre seule priorité. Mais voilà la fin de votre congé maternité (auquel sont venues s'ajouter les semaines de vacances non prises)... Si vous recommencez votre activité professionnelle, c'est l'heure de la séparation. Bien plus difficile pour vous – si l'on en croit les psys et les pédiatres – que pour votre bébé.

Vous devez réorganiser votre vie en fonction de vos horaires de travail et les imposer à votre bébé. Plus douloureux encore, vous devez le confier à une étrangère... Il perçoit la différence et ne l'apprécie guère. Il aime son train-train quotidien.

Pour l'aider à gérer la séparation de la nuit

576 Couchez-le tous les soirs à la même heure afin qu'il puisse organiser ses cycles de sommeil en fonction de cette donnée arrivant à « heure dite ».

577 Faites de son lit un lieu rassurant. Installez-y quelques jouets familiers et câlins : poupées de chiffon et peluches (c'est parmi eux qu'il se trouvera un doudou)... il ne sera pas tout seul pour dormir.

578 Il appréciera également d'avoir un tour de lit qui crée un petit cocon rassurant contre lequel il peut se lover.

579 Orientez son lit de façon qu'il puisse vous voir sortir de sa chambre... mais surtout y entrer.

580 Il a une conscience ténue des bouleversements que vous introduisez dans son emploi du temps, en revanche, s'il vous sent inquiète, sa sérénité – qui repose sur la vôtre – s'en trouvera remise en question. Il ressent de manière plus aiguë son malaise lors de la séparation de la nuit.

Cette plongée dans le sommeil constitue en effet pour lui une perte de contact bien plus nette que votre départ de la crèche ou de chez la nourrice. Désemparé, il vous réclame à grands cris : il a peur de ne plus vous revoir.

Tentez de respecter un enchaînement rigoureux de ses activités du soir : câlin, bain, dîner, câlin, coucher. Si tous ces événements sont immuables, il pressentira que votre présence à ses côtés à son réveil le sera aussi.

581 Gardé en « minicollectivité », avec un ou deux autres enfants, chez son assistante maternelle... ou dans un cadre beaucoup plus large à la garderie, il rencontre virus et bactéries. Les épisodes de fièvre, de nez bouché et de quintes de toux – dont il prend conscience lors de l'un de ses courts éveils nocturnes – le déconcertent et il pleure. Dégagez son nez avant de le coucher, avec un mouche-bébé, car les tout-petits ne savent pas vraiment respirer par la bouche.

582 Pour éviter que son nez ne se bouche durant la nuit, dès que vous le sentez enchifrené :

- Versez quelques gouttes d'essence d'eucalyptus dans l'eau de son chauffe-biberon et branchez-le pendant toute la nuit.
- Ou utilisez un produit adulte pour inhalation ; vous n'en verserez qu'une minuscule quantité.
- Vous pouvez aussi surélever son matelas en plaçant dessous une grosse reliure à anneaux.

583 Il a découvert le malaise de la séparation et les virus, mais il a aussi trouvé des choses positives. À certains moments de la journée, il vit des événements passionnants : le bain, la promenade, un échange de gazouillis... il en redemande. Mais l'abondance de sollicitations extérieures – lui parler, rouler avec lui sur le lit, le chatouiller avant de le coucher – dérange l'installation de sa phase d'endormissement, l'amenant à décaler d'un cycle son entrée dans le sommeil !

584 Séparation difficile, nuits chaotiques, otites et bronchites qui s'enchaînent les conséquences de ce tableau se font également sentir côté parents. Bien souvent, c'est le moment où les mamans craquent. À la fatigue de la reprise du travail s'ajoutent celle des petites nuits et le stress de le savoir «patraque». La solution la plus simple, pensez-vous peut-être, c'est de le prendre dans votre lit «seulement le temps que tout le monde récupère». Or, cette pratique ne va pas sans risques: au Québec, de 2000 à 2007, neuf bébés ont ainsi été étouffés par leurs parents pendant leur sommeil... En conséquence de quoi la coroner Catherine Rudel-Tessier a adressé à l'Institut de santé publique du Québec et à l'Association québécoise d'établissements de santé et de services sociaux des recommandations très précises à transmettre aux parents.

585 Il convient donc de restreindre les épisodes de «co-sleeping» aux circonstances exceptionnelles: un changement de lieu, une poussée de fièvre, etc.

586 Dans l'intérêt de tout le monde, vous devrez alors lui faire reprendre le chemin de son lit le plus tôt possible:

- Embrassez-le et signifiez-lui d'un «au revoir, à demain» que vous allez le quitter.
- S'il pleure, revenez lui caresser la joue ou la main (ne le levez pas, ne le prenez pas dans vos bras) et le rassurer: «Je suis là, dans la pièce à côté».
- Il pleure à nouveau lorsque vous refermez la porte? Laissez s'écouler un peu plus de temps avant de revenir le réconforter, d'un mot seulement cette fois…
- Il pleure encore? Laissez passer de plus en plus de temps entre deux de vos visites.
- Le laisser pleurer, c'est lui signifier: «Je sais que tu es capable de te rendormir tout seul, je te fais confiance».

● IL VOUS RÉVEILLE TOUTES LES NUITS

Dès qu'il atteint six kilos, votre bébé n'a en principe plus besoin de sa tétée de nuit. Il a suffisamment de réserves énergétiques pour supporter le jeûne de la nuit. Mais sa petite horloge biologique a pris l'habitude de sonner entre deux de ses cycles de sommeil. De votre côté, vous avez pris l'habitude de vous lever!

C'est à vous de perdre ce mauvais pli, votre bébé est capable de trouver ses propres «outils» d'endormissement: prendre son poing, sa tétine, son pouce, sa doudou (s'il s'en est choisi une), pleurer un peu... et de se rendormir. S'il vous trouve à côté de lui chaque fois qu'il se réveille, la situation risque de se compliquer car il va introduire dans ses rituels votre main apaisante... S'il ne la trouve pas, il se sentira désorienté et pleurera. Et si vous le prenez dans vos bras, allumez la lumière, lui chantez une petite chanson, organisez un petit jeu, il pleurera d'autant plus. C'est de calme et de douceur qu'il a besoin.

Pour lui permettre de se rendormir tout seul

587 De toute façon, même si vous résistez à l'envie de vous lever, vous ne vous rendormez pas pour autant. Vous passez le reste de la nuit à ressasser votre angoisse. Alors allez le voir, rassurez-le d'une petite phrase: «La nuit, les papas, les mamans et les bébés font dodo», murmurée sereinement. Ne le touchez pas, votre voix lui a dit votre présence rassurante à ses côtés, c'est tout ce dont il a besoin. Pendant quelques semaines encore, vous pouvez le garder dans votre chambre, mais pas dans votre lit!

588 La meilleure façon de l'aider à se rendormir... c'est de lui éviter de se réveiller. Et pour cela de lui remplir assurément l'estomac en ajoutant de la farine dans son biberon du soir.

589 La nature a prévu que l'association du va-et-vient de ses mâchoires, l'avancée et le recul de ses lèvres et la pression de sa langue sur son palais – en bref, la succion – provoque une sécrétion d'hormones: les endorphines. Elles ont des propriétés analgésiques et euphorisantes voisines de celles de la morphine. Ce n'est donc peut-être pas la faim qui l'a réveillé, même s'il se calme lorsque vous lui proposez votre sein ou son biberon, mais simplement l'envie de sucer.

Vous êtes antitétine? Proposez à votre bébé votre petit doigt (propre, évidemment) pour qu'il se déshabitue des tétées de la nuit.

Laissez-le le téter jusqu'à l'apaisement de ses sanglots. Un jour, il trouvera son pouce et n'aura plus besoin de votre auriculaire.

590 Il peut aujourd'hui guider sa tétine jusqu'à sa bouche ? Aidez-le à la retrouver dans son lit.

- Les accroche-tétines (vendus au rayon puériculture) – petit ruban de nylon muni d'une pince s'accrochant au vêtement et d'un anneau de caoutchouc souple se passant autour du support de la tétine – ont été spécialement conçus pour permettre à votre bébé de retrouver facilement sa « modératrice » sans courir le risque de se blesser.

- Il trouvera peut-être que le meilleur endroit pour fixer son accroche-tétine est le chouchou que vous passerez autour de l'un de ses poignets. Il l'aura ainsi immédiatement à portée de main.

- Mais les tétines sont, comme votre bébé, ballottées dans vos divers déplacements : elles partent en poussette chez la gardienne, au CPE, en balade, vont faire les courses, s'installent dans le siège d'auto lors de vos déplacements en voiture, etc. Au moment de le coucher, il arrive que vous ne parveniez plus à mettre la main sur aucune d'entre elles ! Aussi est-il préférable d'en laisser toujours deux dans son lit qui ne le quitteront jamais (sauf pour êtres lavées).

- Vous pouvez, si vous jugez l'achat d'une accroche-tétine inutile – parce que vous ne souhaitez pas que votre enfant ait ce disgracieux « bouchon » dans la bouche lorsqu'il est éveillé – coudre l'anneau de plusieurs tétines sur une couche de coton blanc (aux quatre coins et au centre, par exemple) et laisser cette couche dans son lit.

- Si, vers six-sept mois, il a à la fois besoin d'une tétine et de sa doudou pour s'endormir, fixez à cette dernière plusieurs tétines. Dans le noir, il se guidera à l'odeur vers sa doudou.

- Et si, en dépit de ces précautions, il vous arrive un soir de ne pouvoir mettre la main sur aucune de ses « consolatrices » et qu'il sanglote désespérément, vous pouvez « bricoler » l'une de celles servant à ses biberons. Bourrez un petit mouchoir ou une compresse (mais pas de mouchoir en papier, il pourrait le déchiqueter et s'étouffer avec ses morceaux) dans sa partie boule. Vous éviterez ainsi à votre suçoteur d'avaler trop d'air.

7-12 MOIS

🟢 DE 7 À 9 MOIS

Il entre dans la période dite «sensorimotrice» par les spécialistes de la petite enfance. Sa vue, son audition, son toucher… motivent ses actes.

- Il ne lance plus ses mains au hasard, elles partent chercher le jouet que ses yeux ont vu, que ses oreilles ont entendu ou que sa main a touché et apprécié… mais qu'un coup de pied ou un mouvement de son bras a pu expédier loin de lui. Aussi tente-t-il de ramper pour s'en approcher.

- Il plaque sa main sur ce qui l'intéresse et replie ses doigts. C'est une technique assez grossière, qualifiée de «prise palmaire», mais elle est assez souvent couronnée de succès. Le problème, c'est qu'il est possédé par la même soif de prendre en main ses connaissances de la matière… avec le contenu de son assiette!

- Son oreille est très touchée par ses apprentissages: il vous écoute attentivement et tente de vous imiter, ce qui donne des «dabadabada» qui vous ravissent. À la fin de ce trimestre, il reconnaît son prénom, aime que vous lui lisiez des histoires et comprend certains verbes: «tiens, donne, mange, calme-toi…».

- Si votre voix est un doux murmure, d'autres sons lui paraissent de vrais tintamarres qui l'effraient le plus souvent, mais le séduisent également. Il adore frapper pour faire du bruit.

- Ses mouvements sont devenus intentionnels. Il prend conscience qu'il n'est pas obligé de subir… il peut agir. C'est grisant et inquiétant; tout ce qui l'entoure est-il doué d'indépendance? Où va cet objet qui tombe? Il le cherche longuement (toute proportion de bébé gardée!) et pleure quand il ne le retrouve pas. Il est angoissé par ces disparitions car elles lui font craindre que vous aussi pourriez vous volatiliser.

- Vous êtes la personne la plus importante dans sa vie. Il se cache lorsqu'il voit un visage étranger et use et abuse du pouvoir de ses pleurs pour vous faire venir à lui. Ce ne sont pas des caprices, il a un vrai besoin d'être rassuré. Il a tellement peur de vous perdre! C'est pour cela qu'il fond en larmes alors que vous avez à peine élevé la voix pour lui demander d'être patient…

Votre cœur de maman en est tout bouleversé, pourtant c'est cette inquiétude qui va le décider à bouger son corps. Il est impératif qu'il parte à la recherche de ce qu'il perd de vue.

● DE 10 À 12 MOIS

- Durant ces trois mois, il va se consacrer – si c'est un bébé (temporairement) « physique » – à l'expérimentation des possibilités motrices de son corps : rouler sur lui-même, s'asseoir tout seul, se mettre à quatre pattes ou avancer sur les fesses, se lever en se tenant aux meubles, etc. Il peut s'éloigner de vous, mais vous pouvez vous éloigner de lui !

- Pour se consoler de ses frayeurs et des petites contrariétés de sa jeune vie, il a peut-être pris l'habitude de se couvrir le visage avec son chandail (son odeur le rassure). Il ne vous voit plus ! Il est persuadé que vous ne le voyez plus non plus.

- C'est le début des délicieux jeux de « Coucou, il est parti ! Coucou, le revoilà » qui le rassurent : il peut vous faire disparaître et réapparaître... tout comme ses jouets lorsqu'il jette sa doudou dessus, par exemple !

- Si c'est un bébé (temporairement) plus cérébral que physique, il va se régaler d'expériences telles que remplir et vider, vous donner et reprendre, attraper et jeter, etc. Serviable, il tire sur ses bas, sur son bonnet pour vous aider à le déshabiller ; il descend ses fermetures à glissière, tire sur les attaches de ses chaussures et de ses couches !

- Il fait, refait et refait encore : le même geste produit le même effet ! Il a besoin de le confirmer par la répétition. C'est une autre façon d'apaiser ses angoisses : les événements se reproduisent de façon identique, donc si vous le quittez, vous vous retrouverez.

- Il chantonne : « Mamama, papapa, bababa », vous applaudissez aux deux premiers, restez plus indifférente au troisième. Il va se concentrer sur ceux qui vous ravissent.

- Il a encore du travail à faire pour perdre son statut de bébé.

ALIMENTATION

● IL S'INITIE AUX FRUITS ET LÉGUMES... À PETITES DOSES

Il y a 30 ans, les bébés goûtaient au jus de fruit dès leurs deux mois, tâtaient de la carotte à la première diarrhée et faisaient connaissance avec la soupe à trois mois. On sait aujourd'hui que cette diversification trop rapide est la cause de l'augmentation des allergies. Aussi, la Société de nutrition pédiatrique recommande-t-elle de ne pas diversifier l'alimentation des bébés avant quatre mois révolus et de le faire très progressivement.

Aux États-Unis, la recommandation est d'introduire les premiers fruits à sept mois. Votre bébé a donc déjà pris de l'avance par rapport à ses petits copains américains.

Pour lui cuisiner de bonnes soupes et compotes

591 Côté fruits, vous pouvez étendre le champ de ses découvertes : fraises, framboises, poires... les petits grains vont rouler agréablement sous sa langue et les bactéries de ses intestins en viendront à bout.

592 Après quelques grimaces, il ne sera pas mécontent de voir arriver le chou-fleur, le brocoli, le blanc de poireau... dans vos bonnes soupes. C'est en effet le moment de vous mettre aux fourneaux et à l'épluchage de légumes, pour lui permettre de sortir de la carotte, du haricot vert et de la courgette proposés par les industriels. Ce qui ne veut pas dire que vous devez abandonner les petits pots, mais ils le font un peu ronronner culinairement parlant.

593 Si vous n'êtes pas franchement fanatique de l'éplucheur à légumes, vous pouvez sans hésiter utiliser les galets de légumes surgelés. Une étude, analysant les qualités nutritionnelles respectives des carottes conservées en petits pots, surgelées, mises à l'étalage ou au rayon biologique, a été réalisée. Ce sont les petits pots pour bébé qui sont arrivés en tête et en queue, les carottes biologiques. En effet, la carotte est une racine qui pousse dans la terre arrosée d'eau de pluie, or les racines se gorgent de nitrates, ce qui est déjà ennuyeux. Mais ces nitrates s'accumulent dès le moment où la carotte est cueillie et s'y concentrent pendant toute sa durée de vie à l'air libre. À la base, dans les purées de carottes mises en petits pots, il y a donc des nitrates, mais les fabricants de produits d'alimentation pour bébés doivent les extraire pour respecter la réglementation, car leur taux est extrêmement contrôlé.

594 Mais pour que les petits pots demeurent ces excellents amis, ne puisez pas à même le pot si vous n'êtes pas certaine que votre bébé le finira : le reste fermenterait sous l'effet de sa salive, même au réfrigérateur.

595 Une fois ouvert, un petit pot ne se conserve pas plus de 48 heures au réfrigérateur.

596 En ce qui concerne les surgelés, les carottes récoltées sont quasiment immédiatement cuites, ce qui fait qu'il n'y a pratiquement pas de vieillissement et donc pas d'accumulation de nitrates.

597 En revanche, une carotte récoltée qui n'arrive que huit jours plus tard chez le commerçant a un taux de nitrates déjà très important. Si le commerçant en question la laisse sur son étalage un long moment, parce qu'il n'a pas une énorme clientèle – ce qui est le cas des boutiques biologiques qui n'ont pas le roulement des grandes surfaces –, ce taux devient alarmant. Et si, après votre achat, vous laissez vos carottes huit jours dans votre réfrigérateur, la situation empire. Le tableau est le même pour tous les légumes « racines ». Alors cuisinez très vite vos légumes, bios ou pas !

598 Cuisez-les de préférence à la vapeur. C'est la cuisson la plus rapide et elle respecte plus que les autres leur teneur en oligo-éléments.

599 Les légumes sont naturellement salés, les fruits naturellement sucrés, aussi n'y ajoutez pas vos grains de sel et de sucre personnels. Si vous souhaitez en relever le goût, vous pouvez glisser une pincée de vanille ou de cannelle dans ses desserts et un peu de ciboulette ou de basilic hachés dans ses purées.

600 Le truc gain de temps partagé par toutes les mamans «pro» : faire cuire tous leurs légumes le jour de leur achat, les mouliner et les congeler dans des bacs à glaçons glissés dans un sac congélation. Il suffit ensuite de décongeler le nombre de «glaçons» de légumes nécessaires au potage de votre bébé.

601 Pour mieux vous repérer parmi les purées et compotes rangées dans votre congélateur, vous pouvez les conserver dans vos petits pots vides, soigneusement lavés. Vous les fermerez en plaçant sur leur ouverture un morceau de pellicule étirable maintenu par un élastique. Le contenu en sera ainsi plus aisément repérable.

602 Pour les identifier mieux encore, vous collerez sur chacun d'eux une étiquette autocollante. Vous y inscrirez avec un marqueur le nom de l'aliment et sa date de congélation. Une fois décongelé et vidé, vous laverez le petit pot… bien sûr vos inscriptions disparaîtront. Et c'est tant mieux puisque vous aurez besoin de les réactualiser lors de leur utilisation suivante.

603 Les purées ou potages en flocons sont également d'excellents alliés. Délayez-les avec son lait de suite (deuxième âge).

● IL DÉCOUVRE VIANDE ET POISSON… SUR LA POINTE DE LA LANGUE

Ce ne sera pas sa première rencontre avec les protéines, le lait (le vôtre ou celui de son biberon) en contenant déjà de très fines. Mais c'est justement au moment où il va abandonner en partie son alimentation lactée que ces nouvelles sources seront les bienvenues. D'autant qu'aujourd'hui son organisme peut accepter les grosses molécules sous lesquelles les protéines se présentent dans la viande et le poisson.

Pour introduire les protéines à bon escient

604 Le poisson est le premier à venir se mélanger à ses légumes. Maigre – et cuit à la vapeur ou au court-bouillon –, il peut être introduit, dans le courant de son cinquième mois, au sein de vos «préparations culinaires». 50 g de viande ou de poisson lui apportent 10 g de protéines, alors qu'il doit boire 400 ml de lait pour en ingérer la même quantité.

605 La viande peut faire son entrée dans sa cuisine un mois après. Deux à trois cuillères à café de viande finement moulinée, trois fois par semaine, sont largement suffisantes pour lui apporter le fer dont il a besoin. Pour les quatre autres jours de la semaine, préférez le poisson.

606 Durant toute sa première année, donnez-lui des viandes maigres – blanches ou rouges – prélevées sur les morceaux à griller.

● IL EST PRÊT POUR LES BOF (BEURRE ŒUF FROMAGE)

Puisque diversification il y a, diversifiez également les présentations en donnant au lait et aux farines des consistances plus onctueuses auxquelles il ne s'attendait pas. Et mettez du velouté dans ses petits plats...

Pour lui donner sa bonne ration de calcium

607 La vitamine A contenue dans le beurre est essentielle à sa croissance et à la qualité de sa vision. À partir de son neuvième mois, pensez à lui en faire fondre une noisette dans ses purées. Vous pouvez lui préférer la crème , moins grasse (une à deux cuillères à café par jour), en alternance avec une petite cuillère de margarine ou d'huile, plus riches en acides gras essentiels.

608 Jusqu'à ses trois ans, votre petit enfant ne doit pas descendre au-dessous de 500 ml de lait par jour, incluant son lait de suite et les laitages.

609 Si son système digestif est encore trop immature pour accepter le lactose du lait de vache, en revanche, dans les yogourts et les fromages frais, le lactose est partiellement transformé en acide lactique (sous l'effet de leurs ferments) qui, lui, est parfaitement accepté par l'intestin de votre apprenti gourmet.

610 De tous les laitages, c'est le yogourt qui contient le plus de calcium, davantage même que son lait deuxième âge.

611 S'il les aime, vous pouvez y ajouter les fromages fermentés, aux alentours de ses neuf mois. Contrairement à ce que vous pouvez croire, ils sont très digestes, donc intéressants pour les jeunes amateurs de sensations gustatives «relevées».

612 Ayez en tête ces équivalences : 150 ml de lait = 1 yogourt = 4 cuillères à soupe de fromage frais = 20 g de fromage.

613 Le lait deuxième âge, enrichi en acides gras essentiels, vitamines, protéines et minéraux (calcium, sodium, fer, etc.) est le plus adapté aux besoins actuels de votre bébé.

614 Commencez par mélanger dans ses soupes et purées des fromages doux fondus en portions, pour le familiariser avec ce nouvel aliment.

615 Passez ensuite aux fromages à pâte demi-ferme (cheddar, gouda, édam, tilsit, monterey jack...). Moulinez-en une fois par semaine – à la place du poisson ou de la viande – dans sa purée.

616 À la fin de cette première année, vous pourrez lui donner des fromages à pâte ferme (bleu, par exemple) ou du camembert en lamelles : une vingtaine de grammes.

617 Préférez les fromages au lait entier, ils comblent ses besoins en calcium, protéines et vitamines (notamment en vitamine A), alors que le lait écrémé est dépourvu de tous ces nutriments.

618 Ne lui donnez jamais la croûte d'un fromage : c'est un foyer de développement des moisissures.

619 Il n'est pas emballé par les yogourts nature ? Vous pouvez lui offrir l'un des desserts lactés du rayon diététique infantile. Ils sont fabriqués à partir de lait de suite et sont parfaitement adaptés à votre petit enfant. N'en abusez pas, cependant, car ils sont beaucoup plus sucrés que ses compotes.

620 Il est très moyennement adepte de l'œuf ? Son jaune, qui contient – en plus de ses protéines – du fer et des vitamines B12 et D (en faible quantité) peut lui être donné autour de son dixième mois, à raison d'un demi-jaune dur, deux à trois fois par semaine au maximum (à la place de sa portion de poisson ou de viande). En revanche, la principale protéine contenue dans le blanc est extrêmement allergisante, aussi est-il conseillé de ne pas lui en donner avant le début de sa deuxième année... et à condition qu'il n'y ait pas de terrain familial pouvant le prédisposer aux allergies.

621 Il est conseillé de ne commencer à lui donner des œufs qu'à partir de ses neuf mois et, jusqu'à la fin de sa première année, de les faire cuire « durs ».

622 Pour son déjeuner, jusqu'à ses un an, vous lui donnerez des céréales en poudre diluées dans du lait aromatisé à la vanille ou encore des préparations spécialement conçues pour lui : boissons nourrissantes aux fruits et céréales, bouillies de semoule de blé ou d'avoine nature ou mélangées à d'autres ingrédients.

623 Vous pourrez lui en donner également le soir si votre jeune affamé a du mal à faire des nuits complètes.

Pour glisser dans ses repas les aliments au bon moment

ÂGE	ALIMENT
5 MOIS	**Légumes :** • Sous forme de potage, pratiquement tous. • Exceptés les choux, poireaux, petits pois, navets, artichauts, poivrons, salsifis... qui provoquent des gaz intestinaux. • Utilisez la pomme de terre (très riche en amidon) en petite quantité, comme liant.

ÂGE	ALIMENT
5 MOIS	**Fruits :** • Tous ceux ayant une saveur douce (pomme, banane, etc.), hormis les fruits exotiques (potentiellement allergisants), sous forme de compote.
7 MOIS	**Légumes :** • Identiques aux mois précédents. • Faire connaissance avec les légumes cuits, dans un premier temps, est largement suffisant pour son système digestif. Réservez sa rencontre avec les crudités pour dans quelques semaines. **Fruits :** • Tous, sous forme de compotes, en dehors des fruits exotiques. • Les plus doux, crus et simplement passés au mélangeur. **Poisson :** • Les moins gras pochés, au court-bouillon ou en papillote. **Viande :** • Rouges ou blanches, maigres, au grill ou à la poêle. Jambon. **Laitage :** • Yogourt et fromage blanc.

ÂGE	ALIMENT
9 MOIS	**Légumes :** • Tous les légumes cuits. • Premières crudités : carottes râpées, avocats, betteraves. **Fruits :** • Les mêmes que les mois précédents. **Laitages :** • Les mêmes que les mois précédents. Fromage à pâte dure (emmental et gruyère). **Poisson et viande :** • Les mêmes que les mois précédents. • Jaune d'œuf, une moitié par repas, pas plus de deux à trois repas par semaine.
11-12 MOIS	**Légumes :** • Tous les légumes cuits. • Crudités râpées (les mêmes que les mois précédents) et en petits morceaux : tomates, concombres. • Semoule, pâtes fines, pommes de terre présentées isolément.

ALIMENTATION DE 7 À 12 MOIS

ÂGE	ALIMENT
11-12 MOIS	**Fruits :** • Tous, sauf les fruits exotiques. **Laitages :** • Tous les laitages, y compris les fromages. **Matières grasses :** • Beurre, crème, margarine, huile végétale. **Céréales :** • Premiers biscuits.

Pour cuisiner dans les conditions les plus saines

624 L'humidité facilite la prolifération microbienne et, dans la cuisine particulièrement, des germes fauteurs de troubles digestifs : diarrhées, gastro-entérites...

- Rincez et essorez votre éponge après chaque utilisation (l'idéal serait d'en avoir plusieurs en service et d'en utiliser toujours une sèche). Changez-les tous les mois.
- Faites sécher vos torchons après utilisation et remplacez-les tous les deux jours (plus souvent s'ils vous semblent douteux, évidemment !).

625 Les bactéries présentes dans un aliment pouvant très facilement en coloniser un autre, et leur passage à l'air libre favorisant leur prolifération.

- Lavez votre plan de travail après chaque usage.

- N'utilisez pas le même couteau pour couper le fromage puis les tomates... par exemple.
- Nettoyez votre réfrigérateur à l'eau javellisée tous les quinze jours.
- Balayez le sol et lavez-le avec une eau additionnée d'un détergent antibactérien (eau de Javel, notamment) tous les jours.

● IL DOIT BOIRE ABSOLUMENT !

Plus votre bébé délaisse ses biberons de lait au profit de plats plus consistants, moins il avale de liquide. C'est à la fois une bonne chose, puisqu'il absorbe des aliments plus énergétiques... et une mauvaise, car son organisme n'est plus autant hydraté. Aussi proposez-lui souvent de boire... de l'eau, surtout !

À partir de six mois, il peut abandonner l'eau minérale en bouteille et passer à l'eau du robinet. Une norme très basse, de moins de 50 mg de nitrates par litre d'eau, a été fixée par le ministère de la Santé dans le but de protéger les femmes enceintes et les bébés. Mais maintenant que son appareil digestif est mature, votre tout-petit pourrait consommer, sans danger pour sa santé, une eau dont le taux dépasserait légèrement la norme... et même, de façon temporaire, si ce taux se situait de 50 à 100 mg/l. Si les tests pratiqués sur l'eau du robinet révélaient un taux supérieur à celui fixé par le ministère de la Santé, vous en seriez immédiatement avertie par les services municipaux. Dans ce cas, il est conseillé à toute la population touchée d'utiliser une eau en bouteille.

Quant aux pesticides, les normes, là encore, sont draconiennes : vingt fois plus sévères que celles recommandées par l'Organisation mondiale de la santé (OMS) ! La part des pesticides que votre enfant peut ingérer en buvant de l'eau de la ville est donc extrêmement faible.

L'eau du robinet (saine), mise en bouteille de verre, reste potable pendant un an !

Pour l'inciter à boire davantage

626 Il n'est pas fou de l'eau claire ? Peut-être est-ce parce qu'il a l'habitude de boire ses biberons de lait tièdes et que l'eau lui paraît trop froide. Faites-la tiédir avant de la lui proposer.

627 Il peut, à juste titre, trouver l'eau moins intéressante que son lait ; essayez de lui donner du « bouillon de fruits ». Lorsque vous préparez vos compotes, mettez vos fruits à cuire dans un volume d'eau supérieur à celui dont vous avez besoin pour les mouliner. Vous passerez ce bouillon et le garderez au réfrigérateur jusqu'au moment où vous lui proposerez en jus dans son biberon.

628 Les jus de fruits pressés maison sont intéressants, car ils le désaltèrent et lui apportent toutes leurs vitamines.

629 En revanche, parmi les jus vendus dans le commerce, certains contiennent du sucre comme agent conservateur. Les vitamines ne sont pas moins présentes – mais depuis que vous diversifiez son alimentation, il n'en manque vraisemblablement pas –, cependant leur sucre est franchement nocif.

630 Il boira peut-être plus facilement de l'eau s'il le fait « comme un grand ». Avant 10-12 mois, il est incapable de se servir efficacement de sa petite tasse. En revanche, il est parfaitement capable de boire seul au biberon autour de huit-neuf mois. Pour que le biberon ne soit pas trop lourd à lever, servez-lui 50 ml d'eau dans un petit biberon de 150 ml. S'il a vraiment très soif, mieux vaut lui préparer deux petits biberons qu'un grand.

631 Si, après avoir goûté son breuvage, il le repousse et que vous craignez qu'il ne se déshydrate, forcez un peu l'entrée de sa bouche. Remplissez d'eau un compte-gouttes et introduisez-le à la commissure de ses lèvres. Appuyez sur le piston... le tour est joué. À condition qu'il vous laisse faire deux à trois fois consécutives !

● IL EST IMPORTANT DE LUI PROPOSER DES TEXTURES DIFFÉRENTES

Ses deux incisives médianes ont percé sa gencive inférieure. Si elles ne l'ont pas encore fait, elles ne vont pas tarder. Peut-être ses incisives supérieures sont-elles déjà en train d'énerver sa gencive supérieure ?

À la fin de ce semestre, il devrait avoir ses incisives latérales et ses premières molaires. Mais ses dents – qui ne peuvent encore ni broyer ni croquer – lui causent plus d'embarras que de facilité. En effet, ses mâchoires ne sont encore capables que de mastiquer, c'est-à-dire de faire tourner les aliments dans sa bouche ; et son développement neuro-musculaire lui permet tout juste de les faire passer de la partie antérieure de sa langue à sa gorge. Aussi le mixage de ses fruits et légumes est-il toujours de mise… mais de plus en plus grossier, car vous devez l'amener à abandonner progressivement la texture lisse de ses potages et compotes et à apprécier les petits morceaux qui lui permettront d'aborder la nourriture « normale » avec un estomac bien rôdé.

Rien ne presse, vous avez six mois pour lui éviter le « syndrome du mélangeur » (ainsi baptisé par les nutritionnistes) : le refus du solide.

Pour lui faire « admettre » le non-lisse

632 Proposez-lui vos innovations gustatives au repas de midi, alors qu'il est au mieux de son dynamisme, prêt à toutes les découvertes. Le soir, en revanche, il a besoin d'être calme pour s'endormir. La tétée, d'une part, ne change pas ses habitudes, d'autre part, la succion épuise la tension nerveuse qu'il a accumulée dans la journée et le conduit, en général, au sommeil.

633 Diminuez progressivement le temps de réduction de ses purées au mélangeur pour qu'elles deviennent un peu plus grumeleuses.

634 Ajoutez au contenu d'un petit pot (devenu très - trop - familier) quelques cuillères à café de votre potage broyé un peu plus grossièrement.

635 Abandonnez votre mélangeur pour reprendre la vieille moulinette à manivelle, d'abord avec sa grille fine, puis avec la moyenne. Vous obtiendrez ainsi des consistances de plus en plus « résistantes ».

636 Vous pouvez aussi râper vos légumes (carottes, pommes de terre, courgettes, etc.) avant de les faire cuire brièvement. Mixez-en les trois quarts et laissez les légumes râpés « nager » dans son potage. Ces drôles de spaghettis devraient l'intriguer et l'inciter à goûter ce mélange.

637 Étape intermédiaire : introduisez dans ses potages quelques cuillères à café de semoule ou de tapioca. Ces petits grains, amusants sur la langue, ne demandent que peu d'efforts de mastication.

638 Puis mélangez à sa purée son poisson ou son œuf simplement écrasé avec une fourchette ; ou à son yogourt, un peu de biscuit broyé.

639 Petit à petit, équilibrez les proportions : 1/2 mixé, 1/2 en morceaux, avant d'inverser celles du départ en mélangeant plus de consistant et moins de lisse.

640 S'il est réveillé lorsque vous préparez ses repas, installez-le dans son siège que vous placerez à l'entrée de votre cuisine. Pendant que vous épluchez les légumes ou pressez sa purée, parlez-lui de ce que vous faites. Mais il profitera surtout des odeurs qui sortiront de vos casseroles et elles lui ouvriront sans doute l'appétit.

● IL A ENVIE DE METTRE LA MAIN À LA SOUPE

Vers sept-huit mois, votre bébé se tient assis, à condition que son dos soit bien calé dans le dossier de son siège.

Ses mouvements deviennent plus habiles mais son œil n'accommode pas encore les distances, aussi est-il encore loin de coordonner ses gestes. Ce qui ne l'empêche pas de vouloir prendre son alimentation en main. Au sens propre (et malheureusement plutôt dégoûtant pour votre cuisine !), en plongeant la main dans sa soupe ou en saisissant sa cuillère et en la tapant vigoureusement dans sa purée : splash ! Il est ravi... et vous êtes aspergée de potage !

Il passe du dos sur le ventre et inversement, il plaque la paume de ses mains sur ses jouets et referme ses doigts, etc. Sa vie n'a plus rien de l'existence passive qu'il a menée durant ses premiers mois, rythmée par ses tétées, ses changes, son bain.

Il y prend aujourd'hui une part active pour apprécier ses repas, il a besoin de... s'engager !

BÉBÉ TRUCS!

Pour l'inciter à goûter

641 Votre bébé n'aime pas trop les changements et depuis quelques semaines vous le déroutez en quasi-permanence. Aussi se méfie-t-il du contenu de la cuillère que vous approchez de sa bouche. Rassurez-le avec des phrases engageantes: « Hum, comme c'est bon! », « Tu en as de la chance de manger cette bonne purée de haricots verts! ». Il n'en comprend pas les mots, mais il perçoit votre ton enthousiaste et celui-ci le stimule.

642 Le potage froid est franchement indigeste. Vous devez donc le faire réchauffer. Si vous avez un jeune impatient, vous préférerez sans doute utiliser votre micro-ondes plutôt que le chauffe-biberon. Mélangez consciencieusement sa purée à la sortie du four, pour que la chaleur soit homogène et assurez-vous, avant de la lui donner, qu'elle ne risque pas de lui brûler le palais.

643 Instinctivement, pour vous assurer que sa soupe est à bonne température, vous léchez la première cuillérée... et vous risquez ainsi de lui passer vos microbes, trop adultes pour son faible organisme! Testez la chaleur de ses aliments avec une cuillère que vous mettrez de côté après l'avoir léchée.

644 Vous vous apercevez que sa soupe est trop chaude alors que l'estomac et votre bébé crient famine. Remplissez une assiette creuse avec des glaçons et posez dessus son assiette. Son potage refroidira très vite.

645 Si vous souhaitez faire réchauffer son repas dans son biberon au micro-ondes et que ce dernier est trop haut pour y rentrer, couchez-le dans un bol.

646 Les bébés sont ainsi faits que lorsqu'ils vous voient faire une mimique, ils l'imitent. Alors ouvrez grand votre bouche, il devrait l'ouvrir à son tour et vous y enfournerez sa cuillère. N'abusez pas de ce truc de « traître »!

647 Votre bébé n'a pas du tout envie d'ouvrir la bouche, en revanche, il a très envie de s'emparer de sa cuillère. Donnez-la-lui et prenez-en une seconde. Pendant qu'il frappera gaillardement sur son assiette, vous utiliserez la vôtre pour introduire la purée dans sa bouche.

Pour limiter les dégâts... ou les réparer

648 Calez-le bien dans sa chaise haute en utilisant, les premiers mois, un réducteur de siège.

649 Au début du repas, alors qu'il est affamé, posez son assiette hors de sa portée et donnez-lui à manger à la cuillère. Une fois sa faim partiellement calmée, placez son assiette (beaucoup moins pleine) sur la tablette de sa chaise pour qu'il en malaxe le contenu. C'est le prix à payer pour qu'il se passionne pour ses repas !

650 Ayez toujours à portée de main une (voire deux) débarbouillette humide pour l'essuyer au fur et à mesure de ses débordements.

651 Pour éviter que potages et compotes ne tombent sur les genoux de votre bébé, protégez la tablette avec la bavette que vous lui avez passée autour du cou. Puis installez son assiette sur la bavette.

652 Si la tablette de sa chaise haute est en bois, couvrez-la de plastique adhésif, plus facile à nettoyer.

653 Lavez à froid (ou à l'eau très tiède) les vêtements tachés d'aliments pour bébé, d'œuf, de sang, de vomi, d'urine, de boue ou portant des traces de pâte à modeler. Faites de même avec ses mouchoirs, car l'eau chaude fixe les protéines.

654 L'eau froide ne résout pas totalement les problèmes de **taches** ; certaines demandent à être « traitées » avant de passer en machine.

- Nettoyant quasi universel, plus détergent que la simple lessive, le savon à vaisselle est à faire pénétrer dans le tissu, sur la tache (n'en mettez pas trop pour ne pas faire mousser exagérément votre eau de lavage).

- Les taches de feutre et d'encre partiront au lavage si vous laissez tremper la partie « gribouillée » du vêtement dans le lait pendant une dizaine d'heures (une nuit...).

- Les traces de stylo-bille disparaîtront si vous les tamponnez avec de l'alcool à 90°.

- Pour faire disparaître le sang laissé par une écorchure, faites tremper chandail ou pantalon dans une bassine d'eau dans laquelle vous aurez fait fondre un cachet d'aspirine.

- Si votre petit indien rampe dans les hautes herbes et revient avec des genoux de pantalon tachés, frottez les traces avec de l'eau sucrée, laissez sécher et lavez.

- Carotte, tomate, abricot... la couleur orange est tenace. Si, au sortir de la machine, vous constatez que votre linge n'est pas totalement net, faites-le sécher en plein soleil.

655 Ne repassez que l'indispensable ! Le conseil est intéressant, mais qu'est-ce qui est indispensable ? Ses draps-housses peuvent sans doute supporter d'être un peu froissés, mais les repasser avec un fer chaud tue les bactéries ! Enfilez-les sur votre table à repasser et effectuez tout votre repassage sur cette deuxième housse, ainsi son drap sera parfaitement « désinfecté ».

656 Le linge est plus facile à repasser humide. Si vous possédez une sécheuse, réglez le temps de séchage pour que son contenu ne soit pas totalement sec (si vous n'avez que quelques articles, ajoutez deux serviettes qui absorberont l'humidité et réduiront le temps de séchage).

657 Sinon, humidifiez votre repassage avant de vous mettre à la tâche. Vaporisez votre eau à l'aide d'un brumisateur pour plantes vertes.

658 Vous pouvez profiter de cette humidification pour donner une bonne odeur à votre linge :
- faites couler dans votre brumisateur quelques gouttes d'essence de lavande,
- ou un peu de son « sent bon »... toute la famille sentira le bébé.

659 Le linge des grands-mères ne tournait pas aussi souvent en lessiveuses que le vôtre en machine. C'est en partie pour cela qu'elles parfumaient leurs armoires. Une bien agréable habitude à reprendre à votre compte.

- Posez entre vos piles de linge des sachets de lavande ou confectionnez-en de très tendres en remplissant ses petits chaussons de nouveau-né de grains de lavande.
- Si vous avez laissé sécher ses lingettes dans leur paquet et qu'elles sont inutilisables pour nettoyer ses fesses, intercalez-les entre ses chandails, ils s'imprégneront de leur douce odeur.
- Emportez avec vous les savonnettes que vous trouvez dans votre chambre d'hôtel et placez-les sur les étagères de vos armoires.

660 Laissez votre linge refroidir avant de le ranger.

COMPORTEMENT

● IL EST VRAIMENT MAUSSADE

Votre petit enfant « n'a pas le moral ». Il est difficile de savoir quelle en est la cause exacte, car il ne possède pas les mots pour tenter d'expliquer son malaise et les chercheurs en comportement du bébé n'ont pas les outils (heureusement) pour entrer dans son petit cerveau.

Les raisons invoquées sont multiples :

- Votre bébé aurait cru, depuis sa vie *in utero* jusqu'à aujourd'hui, qu'il ne faisait qu'un avec vous (au tout début il n'avait pas tort). Il viendrait de réaliser son erreur : vous êtes deux êtres différents.

- Ou alors il a remarqué que lorsque vous le quittez, votre visage familier est remplacé par celui d'une autre personne qui prend le relais auprès de lui. Il développe alors une peur instinctive des visages, tous les visages qui ne sont pas le vôtre.

- Ou encore, depuis qu'il rampe – peut-être même se déplace-t-il à quatre pattes –, il constate qu'il peut se rapprocher de vous ou s'en éloigner… et que vous pouvez faire la même chose ! Voilà qui est inquiétant : si vous vous éloigniez et ne vous rapprochiez plus jamais…

Quel que soit le motif de son mal-être (peut-être les trois motifs à la fois ?), la conséquence est qu'il s'agrippe à vous de toute la force de ses petits poings lorsque vous voulez qu'il dise bonjour à sa mamie, hurle lorsque vous le déposez chez sa gardienne et quand il vous récupère le soir, vous regarde avec l'œil humide en se tendant vers vous.

Il vous fend le cœur, vous ne pouvez résister à ses supplications. Résultat : vous l'avez dans les bras les trois quarts du temps, vous êtes en froid avec sa grand-mère et vous partez travailler avec une boule de plus en plus grosse dans la gorge.

Tous les petits enfants passent par cette prise de conscience de la réalité de leur existence (certains de façon criante, d'autres, sans quasiment vous en tenir informée). Les spécialistes de la petite enfance l'ont inscrite au nombre des passages obligés d'un développement normal sous le nom de «crise des huit mois», bien qu'elle puisse survenir quelques semaines avant… ou après!

Tous les petits sortent de cette douloureuse étape. Parfois avec un peu d'aide de leur maman.

Pour l'aider à gérer sa « crise des huit mois »

661 Tant pis pour vos relations avec votre belle-mère, l'épicier ou la fruitière… ou avec toute personne qui ne lui est pas vraiment familière et qui voudrait lui manifester son intérêt en l'embrassant ou en le prenant dans ses bras. Puisque rien ne l'oblige à faire des amabilités, ne forcez pas votre petit inquiet à faire bonne figure. Il ne peut tout simplement pas! Prenez son parti en expliquant à la personne déçue par son attitude qu'il est en pleine «crise des huit mois».

662 Mettez en place un rite sympathique réservé au soir où vous sortez : un gros câlin sur le canapé, une histoire spéciale, des petits baisers de papillon, etc. Votre minute tendresse est terminée, l'histoire est finie… faites-lui un grand sourire et enfilez votre manteau. Et laissez-le au bon soin de la gardienne, votre résolution devrait le laisser sans voix.

663 Vous trouvez votre «colleux» un peu liant, pourtant il a un énorme besoin que vous passiez du temps avec lui (vous ou son papa). Tentez de vous dégager du temps pour être à ses côtés.

- Remettez certaines choses après le coucher de votre enfant pour tirer le meilleur parti du temps que vous passez ensemble.

- Groupez au maximum vos activités ménagères (sur deux ou trois jours de la semaine): courses, cuisine, lessive, repassage, etc. Vous serez ainsi tranquille et disponible pour votre enfant plusieurs jours de suite.

- Lorsque vous rentrez le soir, adaptez-vous à son rythme, ne lui imposez pas le vôtre. Le matin, mordez-vous la langue (au figuré, bien sûr) plutôt que de lui dire «dépêche-toi» ou «vite, vite» et le soir «attends un peu».

- Sauf cas de force majeur, les rituels du coucher doivent être une priorité. Il est préférable de faire l'impasse sur le bain plutôt que sur le câlin du soir.

- Vous ne faites pas partie intégrante de ses rituels, son papa peut tout aussi bien les effectuer à votre place (en revanche, ce n'est pas la même chose si c'est son grand-papa ou sa tante qui les accomplit alors que vous êtes à la maison).

- Si vous n'avez pas le temps de jouer avec lui, rattrapez-vous avec l'histoire du soir. Grimpé sur vos genoux, il vous sent détendue ; toutes les conditions sont réunies pour que vous passiez un bon moment ensemble.

- Cernez vos priorités ménagères : est-il indispensable que vous épluchiez des légumes pour faire une soupe ? Les surgelés ne sont pas plus chers ! Devez-vous repasser vos draps-housses ou pouvez-vous vous contenter de les tirer sur votre matelas ?

- Transformez certains « passages obligés » tels que les trajets en voiture, le parcours jusqu'à la crèche ou chez la gardienne, la vaisselle (si vous n'avez pas de lave-vaisselle), le tri du linge... en temps de qualité : chantez ensemble ou parlez de ce qui se passe dans vos vies.

- Facilitez-vous le rangement :
    - Accrochez à l'arrière de son siège, sur le dossier de sa chaise haute ou sur le rebord de son parc, une taie d'oreiller. Vous y mettrez ses jouets quand il sera fatigué. De retour dans son siège ou dans son parc, il les retrouvera avec plaisir.
    - Si vous l'installez à plat ventre, posez sur le sol un drap ou une couverture avant de sortir ses jouets. Lorsqu'il aura quitté les lieux, vous relèverez les coins de son « tapis de jeu », ramassant ainsi tous ses jouets d'un coup.
    - Dès qu'il se tient assis, équipez-vous d'une desserte à tiroirs sur roulettes. Vous remplirez l'étage inférieur avec les jouets qu'il préfère et qu'il pourra attraper seul et les étages supérieurs avec des jouets qu'il a oubliés et qu'il sera heureux de redécouvrir lorsque son intérêt pour les premiers faiblira. Vous pourrez rouler ce

chariot de «délices» de pièce en pièce en même temps que vous déplacerez votre jeune joueur jusqu'à son lit au moment du coucher.

664 Il devrait trouver de lui-même, durant les jours à venir, une manière d'apaiser son angoisse. Peut-être en se choisissant une... doudou, également appelé objet transitionnel. Traduction: une «chose» qui a le pouvoir de faire revivre dans l'imaginaire de votre bébé son environnement préféré, c'est-à-dire sa maison avec vous à ses côtés. Il n'y a que lui qui puisse isoler les odeurs et les goûts qui lui permettent de faire resurgir ces douces sensations.

665 Une fois qu'il s'est choisi un petit objet d'amour – s'il en élit un, ce que ne font pas tous les petits – ne l'oubliez surtout pas dans vos allers et retours entre maison et garderie. C'est un petit coin de son paradis perdu qu'il transporte avec lui: il pourra se réfugier auprès de lui dans les moments où vous lui manquerez.

666 La doudou est la meilleure chose pour calmer les chagrins, mais ce peut-être également la pire. Perdue, elle peut provoquer des déluges de larmes qui ne s'apaisent qu'avec sa réapparition. Pour avoir toujours sa doudou à portée de main:

- Dès que votre tout-petit a confirmé que cette peluche (ce morceau de couverture, cette couche en coton, etc.) était désormais son objet transitionnel, précipitez-vous chez le marchand de cet objet rare (qui peut disparaître du commerce du jour au lendemain!) pour en acheter un deuxième (ou même un troisième, on n'est jamais trop prudent) identique. Cela vous permettra de subtiliser le premier pour le laver lorsqu'il sera sale, ou pire encore, en cas de perte, de le remplacer sans gros sanglots.

- Est-ce parce qu'il est aussi doux qu'une maman que votre enfant est totalement persuadé que lorsque la doudou disparaît elle réapparaît comme vous lorsque vous le laissez chez sa gardienne? En tout cas, il ne se préoccupe guère de la garder sous son coude. Quand elle ne lui est pas indispensable, il la pousse de la main ou du pied dans son lit, la laisse glisser de son siège... et il applique, pour la retrouver, la même technique que celle qu'il utilise pour vous ramener à côté de lui : il hurle !

667 Or, il a tellement d'autres occasions de pousser des cris que vous vous épargneriez volontiers ceux-ci. Ce n'est pas impossible, il suffit de l'accrocher à sa doudou, à moins que ce ne soit l'inverse...

- Le velcro se vend en pastilles autocollantes ou à coudre.
  - Collez la partie « griffes » de ces pastilles sur tous les supports lisses de l'environnement de votre enfant (le flanc de son siège, l'abattant de sa chaise haute, le montant de sa poussette, etc.). Vous la coudrez aussi sur les textiles, par exemple sous les manches gauches de ses pyjamas – il perd sa doudou et sa tétine bien davantage la nuit ! – et de son manteau.
  - Fixez par quelques points la partie velours (plus douce sous les doigts de votre enfant) à l'une des extrémités d'un court ruban. Ce dernier ne doit pas faire plus de 15 cm pour que votre petit ne risque pas de s'étrangler en le passant autour de son cou.
  - Cousez solidement l'autre extrémité de ce ruban à la doudou. Vous avez ainsi une « doudou baladeuse » qui s'accrochera à portée de sa main partout où vous le poserez.
- Vous êtes une inquiète professionnelle et cette histoire de ruban ne vous dit rien qui vaille ? Vous pouvez remplacer les pastilles de velcro par des anneaux de douche. Vous en passerez un autour de l'un des barreaux de son lit ou de la bretelle du harnais de son siège d'auto. Vous en glisserez trois ou quatre les uns dans les autres pour former une « chaîne » et fixerez le dernier par quelques points serrés sur sa doudou. Ces gros maillons ne pourront pas l'étrangler.
- Ce n'est pas la longueur du ruban qui vous inquiète, mais les travaux de couture que vous détestez ? Achetez un attache-tétine :
  - Passez un petit ruban dans l'anneau de caoutchouc qui enserre la tétine (après avoir dégagé celle-ci).
  - Nouez-le autour des montants de sa chaise haute, de sa poussette ou à l'une des boutonnières de son vêtement.
  - Accrochez sa doudou à la pince.

Pour retrouver sa doudou égarée

668   Puisque vous veillez sur lui et que sa doudou est «un autre vous, un autre lui... et un autre vous avec lui», il estime que vous êtes responsable de son objet transitionnel. C'est vous qui oubliez sa doudou ou même la perdez! C'est à vous de la retrouver. Vous ne voudriez pas le décevoir et surtout vous ne supportez pas de le savoir malheureux. Comme vous n'êtes pas, comme il le pense, la protectrice des doudous égarées, mettez un collier à ces dernières!

- Ajustez autour du cou de la poupée de chiffon ou de l'animal en peluche qui partage sa vie un ruban-cache extra-fort sur lequel vous inscrirez le minimum : votre numéro de téléphone (portable pour être jointe n'importe où, puisque c'est un cas de force majeure!).

- Il a choisi comme substitut maternel la simple couche de coton que vous glissez sous sa tête pour qu'il ne salisse pas son lit? Un bout de drap? Votre vieux chandail? Difficile dans ce cas de lui passer le ruban au cou, alors tatouez directement au feutre indélébile... votre numéro de portable.

- Vous êtes un peu tête en l'air et ce ne serait pas la première fois que vous perdez votre cellulaire, ou vous êtes une excellente économe et n'excluez pas l'idée de changer de fournisseur si une meilleure proposition vous était faite... Bref, votre numéro de portable pourrait changer. Coudre un nouveau bout d'extra-fort passe encore, mais vous n'allez quand même pas faire des ratures sur la doudou, ni la transformer, à force d'ajouts, en annuaire téléphonique! Vous trouverez dans les magasins ou les rayons de produits pour chiens et chats des capsules d'identité : minuscules tubes creux dont le bouchon, terminé en anneau, se visse. Vous glisserez à l'intérieur un morceau de papier sur lequel vous inscrirez votre numéro de téléphone portable du moment. Vous coudrez l'anneau à un angle de la doudou.

- Vous pourrez en profiter pour joindre l'utile à l'agréable et glisser également à l'intérieur trois grains de riz. À condition que votre petit papier soit vraiment très petit et ne couvre pas totalement les parois du tube, ils émettront un bruit discret en tapant sur le métal lorsque votre jeune sportif bottera sa doudou. Dans un premier temps, ce hochet nouvelle manière l'amusera. Dans un second, il lui permettra de se diriger au son dans la direction de sa doudou lorsqu'il l'aura à nouveau touchée du pied ou de la main et fait tinter. Bien pratique, ce petit grelot, pour remettre la main sur la doudou la nuit.

Pour toiletter la doudou sans larmes

669 Le pouvoir de séduction qu'a sur votre bébé l'odeur qui émane de sa doudou est inversement proportionnel au dégoût qu'elle provoque sur vous. Il voudrait que sa doudou sente toujours plus et vous, plus... du tout. Vous avez un argument absolument véridique qui balaie tous les siens : c'est un nid à bactéries. Il est donc impératif de la laver. Non seulement votre bébé doit alors supporter que tous ses souvenirs olfactifs soient effacés, mais il doit également se priver de la présence rassurante de son objet de consolation le temps de son séjour en machine et sur le séchoir. Quelques petits trucs peuvent vous permettre de soumettre la doudou à un nettoyage en règle sans trop de désarroi.

- Si vous avez pris la précaution d'acheter une sœur jumelle à sa copine doudou, procédez à l'échange de la propre contre la sale pendant la nuit. Votre petit est déjà suffisamment malin pour s'apercevoir de la substitution pendant la journée, de plus, en les laissant dormir tous les deux, sa doudou aura, au matin, acquis un léger « fumet ».

- Si, par chance, il a porté son choix sur un simple morceau de tissu ou une couche de coton, faites en sorte qu'il y en ait toujours deux en service. Vous pourrez ainsi en subtiliser une sans déstabiliser totalement votre bébé.

- Peut-être un soupçon d'odeur suffira-t-il à lui faire retrouver intact le charme de sa doudou après son passage en machine. Nouez solidement autour du cou de son jouet chéri un joli ruban quelques jours avant le lavage. Retirez-le-lui au moment où vous placez sa doudou dans le tambour et remettez-le-lui lorsque son objet transitionnel sera propre et sec.

- Sa doudou est unique et a une odeur si forte qu'un simple ruban ne peut la restituer ?
  - Faites prendre à la doudou, en présence de son jeune propriétaire, un bain dans la petite baignoire (dans l'eau de laquelle vous aurez fait glisser un peu de lessive pour lavage à la main). C'est très rigolo : tout comme lui, son grand copain doit se laver et se rincer (sous le robinet), mais aussi se sécher ! Là, c'est moins drôle car l'opération prend nettement plus de temps que pour lui.
  - C'est pourquoi vous procéderez au bain de la doudou avant son repas et profiterez de ce moment de répit (pendant qu'il mange, il n'en a pas besoin) pour soumettre sa doudou à quinze minutes d'essorage en compagnie de serviettes sèches qui absorberont une grande partie de l'humidité de sa copine.
  - Lorsqu'elle sortira du tambour, finissez de sécher la doudou au séchoir à cheveux.

● IL PLEURE À EN PERDRE CONNAISSANCE

Vous n'y comprenez rien, vous lui avez un peu vivement signifié que vous ne vouliez pas qu'il touche les boutons de la télévision ou il s'est cogné en se jetant en arrière dans son lit. Il éclate alors en sanglots bizarres, entrecoupés de hoquets. Brutalement il devient tout bleu, ses yeux se révulsent et en quelques secondes, il perd connaissance !

Vous êtes paniquée – c'était l'effet qu'inconsciemment il escomptait –, vous le prenez dans vos bras et presque instantanément il revient à lui. Certes, il est un peu pâle, « flasque » et absent, mais très vite tout rentre dans l'ordre.

Votre charmant bambin ne supporte pas la contrariété et la douleur ressentie en se cognant est très agaçante ! Ses hoquets bloquent sa respiration, un court instant son cerveau est mal irrigué ; il perd connaissance, ce qui interrompt ses spasmes respiratoires, d'où le nom de « spasme du sanglot » donné à cette spectaculaire manifestation de frustration.

Les premières fois, votre bébé est aussi surpris que vous de ce qui vient de lui arriver, mais assez vite, il s'aperçoit que lorsque cet incident se produit, vous êtes particulièrement aux petits soins pour lui... Alors il va le reproduire à volonté. Certains petits malins provoquent plusieurs «spasmes du sanglot» dans la même journée, parfois jusqu'à leurs quatre ans ! Ces petits évanouissements sont sans conséquence pour sa santé... mais pas pour votre autorité.

Pour bien réagir au «spasme du sanglot»

670 Le mauvais réflexe pour le faire revenir à lui serait de lui donner une gifle ou de lui mouiller le visage avec une débarbouillette d'eau glacée: vous n'apaiseriez pas son sentiment d'impuissance à gérer la situation.

671 Apaisez-le:

- Allongez-le en lui surélevant légèrement les jambes.
- Tapotez ses cuisses et ses joues et soufflez sur son visage pour l'aider à retrouver sa respiration.
- Si, une fois ses esprits retrouvés, il retourne à ses activités avec entrain, reprenez les vôtres avec sérénité. Vous appellerez votre médecin pour prendre rendez-vous avec lui à l'occasion, juste pour vous rassurer (il procédera aux examens permettant d'éliminer les suspicions de convulsion, chute de glycémie ou problème cardiaque).

672 Il arrive que le «spasme du sanglot» soit en rapport avec une petite anémie. Veillez à ce qu'il trouve dans ses repas la quantité de fer dont son organisme a besoin avec de la viande, du poisson, des légumes verts, etc.

673 Ne cédez pas à tous ses désirs pour éviter une nouvelle crise. Il tirerait de plus en plus sur la corde de votre sollicitude inquiète. Si vous lui montrez que vous n'êtes pas impressionnée, vous avez toutes les chances de tuer la crise – et ses velléités de la provoquer à nouveau – dans l'œuf.

IL EST TERRIBLEMENT IMPATIENT

Vous l'avez installé dans son siège avec quelques jouets. Il considère avec intérêt son jeu de clés en plastique et tout à coup le jette loin de lui, marque une pause avant de se mettre à hurler, pressé, semble-t-il, que vous le lui ramassiez.

Pourquoi ne le feriez-vous pas ? Jusqu'alors il vous a vu accourir chaque fois qu'il élevait la voix, quelle que soit l'heure du jour ou de la nuit. Au tout début de sa vie, vous aviez raison d'obtempérer car son équipement neurologique était insuffisant pour assumer l'attente. En répondant à ses appels impératifs, vous n'en avez pas fait un bébé capricieux, vous l'avez rassuré tout en lui permettant d'installer sa sécurité affective. Vous avez préparé le meilleur des terrains pour lui faire intégrer progressivement les frustrations auxquelles il ne pourra manquer d'être confronté.

Et justement, aujourd'hui, il dispose des capacités lui permettant de supporter que la réalisation de ses désirs soit différée.

Pour lui apprendre la patience

674 Bien sûr, il n'est pas dans vos intentions de le laisser patienter des heures avant de lui donner son potage, mais vous pouvez le laisser attendre – au moins le temps que vous le lui fassiez réchauffer. Ce sera même une bonne chose, car cela lui permettra de repérer les bruits qui accompagnent la préparation de son repas, d'en humer l'odeur annonciatrice, de prêter attention à vos paroles l'exhortant à la patience. Cela lui apprend à se projeter vers le moment de bonheur où il lapera sa soupe et à faire jouer son imagination. Il sent que la satisfaction de son désir, même si elle n'est pas immédiate, ne va plus tarder.

675 Il est également capable de se tourner de lui-même vers son objet transitionnel : sa tétine, sa doudou ou... ses propres vocalises pour meubler son attente. Cette découverte devrait lui permettre de retrouver la même stratégie pour attendre que le sommeil vienne à nouveau l'emporter, lorsqu'il se réveille au milieu de la nuit. Aussi, même si son dîner est prêt, laissez-le l'attendre, il tirera beaucoup d'enseignements de ces quelques minutes de «battement». Et vous mettrez en place les bases d'une relation beaucoup plus sereine – et normale – avec votre bébé.

676 Au fil des jours, vous répondrez de plus en plus souvent à ses cris, par un « attends un peu mon bébé » et vous lui expliquerez qu'ayant les mains dans les épluchures de pommes de terre vous ne pouvez pas tout lâcher instantanément pour lui ramasser son jouet. Certes, ce raisonnement n'est pas de nature à l'impressionner, mais le ton de votre voix lui signifiera que vous avez pris sa demande en compte et qu'il n'est pas abandonné à l'incertitude de l'attente.

677 Ne culpabilisez pas si vous le faites attendre parce qu'il vous réclame alors que vous êtes en train de vous maquiller ou de mettre la dernière touche à votre mise en forme. Vous avez le droit absolu d'être lasse des couches et des biberons et de prendre du temps pour vous. Non seulement votre enfant n'en souffrira pas, mais il en bénéficiera : vous serez de meilleure humeur et il aura pris une leçon d'autonomie. Il ne vous aura pas toujours à ses côtés pour lui éviter la frustration.

678 Vous pouvez aussi opter pour la diversion. Il veut que vous lui ramassiez son jouet, mais vous avez les mains plongées dans l'eau de vaisselle ? Chantez-lui une petite chanson, attirez son attention sur le petit oiseau qui s'est posé sur la rambarde du balcon, etc. Profitez-en : avant un an, c'est un stratagème qui marche.

679 Mais la frustration ne s'apprend pas en quelques jours, pour ne pas mettre sa patience à trop rude épreuve :

- Attachez avec de courts rubans (de 15 à 20 cm) ses jouets aux montants de son siège et à ceux de sa chaise haute et apprenez-lui à « tirer sur la ficelle » pour les faire revenir à lui.
- Plutôt que de le poser sur son tapis d'éveil avec ses jouets qu'il peut expédier loin de lui, installez-le dans une petite piscine gonflable recouverte d'un grand drap-housse. Ainsi ses jouets ne partiront pas bien loin et l'envie d'aller les chercher l'incitera à faire « bouger son corps ».

680 Lorsqu'il aura appris à se déplacer à quatre pattes (dans le courant de ce semestre), il n'aura plus besoin de vous pour aller chercher la balle qu'il a laissée rouler jusqu'au fauteuil. Pour un temps, il suspendra son impatience... à moins qu'il ne se prenne pour le roi du monde – il est tellement formidable, vous le lui dites assez – et ne supporte pas qu'on lui résiste (et vous, moins que tout autre). Ce sera moins que jamais le moment de céder à ses exigences, mais tout au contraire de multiplier les « tout à l'heure ».

IL SE FAIT LES DENTS SUR VOTRE JOUE

Depuis que les yeux de votre jeune expérimentateur peuvent ajuster leur vision sur des points précis, il est capable de porter ses mains sans rater sa cible vers tout ce qui traîne à leur portée et, mieux encore, de les guider jusqu'à sa bouche pour y introduire l'objet qu'il a saisi. Sa bouche lui sert de troisième main, car les capteurs et récepteurs sensitifs qui tapissent sa cavité buccale lui donnent des informations beaucoup plus précises que les terminaisons nerveuses de sa peau sur la rugosité, la dureté, la forme et la température de sa prise. Jusqu'à un an, c'est le « tout à la bouche » qui guide ses recherches. Les psys nomment cette période stade oral.

Vous l'avez oublié parce que vous avez perdu une grande partie de vos capteurs, cependant, lorsque vous étiez bébé, ces derniers ne tapissaient pas que votre langue mais également votre palais et vos gencives. En effet, les ligaments qui attachent ses dents à ses arcs dentaires sont pourvus d'une formidable densité de cellules nerveuses, sans doute pour lui permettre de s'attarder avec intérêt sur la consistance de ses aliments.

Les capacités particulières de sa bouche sont pratiquement une invitation à soumettre votre joue ou votre bras – qu'il trouve si doux – à son analyse, alors il vous mord !

Pour lui faire passer son envie de mordre

681 Il n'y a rien de plus naturel pour votre bébé que de vouloir vous dévorer ! Ne lui dites-vous pas : « Tu es mignon à croquer » ? Quand on aime, on a envie de manger l'objet de son affection. Son geste ne part donc pas d'un mauvais sentiment, tout au contraire. Ce n'est pas une raison pour ne pas le dissuader de recommencer. Affichez une figure sévère pour lui faire savoir que cela ne vous a pas plu du tout ! Vous savoir fâchée est la chose qui le bouleverse le plus.

682 Et au cas où ce ne serait pas suffisant, prenez votre voix grave pour lui dire qu'il vous a fait mal et que vous ne voulez pas qu'il recommence.

683 Pour lui permettre d'assouvir le besoin d'expertise de sa bouche, mettez à sa disposition des jouets – dans des matériaux différents pour combler sa curiosité – faciles à introduire dans sa « troisième main » sans risquer qu'il ne les avale.

684 La fausse bonne astuce consisterait à le mordre pour qu'il constate que cette « mise en bouche » est douloureuse. Ne pouvant faire – à ce stade de son développement – le lien entre son impulsion, votre morsure et la douleur, il ne comprendrait pas que vous vouliez sciemment lui faire mal ! Il serait vraiment déconcerté et très malheureux.

ÉVEIL

De 7 à 9 mois

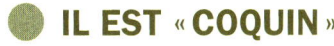 IL EST « COQUIN »

« Non », vous ne voulez pas qu'il se barbouille de purée. « Non », vous n'appréciez pas qu'il tape du plat de la main sur la surface de l'eau de son bain, parce que cela vous éclabousse.

Il tergiverse un peu parce que ces activités lui donnent un certain sentiment de puissance, mais comme son plus grand plaisir est de vous faire plaisir, il vous obéit. Profitez-en, il ne restera pas longtemps aussi conciliant.

Pour ne pas casser sa confiance en lui

685 Ne profitez pas de ses sympathiques dispositions pour lui opposer des « non » systématiques sous prétexte de le protéger de tous les dangers. S'il ne peut exprimer son énergie, il pourrait alors se montrer agressif ou, à l'inverse, apathique.

686 Ne brimez pas toutes ses impulsions, il a besoin de savoir si en frappant un couvercle contre le sol, il va faire du bruit. Et une cuillère ? Et un gobelet en plastique ?

687 Et même, donnez-lui des « instruments à faire du bruit ». Car pour lui, faire du vacarme, c'est exister et c'est le faire savoir aux autres ! Bien sûr vous lui avez acheté des hochets et il affectionne tout particulièrement les mettre dans sa bouche. Leurs formes longues ou arrondies sont faites pour cela et s'ils ont des petites billes à l'intérieur, c'est évidemment pour produire des sons. Mais ces derniers sont tellement ténus que c'est à peine un « plus ». Si vous voulez lui faire vraiment plaisir, fabriquez-lui des sons dignes de ce nom !

BÉBÉ TRUCS !

Faites sonner les cuivres :

- L'instrument de base, à portée de toute maman, c'est le trousseau de clés. Il tient du triangle et des cymbales ; sa version toute faite vous séduira et ne lui déplaira pas non plus.

- Vous pouvez glisser une cuillère à café de riz dans une petite bouteille en plastique vide ou dans une boîte à pellicule photo, mais le bruit mat des petits grains contre le plastique n'est pas follement excitant... alors que ce même riz dans l'une de ces petites boîtes métalliques au bord non coupant (ayant contenu du riz, des biscuits, du cacao, du thé, etc.) rend un son plus aigu, nettement plus flatteur.

- Mieux encore, confectionnez-lui des maracas. Remplissez une boîte avec des grains de riz ou des nouilles crues et une autre avec des petits cailloux ! Il obtiendra deux sonorités différentes en tenant la « gling » dans une main et la « glang » dans l'autre. En les agitant ensemble ou avec un léger décalage, il provoquera une joyeuse cacophonie.

- Retirez le couvercle d'une boîte métallique et remplacez-le par un morceau de ballon de baudruche bien tendu et maintenu sur son ouverture par un tour de ruban adhésif d'électricien (ils ont généralement des couleurs vives). Une cuillère à café, faisant office de baguette, lui permettra de taper hardiment sur son tambour.

688 Allez même jusqu'à lui offrir des percussions :

- Époumonez-vous à souffler dans un ballon de baudruche pour bien en distendre la matière. Nouez son extrémité pour le laisser gonflé un petit moment (afin que le caoutchouc perde beaucoup de son élasticité). Coupez le côté opposé au nœud pour obtenir une alvéole de caoutchouc que vous enfilerez sur un contenant cylindrique. Tendez-la bien en vous aidant de petites bandes de diachylon, puis maintenez le tout par un tour complet. Confiez une paire de cuillères en bois à votre jeune batteur. Et en avant la musique !

- Habillez les deux extrémités de deux rouleaux de carton de longueurs différentes de caoutchouc découpé dans un ballon de baudruche. Maintenez ces « peaux de tambour » par un tour de ruban adhésif. Mettez un rouleau dans chacune des mains de votre percussionniste... En tapant alternativement avec l'un, puis avec l'autre, sur le sol ou sur la table, il obtiendra un bruit de tam-tam tout à fait amusant.

- Découpez le fond d'une bouteille de lait. Placez une balle de ping-pong à l'intérieur. Fermez chacune des extrémités par un morceau de ballon de baudruche tendu et maintenu par du ruban adhésif. En agitant cet instrument, la balle ira taper soit dans la petite ouverture (produisant un son sourd), soit dans la grande (produisant un son plus grave).

IL DÉCIDE DE « SE BOUGER »

Son regard porte de plus en plus loin et tout lui paraît plus intéressant... là-bas. Surtout si vous vous trouvez, vous aussi, au-delà de sa ligne d'horizon ! Car il supporte mal de ne pas vous avoir à ses côtés. Il décide donc d'aller au-devant de ces choses qui ne viennent pas à lui lorsqu'il les réclame (vous y compris !). Il a plusieurs méthodes pour y parvenir.

- Soit il garde la position assise qui lui permet de dominer la situation, progressant par coups de reins ou en s'aidant (comme d'une rame) d'une jambe repliée devant lui.

- Soit il fait basculer son corps en avant pour se retrouver mains et ventre à terre et il rampe. Mais il s'aperçoit généralement rapidement que plier les genoux apporte deux appuis supplémentaires qui eux aussi avancent et lui permettent d'accélérer le mouvement : le voilà à quatre pattes !

- Soit, alors que ses mains et ses genoux s'appuient sur le sol, il découvre qu'en détendant les jambes il peut prendre appui sur ses orteils qui accrochent bien les poils du tapis, lui permettant de se déplacer le derrière en l'air.

- Enfin, il peut tendre une jambe sur le côté et se propulser en avant comme sur une trottinette : un genou plié, la jambe latérale pédalant à côté.

Ces modes de déplacements sont parfaitement indépendants, votre bébé peut en abandonner un pour en essayer un autre, mais il peut aussi rester fidèle à sa méthode jusqu'à ce qu'il se mette debout !

Pour encourager son esprit d'aventure

689 Installez sur son tapis d'éveil des jouets à roulettes. En voyant ces drôles d'objets tout ronds aux tons si joyeux s'enfuir sur leurs petites roues, il n'aura qu'une envie : ramper pour les suivre. Ces jouets fuyants sont plus qu'une incitation à mettre son corps en mouvement, ils apportent leur concours à sa compréhension de la permanence des choses : jusqu'alors il avait tendance à ne pas chercher un objet qui avait disparu de son champ de vision, le croyant perdu à tout jamais. Aujourd'hui, alors qu'il le voit rouler sous le canapé, il pressent qu'il s'y trouve encore et qu'il peut remettre la main dessus.

690 Proposez-lui une série de boîtes de tailles différentes ou un jeu de formes à encastrer. Il va découvrir le dessus, le dessous, le dedans et à côté. Avec ces objets, il apprend la navigation. En effet, il appréciera mieux les obstacles qu'il trouvera sur son chemin lors de ses déplacements : passer sous une chaise ou à côté ? Escalader le coussin ou le pousser de la main ? Il ne se pose pas la question, il en est incapable : il « fait » en s'appuyant sur ses expériences.

691 S'inquiéter de l'état de ses genoux de pantalon ne l'effleure pas... vous si. Découpez les pieds d'une de vos grandes (et vieilles) paires de bas et enfilez-lui ces jambières improvisées par-dessus son pantalon jusqu'à mi-cuisses. Elles lui permettront, en outre, de mieux accrocher les poils du tapis ou de la moquette.

692 Vous pouvez aussi imperméabiliser, avec un atomiseur prévu à cet effet, ses jambes de pantalon ou ses fonds de culottes ; vous renforcerez ainsi leur résistance.

693 Offrez-lui des « Pop'up » : ces livres à tirettes et à cachettes fonctionnent sur l'apparition/disparition des personnages et des objets. Les images ne sont pas absentes parce qu'il ne les voit plus, elles sont simplement cachées ailleurs et il a le pouvoir – en actionnant la tirette ou le volet – de les faire revenir. Ce qui veut dire que lorsque vous n'êtes pas à côté de lui, vous êtes toute proche. Sur le terrain, cette constatation va l'inciter à aller s'enquérir de ce qui pourrait réapparaître.

IL VEUT ÇA… ET VOUS LE MONTRE

Il est enchanté par son index. D'une part, il lui permet de gratter les surfaces intéressantes, mais plus important encore, pointé vers le jouet ou le gâteau qui l'intéresse, il vous permet de comprendre immédiatement son souhait.

Pour lui prouver votre compréhension

694 Votre bébé n'est pas toujours aussi matérialiste. Il a des intérêts plus gratuits. Il pointe le doigt vers : une feuille ? Un oiseau ? Un nuage ? Peu importe, répondez avec enthousiasme : «Tu as raison, comme c'est beau !». Il est aux anges : il a établi une communion de pensée avec vous. Bien sûr, il ne formule pas la chose de façon aussi sophistiquée, mais il sent que vous pouvez tout comprendre venant de lui.

695 Vous consultez très souvent votre bébé, sans vous en rendre compte : « Tu as faim, mon bébé ? », « Est-ce que tu aimerais aller te promener ? ». Surtout, ne changez rien. Bien sûr, il n'a pas vraiment son mot à dire, mais il y a de la considération dans votre voix. Alors que « Tu vas manger », « Tu vas te promener » serait un mode de communication bien impératif qui pourrait couper les jambes de ses velléités de découverte du monde et de ses propres capacités à l'appréhender (disent les psys).

De 10 à 12 mois

● IL EST DE PLUS EN PLUS MANUEL

Il sait attraper sa cuillère, la mener jusqu'à sa bouche, boire à la tasse… et utiliser son pouce et son index pour saisir des choses infiniment petites. Des miettes, par exemple, puisque vous ne lui défendez pas de les mettre dans sa bouche.

Il coordonne l'action de ses deux mains : pendant que la droite place un cube sur un autre, la gauche tient l'édifice, par exemple.

Pour lui faire apprécier ses progrès

696 Installez-vous près de lui et jouez. C'est la meilleure façon de lui faire prendre conscience que vous trouvez ses activités intéressantes. Il a besoin de vos encouragements pour poursuivre et multiplier ses expériences.

697 Participer ne veut pas dire diriger. Ne le faites pas à sa place et ne prenez pas sa main pour le lui faire faire : il sent très bien lorsqu'il est assisté. Or, faire tout seul est le plus puissant moteur de son développement. Suggérez en faisant à côté, par exemple.

698 Encouragez-le à placer des formes dans les trous qui leur correspondent, ou à classer des objets de même couleur. S'il se laisse distraire, rappelez-le gentiment à l'ordre en lui montrant la façon dont vous progressez de votre côté. Cela l'aidera à discipliner ses facultés d'attention.

699 Faites cependant très attention à ne pas le surstimuler ni à trop orienter ses capacités vers les activités qui vous séduisent. Si vous lui demandez de rester longtemps sur un même jeu qui demande réflexion, il saura se concentrer, mais il aura moins de curiosité à explorer ce qui l'entoure. Or, attention et dispersion sont nécessaires à l'équilibre de ses apprentissages.

700 Puisqu'il apprend en observant, lorsque vous préparez le repas dans la cuisine, installez-le dans sa chaise haute et confiez-lui quelques ustensiles sans danger : boîtes en plastique, cuillères en bois, spatules en plastique, etc. Il vous regardera travailler avec intérêt et tentera de refaire vos gestes avec son matériel.

701 C'est le moment de lui acheter des «jouets d'imitation». Il veut s'emparer de votre téléphone, attraper son gobelet et sa cuillère ; il sera ravi d'avoir un miniportable et de la vaisselle de poupée. Un petit moment. Car il ne tardera pas à constater qu'ils ne ressemblent pas vraiment à vos jouets d'adulte.

● IL SE MET DEBOUT

Il s'agrippe à l'étagère de la bibliothèque, pose les pieds à plat sur le sol et détend les jambes ! Ça alors, il est debout ! De saisissement, il en retombe sur les fesses.

Pour le pousser à poursuivre

702 Je tombe = je pleure. Les larmes sont presque un réflexe chez le petit enfant. Si vous vous précipitez pour le prendre dans vos bras, vous cassez son élan. Il se pelotonne contre vous, oubliant qu'il vient de franchir une étape capitale dans son avancée vers la marche et qu'il doit reprendre sa tâche là où il l'a laissée (ou presque).

703 Allez aux nouvelles, s'il ne s'est pas fait très mal, asseyez-vous à côté de lui pour qu'il vienne se frotter contre votre épaule. Lorsqu'il aura rechargé son moral au réservoir de votre tendresse, il repartira vers une nouvelle aventure. Il a besoin de sentir que vos bras ne sont pas loin, mais pas autour de ses épaules.

704 Un pousseur (camion, cheval ou coccinelle à grosses roues) qui lui arrive à la poitrine et lui offre un guidon auquel s'accrocher pour se lever, ainsi que des roues pour l'obliger à aller de l'avant, est un bon outil d'apprentissage de la marche.

705 On a un peu oublié le cheval à bascule, c'est dommage, car outre son va-et-vient qui enchante les petits, il constitue un bon entraînement pour leur sens de l'équilibre ! Laissez votre bébé pieds nus. Installez-le sur son animal (correctement maintenu) et faites doucement basculer son destrier d'avant en arrière pour qu'il sente que ses pieds quittent le sol et l'obligent à déplacer son centre de gravité. Puis, faites-lui à nouveau toucher le sol. Petit à petit, il va comprendre qu'il peut imprimer lui-même une impulsion à sa monture en donnant un coup de pied, dans un mouvement déroulé talon-pointe... celui-là même qui permet de marcher.

● IL A DIT PAPA !

Le plus souvent, c'est papa qu'il dit en premier (le mot est plus simple à prononcer correctement que maman). Mais le plus formidable c'est qu'il a établi une correspondance entre le son qu'il émet et sa signification : il le prononce effectivement quand il voit son papa.

Pour élargir son vocabulaire

706 Il ne s'arrête pas à papa, il tente différentes associations de syllabes et observe l'effet produit. Si vous applaudissez et l'encouragez à répéter, il range vite ses trouvailles dans la catégorie des mots utiles et ne les oublie plus.

707 Achetez-lui un imagier. Vous lui nommerez les objets sur les pages et, à force de répétition, il en mémorisera quelques-uns. Non pas qu'il puisse encore les prononcer, mais il peut les associer aux objets que vous et lui utilisez. Il exprimera des « oh » de plaisir en en reconnaissant certains sur les images.

708 Autre bonheur, ce livre est un jouet : « Où est le chat ? » lui demandez-vous. Fièrement, il pose son doigt sur l'animal. « Bravo, tu as trouvé le chat ! Et où est le chapeau ? »

709 Les imagiers peuvent lui apporter un enrichissement supplémentaire : certains classent les objets par collections (animaux, ustensiles de cuisine ou objets que l'on trouve dans la salle de bains, dans la cuisine, etc.). Avec eux, une première organisation du monde se met en place dans sa petite tête : une structure indispensable pour organiser sa vie.

710 Vous pouvez lui confectionner vous-même son imagier, en découpant dans un catalogue des objets usuels et en les glissant dans les pochettes en plastique d'un classeur, d'un petit album photos ou d'un porte-CD. Vous changerez ses images tous les six mois (il adore retrouver les mêmes images pendant des jours et des jours... cela le rassure).

711 Classez vos découpages par collections « classiques » (objets de nature identique) ou plus « originales » (objets commençant par « ba », « ma », « pa », syllabes qui lui sont le plus familières).

● IL A BIEN ENVIE DE MARCHER

Il vient au monde programmé pour marcher ! S'il hésite encore, c'est sans doute qu'il n'est pas totalement sûr de son système d'équilibration.

Il possède dans son oreille interne des capteurs qui lui permettent de savoir s'il a la tête en bas ou en haut, inclinée vers la droite ou la gauche, si son corps est entraîné vers l'avant ou vers l'arrière, etc.

Il a également d'autres capteurs répartis sur ses muscles, ses tendons et sa peau qui lui permettent de se représenter son corps dans l'espace, sans avoir besoin de le toucher : « Je suis à quatre pattes, mes bras reposent sur le tapis, ma tête est projetée en avant au-dessus de mes mains, mes jambes sont pliées, mes genoux râpent le tapis ». Il doit encore tester tout ce matériel et regrouper toutes ces informations avant de prendre son élan.

Pour tester son équilibre

712 Allongée par terre, repliez vos jambes et installez votre enfant à plat ventre sur vos tibias tout en le retenant sous les aisselles avec vos mains. Déroulez et enroulez vos genoux pour le faire monter et descendre. Ces rapides changements « d'altitude » permettent à votre marcheur de réajuster très vite les informations que lui fournit son oreille interne.

713 Mettez-vous à genoux, vos coudes légèrement pliés. Faites-le s'allonger sur le dos. Passez une main sous son buste et l'autre sous son bassin. Soulevez votre jeune gymnaste « à bout de bras » et balancez-le d'avant en arrière. De la même façon que lors du jeu précédent, il reconsidère promptement les informations que lui livrent les capteurs de son oreille interne.

714 Faites-lui découvrir la demi-culbute. Montrez-lui comment s'agenouiller sur le tapis (de préférence bien épais) et y poser le haut de son crâne.

Mettez-vous également à genoux et placez l'un de vos avant-bras sous son bassin (afin de porter son corps, que ses bras n'ont pas encore la force de tenir : il ne faudrait pas que sa tête cogne le sol). Soutenez sa nuque avec votre main libre pour protéger son cou. Tout doucement, faites monter son buste à la verticale (ses jambes restent pliées), puis redescendez-le jusqu'à ce que ses pieds touchent à nouveau le sol. Il est trop petit pour faire une culbute complète, une demie est très suffisante pour qu'il expérimente la position de l'astronaute : tête en bas, pieds en l'air. Tous ses repères sont momentanément sens dessus dessous !

715 Surprenez-le alors qu'il est lancé dans sa course à quatre pattes. Agenouillez-vous derrière lui et saisissez ses chevilles dans l'une de vos mains pour tendre ses jambes. Passez votre autre main sous son bassin pour l'aider à soutenir son dos et proposez-lui de « marcher » sur ses mains : l'une après l'autre. Son centre de gravité se trouve à un endroit très insolite par rapport à ses attitudes habituelles, et les informations tactiles que lui envoient ses paumes de mains sont passionnantes.

716 Pour qu'il puisse comparer le « ressenti » de la marche sur les mains et celui de la marche sur les pieds, proposez-lui l'exercice inverse.

- Installez-le à plat ventre sur un gros ballon, ses mains en appui sur le sol.

- Agenouillez-vous derrière lui et faites rouler le ballon doucement vers l'avant pour permettre à votre bébé de suivre le mouvement avec ses pieds nus (faites en sorte qu'il ne décolle pas du sol, qu'il ait toujours un pied en appui).
- Progressez vous-même sur les genoux.
- Vous devriez constater assez rapidement que vous ne poussez plus le ballon, mais que votre enfant a pris le relais et avance sur ses plantes ou ses orteils tout en déplaçant son ventre sur le ballon.

SANTÉ

● IL A UNE DENT SUR LE POINT DE SORTIR

La formation des dents de votre bébé a commencé dès votre troisième mois de grossesse et leur minéralisation dès le mois suivant. Toutes ses dents sont alors présentes : les dents de lait (temporaires) comme les définitives. Les secondes, sous les premières, poussent celles-ci – un peu tous les jours – vers la sortie.

Sa première incisive centrale inférieure apparaît vers six mois (parfois plus tôt, vers quatre mois, souvent plus tard, autour de huit-neuf mois) et se signale quelques jours auparavant.

Ce n'est pas la poussée dentaire qui peut faire souffrir votre bébé : cette poussée est continue et indolore. Ce n'est qu'au moment où la dent affleure la gencive que votre tout-petit peut en ressentir de l'inconfort. Parce que cette minuscule incisive fissure sa muqueuse et que les bactéries viennent s'y loger, c'est irritant : un peu comme une piqûre de moustique (petite lésion de la peau infectée par le venin de l'insecte).

La plupart du temps les bactéries ne provoquent qu'une inflammation (sa gencive est rouge et boursouflée), d'où son nom de « feu de dent », mais il arrive qu'elle évolue en petite infection entraînant éventuellement fièvre et diarrhée.

Il est également fréquent que la percée dentaire, qui modifie totalement l'équilibre bactérien de la bouche, provoque une rhinopharyngite.

Pour lui éviter les gros « feux de dent »

717 Il porte tout à sa bouche. Lavez quotidiennement ses jouets (pendant cette période, préférez-les en plastique) au lave-vaisselle, tout particulièrement ses anneaux de dentition. Vous limiterez ainsi l'entrée des germes dans sa cavité buccale.

718 Ayez à votre portée des lingettes nettoyantes et passez-les-lui sur les mains plusieurs fois par jour.

719 Lavez-vous les mains avant de lui donner ses repas.

720 Surtout ne vous en remettez pas à ce truc de grand-mère : lui frotter la gencive avec un morceau de sucre pour aider la dent à percer. Ce geste n'accélérera pas la poussée (ce n'est pas la fine membrane qui recouvre sa gencive qui l'empêche de poindre, elle suit son rythme de croissance !), en revanche le sucre est excessivement propice à la prolifération des bactéries, et la petite irritation se transformera en énorme stomatite : des aphtes envahissant toute sa bouche avec perte d'appétit pendant plusieurs jours.

Pour apaiser son inflammation

721 L'acétaminophène est un antipyrétique (fait tomber la fièvre) et un antidouleur. N'hésitez pas à lui en donner en respectant les doses indiquées en fonction de son poids.

722 Vous trouverez en pharmacie des gels apaisants à appliquer localement. Mais ils ont un effet limité, la salive les diluant assez rapidement.

723 Pour prolonger leur effet, vous pouvez enduire sa tétine (s'il en a une) de l'un de ces gels. Il se diffusera plus lentement, au fur et à mesure de ses mordillements.

724 Autre astuce, achetez-lui une brosse à dents pour bébé à manche souple et dont les « poils » sont en caoutchouc. Déposez le gel sur ces drôles de picots et laissez votre enfant le sucer. Il se masse ainsi les gencives avec cet outil.

725 Tout comme gratter un bouton, mordiller un objet dur le soulage ponctuellement. Vous trouverez au rayon puériculture des petits jouets, faciles à mettre dans sa bouche (et à nettoyer), avec des reliefs pour « agacer » ses gencives. Ils sont conçus – et bien conçus – pour apaiser ses inflammations.

726 Les plus efficaces sont ceux qui contiennent un liquide pouvant être réfrigéré et qui conservent le froid quelques minutes, car le froid anesthésie la douleur.

727 Votre bébé apprécie l'aide de son anneau de dentition, mais cela ne l'empêche pas de le perdre! Pour lui permettre de le retrouver facilement, attachez-le à ses vêtements avec un accroche-tétine.

728 Si vous n'avez pas fait l'achat d'un anneau de dentition, n'importe lequel de ses jouets présentant des arêtes pouvant être mordillées par ses gencives, et laissé quelques minutes au réfrigérateur, le soulagera.

729 Et si vous n'avez pas de jouets adéquats, donnez-lui une cuillère, elle aussi passée au réfrigérateur. Elle en sera d'autant plus agréable que le métal conserve le froid (comme le chaud!).

730 Plus souple, mais présentant quatre coins, donnez-lui une débarbouillette, impeccablement propre et humide (et laissée quelques minutes au réfrigérateur), à mâchouiller.

731 Le sucre a un effet antidouleur, mais il est également bactériogène. Optez, lorsqu'il est très «agacé», pour un compromis: déposez dans un mouchoir propre une dizaine de raisins secs. Refermez le linge hermétiquement, comme un baluchon, et donnez-le à sucer à votre bébé.

732 Les grands-mères ont de bonnes idées et parfois de dangereuses:

- Ainsi, donner un morceau de carotte peut, si un bout s'en détache, étouffer votre mangeur inexpérimenté... tout comme le croûton de pain. En effet, votre enfant ne saura avaler un morceau que dans six mois; aujourd'hui il ne sait que déglutir du semi-liquide.

- Possible mais pas extrêmement hygiénique: acheter une racine de guimauve chez un herboriste ou un magasin d'aliments naturels. Donnez-lui ce bâton de bois tendre qu'il mordillera peut-être (le goût est assez particulier) occasionnellement pour varier ses plaisirs. Coupez-en régulièrement les extrémités mâchouillées.

- Plus insolite, mais sans danger: lui passer autour du cou un collier d'ambre.

IL A UN GROS RHUME

De sa naissance jusqu'à environ ses six premières semaines, votre bébé est en principe protégé par vos anticorps. Il est donc équipé de votre bonne armure, bien rodée pour se défendre (si vous le nourrissez au sein, il gagne quelques semaines supplémentaires).

Passé ses trois premiers mois, il est tout nu face aux microbes. Pendant les trois mois suivants, vous le tenez à l'abri des mauvaises rencontres en le confiant à une quantité réduite d'étrangers, mais avec votre retour au travail et sa « mise en garde », il est propulsé dans la collectivité des petits porteurs de virus. Il y est tout particulièrement exposé à la garderie.

C'est son nez – qui présente naturellement ses narines à l'air – qui lui fait prendre le premier contact avec l'infection. Son minuscule système immunitaire donne l'ordre aux muqueuses qui tapissent ses narines de s'épaissir pour boucher la voie de passage.

Pour se « gonfler à bloc », elles sécrètent une quantité de liquide beaucoup plus importante que son nez ne parvient pas à vidanger « par l'intérieur », alors il coule à l'extérieur : c'est le rhume, une réaction normale de son système de défense.

À chaque nouvelle mauvaise rencontre avec la grande famille des virus, l'organisme de votre bébé élargit ses connaissances en matière de microbes. Il apprend à les identifier et met en place des stratégies de plus en plus performantes pour les écarter de son chemin.

Ces infections sont presque une bonne chose puisqu'elles lui permettent de mettre sur pied son propre système de défense. C'est pourquoi les médecins les appellent « maladies d'adaptation » : elles construisent son système immunitaire.

Mais si les rhinites ont un aspect positif, elles en ont également de négatifs : elles perturbent son appétit, son sommeil et – plus problématique encore – elles peuvent se surinfecter et évoluer vers une bronchite ou une otite. Aussi est-il indispensable de juguler ses rhumes. Vos armes : dégager son nez et le nettoyer.

Pour lui dégager le nez

733 Les petits enfants ne parviennent à maîtriser leurs mouvements respiratoires que vers deux-trois ans, jusque là ils sont incapables de souffler, donc de se moucher. Vous devez vider le nez de votre bébé à sa place. Vous trouverez en pharmacie des mouche-bébés qui aspirent ses sécrétions nasales. Vous les utiliserez dès que vous constaterez qu'il est «enchifrené».

734 Il est souhaitable de posséder deux mouche-bébés : un par narine. En effet, cet appareil doit être scrupuleusement nettoyé après chaque utilisation pour ne pas réintroduire de mucosités infectées dans son nez. Trempez vos mouche-bébés dans l'eau chaude dans laquelle vous aurez versé du détergent à vaisselle. Rincez-les soigneusement.

735 Si vous n'avez pas cet instrument sous la main, vous pouvez utiliser – comme la poire d'un vaporisateur – un petit compte-gouttes pour lui «siphonner» les narines. Jetez-le après l'avoir utilisé pour cette fonction détournée.

736 Vous pouvez également mélanger la valeur d'une cuillère à soupe de gros sel de mer non purifié dans un litre d'eau. Agitez et vous avez une excellente préparation nettoyante naturelle (pour son nez uniquement... pas pour ses yeux!): le sel attirant l'eau, il décongestionne ses muqueuses. Vous pouvez ajouter une petite cuillère de bicarbonate pour adoucir cette solution. Vous lui instillerez cette eau à l'aide d'une petite poire.

737 L'opération ne le comble pas d'aise et vous non plus! Pourtant vous devez être implacable, c'est la seule façon de lui éviter la surinfection. Pour éviter qu'il ne se débatte, enroulez-le dans sa serviette de bain, afin de maintenir ses bras et ses jambes.

738 Vous n'êtes pas très à l'aise avec le mouche-bébé? Vous pouvez vous en dispenser (au moins une fois par jour) lorsque vous lui donnez son bain. Enfermez-vous dans la salle de bains et faites couler de l'eau très chaude dans votre lavabo et – si vous ne l'utilisez plus pour son bain – sa petite baignoire : la vapeur lui dégagera le nez. Vous le verrez abondamment couler et l'essuierez tout autant. Bien sûr, l'eau dans laquelle vous le tremperez sera, elle, à bonne température pour son corps.

739 La vapeur, bien qu'étant un excellent anti-inflammatoire, ne vous dispense pas de l'opération eau salée.

740 Il serait dommage de ne pas le sortir sous prétexte qu'il risque de s'enrhumer. Attraper froid n'a jamais causé une rhinopharyngite, il s'agit d'une fausse constatation. Si, en effet, les enfants sont plus sujets au rhume à l'automne alors que le temps se rafraîchit, c'est que les virus fauteurs de cette infection font leur réapparition virulente à cette époque; mais pas plus à l'extérieur qu'à l'intérieur. Bien au contraire, c'est dans les lieux confinés, en présence d'autres petits que votre bébé court le plus de risques d'attraper un virus.

741 « Attache ton manteau, enfile ton bonnet, n'oublie pas ton écharpe! » Vous avez encore dans l'oreille ces recommandations maternelles et vous les appliquez à votre bébé. Vous avez raison, non pas que les virus s'engouffrent dans son nombril ou ses oreilles, mais le froid fragilise ses défenses: pour maintenir sa température interne au degré qui convient, votre bébé doit lui consacrer énormément d'énergie et ne peut en accorder autant qu'il le souhaiterait à défendre son corps contre des « envahisseurs ». C'est pourquoi vous devez veiller à bien le couvrir et tout particulièrement ses extrémités, qui se refroidissent plus vite que son ventre et ses membres.

742 L'expression « Mets tes chaussons sinon tu vas attraper mal » n'est donc pas dénuée de fondement. Il n'y a pas de rhume des pieds, mais avoir les petons glacés le rend moins apte à se défendre contre les virus.

743 Vos bons soins (mouchage et nettoyage) doivent faire céder le rhume en cinq-six jours. Les antibiotiques n'ayant aucun effet sur les virus (ils n'agissent que sur les bactéries), ils sont donc inutiles en cas de rhinopharyngite. En donner à votre enfant, c'est lui faire inutilement « user » cette arme défensive: plus il en prend, moins ils sont efficaces!

744 Si le virus n'est pas sensible aux médicaments, il ne meurt pas pour autant de sa belle mort. Il est capturé par les différents systèmes de défense de l'organisme de votre enfant (notamment les cellules de la muqueuse qui se chargent de les faire évacuer par les petits vaisseaux sanguins dont elle est très pourvue).

Si vous ne parvenez pas à soigner son rhume, les lésions de ses muqueuses s'étendent et accueillent plus volontiers les bactéries qui transforment la rhinite en vilaine otite purulente... et là vous n'aurez d'autre solution que l'antibiothérapie.

Pour soulager l'inconfort du rhume

745 Entre deux épisodes mouche-bébé, son petit nez coule. Les mouchoirs en tissu sont très doux mais doivent aller au lavage après chaque utilisation (ne réutilisez jamais un mouchoir qui a servi, même une seule fois, vous apporteriez un surcroît de virus à son nez).

746 Les mouchoirs à jeter... sont à jeter. Ce sont donc les plus judicieux pour ces mouchages uniques, mais ils sont rêches et peu agréables pour ses petites narines gercées. Lavez les lingettes (pas trop souillées) dont vous vous servez pour lui nettoyer les fesses. Elles passent très bien en machine. Leur matière non tissée, très souple, sera bien plus agréable et vous les jetterez sans regret après lui avoir essuyé le museau.

747 Tout doux et également économique, essuyez son nez avec une feuille de papier hygiénique.

748 Si vous êtes cliente des herboristeries, vous pouvez limiter son écoulement nasal en lui donnant de la tisane de thym : laissez infuser 10 minutes une cuillère à café de *Thymus vulgaris* dans une tasse d'eau bouillante. Sucrez ce breuvage avec du miel avant de le lui donner.

Et pour lui déboucher le nez, vous lui préparerez une infusion de thym (30 g), d'euphraise (30 g) et d'eucalyptus (30 g) dans une tasse d'eau bouillante. Laisser infuser cinq minutes, puis sucrez-la également avec du miel (il a des propriétés anti-inflammatoires).

749 Le matin au réveil, il a le nez tout sale (et peut-être même les yeux collés). Il n'aime pas du tout que vous lui laviez le museau à l'eau, car cela pique horriblement sa peau irritée. Préparez une infusion légère de camomille et utilisez-la tiède.

750 Enduisez ses petites gerçures avec un peu d'huile d'amande douce ou avec la crème que vous utilisez pour calmer les rougeurs de ses fesses, dont la peau est largement aussi fragile, sinon plus, que celle de son visage.

751 Il est bien entendu impossible de lui désencombrer le nez la nuit avec des moyens mécaniques : vous le réveilleriez. Pour le lui dégager, remettez-vous en à quelques petites astuces de mamans et de grands-mères :

- Ses mucosités stagneront moins dans son nez si vous surélevez légèrement son matelas à hauteur de sa tête. Glissez une reliure à anneaux entre son sommier et son matelas, mais assurez-vous que vous ne provoquez aucun jeu entre ces deux éléments : s'il mettait son nez dans cet interstice, il pourrait s'étouffer.

- Versez quelques gouttes d'essence d'eucalyptus dans l'un de ses biberons, ajoutez de l'eau et placez-le – sans tétine, ni capuchon – dans son chauffe-biberon. Laissez celui-ci allumé toute la nuit pour en faire un diffuseur.

- Si son radiateur n'est pas électrique, posez sur le dessus une soucoupe d'eau dans laquelle vous aurez fait tomber quelques gouttes d'essence d'eucalyptus. Et si ce n'est pas possible, versez ces gouttes sur un mouchoir que vous placerez au pied de son lit (pas trop près de son visage pour ne pas agresser ses muqueuses).

- Vous n'êtes pas cliente des herboristeries et n'avez donc pas d'huile d'eucalyptus sous la main. Nos grands-mères – qui n'en avaient pas non plus – coupaient un oignon en quatre et le glissaient dans une soucoupe sous le lit du bébé.

- Quelques feuilles de menthe fraîche, posées près de la tête de son lit, peuvent également l'aider à respirer.

● IL A MAL À L'OREILLE

Il a un gros rhume et, en plus de ses habituels désagréments, il pleure en se tenant l'oreille ? Cela n'a rien d'étonnant, son oreille – fermée par son tympan – respire par l'intérieur en allant chercher son oxygène dans ses cavités nasales. Si la rhinite dure trop longtemps, son tympan ne trouve pas l'air dont il a besoin, s'asphyxie, s'irrite et s'enflamme : c'est l'otite congestive.

Pour soulager sa douleur

752 Le geste le plus efficace consiste à lui donner de l'acétaminophène.

753 Mais les prises de ce médicament sont à espacer de trois à quatre heures et il peut retrouver sa douleur durant ce laps de temps. Nos grands-mères fabriquaient des cataplasmes de graines de moutarde. Elles enveloppaient ces graines (chauffées à la casserole) dans plusieurs épaisseurs de linge fin avant de poser ce dernier sur l'oreille du petit enfant. Certes, cela brûlait un peu au début, mais le soulagement suivait. Aujourd'hui, les cataplasmes ne sont plus « à la mode ». Vous pouvez les remplacer par une bouillotte chauffée au maximum de ce que votre bébé peut supporter.

754 Évitez de lui mettre des gouttes dans les oreilles. Elles non plus ne sont plus à la mode. À juste titre, car elles bouchent plus souvent l'oreille de l'enfant qu'elles ne la soulagent.

755 Si le liquide séreux que son oreille sécrète en permanence s'infecte (vous le sentez battre contre la paroi de son tympan et faire pression), il crée un terrain favorable pour l'installation d'une bactérie qui trouve alors une zone vulnérable à coloniser. C'est la surinfection : l'otite purulente. Elle est du ressort de votre médecin. Il prescrira à votre enfant des antibiotiques et jugera de la pertinence d'une paracentèse (percer le tympan), opération qui soulage instantanément votre malade.

● IL TOUSSE

L'irritation de ses muqueuses nasales peut se propager aux muqueuses de son larynx : son rhume lui « tombe sur les bronches ». C'est la bronchite, qui se manifeste par la toux. Elle n'est pas une maladie, mais le symptôme d'une réaction locale d'inflammation.

La toux évolue toujours de la même manière.

- Dans un premier temps, votre petit enfant émet une toux sèche, provoquée par l'irritation de sa muqueuse. C'est une sorte de raclement très pénible qui de temps en temps lui donne des nausées, mais sans vomissements.

- Cette toux d'irritation se transforme : votre enfant émet des petites sécrétions qui adoucissent sa gorge. Vous avez l'impression que lorsqu'il tousse, votre jeune malade gargouille.

- Vient ensuite la toux productive. Les sécrétions sont plus abondantes et suffisamment fluides pour évacuer le mucus infectieux. Sa muqueuse est en train de cicatriser.

Au contraire de l'otite, la bronchite n'est pas une complication, c'est une réaction plus vive que ne le voudrait la normale.

Pour bien réagir en fonction de la toux

756 Tant que ces inflammations sont virales, qu'aucune bactérie n'est venue s'en mêler, il n'y a aucune raison de mettre en place un traitement antibiotique.

757 Si sa toux est vraiment gênante et qu'elle perturbe son sommeil, à condition qu'elle soit sèche, vous pouvez lui donner un sirop antitussif pour l'enrayer et calmer l'irritation. Mais faites-le uniquement après avoir consulté votre médecin.

758 Ne lui donnez pas l'un de ces sirops juste avant de le coucher. La plupart d'entre eux sont constitués pour moitié de sucre. Or, la nuit, une partie de ce sucre adhère à l'émail de ses dents et y stagne jusqu'au matin...

759 Utilisez ces sirops calmants avec parcimonie, car ils contiennent des sédatifs qui ralentissent ses facultés d'éveil.

760 Ne lui donnez plus de sirop dès que sa toux devient grasse, c'est-à-dire productive. À ce stade, un antitussif empêche la toux de jouer son rôle normal d'évacuation des sécrétions, c'est alors que vous risquez la surinfection.

761 Passez à un médicament fluidifiant pour favoriser les crachats et donc la cicatrisation de ses muqueuses. Elle se fait seule en 15 à 20 jours.

● IL N'AIME TOUJOURS PAS AVALER SES MÉDICAMENTS

Pourquoi aurait-il changé d'avis à leur sujet? D'autant que sa mémoire est de plus en plus performante: il se souvient leur mauvais goût sur sa langue.

Pour faire passer plus facilement ses médicaments

762 Votre petit enfant, habitué aux purées et potages, ne risque plus de laisser passer son médicament par le «mauvais trou» s'il arrive trop vite dans sa gorge. Vous pouvez introduire la cuillère doseuse de façon que le soluté arrive directement à l'arrière de sa langue, là où les bourgeons du goût sont moins nombreux. L'amertume est ainsi moins perceptible.

763 Instaurez un petit rituel clin d'œil: «Une cuillère pour nounours qui ne fait pas la grimace... et une pour toi!».

764 De la durée d'administration de son médicament dépend sa guérison complète. Il dort bien, a repris de l'appétit; vous pouvez avoir l'impression que tout est rentré dans l'ordre. N'arrêtez pas pour autant son traitement, respectez le nombre de jours fixés par le médecin. Si la bactérie n'a pas été tuée, elle réapparaîtra avec plus de virulence la prochaine fois et les quantités de médicaments devront être augmentées.

765 Ce n'est pas l'antibiotique qui fatigue votre bébé, c'est l'infection pour laquelle il lui a été prescrit !

766 Certains médicaments, une fois ouverts, doivent être conservés au réfrigérateur. Lisez leur notice.

767 Jetez le reste du flacon à la fin du traitement. Ne conservez pas pour la « prochaine fois » ses antibiotiques. Chaque bactérie a son antibiothérapie spécifique, celle qui a fait effet sur la dernière n'est pas forcément performante avec la suivante. Mal soigné, les doses d'antibiotiques devront être plus élevées pour venir vraiment à bout du germe suivant. Vous créez une surenchère médicamenteuse qui nuit à la mise en place de son système immunitaire.

768 Pour donner à son traitement le maximum d'efficacité, respectez les horaires des prises indiqués par votre médecin. Un médicament d'intervention rapide aura un meilleur effet dans un estomac vide, un autre peut avoir un effet corrosif sur les parois de l'estomac et devra impérativement être pris en cours de repas.

769 La posologie prescrite par votre médecin est aussi précisément calculée : si votre enfant la recrache ou la vomit, redonnez-lui les trois quarts de la dose car il en a vraisemblablement rendu la majeure partie.

770 Si vous le confiez à sa grand-maman, sa tante, sa gardienne (il est si difficile de faire garder un petit enfant lorsqu'on travaille), bref, si vous êtes plusieurs à vous occuper de lui pendant qu'il est malade, établissez un agenda pour chaque médicament et collez-le sur sa boîte. Par exemple, c'est mardi, son traitement doit durer cinq jours et lui être administré matin, midi et soir. Inscrivez sur votre feuille : mardi : matin, midi, soir ; mercredi : matin, midi, soir ; jeudi : matin, midi, soir ; vendredi : matin, midi, soir ; samedi : matin, midi, soir. Demandez à chacun de rayer la mention correspondant au moment auquel il a donné le médicament ; vous saurez ainsi si votre enfant l'a avalé ou non. Selon les cas, vous comblerez les oublis ou éviterez de lui donner deux fois une prise.

771 Les antibiotiques dits «à large spectre» – efficaces pour de nombreux germes – agissent souvent de façon trop systématique sur les bactéries. Ils détruisent les mauvaises comme les bonnes, et notamment celles du tube digestif qui régulent la digestion et l'élimination des déchets. Ce déséquilibre de la flore intestinale provoque alors des diarrhées. Les yogourts, qui contiennent des ferments utiles à la digestion, peuvent contrecarrer cet effet indésirable.

772 Gérez scrupuleusement votre petit stock de médicaments.

- Votre armoire à pharmacie doit être minimaliste, ainsi, vous ne serez pas tentée de médicamenter votre petit enfant sans l'avis de votre médecin. Elle contiendra:
  - un thermomètre, une pince à épiler, une paire de ciseaux à bout rond;
  - un collyre spécial bébé non entamé;
  - un flacon de solution antiseptique;
  - de l'éosine;
  - une pommade à l'arnica pour résorber les bleus et les bosses, une pommade pour calmer les brûlures, et une dernière apaisant les démangeaisons;
  - des pansements adhésifs de tailles différentes;
  - des compresses de gaze;
  - un antipyrétique en sachets (si votre médecin vous l'a prescrit sous forme de suppositoires, ceux-ci doivent se trouver dans le tiroir de votre réfrigérateur), un antihistaminique, un antidiarrhéique... à vous faire prescrire par votre médecin;
  - les médicaments précédemment prescrits par votre médecin mais non entamés, le cas échéant: son traitement en cours.

- Établissez la liste des médicaments (non entamés pour les antibiotiques) enfermés dans votre armoire à pharmacie, ainsi que leur date de péremption. Rangez cette liste dans son carnet de santé. Ainsi, lorsque vous irez chez votre médecin, il pourra la consulter et ne pas vous prescrire en double un médicament que vous avez déjà. Bien sûr, tenez cette liste à jour au fur et à mesure des infections de votre bébé et des dates de péremption.

773 Les vaccins doivent être conservés au réfrigérateur. Lorsque vous vous rendez chez le docteur pour lui faire faire un vaccin, enveloppez-le dans un sac isotherme (celui que vous utilisez pour transporter les surgelés). Ainsi, si le médecin trouve votre tout-petit affaibli et juge préférable de repousser de quelques jours la vaccination, le vaccin n'aura pas souffert.

774 Un vaccin étant toujours susceptible de donner un peu de fièvre à votre bébé, donnez-lui la dose maximum d'acétaminophène (60 mg/kg répartis en plusieurs prises au long de la journée) la veille et le jour même.

● IL A DE DRÔLES DE SYMPTÔMES

Les maladies infantiles sont de plus en plus rares, la plupart d'entre elles étant couvertes par les vaccinations obligatoires ou fortement conseillées. Certaines, cependant, repointent le bout de leur nez et d'autres n'ont pas encore leur antidote.

Pour reconnaître une maladie infantile

775 Il est enrhumé, a pas mal de fièvre, une toux rauque importante et, deux à trois jours plus tard, vous voyez apparaître une éruption cutanée, d'abord sur son visage puis sur tout le corps : c'est **la rougeole** !

776 Vous découvrez des taches rouges discrètes sur son visage puis sur son tronc et ses membres. Il a une fièvre modérée (de 38 à 38,5 °C). En tâtant son cou, vous y trouvez quelques ganglions (petites boules qui roulent sous vos doigts) : c'est **la rubéole**.

777 Vous constatez une éruption progressive – plus ou moins importante – de vésicules qui se dessèchent et forment des croûtes au bout de 48 heures. Ces vésicules le démangent. Elles peuvent être (mais ce n'est pas systématique) accompagnées de fièvre : c'est **la varicelle**.

778 Il vous inquiète par sa brutale montée de température (39-40 °C), d'autant qu'elle persiste pendant trois jours. Le quatrième, elle retombe tout aussi brusquement en dessous de 37 °C et voilà qu'apparaissent des petites taches rose pâle sur son tronc qui s'étendent bientôt à ses membres, sans atteindre ni son visage, ni ses mains, ni ses pieds : c'est **la roséole**.

779 Le fond de sa gorge est excessivement enflammé, sa langue est blanche avec des plaques rouge cerise. Sa température grimpe jusqu'à 40 °C. Il vomit, se plaint d'avoir mal au ventre, a des ganglions dans le cou. Arrive enfin l'éruption de larges plaques rouges qui se rejoignent peu à peu (ses mains et ses pieds pourront peler huit à dix jours après) : c'est **la scarlatine**.

Pour l'aider à supporter cette épreuve

780 En dehors de la scarlatine, pour laquelle il lui sera prescrit des médicaments appropriés afin d'éviter toute complication, et la varicelle pour laquelle votre médecin pourra lui donner un antihistaminique et un antiseptique à appliquer localement pour soulager ses démangeaisons, le seul médicament dont il aura besoin est un antipyrétique pour faire tomber sa fièvre.

781 Si l'antihistaminique (en cas de varicelle) se présente en poudre, pour ne pas écorcher ses petits boutons, utilisez un gros pinceau à maquillage lors du « saupoudrage ».

782 Dans le cas d'une roséole, ne faites surtout pas l'impasse sur l'antipyrétique sous prétexte de laisser sa fièvre lutter contre l'infection. Sa température très élevée pourrait entraîner des convulsions.

783 Choisissez de préférence l'acétaminophène, tout particulièrement en cas de rougeole. En effet, l'aspirine, associée à cette maladie, peut être à l'origine de troubles neurologiques.

784 Le traitement complémentaire de toutes ces affections : le repos.

785 Il n'est plus question aujourd'hui de mettre un enfant à la diète lorsqu'il est malade. Au contraire, donnez-lui à manger tout ce qu'il désire pour encourager son appétit... sauf avis contraire de votre médecin qui vous conseillera vraisemblablement, dans le cas de la scarlatine, de ne lui donner que des aliments fluides. Un enfant qui mange se défend mieux contre un virus.

786 Obligez-le à boire, surtout s'il transpire. Il est essentiel qu'il se réhydrate tant qu'il a de la fièvre. Le lait riche en protéines, les jus de fruits riches en vitamines, les bouillons de légumes riches en sels minéraux sont excellents. S'il est barbouillé, il préférera cependant l'eau plate.

787 Laissez-le dormir tout son saoul. Son organisme travaille un maximum à se défendre, aussi peut-il passer 20 heures sur 24 à dormir sans que vous deviez vous en inquiéter.

788 Venez lui rendre visite toutes les demi-heures pour vous assurer que tout va bien.

789 Ne le mettez pas en quarantaine, fermant sur lui la porte de la chambre pour que son petit ou grand frère (ou sa petite ou grande sœur) n'attrape pas son virus. D'une part, ces maladies sont plus contagieuses pendant leur incubation, à un moment où vous ne soupçonnez même pas qu'elles vont se déclarer, d'autre part, une porte fermée n'a jamais arrêté un virus.

790 Alors installez-le sur le canapé du salon ou ouvrez-y son lit de voyage. Son moral a besoin de compagnie. Et c'est bien connu, quand le moral va... tout va !

791 Ne le forcez pas à rester couché. S'il a envie de bouger, c'est qu'il en a l'énergie. Alors...

● IL S'EST FAIT MAL !

Ce n'est pas encore un casse-cou, mais dans son exploration de la maison à quatre pattes, il peut rencontrer des objets dangereux, si quotidiens pour vous que vous n'avez pas pensé à les mettre hors de sa portée.

Pour soigner ses petits malheurs

792 Il s'est fait une grosse **bosse**. Cette boursouflure est due à un petit épanchement de sang. Pour permettre à ses petits vaisseaux de se rétracter et résorber cet hématome : le froid.

- Si vous êtes à la maison : passez un glaçon sur la zone « traumatisée ».
- Si vous en avez dans votre armoire à pharmacie, massez la bosse avec une pommade à l'arnica.
- Remettez tous les soirs son anneau de dentition au réfrigérateur (même si ses feux de dents le laissent temporairement tranquille), au cas où... Appliqué sur une bosse, il la résorbera et atténuera la douleur. Il sera particulièrement efficace sur les petites contusions de la bouche.
- Une petite bosse ou un gros bleu ? Un remède de grand-mère : passez un peu d'essence de vanille sur le bobo.
- Si ce petit malheur se passe à l'extérieur, pressez une pièce de deux dollars sur l'hématome.
- Si vous êtes une maman prévoyante, emportez avec vous un petit sachet de moutarde – récupéré dans un restaurant-minute ou dans les avions – que vous aurez laissé au moins douze heures au congélateur (la moutarde se décongèle plus lentement que l'eau). Vous le presserez sur la zone endolorie.

793 Il s'est **coupé**.

- Votre premier geste sera de laver cette petite blessure à l'eau et au savon pour la débarrasser des impuretés qui pouvaient traîner sur l'objet qui l'a coupé. Procédez du centre de la blessure vers les bords.

- Il a envie de tout, sauf de passer sa main sous l'eau... alors la savonner au savon de Marseille...! Préparez-lui une cuvette remplie d'eau savonneuse et faites-y tremper sa vaisselle de poupée ou ses petites voitures : il y mettra la main.

- Si sa plaie saigne encore, compressez-la avec un linge propre jusqu'à ce que le saignement ait diminué notablement.

- Nettoyez ensuite la plaie avec un produit antiseptique (il est totalement inutile de lui infliger un nettoyage à l'alcool).

- Recouvrez le bobo d'un pansement. Ne le serrez pas trop, une petite blessure doit toujours pouvoir respirer.

- Un pansement sur une peau tendre peut faire très mal quand on l'enlève. Un peu de dissolvant sur un coton vous aidera à le détacher sans douleur.

- Autre astuce : enduisez le pansement de vaseline. Patientez une minute ou deux, il s'enlèvera de lui-même.

- Si la coupure vous semble profonde, rendez-vous chez votre médecin ou aux urgences de l'hôpital le plus proche. La plaie sera refermée par quelques points de suture qui permettront une cicatrisation rapide et discrète. Mais une simple petit pansement peut suffire à rapprocher les deux bords de la plaie. Si les bords de sa coupure sont bien nets, il existe même une colle qui les réunit.

- S'il s'est coupé sur un instrument rouillé ou souillé, vérifiez qu'il est à jour de son rappel antitétanique.

794 Il a récolté une **écharde**.

- Bien sûr, si l'écharde dépasse nettement, essayez de l'enlever avec une pince à épiler (préalablement désinfectée avec un antiseptique). Nettoyez ensuite sous l'eau le petit point rouge.

- Si ce petit éclat de bois ne le gêne pas, n'intervenez pas : il s'expulsera de lui-même, poussé par sa peau lorsqu'elle cicatrisera.

- Si l'écharde semble le gêner, faites tremper sa main dans de l'eau tiède. La peau s'y attendrira et vous pourrez peut-être faire sortir l'écharde avec une pince à épiler.
- Si vous ne parvenez pas à l'enlever, vous pouvez espérer que le prochain bain le fera...
- Si cette petite blessure s'infecte, introduisez une aiguille stérilisée (bouillie dans l'eau pendant cinq minutes ou chauffée sur une flamme) dans la pustule pour dégager un morceau de l'écharde. Tirez ensuite sur son extrémité avec votre pince à épiler.
- Nettoyez la petite plaie avec une solution antiseptique.

795 Il s'est **pincé** le doigt (écrasant ses petits vaisseaux).

- Comme dans le cas de la bosse, le froid aidera à résorber l'hématome. Passez le petit doigt blessé sous l'eau froide.
- Si la douleur persiste, emmenez votre malheureux blessé chez votre médecin, il percera l'hématome qui s'est formé sous son ongle avec une aiguille chauffée à blanc. Une opération plus spectaculaire que douloureuse.
- Il peut se faire que ce pincement ait provoqué une petite fracture. Dans ce cas, le doigt endommagé sera fixé à son voisin par un pansement étroitement enroulé.

796 Il s'est **brûlé**. Profitant de votre inattention, il s'est renversé la casserole d'eau bouillante sur la main ou a posé ses doigts sur le fer à repasser.

- Si la brûlure vous semble **légère** et qu'elle est éloignée de ses yeux, sa bouche, son nez ou ses oreilles, passez sans tarder la zone brûlée sous un filet très doux d'eau froide (à 15 cm du robinet durant au moins cinq minutes). Ce geste empêchera la brûlure de s'étendre.
- Ne mettez jamais de gras sur une brûlure, car à l'inverse de ce qui se passe avec l'eau, la brûlure s'étendrait.
- S'il a simplement posé sa main sur un robinet trop chaud, vous pouvez enduire la lésion de dentifrice à la menthe.

- Nos grands-mères avaient l'habitude de mettre, immédiatement après avoir baigné la brûlure, de la pomme de terre crue et râpée sur la peau endommagée.
- Si la brûlure vous semble **grave** ou si elle est proche de zones sensibles: yeux, nez, bouche, oreilles, anus, appelez d'urgence le CLSC ou composez le 9-1-1. En attendant les secours:
  - S'il s'est brûlé avec un liquide bouillant, vous pouvez ôter les vêtements qui touchent sa peau s'ils sont en matière naturelle. S'ils sont en matière synthétique, n'y touchez pas.
  - Si ses vêtements ont pris feu, étouffez les flammes en enveloppant votre petit blessé avec une couverture ou un large vêtement en fibres naturelles. Ne retirez pas les vêtements en contact avec sa peau.
- N'appliquez aucun produit. Les brûlures ont une très fâcheuse tendance à s'infecter.
- Faites couler de l'eau fraîche sur la plaie.
- Ne prolongez pas au-delà de 10 minutes le passage de la brûlure sous l'eau et réglez cette dernière sur une température de 15-20°C: un refroidissement de son corps trop important pourrait gêner une réanimation.

797 Il a reçu un vilain coup sur le **nez** et il saigne abondamment. Ce **saignement** important n'a rien d'inquiétant chez un petit enfant.

- Asseyez-le sur vos genoux et maintenez sa tête légèrement en avant.
- Nos grands-mères avaient tout faux en penchant la tête des petits en arrière: cela favorise l'écoulement du sang dans la gorge, ce qui risque de l'étouffer.
- Au chapitre des mauvaises astuces: n'allongez pas votre tout-petit, cela augmente l'afflux de sang vers la tête. En revanche, rassurez votre blessé pour apaiser ses larmes qui elles aussi favorisent une montée de sang au visage et donc une recrudescence du saignement.

- Si le saignement tarde à s'arrêter, posez sur son nez un linge humidifié avec de l'eau froide. Si vous n'en avez pas à votre portée, posez l'objet le plus froid que vous avez sous la main à la naissance de son nez, entre ses deux yeux.

- Ne tentez pas de stopper l'écoulement en introduisant une mèche de coton dans sa narine : vous pourriez provoquer la formation d'un petit caillot qui se détacherait avec la mèche lorsque vous la retirerez, relançant ainsi le saignement. Elle pourrait également provoquer une infection.

- Ne comprimez pas ses narines : avant l'âge de deux ans, il respire très mal par la bouche et cela pourrait l'affoler.

- Si l'écoulement ne s'arrête pas dans la demi-heure qui suit, c'est vraisemblablement un vaisseau important qui s'est rompu. Consultez alors votre médecin ou les urgences.

798 Il s'est fait **mordre par un animal**. C'est loin d'être une blessure bénigne : 15 % des petits enfants mordus par un chat ou par un chien doivent subir une intervention chirurgicale.

- Votre premier geste, avant de vous rendre aux urgences de l'hôpital le plus proche, doit être de laver abondamment la plaie (au savon de Marseille) pour la débarrasser de ses souillures. Le risque de surinfection liée aux germes présents dans la salive de l'animal est très important et fréquent.

- Prenez les coordonnés du propriétaire afin que votre médecin puisse vérifier les vaccinations de l'animal.

- Le médecin qui vous recevra jugera de la nécessité de prescrire une antibiothérapie à votre petit mordu.

799 Lorsque vous partez en promenade, emportez toujours avec vous une minitrousse de secours :

- Formule économique :
    - une débarbouillette, que vous aurez trempée dans une solution d'eau et de savon antiseptique, enfermée dans un sac de congélation pour nettoyer une éventuelle plaie ;

- une autre simplement humidifiée pour rincer (à conserver dans un sac à part). Qu'elles aient servi ou non, ces débarbouillettes devront être mises au lavage en rentrant de balade.
- Ou plus coûteuse, mais moins contraignante :
  - un brumisateur dont le jet chassera les impuretés, y compris sur sa tétine, qui a une fâcheuse tendance à tomber sur le trottoir ou dans le bac à sable ;
  - une compresse antiseptique.

800 Complétez ce petit matériel par une pince à épiler et deux ou trois pansements de tailles différentes (si vous vous êtes servie de cette trousse de secours improvisée, pensez à remplacer le matériel utilisé).

801 Il existe des minitrousses de soins vendues en pharmacie comprenant une minidose de sérum physiologique, des lingettes antiseptiques et des pansements.

802 Il a introduit un **corps étranger** dans le sien. « Qu'est-ce que ça fait si je rentre cette tête de bonhomme dans mon œil ou dans mon oreille ? » Il ne va pas tarder à le savoir.

- S'il s'est enfoncé ce corps étranger dans l'œil, empêchez-le de frotter ce dernier – éventuellement en le protégeant avec un pansement – et conduisez-le chez un médecin.

- S'il l'a enfoncé dans son oreille, n'essayez pas de l'extraire vous-même, vous risqueriez de l'enfoncer encore plus profondément. Consultez le plus vite possible un ORL pour qu'il le retire avec les bons instruments.

- Ne tentez rien non plus s'il se l'est introduit dans le nez. Allez voir l'ORL.

- Si le corps étranger a fait fausse route et s'est dirigé dans ses voies respiratoires, attendez qu'il ait cessé de tousser et ait repris son souffle pour le conduire, en position assise, aux urgences de l'hôpital le plus proche. L'objet sera extrait sous anesthésie générale, par intervention chirurgicale.

- N'essayez surtout pas de faire tomber le petit objet en secouant votre enfant tête en bas, ni de lui introduire les doigts dans la bouche pour le faire vomir. D'une part, vous perdriez un temps précieux, d'autre part, vous pourriez accélérer la progression de l'objet vers ses poumons.

803 Il a avalé un **produit toxique**, liquide ménager ou médicament.

- Appelez le centre antipoison de votre région qui vous donnera la marche à suivre. Donnez à votre interlocuteur le maximum d'informations sur les composants du produit ou le nom du médicament et la quantité que votre petit buveur a avalé.

- Si vous n'avez pas ce numéro à portée de main et si l'intoxication vous paraît grave, composez le 9-1-1.

- Ne donnez jamais à boire à votre enfant, ni eau et encore moins du lait qui facilite l'accès des produits toxiques solubles dans les graisses.

804 Dès sa naissance, faites-vous un petit **mémo** que vous laisserez à côté de votre téléphone et sur lequel vous noterez, en plus du 9-1-1, les numéros :

- des pompiers ;
- du CLSC ;
- du centre antipoison de votre région ;
- de son médecin ;
- d'une société d'ambulance ;
- du service de taxi le plus proche de chez vous.

● IL S'EST FAIT PIQUER PAR UN INSECTE

Il y a souvent plus de pleurs que de mal, mais c'est tellement injuste de se faire piquer ! Alors prévenez... ou guérissez très vite.

Pour éviter ou apaiser les piqûres de moustique

805 Si le mâle est équipé d'une trompe piqueuse, seule la femelle «pompe» le sang de sa victime pour nourrir ses œufs. C'est à elle seule que votre bébé doit son gros bouton. Avant de piquer, elle envoie un peu de salive pour attendrir la peau, salive ayant également la propriété d'être anesthésiante : la piqûre est indolore mais pas les démangeaisons ! En principe dame moustique ne joue pas les vampires au grand jour, elle attend la nuit. Toutes vos mesures de prévention sont donc à mettre en place dès que la nuit tombe.

806 Crèmes répulsives, bombes insecticides, diffuseurs, etc. Mais il y a des préventions moins chimiques : le moustiquaire, la lotion à la citronnelle et… les géraniums au balcon tiennent ces suceuses de sang à distance.

807 Si le moustique a forcé vos barrières défensives :

- frottez la piqûre avec un morceau de savon mouillé ;
- ou avec un tampon de coton imbibé d'eau additionnée de bicarbonate ;
- ou posez sur le bouton une compresse de jus de citron ou de vinaigre dilué ;
- enfin, vous pouvez poser sur l'inflammation une rondelle d'oignon.

Pour éviter ou apaiser les piqûres de guêpe, d'abeille et de mouche

Les hyménoptères sont très «équipés» ; ils possèdent un aiguillon et une glande à venin.

808 Renoncez à enduire sa brosse à cheveux de son parfum «spécial bébé», les odeurs fleuries et sucrées les attirent comme un aimant.

809 N'habillez pas votre petit de couleurs vives ou brillantes, elles attirent puissamment les hyménoptères.

810 Et s'ils déjouent votre surveillance et le pique :
- Lavez la piqûre avec de l'eau et du savon.
- Appliquez une compresse d'eau froide sur l'inflammation pour soulager la douleur.

811 Si le dard est resté dans la peau (c'est le cas lorsqu'il est piqué par une abeille, c'est moins fréquent chez la guêpe et la mouche) :
- Ne tentez pas de le faire sortir en pressant la lésion, vous diffuseriez davantage le venin.
- Enlevez-le avec une pince à épiler ou une aiguille chauffée à blanc sur une flamme.
- Désinfectez la petite plaie.
- Appliquez une pommade calmante sur la piqûre. Si vous n'en avez pas sous la main, vous pouvez utiliser tous les petits « calmants » de grand-mère proposés pour la piqûre de moustique.

812 S'il a été piqué près de la bouche ou s'il fait une réaction intense à la piqûre, rendez vous sans tarder aux urgences de l'hôpital le plus proche.

● IL A ATTRAPÉ UN COUP DE CHALEUR (OU UNE INSOLATION)

Ils sont tous deux particulièrement redoutables pendant la première année de votre petit enfant, car le « système de refroidissement » de sa température interne n'est pas tout à fait au point. Sa production de sueur (destinée à refroidir le corps de l'extérieur), notamment, est mal réglée. Pour se couvrir de ce petit voile humide qui se rafraîchit au contact de l'air frais, les reins d'un adulte limitent les pertes hydriques en augmentant la concentration des urines : ils éliminent ainsi les substances toxiques dans le minimum d'eau. L'organisme de votre bébé ne sait pas faire cela. D'une part, il présente une surface de peau énorme par rapport à son poids, couverte d'un nombre incroyable de glandes sudoripares (de 500 à 1 000 par cm^2) : il perd donc beaucoup d'eau en transpirant. D'autre part, il fait autant pipi, et de façon aussi diluée, quelle que soit la chaleur ambiante.

Il se déshydrate avant d'avoir eu le temps de se refroidir : c'est le « coup de chaleur » (il se produit l'été, mais également l'hiver chez des bébés trop couverts dans des appartements surchauffés). S'il survient après une exposition prolongée au soleil, on l'appelle insolation.

Pour identifier un coup de chaleur

813 Il est grognon.

Ses cris tiennent plus du râle que du hurlement.

Il devient tout mou.

Il est en nage mais pas rouge du tout, au contraire, il est très pâle…

Il peut vomir.

Pour bien réagir

814 Quelques gestes simples devraient lui faire retrouver son entrain et sa bonne mine :

- Première chose à faire : mettre votre tout-petit à l'abri de la chaleur. Transportez-le à l'intérieur de la maison, dans un endroit frais mais sans courant d'air (fermez ses volets si sa chambre est exposée aux rayons du soleil).
- Installez-le confortablement sur une serviette de bain et déshabillez-le.
- Allongez-le sur son matelas à langer recouvert d'une serviette et passez doucement une éponge d'eau tiède sur son visage, son corps et ses cheveux. En dilatant ses vaisseaux sanguins, l'eau va lui permettre de se refroidir.
- Une demi-heure plus tard, prenez sa température. Si elle avoisine les 38 °C, donnez-lui un peu d'acétaminophène, dosé, bien sûr, en fonction de son poids.
- Si votre maison a emmagasiné plus de chaleur que de fraîcheur, cette petite ablution ne suffira pas à rafraîchir votre bébé. Donnez-lui plutôt un vrai bain, pas trop froid : 2 °C en dessous de sa température.

- Pour qu'il continue à bénéficier de ce bain de fraîcheur une fois sorti de l'eau, ne l'essuyez pas totalement : tapotez légèrement sa peau avec une serviette et laissez une petite pellicule d'eau qui séchera à l'air libre.
- Vous pouvez aussi l'envelopper dans une serviette de toilette humide.
- La transpiration permet à votre bébé de lutter contre cette petite hausse de température, mais elle lui fait perdre aussi beaucoup d'eau et ses réserves sont peu importantes. Aidez-le à compenser cette perte en lui donnant régulièrement à boire de petites quantités d'eau fraîche (mais non glacée). Comptez 100 millilitres d'eau par kilo et par 24 heures. Pour compléter et fixer cet apport de liquide, vous pouvez mélanger à l'eau une solution de réhydratation (en vente en pharmacie). En cas de voyage, pensez à en mettre dans votre valise ou à en acheter en arrivant à destination.

815 Si ses yeux se cernent, que sa bouche est desséchée, qu'il a de la fièvre, les interventions précédentes ne sont plus suffisantes. Conduisez-le aux urgences, le médecin qui l'examinera jugera s'il est nécessaire de l'hospitaliser pour qu'il soit réhydraté par perfusion afin d'éviter le risque de convulsion.

● IL A UN COUP DE SOLEIL

Les cellules de la peau du petit enfant sont fragiles et, exposées aux UV, elles se détériorent. Une étude menée en Angleterre a démontré que les enfants exposés au soleil (et à ses coups) avant l'âge de dix ans développaient, une fois adultes, plus fréquemment des cancers de la peau que les adultes ayant été, enfants, protégés des rayons solaires. Alors...

Le soleil « touche » tout le monde, mais les blonds et les roux plus que les bruns et les jeunes enfants plus gravement (la déshydratation étant parfois associée à cette brûlure, voir au paragraphe précédent les conseils donnés pour le coup de chaleur).

Pour lui éviter cette brûlure

816 Installez-le à l'ombre, surtout celle des arbres sur la pelouse : c'est la meilleure façon de lui faire prendre le soleil. Mais si vous tenez à lui faire découvrir les joies de la plage, faites-le le matin de bonne heure ou après 16 heures et à l'abri d'une tente (ou tout au moins d'un parasol) qui lui évitera au moins la réverbération. En effet, le sable réfléchit 20 % du rayonnement solaire.

817 Enduisez-le d'une bonne crème solaire. Leur qualité est très inégale et, contrairement à ce que vous pensez, ce n'est pas forcément celle qui affiche le plus fort indice de protection qui est la meilleure. Ces crèmes contiennent deux types de constituants actifs :

- des réflecteurs (souvent un mélange de mica et de titane) qui se comportent comme un miroir, retournant les rayons du soleil à l'envoyeur ;
- des filtres qui absorbent les rayons et sont donc moins efficaces que les réflecteurs. Mais ces derniers sont peu engageants, car ils laissent des traces blanches sur la peau.

818 Choisissez pourtant un écran total… riche en réflecteurs.

819 Tartinez-le régulièrement : toutes les deux heures et après chaque bain (en eau de mer ou en piscine). Votre écran total est peut-être à l'épreuve de l'eau, mais il ne résiste pas à l'essuyage de la serviette de bain.

820 Enfilez-lui un chandail, après l'avoir couvert de crème : c'est un écran encore bien plus total.

821 Laissez-lui ce chandail lorsqu'il se baigne. Il le protégera de la réverbération de l'eau (encore plus forte que celle du sable). Dès qu'il sort de l'eau, retirez-le-lui d'abord pour le « retartiner » de crème solaire, et ensuite pour lui enfiler un chandail sec. En effet, les petites gouttelettes d'eau retenues entre les mailles (ou les fils) de son vêtement mouillé font loupe et, au lieu de le protéger, favorisent le coup de soleil.

BÉBÉ TRUCS ! •

822 Équipez-le d'un chapeau à larges bords qui lui couvre aussi la nuque lorsqu'il sort du champ du parasol.

823 N'oubliez pas votre bouteille d'eau du robinet et votre débarbouillette, vous les utiliserez pour rafraîchir ses membres et sa nuque (il fait très chaud sous un parasol). Ou, plus pratique, emportez un vaporisateur d'eau minérale.

Pour réparer le coup de soleil

824 S'il ne s'agit que d'une simple rougeur, appliquez sur la zone atteinte une bonne crème hydratante. Ne l'exposez pas avant que cette mini-brûlure n'ait disparu.

825 Si la rougeur est importante et évolue vers un décollement de l'épiderme accompagné de bulles, voire d'une cloque, il s'agit d'une véritable brûlure au second degré. Désinfectez la zone endommagée avec des produits antiseptiques et consultez votre pharmacien pour savoir quelle crème apaisante et cicatrisante appliquer. Il préférera peut-être vous orienter vers le médecin.

826 Dans les deux cas, donnez-lui de l'acétaminophène (en respectant la dose convenant à son poids) pour atténuer la douleur.

● IL CLIGNE DES YEUX

Une étude américaine a démontré que les personnes ayant été beaucoup exposées – sans protection – au soleil dans leur jeunesse ont développé deux fois plus d'atteintes de la rétine que les autres. Rien d'étonnant à cela, l'œil de votre petit enfant est extrêmement fragile.

- Son cristallin, encore très clair, laisse passer 75 % des rayons ultraviolets.

- Sa pupille, plus dilatée que la vôtre, reçoit plus vivement la lumière.

- Enfin, son fond de l'œil, lui aussi très clair (il se pigmente au fil des ans), ne fait guère écran aux UV.

Il est donc primordial de protéger ses yeux, d'autant que la couche d'ozone, qui devrait filtrer les rayons UV, se fragilise et diminue.

Pour protéger son œil du soleil

827 Une casquette à visière, un bob bien vissé sur la tête ou une capeline à larges bords constituent une première défense mais ne protègent pas de la réflexion des rayons.

828 Il lui faut de bonnes lunettes solaires.
- Choisissez une paire portant :
  - la mention « filtration UV »,
  - le marquage CE,
  - la catégorie de protection, allant de quatre à zéro. Les indices trois et quatre sont tout particulièrement indiqués pour les fortes luminosités.
- Préférez une monture enveloppante pour éviter que les UV ne passent sur le côté et touchent l'œil à l'oblique.

829 Ce n'est pas parce qu'elles sont teintées que les lunettes filtrent correctement les ultraviolets. Un simple plastique foncé peut s'avérer plus dangereux que l'absence de lunettes. En effet, gênée par cet écran qui lui assombrit la vue, la pupille de votre vacancier se dilate démesurément pour chercher la lumière, laissant ainsi passer une quantité encore plus importante de rayons nocifs.

SÉCURITÉ

● IL A BESOIN DE VOIR LA VIE DE PLUS HAUT

Il « tient son dos » depuis plusieurs jours. Au début, vous pouvez l'installer dans sa chaise haute juste le temps de ses repas (s'il les avale vite), puis de plus en plus longtemps. Elle pourra devenir son petit bureau, son « plateau-repas » devenant alors sa table à jouer, puis à dessin.

Pour bien choisir et utiliser sa chaise haute

830 Son piètement doit lui assurer un parfait équilibre.
- Plus ses pieds partent en oblique par rapport à l'assise, meilleure est sa stabilité.
- Leurs extrémités doivent être équipées d'embouts antidérapants pour parfaire leur prise au sol.
- Avec deux ou quatre roues pivotantes, elle se déplace plus facilement. Vérifiez qu'elles sont munies de freins dont le blocage est efficace.

831 Si son assise est large et votre enfant menu ou si le matériau de votre chaise manque de souplesse, achetez un coussin réducteur matelassé afin que votre bébé (jusqu'à ses huit mois) soit confortablement calé.

832 La norme fixée pour la hauteur du dossier est de 35 cm. Pour le confort de votre enfant, choisissez-le inclinable sur trois ou quatre positions. Optez pour un rembourrage moelleux et lavable.

833 Choisissez une chaise munie d'un dispositif de retenue avec ceinture et sangle d'entrejambes.

834 Certains dossiers de chaises sont en plus munis de sangles de sécurité réglables pour maintenir votre bébé au niveau des épaules. Si vous pressentez que votre bébé va manger du tigre et le mettre dans son moteur pour mieux se livrer à des opérations casse-cou, n'hésitez pas : portez votre choix sur ces modèles.

835 Après avoir assuré ses arrières, assurez ses côtés : des accoudoirs assez hauts (à hauteur des aisselles) retiennent ses velléités d'escalade.

836 Les petits doigts se baladent partout : assurez-vous que les charnières sont hors de leur portée.

837 La plupart des chaises sont pliables. Un maniement simple du mécanisme (à essayer avant l'achat) et un encombrement raisonnable une fois la chaise pliée sont des critères de choix importants.

838 Pour être pratique et sûr, le plateau doit être abattable ou amovible et réglable sur trois positions afin qu'il soit toujours au plus près de votre enfant.

- Son système de fermeture ne doit pas être accessible aux mains de votre explorateur.
- Comme il est destiné à accueillir ses premières assiettes de « grand » et qu'il risque de se voir souvent décoré de purée, de compote ou de fromage blanc, assurez-vous que son revêtement est facile d'entretien.
- Et pour que son assiette ne finisse pas sur le sol, vérifiez que les rebords sont assez hauts et – pour sa sécurité – arrondis.

839 Faites-vous tout expliquer sur place par le vendeur : chaque modèle de chaise a un fonctionnement qui lui est propre. Demandez une démonstration et exécutez vous-même la manœuvre avant de vous décider.

840 Avant d'y installer votre bébé, assurez-vous que les mécanismes de verrouillage sont enclenchés. Tout réglage (position du dossier, de l'assise, de la hauteur) doit être effectué avant l'arrivée de son occupant.

841 Attachez toujours votre enfant en utilisant non seulement la ceinture, mais également la sangle d'entrejambes.

842 Pour qu'il ne constitue pas une entrave à son légitime désir d'autonomie de mouvements, pensez régulièrement à réajuster ce dispositif de retenue à la taille de votre enfant : il grossit et grandit vite.

843 Qui dit « haute » dit risque d'en tomber (elles sont responsables, chez les petits, de 20 % des hospitalisations et leurs durées sont les plus longues). Ne laissez jamais votre enfant seul dans sa chaise : pour vous faire revenir près de lui, il est capable de se tortiller et de tenter une échappée, entraînant une chute « chaise par-dessus tête ».

844 Pour limiter ce risque, sa chaise doit se trouver sur une surface bien plane, loin de tout meuble sur le rebord duquel il pourrait prendre appui pour se lever… ou se cogner.

845 Glissez sous les pieds de la chaise un tapis épais pour amortir une éventuelle culbute par-dessus bord.

846 Sa chaise haute, disposée dans la salle à manger, lui permet d'être invité à la table des grands. Pour faire vraiment le grand, il peut être tenté d'attraper un verre (ou une assiette) qui ne lui est pas destiné, voire plonger ses doigts dans le gratin qui sort du four. Veillez toujours à mettre hors de sa portée les objets dangereux.

847 Ne laissez pas trop longtemps votre enfant perché sur sa chaise sous prétexte que sa tablette peut accueillir des feutres et des feuilles. Ce n'est pas un article destiné à le « parquer » tandis que vous vaquez, à côté de lui, à vos activités. Il a besoin d'exercices et de découvertes. Pour cela, il est plus à l'aise sur le tapis ou dans son parc.

● IL TOUCHE À TOUT… CE QUI EST DANGEREUX

Il se déplace sur ses fesses ou sur ses genoux… bientôt sur ses jambes. Son champ d'investigation s'élargit considérablement ; il serait dommage qu'il n'en exploite pas les moindres coins, recoins, trous, bosses et aspérités. C'est à vous de baliser le terrain et d'en escamoter tous les dangers à hauteur d'un bébé à quatre pattes, car lui n'a aucune idée des risques qu'il prend.

Pour le mettre à l'abri des dangers de la maison

848 Dans la salle de séjour.

- Protégez-le des angles de votre table basse. Il existe des cache-angles vendus au rayon «petite puériculture» des grands magasins et magasins spécialisés. Moins discrets mais plus économiques, vous pouvez également confectionner des coins avec du papier bulle ou du tuyau mousse servant à isoler les tuyaux, fixés avec du ruban adhésif.

- Vous avez l'habitude de laisser sur cette table un vide-poches accueillant divers petits objets : trombones, punaises, élastiques, pièces de monnaie, etc., passionnants pour ses doigts et sa langue avides de découvertes. Alors changez d'habitude.

- Lorsque vous recevez des amis, si vous leur servez des grignotines, pensez à mettre le plat les contenant sur un meuble hors de sa portée. Les fruits secs oléagineux – et tout particulièrement les cacahuètes – sont responsables de fausses routes provoquant l'étouffement.

- Certaines plantes vertes sont toxiques. Si vous êtes sûre de votre science botanique, sélectionnez celles qui peuvent causer une intoxication et placez-les très haut sur vos étagères (surtout si elles ont des tiges tombantes qu'il brûlera d'envie de tirer). Si vous n'êtes sûre de rien, transformez votre coin plantes d'intérieur en jardin suspendu !

- Si vous êtes certaine que votre plante ne lui fait courir aucun danger, vous pouvez la laisser au sol. Mais il adorera gratter la terre du pot et la porter à sa bouche. Coupez une jambe d'un collant abîmé et enfilez votre pot à l'intérieur. Attachez l'extrémité coupée avec un élastique à la base de la tige.

- Les prises de courant semblent avoir été créées pour qu'il y enfonce ses deux doigts juste après les avoir sortis de sa bouche. Pour lui éviter l'électrocution, équipez-les de cache-prises à ventouse ou à clé. Les cache-prises simples ne sont pas plus tentants que les autres, mais très faciles à enlever. Vous pouvez également demander à un électricien de vous poser des prises à éclipses.

BÉBÉ TRUCS !

- Ne laissez jamais vos rallonges branchées sans être raccordées à un appareil. Il se brûlerait gravement la bouche s'il lui venait l'idée d'y porter la drôle de tête de ce fin serpent.

- Les interrupteurs des lampes de table exercent une véritable fascination sur les petits. Leur fil également. Il est tellement intéressant de savoir ce qui se produit lorsque l'on tire dessus. Rangez-les temporairement au placard.

- Si vous êtes éclairés par des lampadaires, appuyez-les contre un mur et fixez-y leurs fils avec quelques petits clous cavaliers.

- Ne laissez jamais votre enfant seul dans une pièce avec votre animal domestique. Apprenez-lui très vite à respecter non seulement votre chien ou votre chat, mais également son territoire : son panier, sa gamelle, ses jouets... et à plus forte raison sa litière, bien peu hygiénique.

849 Dans **la cuisine**.

- Dans la mesure du possible, interdisez-lui l'accès à cette pièce. S'il est réveillé et que vous avez besoin de vous y tenir, installez-le dans sa chaise haute.

- Mais un moment d'inattention est toujours possible, aussi mettez hors de sa portée vos produits ménagers (souvent dans le « placard du bas » !), y compris le produit pour la vaisselle et celui pour se laver les mains. Ces produits peuvent provoquer :

  - des lésions de la peau et des yeux,

  - des brûlures et des lésions graves du système digestif s'ils sont ingérés,

  - des lésions du système respiratoire s'ils sont inhalés...

- Ne mélangez, sous aucun prétexte, un produit d'entretien avec un autre, même s'ils ont le même usage. Ils peuvent contenir de l'eau de Javel, de l'acide ou de l'ammoniaque qui, réunis, dégagent du chlore, un gaz susceptible de provoquer une intoxication s'il est inhalé.

- Interdisez-lui l'accès de la salle de bains. Si vous devez vous y rendre pour y étendre votre linge, par exemple, installez votre petit explorateur dans son siège. Et tant pis s'il proteste.

IL A UN TERRAIN ATOPIQUE

Il y a des « allergiques » dans votre famille ou celle de son papa. Votre petit enfant a donc des prédispositions à l'allergie : il a un terrain atopique, disent les médecins. Les acariens sont des allergènes très souvent incriminés dans les affections bronchiques.

Ces petites bêtes adorent la poussière : elles y trouvent généralement des cellules de peau dont elles sont très friandes. Par ailleurs, les acariens se développent avec bonheur dans les lieux humides et chauds.

Pour mettre sa chambre à l'abri des acariens

850 Choisissez pour sa chambre des matériaux fonctionnels – d'autant qu'ils sont bien souvent colorés de teintes vives et ludiques – qui se nettoient facilement.

- Posez au sol de la parqueterie ou, mieux encore, du plancher flottant qui amortit les chutes : les deux sont lavables à la vadrouille à essorer.

- Tapissez ses murs de papier peint ou recouvrez-les d'une peinture lessivable.

- Pour masquer la lumière, préférez des stores à lattes métalliques ou en PVC (qui modulent leur ouverture et se nettoient à l'éponge) aux plus conventionnels voilages et double rideaux.

- Installez son radiateur le plus près possible de la fenêtre pour diminuer le taux d'humidité de la pièce. N'y faites jamais sécher de linge (en revanche, vous pouvez y réchauffer sa serviette de bain et ses sous-vêtements, à condition qu'ils soient secs).

- Achetez-lui des meubles laqués, stratifiés ou en plastique, un plafonnier et des appliques en métal ou en PVC, tous faciles à dépoussiérer d'un coup de lingette humidifiée.

851 En effet, poussière, chaleur (parfois humide), particules de peau : sa chambre est encore un charmant lieu de prolifération pour les acariens. Le problème, c'est que votre enfant y passe beaucoup de temps. Pour les déloger :

- Ouvrez sa fenêtre au moins une fois par jour, lorsqu'il n'y est pas (de préférence le matin pour évacuer l'humidité de la nuit) et durant une dizaine de minutes.

- Aérez son lit (la chaleur de son corps l'a rendu humide) dès qu'il se lève : retournez son matelas, tapez-le et, une fois par semaine, passez-y l'aspirateur.

- Si votre enfant est allergique, pour vous éviter d'aspirer son matelas quotidiennement, passez à la place, sur ses deux faces, un rouleau adhésif dépoussiéreur.

852 Ne posez sur son drap aucun objet ayant touché le sol (jouets revenant du parc, chaussures, valise, sac à dos, sac de voyage, etc.).

853 Empêchez vos animaux de compagnie d'aller dormir sur son lit. Protégez-le en permanence avec un moustiquaire ou placez sur son matelas, lorsqu'il le quitte, une longue bande de papier d'aluminium.

854 Si le sol de sa chambre est lavable, passez l'aspirateur (les balais ne sont pas formidables : ils laissent 1/3 de la poussière devant leurs poils, 1/3 dans leurs poils, 1/3 derrière leurs poils, disent ses détracteurs les plus convaincus !). Puis passez la vadrouille.

855 S'il a de la moquette ou un tapis, équipez votre aspirateur d'un filtre haute efficacité.

856 Ne laissez pas ses vêtements traîner en tas, ni par terre, ni sur un fauteuil ; les bactéries et les acariens seraient trop contents de trouver un tel foyer de développement.

857 Placez chaque couche sale dans un sac plastique (rapporté de vos courses) et jetez ce sac immédiatement après dans votre poubelle.

858 Ne tassez pas trop ses vêtements dans sa penderie pour laisser l'air y circuler.

859 Pour ranger ses jouets, préférez plusieurs bacs de rangement se fermant hermétiquement par un couvercle à grand coffre : vous éviterez les nids à poussière et ces bacs se nettoient facilement d'un coup de jet de douche.

860 Pour laver ses petits jouets en plastique au jour le jour, placez-les dans votre lave-vaisselle.

861 Pour nettoyer sa boîte à musique ou son mobile – son mécanisme ou son système d'attache ne permettent pas de les passer en machine –, utilisez ses lingettes.

862 Enfermez les jouets en tissu et en peluche dans une taie d'oreiller nouée et glissez-les dans votre machine à laver réglée sur le cycle délicat.

863 Si vous n'avez pas de lave-vaisselle, et de toute façon pour ses gros jouets, remplissez votre baignoire d'eau et versez-y une bonne dose de détergent à vaisselle. Faites tremper ses jouets, rincez-les abondamment et séchez-les dans la baignoire.

Pour mettre votre salle de bains à l'abri des microbes

Il y règne une douce chaleur humide, vous y entreposez votre linge sale, vous vous y frictionnez le corps, y perdez vos cheveux : les bactéries, les champignons, les acariens ne peuvent rêver d'un endroit plus adapté à leurs besoins ! Limitez leur expansion...

864 Préférez le savon liquide en flacon, il se contamine beaucoup moins facilement que les savonnettes.

865 Étendez complètement les serviettes sur les barres de vos porte-serviettes après vous en être servie pour vous sécher.

866 Après un bain ou une douche, aérez la pièce (en ouvrant simplement la porte, si elle n'a pas de fenêtre).

867 Choisissez une couleur de serviette pour chacun : la serviette de son papa ne convient pas pour lui essuyer le museau, pas plus que la vôtre pour lui essuyer les mains... Et réciproquement, il peut tout autant vous contaminer que vous pouvez le faire. L'idéal, avec ses propres serviettes, est que vous les mettiez dans le panier à linge après chaque utilisation.

868 Une débarbouillette ne sert pas deux fois sans avoir été lavée entre les deux utilisations!

869 Rincez soigneusement lavabo, baignoire, bac à douche après chaque utilisation. Désinfectez-les au moins une fois par semaine (insistez sur les renvois, les bactéries affectionnent tout particulièrement ces petits trous qui retiennent les desquamations).

870 Nettoyez encore plus fréquemment votre baignoire si vous mélangez à l'eau de vos bains des huiles ou des gels moussants : le film qu'ils déposent sur l'émail favorise la fixation de microbes.

871 Rincez scrupuleusement vos brosses à dents. Placez-les dans votre verre (tête en haut) pour qu'elles sèchent plus rapidement.

872 Rincez également soigneusement votre brosse à ongles.

873 Nettoyez vos brosses à cheveux en les débarrassant de ces derniers à l'aide de votre peigne. Enfermez brosse à cheveux, à ongles et peignes dans une taie d'oreiller nouée, et placez-les dans votre machine lorsque vous déclenchez un cycle délicat, ceci au moins une fois par mois.

874 Lessivez sol et carrelage mural (les germes se logent dans les joints entre les carreaux) une fois par semaine au minimum.

● IL PART EN VACANCES (AVEC VOUS)

Une maison étrangère... de nouveaux risques à l'intérieur. Un paysage inconnu... de nouveaux dangers à l'extérieur. Pour que cet aspect des vacances ne vous en gâche pas le plaisir, prévoyez et soyez vigilante.

Pour le faire voyager sans danger

En avion

875 Il a l'avantage de raccourcir les distances (à condition que vous ne deviez pas procéder à l'enregistrement quatre heures à l'avance).

- Prévoyez un confortable biberon d'eau et faites-le boire au décollage et à l'atterrissage pour que la déglutition lui évite la douleur du tympan due à la dépressurisation.
- S'il s'enrhume avant le départ, demandez à votre médecin s'il est raisonnable que vous preniez l'avion avec lui.

876 S'il a une otite, mieux vaudrait annuler votre voyage en avion.

877 Munissez-vous de vêtements chauds pour le retour, l'air conditionné de la cabine créera certainement une importante différence de température avec celle de la plage, par exemple.

En train

878 C'est le moyen de transport que les petits préfèrent. L'air est climatisé et ils sont un peu plus libres de leurs mouvements qu'en avion ou en voiture. Jusqu'à quatre ans, ils voyagent gratuitement mais doivent s'asseoir sur vos genoux.

- Si vous voyagez en TGV, réservez vos sièges dans un «carré», votre bébé aura plus de place et pourra poser ses jouets sur la table centrale ou dessiner sur celle-ci.
- Demandez un coin fenêtre, il pourra regarder le paysage pour se distraire.
- Bien sûr, voyagez en wagon non-fumeur.

879 Si aucun TGV ne rallie votre lieu de vacances et que vous avez un long voyage à faire, voyagez de nuit en couchette. Vous la partagerez tous les deux : lui dormira certainement très bien !

880 N'arrivez pas trop en avance à la gare : le brouhaha et les courants d'air ne constituent pas son atmosphère préférée.

881 Vous serez peut-être obligée de lui donner un repas dans le train. Préparez-lui une purée ou un potage fluide, allongez son yogourt avec du lait et faites couler vos préparations dans ses biberons (réchauffez les aliments salés et conservez-les au chaud dans un étui isotherme ou dans un bas de laine).

En voiture

882 C'est le mode de transport qui vous laisse le plus d'autonomie.

- Si cela vous est possible, ne prenez pas la route aux heures chaudes, entre 11 heures et 15 heures.
- Avant quatre ans, il doit être installé dans un siège d'auto conforme aux normes.

883 Au-delà de 18 kg, il peut prendre place sur un rehausseur (à l'arrière, impérativement !) maintenu par la ceinture de sécurité.

884 Bloquez les portes pour empêcher votre jeune voyageur de les ouvrir de l'intérieur.

885 Attention à ne pas gêner la visibilité du conducteur en encombrant la plage arrière avec ballons, sacs, pelles et râteaux. D'autant qu'ils peuvent devenir de redoutables projectiles en cas de freinage brutal.

886 N'entreprenez jamais un long voyage seule au volant avec un ou plusieurs petits passagers. En cas d'accident ou d'incident, vous ne pourriez le ou les laisser dans la voiture pour aller chercher de l'assistance.

887 Si vous ne pouvez faire autrement que de voyager seule, partez avec votre téléphone portable.

888 Sous prétexte de le distraire, ne transformez pas votre voiture en salle de fête, accrochant au plafond, aux fenêtres ou aux accroche-vêtements des ficelles auxquelles sont suspendus des jouets, dans l'espoir de le distraire sans que vous ayez à intervenir. En cas d'accident, ces suspensions pourraient gêner sérieusement son dégagement de la voiture.

889 Ne bricolez pas de pare-soleil latéraux en plaçant des serviettes sur les vitres arrière (encore moins avant !), vous empêcheriez la bonne visibilité du conducteur.

890 Ne réglez pas le rétroviseur central dans l'axe de la plage arrière pour surveiller votre enfant ; il doit être braqué sur la route. En revanche, vous pouvez coller, avec de l'adhésif double face, des petits «miroirs de complaisance» sur votre pare-soleil rabattable, au-dessus de la vitre avant. Orientez-le de manière à avoir un œil sur lui.

891 Ne préparez jamais de biberon à l'avance. Les bactéries se développent très vite dans le lait. Remplissez son biberon d'eau minérale et versez dans une boîte à part sa dose de lait. Vous opérerez le mélange au moment de le lui donner.

892 Interrompez votre voyage toutes les deux heures pour permettre au conducteur de se dégourdir les jambes et de se reposer. Profitez de cette halte pour ouvrir grand les portières ; vous renouvellerez ainsi l'air à l'intérieur de votre voiture.

893 Arrêtez-vous pour le faire manger et laissez-lui un bon quart d'heure pour digérer avant de reprendre la route.

894 Le soleil n'est pas son ami pendant le voyage. Il fait grimper la température à l'intérieur de l'habitacle et fait courir à votre petit passager le risque de déshydratation.

- Proposez-lui un biberon d'eau toutes les demi-heures.
- Emportez un brumisateur d'eau minérale pour le rafraîchir.

895 Pour faire chuter la température, ne roulez pas fenêtres ouvertes, les courants d'air pourraient fragiliser ses muqueuses nasales. Une rhinite dégénérant en otite ne serait pas le meilleur début de vacances.

896 Avant un an, le roulis de la voiture berce votre enfant et il dort beaucoup. Son système d'équilibration n'étant pas abouti, il n'est pas sensible au mal au cœur. N'oubliez pas doudou et sucette s'il en a besoin pour trouver le sommeil.

897 Mais par la suite, il vous fait savoir qu'il trouve le temps long. Son « jouet » préféré, c'est vous ! Alors asseyez-vous à l'arrière à côté de lui, si vous n'avez pas deux autres petits voyageurs sur la banquette (avant l'âge de douze ans, il est déconseillé de faire passer un enfant à l'avant).

898 N'oubliez pas que la ceinture est obligatoire, même pour les adultes, y compris à l'arrière.

899 Vous ne pouvez cependant pas le distraire en continu. Prévoyez petits jouets (voiture, poupées, peluches) et jeux prélevés dans son coffre. Ajoutez-en quelques-uns qu'il ne connaît pas ou qu'il a oubliés.

900 Ne les sortez pas tous à la fois de votre sac à trésors, mais plutôt au fur et à mesure. Chaque nouvelle reconnaissance d'un jouet aimé et chaque nouvelle découverte l'aidera à trouver le temps moins long.

901 N'emportez pas les jouets bruyants (pas même un hochet). Dans ce petit espace, leur bruit devient bien vite crispant et peut gêner le conducteur.

902 Remettez les jouets dont il se désintéresse dans votre sac ou votre corbeille. Ne le laissez pas les jeter à terre : une petite voiture ou une balle qui glisse sous le pied du conducteur et...

903 Pour être certaine de ne pas en perdre, collez sur le dossier face à lui des pastilles de velcro côté griffes et collez la partie velours au dos de ses jouets. Fixez ses jouets devant lui – c'est déjà sympa de voir tous ses trésors –, puis détachez celui qu'il vous réclame. Lorsqu'il en est las, replacez-le sur sa pastille et détachez-en-lui un autre.

904 N'emportez pas de jouets sonores, mais deux ou trois cassettes ou CD seront les bienvenus pour bercer ses siestes et rythmer le parcours.

Pour limiter ses bagages, sans réduire sa sécurité

905 Pour le temps des vacances, optez pour ces solutions de remplacement :

- Emportez deux draps-housses pour couvrir son matelas, mais ne vous encombrez pas de son piqué. Certes, sa matière aérée permet une bonne évacuation de l'humidité produite par le corps de votre bébé lorsqu'il dort, mais pour quelques jours, vous pouvez placer sur son matelas un grand rectangle de plastique découpé dans un rideau de douche (beaucoup moins encombrant et beaucoup moins lourd).
- Inutile de vous déplacer avec grand et petit goupillons, plusieurs techniques – testées par nos grands-mères – peuvent détacher les dépôts de lait, de potage, de céréales ou de jus de fruits qui se logent dans le fond du biberon.
    - Versez du gros sel dans votre biberon, ajoutez très peu d'eau et agitez.
    - Vous pouvez, pour éviter que les parois de plastique ne s'opacifient, ajouter un peu de vinaigre dans cette eau salée. Rincez ensuite abondamment.
    - Autre technique, versez une cuillère à café de riz et un demi-verre d'eau savonneuse et secouez votre biberon... Rincez.
- Jusqu'à ses huit-neuf mois, il sera ravi de retrouver vos genoux au moment des repas. Ils remplacent avantageusement sa chaise haute. Mais vers dix mois, il ne rêve que de vous échapper. Sacrifiez un grand chandail de son papa et agrandissez-en sérieusement l'encolure aux ciseaux. Vous enfilerez ce vêtement sur le dossier d'une chaise et glisserez votre bébé à l'intérieur en passant sa tête dans l'encolure et ses bras dans les manches.
- Vous lui improviserez une petite baignoire dans une piscine gonflable que vous achèterez sur place et installerez dans le bac à douche. Elle pourra également, une fois recouverte de l'un des draps-housses de son petit lit, lui servir de parc.
- S'il est possible de l'y coucher pour une petite sieste sous les arbres ou le parasol, cette piscine ne peut, en revanche, absolument pas faire office de lit de voyage. Aucune solution bricolée ne peut garantir une parfaite sécurité de son sommeil. Encore moins celle consistant à lui fabriquer un lit dans le tiroir d'une commode ! Mieux vaut poser le matelas d'un grand lit sur le sol et le coucher au centre. S'il tombe, ce ne sera pas de bien haut et il

ne risquera pas de s'étouffer, comme il pourrait le faire dans un lit fermé non adapté.

- En ce qui concerne sa poussette, hormis réquisitionner une brouette chez le fermier du coin, il n'existe pas de véhicule de remplacement.

906 Limitez-vous à sa doudou et aux quatre ou cinq jouets que vous aurez emportés pour le distraire pendant le voyage. Il va passer de longues journées avec vous et vous êtes – vous et son papa – ses plus beaux « jouets ». Au bord de la mer, faites l'acquisition de quelques jouets de plage, ils feront également de magnifiques jouets de bain.

907 Pour laisser un maximum de place à son intendance, réduisez l'importance de vos valises.

- Équipez votre coffre de bacs de rangement de tailles différentes de façon à utiliser au maximum sa contenance. Faites vos valises directement dans ces bacs. À l'arrivée, déchargez-les et conservez-les comme rangements pendant la durée de vos vacances. Vos valises de retour seront ainsi toutes faites.

- Les housses en plastique offrent un meilleur gain de place encore. Certaines peuvent même être vidées de leur air et s'aplatir totalement.

908 Si vous voyagez en train ou en avion.

- Emportez peu de vêtements ; choisissez ceux qui se lavent facilement et sèchent sur cintres en se défroissant.

- Le soir, avant de vous coucher, vous plongerez ses petits vêtements dans une eau dans laquelle vous aurez fait couler un peu de lessive pour lavage à la main. Le lendemain, vous rincerez et étendrez votre linge au soleil (la chaleur tue une partie des microbes).

- Si vous ne trouvez pas de détergent pour lavage à la main, utilisez votre shampooing.

Pour prévenir et soigner les petits bobos des vacances

909 Dans une boîte de plastique hermétique (pour éviter l'écrasement des emballages), constituez-lui sa « trousse de secours » en y enfermant :

- son traitement en cours, s'il en a un. S'il comprend des antibiotiques, n'emportez pas de flacon entamé (le mélange poudre + eau ne supporterait pas la chaleur que lui imposera votre mode de transport). Demandez plutôt à votre médecin de vous en prescrire un flacon supplémentaire ;
- une paire de ciseaux à bouts ronds ;
- un thermomètre ;
- une pince à épiler pour retirer échardes ou dards d'insectes ;
- une pommade calmant les coups de soleil ;
- un désinfectant en doses individuelles ou en brumisateur (vous pourrez ainsi les glisser dans votre sac de plage). Certains produits sont également lavants, donc plus pratiques lorsque vous êtes en balade ;
- un antipyrétique antidouleur (en sachets, car en suppositoires ils ne supporteraient pas le voyage), un antihistaminique (au cas où il ferait une réaction violente à une piqûre d'insecte) et un antidiarrhéique… ;
- des pansements adhésifs étanches de tailles différentes ;
- des lingettes. Elles vous permettront de débarrasser l'œil, le nez ou les oreilles des grains de sable sur la plage ;
- un collyre pour bébé (s'il a les yeux fragiles, le rayonnement solaire peut les irriter) ;
- une crème solaire avec des écrans minéraux très protecteurs.

910 Glissez entre ses shorts et chandails :

- son carnet de santé (en cas de visite chez le médecin local, il pourra prendre connaissance du parcours santé de votre enfant). En arrivant à destination, vous vous informerez des coordonnées du CLSC ou de l'hôpital le plus proche, du centre antipoison régional, etc.

Vous inscrirez ces renseignements sur une feuille que vous glisserez dans ce carnet ;

- un moustiquaire (que vous vaporiserez avec une bombe anti-moustiques le soir avant de coucher votre enfant !) ou une prise anti-moustiques à brancher pendant la nuit.

Pour des vacances sereines « au vert »

911 Rangez vos **outils de jardin** au fur et à mesure, dès que vous cessez de les utiliser.

912 Prenez les mêmes mesures de mise hors de sa portée avec vos **produits chimiques de jardinage** (désherbant, engrais, anti-pucerons) que celles que vous avez prises, chez vous, pour vos produits d'entretien.

913 La plus importante cause d'accidents à la campagne est le **barbecue**. Fasciné par ses petites flammes, votre explorateur de jardin aura très envie de les attraper avec sa main... Cela tombe mal, il est justement à la bonne hauteur.

- Éloignez-le de cet instrument pendant toute la durée de son utilisation.
- Assurez-vous de sa stabilité avant de l'allumer.
- N'utilisez jamais de liquide inflammable pour activer les braises.
- Éteignez soigneusement les braises après usage.

914 Reportez-vous, au cas où l'accident se produirait quand même, au chapitre sécurité. Vous y trouverez les gestes à faire en cas de brûlure.

Pour veiller sur lui à la plage

915 Glissez dans votre sac de plage :

- son drap de plage et une serviette de bain (pour faire glisser les grains de sable de sa peau, sa serviette de plage étant elle-même couverte de ces petites particules), un mouchoir en tissu ou un

paquet de mouchoirs en papier (pour essuyer les zones sensibles), une débarbouillette ;
- un chandail de rechange, un change complet, un maillot de bain de rechange (ou plus si c'est un baigneur acharné !) ;
- une bouteille remplie d'eau du robinet pour le rincer et pour un premier nettoyage de ses éventuels petits bobos ;
- une bouteille d'eau minérale pour étancher sa soif ;
- ou, pour lui donner l'envie de boire s'il n'est pas très amateur d'eau tiède, un biberon (en plastique) dans lequel vous aurez fait congeler la veille un fond d'eau mélangée avec une cuillère de jus de fruit. Vous terminerez de remplir ce biberon le matin avec de l'eau pure et l'enroulerez dans un sac isotherme pour produits surgelés. Il conservera ainsi plus longtemps sa fraîcheur ;
- sa crème solaire, des pansements adhésifs étanches de tailles différentes, une pince à épiler pour retirer échardes ou dards d'insectes, un désinfectant en doses individuelles ou en atomiseur et enfin des lingettes... Tout cela aura été prélevé sur la « trousse de secours-vacances » que vous avez préparée avant votre départ.

Pour des baignades en toute sécurité

916 La pataugeoire des piscines est faite pour lui mais la densité de bébés au mètre cube peut altérer la qualité de l'eau. Fiez-vous à la rigueur d'entretien que garantissent les municipalités ; ne le baignez que dans les petits bains des piscines municipales.

917 Avant votre départ (ou mieux encore, si cela est possible, avant de faire la réservation de votre location de vacances), informez-vous sur la salubrité de sa plage et de son eau de mer.

918 À six mois (pas avant), il devrait adorer le bain de mer pour ses petites vagues qui chatouillent son corps. Afin que ce premier contact se passe vraiment bien, mouillez-le progressivement et ne le laissez pas trop longtemps dans l'eau.

BÉBÉ TRUCS!

919 Il n'est pas emballé par cette eau à perte de vue? Cela n'a rien de pathologique: il n'est pas phobique! L'eau froide, le bruit, le mouvement des vagues, l'agitation ambiante, la foule au bord de l'eau... peuvent lui sembler plus effrayants qu'amusants. Rebroussez chemin vers votre parasol, vous réessaierez plus tard, quand il aura un peu oublié.

920 Revenez avec du matériel: son seau de plage. Asseyez-vous avec lui au ras des vagues, remplissez son seau pour qu'il y trempe les mains, arrosez ses jambes, éclaboussez-le doucement. Au fil des jours, il prendra de l'assurance. C'est lui qui vous aspergera en tapant des pieds dans les vaguelettes.

921 Ne le baignez pas plus de deux à trois minutes... si la température de l'eau n'est pas trop froide.

922 Ne vous baignez jamais hors des zones surveillées.

923 Une fois qu'il aura apprivoisé la mer, pour qu'il ne soit plus totalement collé à vous, glissez-le dans une bouée-siège dont l'anneau gonflable est complété d'une culotte et d'un dossier ne lui faisant courir aucun risque de basculer tête la première. Bien sûr, vous le tiendrez sous les bras ou par les mains (pas question de laisser un bébé seul dans l'eau!).

924 Au moment de l'achat de cette bouée, essayez-la lui: elle doit être parfaitement à sa taille pour éviter qu'il ne la perde dans l'eau.

925 Choisissez-la avec un bouchon de sécurité. De cette façon, si votre petit baigneur a envie de «faire ses griffes» sur ce petit bouton rigolo et le soulève, il ne verra pas sa bouée se dégonfler.

926 Cette bouée-siège est la plus adaptée aux «nageurs» de moins de deux ans. Les simples bouées-anneaux sont loin d'avoir sa stabilité. Les bouées à tête d'hippocampe, de requin, de poney... peuvent être dangereuses: cette «proue» peut les entraîner tête en bas et pieds en l'air.

927 S'il a la peau fragile, sèche ou sujette à l'eczéma, rincez-le à l'eau douce après chaque bain. Vous le rincerez sous la douche si la plage en est équipée et dans le cas contraire avec une débarbouillette et l'eau de la bouteille d'eau dont vous aurez pris soin de vous munir.

928 Épiderme délicat ou pas, rincez-le systématiquement avant de quitter la plage.

● IL VOUS ACCOMPAGNE DANS UN PAYS TROPICAL

Votre bébé est loin d'être un fanatique de la chaleur et du soleil, emmenez-le avec vous uniquement si vous êtes certaine des conditions sanitaires du pays.

Pour lui offrir un exotisme sécurisé

929 Téléphonez au consulat, à l'ambassade (ou plus simplement à la compagnie aérienne qui va vous acheminer) pour connaître les conditions sanitaires exactes de votre destination.

930 Assurez-vous que votre jeune voyageur est à jour de ses vaccinations (poliomyélite, tuberculose, diphtérie, tétanos, coqueluche).

931 Certaines destinations (Amérique centrale, Afrique) imposent des vaccinations complémentaires :

- antiméningococcique, hépatite B, haemophilius influenzae ;
- fièvre jaune (pour un séjour en Afrique de plus de quinze jours) à partir d'un an ;
- la typhoïde et le choléra, en cas de menace d'épidémie…

Ces vaccins pouvant entraîner de la fièvre, faites-les pratiquer plusieurs jours avant votre départ.

932 Repoussez la date de votre voyage si votre petit enfant n'est pas en bonne santé dans les jours qui précèdent la date prévue.

933 De toute façon, prenez un rendez-vous chez votre pédiatre un mois et demi avant votre départ et avertissez-le de votre projet de voyage.

Si vous devez donner à votre enfant un antipaludique, il devra prendre son sirop pendant un mois avant de monter dans l'avion.

934 Emportez impérativement la « trousse de secours-vacances » décrite précédemment.

SOINS (HYGIÈNE)

● IL EST TROP GRAND POUR SA PETITE BAIGNOIRE

Il a grandi de 15 cm (environ) depuis sa naissance. Il est plus grand, mais aussi plus gros : depuis son entrée dans le monde, il prend environ 25 g par jour. Arrive un moment où sa baignoire en plastique le serre aux entournures. Il est temps de sauter dans le grand bain.

Pour rendre sa baignoire plus accueillante

935 Faites votre mélange avant de le prendre dans vos bras pour l'installer sur sa table à langer et le déshabiller :

- Remplissez votre grande baignoire d'eau froide.
- Puis ajoutez l'eau chaude.
- Terminez par un peu d'eau froide pour refroidir les robinets au cas où il les rencontrerait.
- N'ajoutez **jamais** d'eau chaude une fois qu'il est dans son bain.

936 Placez un tapis ou des motifs antidérapants au fond de votre baignoire.

937 Pour vous faciliter son lavage et son rinçage, utilisez un anneau ou un siège de bain qui maintiendra votre petit baigneur assis. Ces accessoires ne sont pas des dispositifs de sécurité, vous devez toujours rester à côté de votre bébé pendant le bain.

938 Faites chauffer son peignoir de bain sur votre radiateur (s'il n'est pas électrique) pendant que vous le baignez. Il sera heureux de se pelotonner dans ce tissu doux et tiède en sortant d'une eau douce et tiède.

939 Plus pratique que la serviette de bain qui glisse et ne se ferme pas toujours bien, plus rapide à enfiler que son peignoir : fabriquez-lui un poncho. Faites un trou légèrement supérieur au périmètre de son crâne au centre de l'une de vos serviettes de bain.

940 Si vous êtes impressionnée par le rapport : minuscule bébé/énorme quantité d'eau, vous serez un peu tendue au savonnage. Versez dans sa baignoire une petite quantité de savon en gel « spécial bébé ». Frictionnez-le doucement avec l'eau (devenue très légèrement savonneuse) et sortez-le du bain. Pas besoin de le rincer.

941 Préférez aux savonnettes ou aux pains le savon liquide. Achetez-le en flacon pompe : il rendra plus facile le savonnage de votre main ou de votre débarbouillette.

● IL A LE VISAGE GERCÉ

Il fait connaissance avec les rhinites. De bébé-baveur il est devenu bébé-« morveux » : sa langue vient lécher le mucus qui coule de son nez. Il n'est pas dégoûtant, il ne sait pas se moucher ! Et il ne sait pas non plus qu'en humidifiant sa zone bucconasale, il l'expose aux gerçures.

Pour adoucir les picotements

942 Lorsque vous arrivez mouchoir dans la main et bras tendu vers son nez, il tourne la tête dans tous les sens ! Il aura moins de réticence à accepter que vous lui essuyiez le museau si vous transformez ce geste en caresse :

- Posez un peu d'huile d'amande douce sur votre main et essuyez-la avec un doux mouchoir de papier.
- Utilisez ce morceau de papier, à peine imprégné, pour nettoyer son nez tout en nourrissant sa peau.

943 Terminez un change sur deux, alors qu'il est allongé sur le dos, par une bienfaisante hydratation de ces zones irritées :

- Pour le pourtour de son nez, utilisez une crème nourrissante au zinc ou à l'huile de ricin.
- Autour de sa bouche, appliquez une crème hydratante ou un peu de vaseline.
- Aucune de ces crèmes ne convient à ses lèvres ; enduisez-les avec un baume pour lèvres traditionnel.

IL PRÉPARE UNE DENT

Sa gencive est enflammée ? Sa petite dent est proche... il est temps de lui laver la bouche.

Pour lui éviter dès maintenant les caries

944 Avant six mois ? Après ? Pas du tout ? La controverse sur le fluor n'a pas trouvé de consensus. En revanche, si vous lui en donnez trop, les avis sont unanimes : il risque la fluorose dentaire, c'est-à-dire des petites taches transparentes (pouvant virer au marron) qui se posent sur l'émail de ses dents. Ces vilaines traces sont plus marquées si l'excès de fluor s'installe pendant que ses dents se calcifient, c'est-à-dire en ce moment.

Pour éviter cette fluorose, si votre médecin a prescrit à votre édenté du fluor en gouttes :

- Lisez attentivement les étiquettes des bouteilles d'eau minérale, la législation n'étant pas trop stricte sur leur teneur en fluor, pour vous assurer qu'elles ne présentent pas plus de 0,5 mg de fluor par litre.
- Si vous avez acheté pour toute la famille du sel fluoré, ne l'utilisez pas pour saler ses bouillons de légumes.

945 La plaque dentaire apparaît dans les semaines qui suivent la sortie d'une dent et les caries peuvent survenir très vite. Il est très important que vous lui assuriez une hygiène dentaire précoce. Avant même

946 Dès que sa première dent sort, achetez-lui une brosse à dents pour fêter l'événement. Il vous suffira, au début, d'en humidifier les poils et de brosser cette dent deux fois par jour (après le biberon du matin et le soir avant de le coucher). Allongé sur sa table à langer, il se prêtera assez volontiers à ce petit rituel qui chatouille ses gencives particulièrement agacées.

la percée de sa première incisive, nettoyez-lui la gencive avec une compresse humide.

947 Choisissez une brosse à dents à poils souples, au rayon « hygiène bébé », ils s'adapteront à la morphologie de sa petite bouche.

948 Une visite chez le pédodontiste (spécialiste des petites dents des enfants) entre six mois et un an est vivement conseillée. Elle permet au spécialiste d'évaluer les risques propres à votre tout-petit et de mettre en place une bonne stratégie de prévention des caries, notamment le dosage de fluor à lui apporter.

● IL N'A PAS BESOIN DE CHAUSSURES TOUT DE SUITE

Il s'enchante de la manière dont son corps bouge. Il rampe mains en avant. Certes, elles lui servent à progresser, mais elles explorent également de nouvelles sensations : le doux, le rugueux, le piquant, etc. Vous l'ignorez peut-être, mais la voûte de ses pieds et ses orteils sont tout aussi sensibles. Il est dommage de les priver des expériences qu'ils pourraient faire.

Pour protéger ses pieds

949 Laissez-le **pieds nus** le plus souvent possible

- **dans son lit** à l'heure de la sieste.
  - Il s'amusera avec eux pour s'endormir ou vous attendre si vous tardez à venir le lever.
  - Il en profitera également pour prendre conscience qu'ils appartiennent à son corps.

- Lorsque vous le posez **sur son tapis d'éveil** ou sur une couverture, il apprendra très vitre que ses orteils accrochent le textile et qu'il peut s'en servir de propulseurs.
- Après sa phase **quatre pattes**, il tentera de se lever et découvrira que ses plantes de pied sont un formidable appui pour redescendre s'asseoir sur ses fesses.
- **Debout**, il tentera d'attraper ses petits jouets avec ses orteils. Une ambition de bébé qu'il ne peut guère réaliser, mais qui muscle sa voûte plantaire.

Pour se livrer à tous ces apprentissages, son pied a besoin d'être totalement libre.

950 Pour sortir, en revanche, équipez-le d'une bonne paire de bas plus ou moins épais aux saisons tempérées et de bottes en cuir souple dès qu'il fait froid.

951 N'attendez pas que votre bébé marche vraiment pour l'équiper de chaussures. Dès qu'il progresse le long d'un meuble sur lequel il a pris appui, équipez-le.

952 Il a besoin de sentir que ses chevilles sont costaudes, qu'elles ne vont pas se dérober (ce sont ses genoux et non elles qui doivent décider de terminer la promenade et de tomber sur ses couches). Pour que ses chaussures lui donnent cette sécurité, elles doivent :

- être légèrement montantes et lacées (le pied y est mieux maintenu car la tige de ces modèles est plus haute et empêche le déchaussage) ;
- être équipées d'un bon contrefort pour tenir son talon ;
- présenter une cambrure rigide incorporée dans la semelle pour éviter à sa cheville de tourner ;
- et enfin, avoir un bout de protection « semi-souple ». En effet, votre apprenti marcheur fait ses premiers pas sur la pointe des pieds : il pose d'abord ses orteils sur le sol, puis le talon. Il va lui falloir un petit moment avant de comprendre que le contraire est plus efficace.

953 Vous les avez choisies en cuir pour que son pied respire. Mais même dans cette matière noble, il règne une atmosphère torride : environ 32 °C compte tenu de la sudation de son pied (due à l'effort). Il s'agit d'une chaleur humide qui peut être source de rougeurs. Plus simplement, elle ramollit la peau autour des ongles, qui peuvent alors entrer dans la chair de ses orteils, risquant de provoquer des ongles incarnés.

Mettez-le en chaussons après le bain jusqu'au coucher et le matin jusqu'à ce que vous l'habilliez. Laissez-le pieds nus ou en chaussettes pendant ses siestes.

954 Mettez-lui des chaussettes en coton ou en laine pour absorber sa transpiration.

955 Et s'il n'échappe pas à l'ongle incarné :
- Faites-lui prendre un bain de pieds dans de l'eau tiède additionnée de sels d'alun ou de perborate de soude, une dizaine de minutes. Une petite histoire lue par maman ne sera pas de refus.
- Soulevez ensuite son ongle et glissez la lame de ciseaux à bouts arrondis (préalablement désinfectées à l'alcool) entre sa peau et l'ongle.
- Coupez son ongle droit – surtout pas en arrondi – à la base de la pulpe de l'orteil.
- Passez une solution antiseptique pour nettoyer la petite coupure que l'ongle a provoquée.

● IL FAIT CONNAISSANCE AVEC LE SABLE

Celui du bac à sable ne devrait pas lui poser trop de problèmes si vous l'empêchez de le mettre à sa bouche. En revanche, le sable fin de la plage est beaucoup plus insinueux...

Pour le protéger du sable

956 Tant qu'il ne l'aura pas goûté lui-même, il ne vous croira pas si vous lui assurez qu'il est très désagréable d'avoir du **sable plein la bouche**. Il constate très vite que vous avez raison: le sable est «pouah!». C'est une bonne chose, cela lui ôte toute envie d'en avaler des tonnes.

- Faites-lui-en recracher le maximum.
- Mouillez un mouchoir en tissu avec un peu d'eau de l'indispensable bouteille que vous transportez sur la plage pour le nettoyer ou le rincer.
- Nettoyez l'intérieur de sa bouche.

957 Plus il gratte son **oreille**, plus il y enfonce de petits grains bien déplaisants:

- Essuyez l'extérieur de son oreille avec votre serviette de plage ou avec un mouchoir humide.
- Nettoyez délicatement son pavillon avec votre mouchoir humide, sans essayer d'aller trop loin. Son conduit auditif est fragile et cela pourrait provoquer une irritation. Il restera bien quelques grains dans ce conduit qui mène à son tympan, mais les cils vibratiles qui le tapissent finiront le travail pour vous: ils sont là pour ça!

958 Ces petits grains sont encore plus insupportables dans les **narines** que dans l'oreille ou même sur la langue!

- Essuyez le plus gros avec votre serviette de bain ou votre mouchoir.
- Roulez ensuite un petit morceau de ce mouchoir (en tissu ou en papier), ou le bord de son chandail si vous n'avez pas prévu de mouchoir, pour confectionner une petite mèche souple.
- Tournez-la doucement à l'entrée de la narine de façon à accrocher les grains rentrés à l'intérieur. N'allez pas plus loin, ils vont venir tout seuls.
- Répétez plusieurs fois l'opération si nécessaire.

959 L'horreur absolue c'est le sable **dans l'œil**! Dans un premier temps, empêchez-le d'aggraver son cas en se frottant les yeux: il pourrait irriter sa cornée.

- Rincez immédiatement et abondamment sa pupille avec de l'eau douce (ayez à nouveau recours à votre précieuse bouteille d'eau).
- Après ce lavage à grande eau, humidifiez un mouchoir en tissu ou en papier (ou utilisez une lingette imbibée de sérum physiologique) pour essuyer soigneusement ses yeux. Opérez un mouvement allant de l'intérieur vers l'extérieur.
- Laissez-le pleurer sur son triste sort, ses larmes amères vont finir de chasser les indésirables.
- Le soir, en rentrant, si son œil est encore un peu rouge, mettez-lui une goutte de collyre antiseptique.
- Consultez le pharmacien (qui vous enverra peut-être voir le médecin) si votre bébé semble encore gêné le lendemain.

960 Sa petite **peau tendre** n'aime guère le frottement du sable.

- Même à l'ombre de votre parasol, il transpire et les plis de ses cuisses retiennent des grains de sable importuns. Ils le grattent et sont bien irritants, parfois même «infectants», car sur les plages les mieux entretenues, le sable n'est jamais totalement propre. Aussi ne le laissez jamais sans couche.
- Les grains les plus fins peuvent s'insinuer sous sa couche, aussi après le bain ou la douche du soir, en eau douce (indispensable!), appliquez sur ses fesses une crème hydratante pour éviter tout risque d'érythème. Vous utiliserez une crème apaisante si les rougeurs ont effectivement fait une apparition.
- Les actifs des crèmes solaires ont besoin de se fondre avec les composants de la peau pour être efficaces, aussi est-il conseillé d'enduire votre enfant 20 minutes avant son arrivée sur la plage. En outre, cela permet au produit de pénétrer l'épiderme de votre plagiste et de lui éviter ainsi de se transformer en «attrape-sable».

961 Si vous devez l'enduire à nouveau (une application toutes les deux heures) sur la plage – bien qu'une exposition de plus d'une heure sur le sable, même à l'ombre, ne soit guère conseillée –, essuyez vos mains avec un mouchoir humide, puis étalez la crème. Une fois l'opération effectuée, nettoyez ses mains en insistant sur les intervalles entre ses doigts avec un second mouchoir (propre et humide). Couvrez son buste d'un chandail en coton.

SOMMEIL

● IL A PEUR DE S'ENDORMIR

C'est au cours de ce deuxième semestre que votre enfant va connaître sa première « crise d'identité » (voir chapitre « Comportement »). Elle peut passer totalement inaperçue, survenir dès six mois, ou à l'inverse attendre qu'il en ait dix pour se déclarer. Mais ce qui est certain, c'est qu'elle va perturber son sommeil.

C'est très angoissant de réaliser qu'il ne peut compter sur une absolue permanence de son petit monde.

Au moment de se coucher, tous les moments de sa journée – où il s'est senti frustré parce que les objets et les gens lui échappaient – ressurgissent sous la forme d'une énorme angoisse : « Si tout ce qui m'est cher disparaissait pendant que je sombre dans ce grand trou du sommeil ? ». C'est pour cela qu'il retarde, par toutes les simagrées possibles, le moment de la séparation…

Pour installer un bon sommeil

962 Le sommeil perdu ne se rattrape pas. Qu'il s'endorme à 21 heures ou à minuit, votre bébé se réveillera à 6 ou 7 heures. Sa petite horloge interne en a décidé ainsi, aussi va-t-il manquer de sommeil et c'est bien dommage.

- D'une part, parce que c'est pendant le sommeil calme et profond – dont le début de sa nuit est le pus riche – que son organisme récupère : il régénère ses tissus, sécrète la créatine qui renforce ses défenses immunitaires et l'hormone de croissance… Il se prive donc d'un bon développement physique.

- D'autre part, ces heures volées à son sommeil conduisent son excitabilité à son paroxysme. Plus le temps du coucher est reculé, moins il est en mesure de trouver un sommeil calme… voire le sommeil tout court.

- Alors, résistez à votre désir de différer l'heure du coucher.

963 Pour le rassurer sur la stabilité de son univers, installez-le dans un lieu sécurisant : le même lit, les mêmes objets autour de lui, à portée de sa main pendant la nuit (un ou deux jouets et sa doudou s'il en a élu une).

964 Installez-lui la « meilleure des chambres ». Pour qu'il s'y sente vraiment bien le jour, lorsqu'il y fait ses siestes, et donc en sécurité la nuit :

- Elle doit être claire afin que, stimulé par la lumière du jour, il ait envie de jouer avec son hochet ou son boulier.

- Elle ne doit pas pour autant être exposée plein sud : le soleil de midi rendrait la pièce étouffante l'été. C'est l'exposition est-ouest qui est la meilleure : soleil matin et soir, ombre à l'heure de la sieste.

- Il semblerait qu'une exposition de son lit tête au nord et pieds au sud procure un champ magnétique propice au sommeil. Si vous n'êtes pas très sûre de vos points cardinaux, bougez son lit dans la pièce jusqu'à ce que son sommeil soit tranquille.

- Ce qui est plus certain, c'est que la majorité des bébés n'apprécient pas que leur lit soit au milieu de leur chambre ; cela accentue leur sentiment d'insécurité. Appuyez au moins la tête ou l'un des flancs de son lit contre un mur. Mieux encore, installez-le dans un angle, il aura ainsi deux murs pour le protéger.

- Choisissez la pièce la plus calme : pas de mur mitoyen avec la cuisine et son lave-vaisselle, la salle de bains et la machine à laver...

- 19 °C, c'est la température idéale de sa chambre pour la nuit ; de 20 à 21 °C dans la journée. Cette température doit être stable, car votre bébé n'est pas encore capable de réguler sa température interne (elle est fonction des conditions extérieures). Placez son lit loin de la fenêtre pour qu'il ne souffre pas des courants d'air et loin du radiateur car sa chaleur trop proche lui ferait courir le risque d'une hyperthermie et d'une déshydratation.

965 Mettez en place les fameux rituels du coucher. Le mot a de quoi impressionner. Vous imaginez quelques rites complexes, alors qu'en fait quelques gestes accomplis en cinq minutes, toujours dans le même ordre, suffisent. Le plus important est votre totale disponibilité pendant cet instant et la répétition immuable de vos « rituels ». Car si tout se met en place de manière identique le soir, il n'y a aucune raison pour qu'il n'en soit pas de même le matin : donc il va vous retrouver. Cela apaise sa grande inquiétude.

- Éteignez les lumières fortes de sa chambre pour installer une atmosphère tamisée.
- Vérifiez que tous ses objets « d'amour » sont bien autour de lui.
- Chantez-lui une petite chanson, racontez-lui une petite histoire : un épisode de sa journée, par exemple. Il n'en comprend pas les mots et peut-être même pas le sens ! Aucune importance, il a besoin du doux ronronnement de votre voix pour se laisser aller, faute de quoi l'inquiétude l'emportera sur l'épuisement.
- Murmurez-lui vos mots du soir : « Dors bien, fais de beaux rêves, je t'aime, à demain... ».
- Embrassez-le et éloignez-vous de son lit.
- Attardez-vous le temps de ramasser quelques objets ou vêtements qui traînent.
- Éteignez la lumière et retirez-vous.
- Vaquez à vos occupations, non pas les plus bruyantes (elles perturberaient son endormissement), mais ne faites pas régner le silence complet sur la maison. Il a besoin de continuer de l'entendre « vivre » pour se sentir en pays de connaissance.

966 Il aime les repères fixes, mais il les attend aussi bien de vous que de son papa. Laissez ce dernier s'impliquer. Vous serez heureuse, certains soirs, de passer la main.

967 En dehors de la crise identitaire dite « crise des huit mois », un événement perturbant peut faire ressurgir cette angoisse de la séparation : son entrée à la garderie, une nouvelle gardienne, un changement de chambre, un séjour chez ses grands-parents, un épisode de fièvre... et son angoisse de perte est réactivée.

Rassurez-vous, tout n'est pas à reprendre à zéro. Dites-lui que vous comprenez qu'il soit inquiet, qu'il a besoin d'un peu de temps pour s'habituer à ce changement, mais ce qui ne changera jamais, c'est que vous serez toujours là et que c'est vous qui, demain matin, viendrez le chercher dans son lit (et bien entendu, faites en sorte que ce soit effectivement vous !).

968 Mettre vos mots sur ce que vit votre tout-petit le rassurera et, avec un peu de patience de votre part, tout rentrera dans l'ordre.

969 Si vous êtes un peu en retard sur votre emploi du temps, il vaut mieux le priver de bain que d'une demi-heure de sommeil supplémentaire.

● IL PLEURE À FENDRE L'ÂME AU MOMENT DU COUCHER

Si vous vous exhortez à le coucher « à la bonne heure » mais qu'il pleure lorsque vous refermez la porte, vous êtes bouleversée et angoissée.

Il est normal que vous tolériez mal les pleurs de votre tout-petit ; vous les interprétez avec vos références d'adulte : vous vous imagineriez que votre bébé pleure parce qu'il a mal ou pire encore qu'il a de la peine… et cela vous est insupportable. Le plus vraisemblable, c'est que votre bébé éprouve le besoin de pleurer : c'est sa façon à lui de se détendre nerveusement, de couper avec le reste de la journée. Nos grands-mères acceptaient sans état d'âme ces larmes d'endormissement. Aujourd'hui, c'est un peu moins simple pour vous ; vous le voyez si peu que vous voudriez que tous les moments qu'il passe à vos côtés le rendent heureux.

Pour faire cesser ses larmes

970 Il pleure et c'est inhabituel. Retournez le voir et assurez-vous que tout va bien : qu'il n'a pas trop chaud, pas perdu sa doudou, pas de fièvre.

971 Il pleure comme tous les soirs. Ne vous sentez pas coupable de le laisser pleurer. En effet, si vous craquez au bout d'un quart d'heure, il réalisera vite – à travers votre attitude – qu'il faut pleurer quinze minutes pour que vous veniez le consoler. Vous ne lui apprendrez pas à mettre un terme à sa demande.

972 Ne comptez pas trop sur la mise en place des rituels pour rétablir la situation si vous avez laissé s'installer l'habitude de venir le réconforter à la première larme. Il n'y a que votre détermination à le laisser s'endormir sans votre aide qui puisse donner confiance à votre enfant dans sa capacité de trouver le sommeil tout seul !

973 Dès que vous vous sentirez prête à lui imposer vos règles, vous opterez pour l'une ou l'autre de ces techniques :

- soit vous déciderez que c'est LE jour – ou plutôt LE soir – où vous n'irez pas le consoler et vous vous boucherez les oreilles ;
- soit vous adopterez la technique progressive tout en lui expliquant le nouveau mode d'emploi de son coucher et vos motivations :
  - le premier jour, laissez-le pleurer trois minutes avant d'aller le voir,
  - le deuxième jour, attendez cinq minutes,
  - le troisième : dix minutes... puis un quart d'heure...

L'obstination d'un petit enfant dépasse rarement les trente minutes.

974 Pour faciliter cette mise en place de son sommeil autonome, vous pourriez être tentée de vous faire aider par un petit sirop calmant. Ne cédez pas à la tentation. Ces sirops altèrent la construction cérébrale du petit enfant, alors qu'elle se met tout particulièrement en place pendant son sommeil.

975 En revanche, vous pouvez tenter les remèdes de grand-mère et ouvrir leur armoire de plantes miracles.

- La lavande, c'est bien connu, a des vertus soporifiques. C'est pour cela que nos aïeules en glissaient des petits sachets dans la literie.
- Mais les draps de votre bébé passent souvent en machine, alors pour que cette odeur flotte au-dessus de son lit, versez quelques gouttes d'huile essentielle sur un mouchoir que vous placerez sous son matelas.

- Vous pouvez aussi glisser dans l'une de ses peluches ou de ses poupées de chiffon, dont vous aurez ouvert l'une des coutures, une poignée de fleurs de lavande séchées. Refermez le jouet et posez-le au pied de son lit.
- Autre calmant naturel : la fleur d'oranger. Versez-en deux à trois gouttes dans son biberon du soir.
- Ou encore faites une petite tisane légère de passiflore et utilisez-la à la place de l'eau de son dernier biberon.
- Vous pouvez également prélever sur vos tisanes une petite cuillère de tilleul ou de camomille que vous verserez dans son lait du soir.

976 Les pédiatres recommandent de ne pas trop tarder, si vous l'avez d'abord installé dans votre chambre alors qu'il peut disposer de la sienne, à opérer son transfert de la première dans la seconde. Bien sûr, évitez de lui imposer ce déménagement lorsqu'il traverse sa crise dite « des huit mois ».

977 Il supportera peut-être mieux ce changement de décor s'il doit partager sa chambre avec son grand frère ou sa grande sœur ; à condition que vous respectiez quelques règles leur permettant de « marquer leur territoire ». Bien sûr, ce n'est pas lui qui le revendique mais votre aîné !

978 Avant de faire quitter son berceau à votre bébé pour l'installer dans le petit lit qui l'attend dans la chambre de son aîné, assurez-vous que ce dernier n'éprouve aucun sentiment de jalousie qui pourrait l'entraîner à jouer au plus jeune quelques tours à sa façon... ou, à l'inverse, que ses débordements d'affection ne l'amèneront pas à étouffer sous les baisers « son » bébé !

979 Votre aîné acceptera mieux l'intrusion de votre dernier-né si vous lui faites valoir qu'il s'agit pour lui d'une promotion. Si, par exemple, il abandonne son lit à barreaux à votre tout jeune dormeur, valorisez le fait que vous lui achetez un lit « de grand ».

980 Dès aujourd'hui, bien que son petit frère ou sa petite sœur ne réclame pas grand-chose, votre aîné veut savoir quelle portion de chambre est à lui. Dans quelques mois, il sera bien difficile de faire reconnaître une frontière à votre tout-petit, devenu un infatigable explorateur. Aussi est-il bon de matérialiser une séparation : en dur ou en souple !

- Une bibliothèque à claire-voie au milieu de la pièce (maintenue au sol par des équerres solidement vissées) est à la fois un élément de rangement bienvenu et une ligne de démarcation qui ne mange pas trop de lumière si l'unique fenêtre ne peut être partagée.
- Si les proportions de la chambre ne supportent pas ce meuble, un voilage ou un store fixé au plafond, jouera les répartiteurs d'espace.
- Cette séparation est encore trop encombrante ? Dans ce cas, optez pour une délimitation virtuelle (plus difficile à faire respecter) : peignez deux des murs d'une couleur et les deux murs leur faisant face d'une autre. Chacun aura son coin et, au sol, donnez à chacun son tapis reprenant les tons du papier peint ou de la peinture.
- Si vous devez opter pour cette configuration, prévoyez – pour les premiers mois – un paravent qui isolera le plus jeune de la lumière lorsqu'il fera la sieste alors que le grand souhaitera jouer dans sa chambre.
- Certes, ce paravent ne les préservera pas du bruit fait par l'un ou par l'autre, notamment les éventuels pleurs du petit la nuit. Mais ne vous en inquiétez pas trop, les enfants de trois-six ans sont peu perturbés par les larmes de leur petit frère (ou petite sœur). Ils ne se sentent pas responsables de son sommeil et dorment à poings fermés.

981 Ne soyez pas trop intransigeante si, dans les débuts de cette nouvelle installation, votre aîné dresse son « campement » dans la salle à manger. C'est sa façon de vous faire comprendre qu'il a besoin de prendre le large par rapport à son cadet !

13-24 MOIS

● DE 13 À 18 MOIS

- La grande affaire de ces six mois, c'est la marche… d'abord chaotique, puis plus assurée. Au bout de deux à trois mois de pratique, il est capable de marcher de côté et de tourner sur lui-même : il danse.

- Il s'agenouille et en profite pour monter les escaliers… sur les genoux.

- Il escalade le canapé, puis grimpe sur les chaises, se retourne et s'assoit. Mais il n'y a pas que les sièges dont il entreprenne l'escalade…

- Ses efforts pour bouger son corps lui ont appris qu'il était possible de mettre des stratégies en place pour faire aboutir ses entreprises : tirer une chaise à lui (au risque de se la faire tomber sur le nez) pour se lever, par exemple. Il utilise avec un certain discernement cette observation… ce qu'il évalue moins bien ce sont les conséquences. Il tire sur la nappe pour que le gâteau qu'il convoite – juste à côté de la casserole remplie de potage – se rapproche de lui ; s'empare d'un bâton pour faire rouler le camion placé sur son étagère – derrière le bocal de poissons rouges… – jusqu'à lui ! Il n'a aucune notion du danger et prend des risques insensés.

- Il est le maître du monde ! C'est pour cela qu'il ne supporte pas vos « non ». Il comprend que ce petit mot vous rend toute-puissante et la plupart du temps ce n'est pas très bon pour lui.

- Pourtant, le soir, lorsqu'il doit gagner son lit, il se sent tout d'un coup très vulnérable et vous appelle et rappelle à ses côtés, vous, sa super maman.

● DE 19 À 24 MOIS

- Il se déplace avec aisance (du moins le croit-il) et peut se consacrer à d'autres apprentissages. Ou, à l'inverse, il a préféré dédier son temps à l'observation et ne se décide qu'aujourd'hui à se consacrer aux exercices de « relevé-marché ». Mais s'il a fait ses premiers pas il y a deux ou trois mois, il monte aujourd'hui les escaliers en mettant un pied après l'autre sur chaque marche.

- Il vous imite et feuillette son livre – peut-être à l'envers, bien qu'il reconnaisse parfaitement les objets, les animaux ou les personnages sur les images. Mais en ce moment, ce n'est pas le propos, il est en train de jouer à faire semblant.

- Il tourne plusieurs pages à la fois : sa « préhension » n'est pas encore très fine. Ses dessins le montrent assez : il fait ses gribouillages en tenant ses crayons ou pinceaux à pleine main.

- Pourtant il est bien plus adroit : il réussit des tours de cubes, plaçant trois, puis cinq éléments en équilibre. C'est aussi amusant de démolir que de bâtir. Il aime faire tomber les objets de différentes façons « pour voir ».

- Ses expériences du trimestre passé ont porté leur enseignement : il prévoit le résultat auquel il va arriver.

- Il parle de mieux en mieux, il va même jusqu'à assembler deux mots pour préciser le sens de ses demandes.

- Le monde l'attire et l'inquiète : il a de gros problèmes de sommeil.

ALIMENTATION

De 13 à 18 mois

● IL N'EST PAS TRÈS INTÉRESSÉ PAR SON ASSIETTE

Il ne tient pas en place, il a de l'énergie à revendre et vous pompe la vôtre… Globalement cela vous fait très plaisir, mais une telle vitalité devrait l'amener à recharger ses batteries et à manger avec la même fougue que celle qu'il met à ouvrir les portes de vos placards, à détruire vos piles de journaux et autres activités passionnantes… Or, il a perdu cet appétit qui vous enchantait il y a quelques semaines. Vous êtes inquiète.

À tort. Il est tout à fait normal qu'il mange moins. Jusqu'à sa première année, il a grossi de vingt à trente grammes par jour et grandi d'un centimètre et demi à deux centimètres par mois : c'est ce développement fulgurant qui demandait à son organisme de s'approvisionner en carburant. Or, sa croissance, jusqu'à ses six ans, va donner un sérieux coup de frein. Il ne devrait prendre que vingt-cinq centimètres pendant ces cinq prochaines années.

Pour rester « cool » à l'heure des repas

982 Vous jetez les 3/4 de son assiette de purée et les 7/8 de celle de son potage ! Impossible de lui faire avaler plus de trois cuillères au moment des repas… Cela vous inquiète. Sans doute à tort : additionnez sur une feuille de papier les lamelles de fromage, de pomme, de carottes, les biscuits, les croûtons de pain que vous lui donnez pour l'occuper lorsqu'il s'ennuie. Le résultat devrait vous rassurer : il mange ! Peut-être même mange-t-il trop de ces petites collations souvent grasses et sucrées et bien peu vitaminées.

983 En investissant temps et amour dans vos bons petits potages, vous lui donnez la possibilité de vous mortifier doublement. S'il refuse de manger, vous allez vous sentir non seulement inquiète mais également déçue de son manque de reconnaissance. Alors, en période où il manque d'appétit, usez des petits pots. Une étude analysant les qualités nutritionnelles respectives des carottes conservées en petits pots, surgelées, mises à l'étalage ou au rayon biologique, a été réalisée. Ce sont les petits pots pour bébé qui sont arrivés en tête... Et en queue, on trouve les carottes biologiques. En effet, la carotte est une racine qui pousse dans la terre arrosée d'eau de pluie, or les racines se gorgent de nitrates, ce qui est déjà ennuyeux. Mais ces nitrates s'accumulent dès le moment où la carotte est cueillie et s'y concentrent jusqu'à ce qu'elles soient cuites. Dans les purées de carottes mises en petits pots, comme dans vos purées maison, il y a donc des nitrates, mais les fabricants sont tenus de les en extraire pour respecter la réglementation.

984 Pour que les petits pots restent vos meilleurs alliés, préservez leur hygiène. Ne faites pas manger votre bébé à même le pot, si vous n'êtes pas certaine qu'il le finira : sa salive, déposée sur sa cuillère, ferait fermenter le reste, même au réfrigérateur.

985 Une fois ouvert, un petit pot ne se conserve pas plus de 48 heures au réfrigérateur !

986 Faites appel également aux surgelés ; les carottes récoltées sont quasiment immédiatement cuites, il n'y a donc pratiquement pas de vieillissement et ainsi pas d'accumulation de nitrates.

987 Le truc gain de temps partagé par toutes les mamans « pro » : faire cuire tous les légumes le jour de leur achat, les mouliner et les congeler dans des bacs à glaçons glissés dans un sac congélation. Il suffit ensuite de décongeler le nombre de « glaçons » de légumes nécessaires au potage de votre bébé.

988 Votre bébé sera beaucoup plus heureux si vous lui moulinez et lui congelez séparément chaque légume. Cela vous permettra de donner de la diversité à ses menus : tantôt vous décongélerez quatre à cinq galets de la même purée, tantôt des galets de deux légumes différents pour un mélange « bigoût »... Et, plus fort encore, pourquoi pas trois légumes ?

989 Pour mieux vous repérer parmi les purées et compotes rangées dans votre congélateur, vous pouvez les conserver dans vos petits pots vides, soigneusement lavés. Leur transparence vous permettra d'en identifier le contenu.

990 Vous les fermerez en plaçant sur leur ouverture un morceau de film plastique étirable maintenu par un bracelet élastique.

991 Pour reconnaître encore plus vite vos purées de légumes, vous pouvez coller sur chacun des pots une étiquette découpée dans du plastique adhésif blanc. Vous y inscrirez au feutre le nom de l'aliment et sa date de congélation.

992 Les purées ou potages en flocons sont également d'excellents partenaires. Délayez-les avec son lait de suite ou son lait de croissance.

993 On parle souvent de «nourritures affectives». Chez le petit enfant – plus qu'à tout autre âge –, la nourriture doit avoir aussi cette qualité. Si s'asseoir dans sa chaise haute l'oblige temporairement à renoncer à sa liberté d'action, il n'aura pas l'impression de perdre au change s'il y gagne un moment d'intimité avec vous. Tâchez d'oublier stress et souci et d'être totalement disponible lorsque vous lui donnez son repas.

994 … Et ne le stressez pas non plus, laissez-lui tout son temps. Mieux vaut faire l'impasse sur le bain du soir ou la toilette du matin que de le presser de manger.

995 Si manger est une affaire sérieuse à vos yeux, essayez de ne pas faire peser le poids de votre inquiétude sur son assiette. Faites de ses repas des parties de plaisir et d'échange : cuillères pleines contre vides, petites histoires, marques d'affection… Ne tombez pas non plus dans l'excès inverse en transformant votre cuisine en salle de jeux pour le distraire du véritable objet de sa présence dans cette pièce. Vous introduiriez une vraie confusion dans son esprit.

Pour lui donner ce dont il a besoin

996 S'il n'y a pas d'antécédents allergiques dans votre famille, dès 13 mois, il n'y a plus de recommandations alimentaires particulières : vous pouvez tout lui proposer. À quelques exceptions près :

- Pas de cacahuètes (avant quatre ans) qui pourraient provoquer un étouffement.
- Présentez-lui les fruits exotiques (kiwi, mangue, ananas, etc.) d'abord seuls pour vérifier qu'ils ne provoquent pas de réactions allergiques.

997 Proposez-lui tout... mais avec discernement :

- Les sucres constituent sa principale source d'énergie. Les sucres rapides ont bon goût, les sucres lents sont beaucoup plus « ternes » et jamais un enfant ne devient dépendant aux sucres lents. Même s'il adore les pâtes, vous aurez du mal à les lui faire accepter au goûter! Les sucres rapides, en revanche...
- Il est médicalement prouvé que l'excès de protéines fatigue l'organisme du petit enfant, aussi ne lui donnez pas de viande, poisson ou œuf à plus d'un repas par jour (de préférence le repas de midi). De plus, les nutritionnistes soupçonnent que les protéines données en quantités trop importantes – dans les premières années de la vie – constituent l'un des facteurs de surcharge pondérale plus tard.
- À l'inverse, par excès de précaution, ne supprimez pas viande, poisson ou œuf de ses repas, car ces aliments contiennent du fer, indispensable à son bon développement et à la construction de ses défenses immunitaires.

998 Son organisme est aujourd'hui capable d'accepter le lait de vache entier (écrémé, il perd ses qualités nutritionnelles). Mais si votre enfant est un petit mangeur, vous pourrez lui donner du lait de croissance qui, comme le lait deuxième âge, est étudié pour répondre précisément à ses besoins. Il est enrichi en fer, en vitamines ainsi qu'en acides gras essentiels (participant à la maturation de son cerveau), mais appauvri en protéines et en sodium.

999 Jusqu'à ses trois ans, votre petit enfant ne doit pas descendre au-dessous de 500 ml de lait par jour, incluant son lait (de suite ou de croissance) et les laitages.

1000 De tous les laitages, c'est le yogourt qui contient le plus de calcium.

1001 Pour varier ses plaisirs lactés, mélangez dans ses soupes et purées des fromages doux fondus en portions. Vous le familiariserez avec ce nouvel aliment.

1002 Passez ensuite au cheddar et au gouda jeunes (peu affinés). Moulinez-en une fois par semaine – à la place du poisson ou de la viande – dans sa purée.

1003 Vous pouvez également lui donner des fromages à pâte ferme (bleu, par exemple) ou du camembert en lamelles : une vingtaine de grammes.

1004 Préférez les fromages au lait entier, ils comblent ses besoins en calcium, protéines et vitamines (notamment en vitamine A), alors que le lait écrémé est dépourvu de tous ces oligoéléments.

1005 Retirez la croûte de ses fromages, elle constitue un foyer de développement des moisissures.

1006 Ayez en tête ces équivalences pour calculer sa ration de calcium quotidienne : 150 ml de lait = 1 yogourt = 2 petits suisses = 4 cuillères à soupe de fromage frais = 20 g de fromage.

1007 Il n'est pas emballé par les yogourts nature ? Vous pouvez lui offrir l'un des desserts lactés du rayon diététique infantile. Ils sont fabriqués à partir de lait de suite et sont parfaitement adaptés à votre petit enfant… sauf en ce qui concerne leur apport en glucides (ils sont beaucoup plus sucrés que ses compotes !).

1008 Jusqu'à son premier anniversaire, vous lui avez donné, avec raison, des œufs durs. C'est un excellent aliment car son jaune contient – en plus de ses protéines – du fer et des vitamines B12 et D (en faible quantité). En revanche, la principale protéine contenue dans le blanc étant potentiellement allergisante, il est souhaitable de ne pas lui donner d'œufs si votre famille est prédisposée aux allergies. Et de toute façon, il est préférable de ne pas lui en donner plus de deux à trois fois par semaine (à la place de sa portion de poisson ou de viande).

Par contre, vous pouvez maintenant en varier la présentation, puisque aujourd'hui son organisme accepte plusieurs modes de cuisson (à la coque, brouillés, en omelette, etc.).

1009 Pour son déjeuner, il apprécie les céréales (servies avec du lait).

1010 La vitamine A contenue dans le beurre est essentielle à sa croissance et à la qualité de sa vision. À partir de son neuvième mois, pensez à lui en faire fondre une noisette dans ses purées. Vous pouvez lui préférer la crème (une ou deux cuillères à café par jour), en alternance avec une petite cuillère de margarine ou d'huile, plus riches en acides gras essentiels.

1011 Si vous trouvez le lait de croissance plutôt onéreux, vous pouvez compenser la pauvreté du lait de vache en acides gras essentiels en mettant une petite cuillère à café d'huile de tournesol supplémentaire dans sa purée ou son potage!

1012 Pour étancher sa soif, remplissez son biberon d'une eau minérale riche en calcium.

1013 De 20 à 30 g, c'est si peu et si difficile à apprécier à l'œil lorsque vous prélevez un morceau de viande sur un bifteck ou de poisson sur un filet! Faites cuire la totalité de votre pièce de viande ou de poisson. Moulinez-la et prélevez des portions de 20 g (ou 30 g s'il en est friand) plus facile à réajuster si nécessaire après pesage.

1014 Les graisses se congèlent assez mal, c'est pourquoi, si vous congelez vous-même votre viande, elle n'a pas très bonne allure. Cuisinez-la (grillée ou à la vapeur), moulinez-la, séparez-la en portions de 30 g et mélangez ces portions avec trois cuillères à café de la purée qu'il préfère. Congelez votre préparation dans un bac à glaçons comme vous le faites pour les purées de légumes et compotes.

● IL N'AIME PAS VOS PETITS PLATS... OU LES AIME TROP

Dès le début de la diversification, sans en avoir conscience, vous avez influencé son goût. N'avez-vous pas décidé le jour où il a recraché sa cuillère d'épinards que, comme vous, il n'aimait pas ce légume acide et amer... D'ailleurs, lui en avez-vous jamais reproposé ? Ou même pour les faire mieux passer, selon vos propres critères, n'y avez-vous pas ajouté une cuillère de crème ?...

Et, à l'inverse, lorsqu'il a repoussé avec sa langue sa cuillère de compote pomme/fraise, ne vous êtes-vous pas dit : « Il doit être fatigué aujourd'hui ! Je lui proposerai à nouveau ce délicieux dessert demain » ?.

Vos réactions sont totalement normales, votre palais et votre langue d'adulte ont perdu une grande partie des récepteurs du goût dont ils étaient tapissés à votre naissance. Pour exciter ceux qui ont survécu, il vous faut des sensations gustatives fortes. Le gras et le sucre (tout comme le sel) sont des exhausteurs de saveur : ils affirment celle des aliments auxquels ils sont mélangés.

Votre bébé a encore tout son capital de récepteurs, aussi est-il inutile de relever les goûts en le lançant trop vite dans la spirale du toujours plus sucré, toujours plus salé... De plus, il est dommage de limiter, en fonction de vos penchants culinaires, le champ de ses découvertes.

Convaincue ou pas de la non-nécessité d'être une « maman plus » (de sel, sucre, beurre...), soyez très vigilante sur l'excellente hygiène de ses repas.

Pour lui donner de bonnes habitudes alimentaires

1015 Oubliez vos *a priori* sur les saveurs et ne prenez pas pour des grimaces les réflexes innés de votre bébé. C'est vrai, le sucré fait se rétracter les angles de sa bouche, un peu à la manière d'un sourire, en revanche l'amer et l'acide lui font plisser le nez et cligner les paupières... mais ce sont des réflexes conditionnés qui ne révèlent absolument pas ses goûts et ses dégoûts.

1016 Appliquez à la lettre les consignes des nutritionnistes : 1/2 cuillère à café de sucre dans un yogourt (1/4 si vous ne lui en donnez que la moitié), une seule pincée de gros sel dans l'eau de cuisson de ses légumes, une minicuillère de beurre, margarine, huile ou crème dans son potage pour l'adoucir.

1017 Cuisez ses légumes, de préférence, à la vapeur. C'est la cuisson la plus rapide et elle respecte plus que les autres leur teneur en oligo-éléments.

1018 Si vous souhaitez en relever le goût, vous pouvez glisser une pincée de vanille ou de cannelle dans ses desserts, un peu de ciboulette ou de basilic haché dans ses purées.

1019 Pour ajouter votre vraie touche personnelle à son menu, employez des mots valorisant le contenu de son assiette : « Tu vas voir comme cette purée est bonne », « J'aime beaucoup le potiron, tu vas l'aimer aussi »... et incitation suprême : « Je suis drôlement contente que les épinards te plaisent. »

1020 Mettez des points d'exclamation au bout de chacune de vos appréciations : « Hum, des framboises ! », « Quel délice, ce chou-fleur ! », « Quelle chance, des haricots ! ». Il perçoit votre enthousiasme. Il comprend que manger est un plaisir lié au contenu de son assiette.

1021 Lorsqu'il vous voit faire une mimique, votre petit enfant a envie de l'imiter. Alors ouvrez grand votre bouche, il devrait l'ouvrir à son tour... et vous y enfournerez sa cuillère. N'abusez pas de ce truc, il pourrait finir par le trouver passablement sournois !

1022 Si vous avez la chance d'avoir un jeune ogre impatient, vous préférerez sans doute utiliser votre micro-ondes plutôt que le chauffe-biberon pour réchauffer ses biberons ou petits pots. Versez le contenu de ces derniers dans une assiette pour que le réchauffement de l'aliment soit plus homogène. À la sortie du four, mélangez consciencieusement sa purée ou son potage pour être certaine que la chaleur s'est correctement répartie et assurez-vous, avant de le lui donner, qu'elle ou il ne risque pas de lui brûler le palais.

1023 Instinctivement, pour vous assurer que sa soupe est à bonne température, vous léchez la première cuillerée... et vous risquez ainsi de lui communiquer vos microbes, trop adultes pour son faible organisme ! Testez la chaleur de ses aliments avec une cuillère que vous mettrez dans l'évier après l'avoir léchée.

1024 Vous vous apercevez que sa soupe est trop chaude alors que l'estomac (et votre bébé) crie famine. Remplissez une assiette creuse avec des glaçons et posez dessus son assiette... son potage refroidira très vite.

1025 Si vous souhaitez faire réchauffer son repas au micro-ondes dans son biberon et que ce dernier est trop haut pour y rentrer, couchez-le dans un bol.

● IL NE VEUT PAS LÂCHER SES JOUETS POUR VENIR MANGER !

Jouez vous aussi... sur les consistances !

Non seulement il possédait à sa naissance des récepteurs du goût, mais également des capteurs mécaniques d'évaluation des résistances des aliments qui, contrairement aux récepteurs, voient leur perception augmenter au fil des mois... avec l'arrivée de ses dents. En effet, une partie de ces capteurs se trouvent sur les ligaments qui relient ses dents à l'os de son maxillaire inférieur (les dents ne sont ni posées, ni collées... mais amarrées par des ligaments). Sur ces ligaments, chaque dent dispose de 2 000 capteurs... qui transmettent au cerveau des renseignements excessivement riches sur la texture d'un aliment !

Même s'il n'est encore équipé que de quelques dents – vraisemblablement ses quatre incisives médianes et ses quatre incisives latérales, peut-être même une ou deux canines –, ces quelques 16 000 capteurs ont de quoi lui procurer des petits frissons d'excitation. Cette carotte va-t-elle croquer ou s'écraser ?

Pour renouveler son intérêt pour la nourriture

1026 Il n'y a pas des milliers de légumes et de fruits, aussi aurez-vous du mal à renouveler les découvertes de ses papilles. Alors, surprenez ses capteurs de résistance. Dans un premier temps, coupez en tout petits morceaux les viandes faciles à mâcher (jambon, foie, noix d'agneau, blanc de volaille) et mélangez-les à une purée fluide. Vous limiterez son effort tout en lui faisant découvrir que les morceaux sont plus goûteux que les aliments réduits en bouillie, dont les saveurs sont masquées par l'homogénéité de la texture.

1027 Écrasez grossièrement à la fourchette les légumes particulièrement peu fibreux après leur cuisson : la pomme de terre et la carotte, bien sûr, mais aussi la courgette, la courge...

1028 Il complétera ces heureuses diversions avec d'autres sensations : il tournera ces petits morceaux dans sa bouche, les gorgera de salive, les collera avec sa langue sur son palais, déglutira (un mouvement de gorge qu'il maîtrise maintenant parfaitement) et avalera enfin ! Pas très ragoûtant... Ne le privez pourtant pas de ces petites joies, sinon il risquerait de bouder sérieusement sa triste assiette.

Il a plus envie de mettre la main à la soupe... que de la boire

Le voilà à nouveau excité par les surprises alimentaires que vous lui ménagez et impatient de précipiter ses mains vers elles... Car il a également des récepteurs sensoriels au bout des doigts et envie de prendre toute la mesure de ce qui passe à leur portée. Votre bébé est un insatiable découvreur : coups d'éponge et de vadrouille sont le prix à payer pour qu'il garde son esprit avide de connaissances.

Pour protéger ses vêtements

1029 Heureusement, il n'est plus au régime « mouliné-liquide »... fort dégoulinant. Ses compotes et ses potages sont passés au « broyé grossier », voire à l'« écrasé » ! Et à ce propos, il n'est toujours pas très habile avec sa cuillère et l'approche de façon très approximative entre son menton et son nez – quand ce n'est pas entre son cou et son front ! – en espérant que sa bouche en attrapera un peu au passage. Bien sûr il a besoin d'une bavette, mais il entame sa période « moi tout seul ». Pour lui permettre d'affirmer son autonomie sur ce terrain, remplacez les cordons de celle-ci par un ruban élastique (pour culotte) : il pourra ainsi la passer seul autour de son cou... mais aussi la retirer.

ALIMENTATION DE 13 À 18 MOIS

1030 S'il estime que cet accessoire nuit à l'air de grand qu'il veut se donner, oubliez ces très pratiques rectangles en tissu ou en plastique qui lui font tourner les talons (ou tourner la tête en tous sens!) lorsqu'il vous voit approcher avec l'un d'eux. Nouez-lui un linge à vaisselle autour du cou. Celui-ci absorbera tout aussi bien les « coulures », d'autant que ce type d'attache crée dans le tissu une petite cuvette qui fait rapidement office de réceptacle.

1031 Une autre solution peut lui plaire encore davantage. Retaillez vos vieux chandails : n'en gardez que le devant et la bande qui maintient l'encolure. Il sera ravi d'enfiler le chandail de maman ou de papa et non plus sa bête bavette...

1032 La « confiture, ça dégouline... ». Il n'y a pas qu'elle : le potage, la compote, le fromage blanc... glissent le long de son poignet, gagnent sa manche et se faufilent à l'intérieur. Il faudrait le changer de chemise ou de chandail après chaque repas! Pour éviter ce dérangement, fabriquez-lui des « sur-manches ». Coupez le bas des manches des vieilles chemises de son papa ou de vos anciens corsages, puis coupez leurs poignets. Rabattez à chaque extrémité de ces « tuyaux » deux centimètres de tissus.

Piquez et passez dans ces quatre glissières des rubans élastiques et nouez leurs extrémités. Glissez ces protections au bout de ses bras, au moment où il passe à table.

1033 Il arrive également à ses aliments de s'échapper de son assiette, voire de basculer par-dessus bord, en l'occurrence par-dessus la tablette de sa chaise haute. Pour protéger votre sol, découpez un grand carré dans une nappe de plastique et glissez-le sous sa chaise. Une fois son repas terminé, vous le secouerez comme une nappe de table et le laverez régulièrement dans votre machine au cycle délicat. Vous l'y glisserez avec quelques serviettes qui, en se frottant au plastique, aideront à son nettoyage.

1034 Vous avez choisi un modèle de chaise haute en plastique, dont on vous a vanté la facilité de nettoyage. À l'usage, vous vous apercevez que la nourriture se niche dans les angles et que le fameux coup d'éponge qui devait tout effacer a bien du mal à faire place nette. Recouvrez son siège avec l'un des anciens draps-housses que vous aviez achetés pour le matelas de son berceau ou de son couffin. Mis en machine, il ressortira tout beau tout propre, prêt à de nouvelles aventures avec votre apprenti gourmet.

Pour équilibrer son alimentation pendant ce semestre

ALIMENTS	QUANTITÉS/JOUR
Crudités	Dîner et souper : 1 tasse à café.
Légumes	Dîner et souper : 150 g de légumes verts en alternance avec 3 à 4 c. à soupe de féculents.
Viande/poisson/œuf	Dîner : de 25 à 30 g (de 5 à 6c. à café) ou 1/2 œuf dur.
Fruits	Dîner, goûter et souper : selon son appétit.
Laitages (autres que le lait)	Dîner, goûter et souper : 1 yogourt ou 2 à 3 cuillères à soupe de fromage blanc ou quelques lamelles de fromage en pâte.

De 19 à 24 mois

● IL N'A QU'UNE IDÉE EN TÊTE : FAIRE TOUT SEUL !

Au plaisir sensuel de « pigrasser » succède celui de l'autonomie. « Manger tout seul » l'élève un échelon plus haut dans son futur statut de « grand ».

Son assiette et sa timbale sont les porte-voix de sa nouvelle autonomie. Tant mieux si son palais en fait bon usage.

Pour l'aider à faire comme s'il était « grand »

1035 Il se sent grand… et pourtant les accessoires lui résistent… ou lui filent entre les doigts. La première chose qui va lui rendre service, c'est de stabiliser son assiette sur sa table. Pour cela, vous pouvez coller sous le fond de l'assiette un morceau de ruban adhésif double face.

1036 Mais cet aménagement sera à renouveler aussi souvent que vous laverez son assiette, aussi vous pouvez préférer la caler avec trois crochets de cuisine. Choisissez-les avec des ventouses. Vous les fixerez ainsi à la table, en les disposant autour de l'assiette, puis rabattrez les crochets sur ses bords.

1037 Ensuite, il appréciera que vous adaptiez ses instruments en fonction de ses petits soucis. Ce n'est pas qu'il n'aime plus le « pigrassage », mais si ce n'est pas lui qui choisit de pigrasser, il n'apprécie pas que sa cuillère décide à sa place en s'effondrant dans son potage à chaque fois qu'il la lâche. Percez une petite éponge ronde (pour ardoise) et glissez dans ce trou le manche de sa cuillère, ainsi, quand cette dernière lui échappera, l'éponge la retiendra sur le bord de l'assiette.

1038 Pour limiter les dégâts, mettez dans une petite assiette des aliments peu salissants et qu'il pourra facilement attraper avec ses mains : grains de maïs, petits morceaux de craquelins, dés de fromage ou de pomme à chair ferme, etc. Son pouce et son index forment une pince bien plus pratique que cuillères et fourchettes. Pendant que ses mains sont occupées, il accepte d'ouvrir la bouche et d'avaler la cuillère de potage que vous y enfournez.

1039 Par ailleurs, cette rencontre de ses dents avec des aliments qui leur résistent (un tout petit peu seulement) les entraînera à broyer et à mâcher : deux fonctions pour lesquelles elles ne sont pas encore totalement opérationnelles.

1040 Sa technique pour manger son yogourt ou son fromage blanc aux fruits n'est pas totalement au point. Il enfonce sa cuillère jusqu'au fond du pot et la tire... catapultant son contenu alentour. C'est dégoûtant et énervant ! Mettez-lui plutôt entre les mains une minicuillère (vendue avec les petits pots de crème glacée). D'une part, en la plongeant dans son dessert, il sentira très vite que ses doigts entrent en contact avec la «matière». D'autre part, sa forme de spatule plus que de cuillère ne permettra pas à son geste «auguste de semeur» d'essaimer de grandes quantités de yogourt !

1041 Sa tasse à bec l'a séduit un moment, mais il n'est pas «bébé» au point de ne pas avoir remarqué que vous ne buviez pas dans ce genre de récipient ! Il veut un vrai verre... Achetez-lui-en un en plastique. Et pour qu'il ne lui glisse pas des mains, entourez-le de deux tours d'un grand bracelet élastique (que vous placerez à cinq centimètres de son bord supérieur), ce qui le rendra antidérapant.

1042 Il arrive aussi à votre enfant de baisser les bras. Il ne se sent plus la force d'être le caïd de la chaise haute, pas plus que de tenir son verre... et à peine d'ouvrir la bouche ! À vous de prendre le relais. Si son réflexe mimétique - qui l'incitait, il y a encore quelques semaines, à ouvrir la bouche lorsque vous ouvriez la vôtre – s'est émoussé, en revanche, il devrait être ravi de jouer à la voiture (sa cuillère) qui entre dans le garage (sa bouche).

1043 Vous pouvez aussi transformer sa cuillère en escargot qui tourne, tourne, tourne en rond (comme les circonvolutions de sa coquille) dans sa purée. Hop! l'escargot se redresse (attrapant un peu de purée au passage) et rentre dans sa coquille : sa bouche.

Utilisez à votre profit l'effet de surprise – qui a toutes les chances de lui faire ouvrir la bouche – en jouant sur le nombre de tours de pistes de l'escargot !

1044 Et puis il y a les petites histoires autour de l'assiette qui font participer ses cuillerées à l'action. Comme celle-ci : « Papa Grosogre est de très mauvaise humeur : « Qu'on me donne de la chair et des légumes frais ou je me fâche très fort ! ». Alors vite ! vite ! les cuillères sortent du tiroir, plongent dans la grande assiette de soupe que maman Grosogre a préparée... et elles se dépêchent d'aller dans la bouche de papa Grosogre... La suite vous appartient !

1045 Autre idée : faites-lui une purée un peu consistante en ajoutant à vos légumes des flocons de pommes de terre déshydratées. Étalez cette pâte dans une grande assiette. Et enfoncez-y des emporte-pièces pour pâtisserie : animaux, cœur, sapin, étoile... Repassez autour de ces formes avec le manche d'une petite cuillère pour bien les dessiner. Retirez les emporte-pièces : il a toute une ménagerie ou tout un paysage au fond de son assiette. Il ne va plus manger une purée de haricots verts, mais un morceau de lune, un rayon de soleil, une oreille de lapin... À moins que vous ne vous serviez de ce décor et des personnages pour lui raconter une histoire.

1046 Vous n'êtes pas une conteuse née ? Vous pouvez alors vous aider de son nounours qui – pour la circonstance – a très faim et goûtera toutes ses cuillerées avant lui.

● IL N'EN FAIT QU'À SA TÊTE

Non seulement votre petit veut avoir la maîtrise de sa cuillère et de sa tasse, mais il veut également décider lui-même s'il va ou non manger ! Spontanément, il a envie de cette purée qui ferait taire les gargouillis de son ventre, mais il sent bien que vous lui accordez un énorme intérêt et que vous avez décidé que par la douceur, ou par la force, vous allez lui faire avaler son contenu. Puisque c'est comme ça, il est bien décidé à défendre son autonomie et il va vous le faire savoir... en vous provoquant.

Pour débloquer la situation

1047 Il vient de découvrir qu'il disposait d'une nouvelle force de frappe : «Non!». En insistant pour qu'il mange, vous lui donnez une belle occasion d'en faire usage. Le jeu, d'abord amusant, devient un enjeu de son pouvoir... et c'est comme cela que la situation se bloque. S'il refuse de desserrer les lèvres devant la cuillère – même à plusieurs repas consécutifs –, empilez assiettes et tasse : le sujet est clos ! Votre indifférence est le plus sûr moyen d'ancrer dans sa petite tête que manger est désormais son bon plaisir... Vous êtes là uniquement pour en assurer l'intendance (ou presque).

1048 Il ne fait pas forcément de l'opposition bête et méchante, il trouve simplement que ce n'est pas drôle de manger... il préfère s'amuser ! C'est le moment de jouer au libre-service, c'est-à-dire de lui permettre de faire des choix dans la variété des légumes et des fruits. Par ailleurs, proposés en petites quantités, petits pois (attention aux fausses routes de ces drôles de billes, qui peuvent devenir « des corps étrangers respiratoires »), haricots verts cuits, carottes en lamelles crues ou cuites, dés de tomates, rondelles de concombre ou de tendres radis... peuvent, comme en nouvelle cuisine, le laisser un peu sur sa faim et l'amener à en redemander !

1049 Ne lui présentez cependant pas un trop large choix. L'abondance peut l'angoisser : il ne se sent pas capable de faire une sélection.

1050 Occasionnellement, servez-lui ses repas dans sa petite dînette, cela changera de l'ordinaire.

1051 Autre dépaysement : le pique-nique. Dépliez une grande couverture sur le sol. Installez nounours et poupées tout autour et servez-leur – ainsi qu'à lui ! – des plats froids à manger avec les doigts.

1052 C'est bien « non » qu'il souhaite vous dire... Si, en dépit de vos bonnes résolutions, la situation est devenue ingérable, déléguez ses repas à une tierce personne : son papa, sa grand-maman... le temps de dénouer les tensions.

IL VOUS ASSÈNE DES «PAS BON!» EN SERRANT LES LÈVRES

Ce «pas bon» vous fend le cœur, vous lui avez préparé son potage avec tant d'amour! Ne prenez pas la mouche, ce «pas bon» veut plus sûrement dire, en langage 18/24 mois, «je me méfie de cette chose!».

Une aversion normale, qui serait inscrite dans la batterie de réflexes de survie dont les bébés sont dotés à la naissance et qui subsistent jusqu'à leurs deux ans. En effet, d'une manière générale, les aliments présentent des feuilles, des tiges et des racines, déplaisent aux petits, or ce sont ces parties des plantes qui, dans la nature, contiennent le plus de substances toxiques. Prudents, vos enfants attendent de voir l'effet que ces végétaux produisent sur vous (surtout si vous-même ne semblez pas être une fervente adepte des tubercules)... à long terme, avant de les accepter.

Ce serait l'une des raisons des néophobies alimentaires des dix-huit mois/trois ans (refus réitérés de certains aliments).

Pour ne pas le «braquer»

1053 «Tu n'aimes pas les haricots, d'accord!» Ne pas vouloir manger de légumes verts, c'est très différent de ne pas vouloir manger du tout! Là encore, ne le forcez pas. Représentez-lui régulièrement des haricots, car cette «néophobie» est passagère, un jour ou l'autre il en redemandera.

1054 En revanche, si à quinze heures il crie famine, répondez-lui qu'il n'a qu'une heure à attendre avant le goûter! Une heure, c'est long pour lui... c'est pourquoi il tirera une leçon de son manque d'attirance pour les légumes.

1055 Il a besoin de 1 200 Kcal par jour, à répartir en: 25% au déjeuner, 35% au dîner, 15% au goûter, 35% au souper.

1056 Ses besoins en protéines animales autres que celles contenues dans le lait sont de 30 g (sa ration peut même n'être que de 20 g par jour).

1057 Vous pouvez, pour déguiser un peu les légumes sur lesquels il fait un blocage, les lier avec un œuf et de la chapelure (biscotte émiettée). Vous en ferez des minigalettes que vous passerez à la poêle. Servez-les-lui tièdes. Autorisez-le à les manger comme des petits biscuits salés... avec les doigts!

1058 Un peu plus élaboré : mélangez sa purée à du tapioca, de la semoule ou de la farine de maïs. Beurrez très légèrement de tout petits moules à gâteaux aux formes sympathiques. Enfournez rapidement, démoulez et servez-lui ces petits amuse-gueules qu'il pourra déguster à la main.

1059 Si c'est la viande qui lui inspire une certaine méfiance, formez trois ou quatre boulettes à partir de sa ration hachée et roulez-les dans la farine avant de les passer à la poêle pour en faire de jolies billes croustillantes.

1060 S'il traverse une phase (cyclique à son âge) d'appétit d'oiseau, servez-lui des portions de moineau, il pourra ainsi en redemander. Un plat de loup le découragerait d'emblée.

1061 Forcer sur les laitages est une bonne façon de rééquilibrer son alimentation, mais pas en grignotages qui coupent l'appétit. Donnez-les-lui au dessert.

1062 « Si tu ne finis pas ton chou-fleur, tu n'auras pas ton fromage blanc à la framboise ! » Pourtant il a besoin de cette dose de lait. Ne faites pas du dessert une récompense et de sa privation... une punition. Vous créeriez une confusion dans son esprit entre la nourriture qui rend grand(e) et fort(e) et la nourriture enjeu d'une lutte de pouvoir.

1063 En le privant de sucreries, vous entretiendriez son désir d'en manger... en cachette. Un bonbon ou un gâteau donné au dessert ne rend pas « sucreries dépendant ».

1064 Pour renouveler son intérêt pour ses repas, vous pouvez lui acheter des desserts vendus au rayon produits laitiers, à titre exceptionnel, pour « faire la fête », car ils sont excessivement sucrés... et à condition que vous choisissiez ceux dont l'étiquette indique leur teneur en calcium. Si elle ne porte aucune mention, c'est que le dessert en est dépourvu.

1065 Vous pouvez aussi lui donner du sorbet pour son dessert, exceptionnellement, pour les mêmes raisons.

COMPORTEMENT

● IL A DU MAL À VOUS QUITTER

Vous êtes le centre de son monde. Lorsque vous êtes loin de lui, le petit « morceau de son cerveau » affecté aux sentiments... attend votre retour !

Si son attente est « sécure » (disent les psychologues, c'est-à-dire s'il a confiance en vous), il peut se consacrer aux tâches de sa journée : boire, manger, jouer.

En revanche, s'il n'a pas acquis cette sécurité, il est entièrement absorbé par cette expectative et il n'a pas la disponibilité d'esprit qui lui permet de se consacrer à ses apprentissages.

Pour être rassuré, il doit sentir que vous êtes totalement confiante lorsque vous le posez dans les bras de sa gardienne ou le laissez à la garderie. Car ce dont il est certain, c'est que vous savez ce qui est bon pour lui.

Pour l'aider à se sentir en sécurité

1066 Au moment de le quitter, installez un petit rituel de séparation : un petit câlin, un gros baiser et la formule magique : « À ce soir mon bébé » ou « C'est papa qui viendra te chercher ce soir ». Si tous ces gestes et ces mots se répètent immuablement le matin, il n'y a pas de raison pour qu'il n'en soit pas de même le soir : il retrouvera vos bras et vos câlins !

1067 S'il va à la garderie, attardez-vous quelques minutes avant de le laisser, pour l'installer, sortir quelques jouets, dire bonjour à ses petits copains. L'endroit lui paraîtra beaucoup plus familier si vous l'avez – même de courts instants – « habité ».

1068 En dépit de ce rituel du matin, il pleure lorsque vous le quittez. Sa gardienne, ou la puéricultrice, vous assure qu'à peine vous avez le dos tourné il s'arrête. C'est sûrement vrai ! Ne vous dites pas « dans ce cas notre petite cérémonie d'adieu est inutile, d'autant qu'elle me met en retard !» car il en a besoin. Ses larmes sont son rituel à lui, sa façon de vous dire « maman, je suis si bien avec toi que je ne voudrais jamais te quitter ». Et s'il s'arrête, c'est que c'est un bébé intelligent : il sait qu'il est inutile de vous « parler » si vous n'êtes plus là pour l'écouter.

1069 Donc ses larmes ne sont pas un caprice. Il est effectivement triste. Mais un petit enfant qui pleure n'est pas plus malheureux que celui qui ravale ses larmes. Au contraire, il exprime sa tristesse et en évacue une bonne partie en sanglots.

Aussi retenez-vous de lui dire, pour vous épargner ce moment douloureux : « Je t'en prie, ne pleure pas, cela me fait tant de peine ». Pour vous, il retiendrait alors ses larmes qui sont pourtant tellement libératrices.

1070 Le soir, prenez le temps de vous informer auprès de sa gardienne de sa journée. Votre petit enfant sentira la complicité qui s'est établie entre elle et vous. Cette complicité le confortera dans le sentiment que vous le savez en parfaite sécurité chez sa gardienne.

1071 Justement, le soir, il vous accueille plutôt fraîchement ! Là encore, n'interprétez pas à contresens sa réaction. Bien sûr il est frustrant pour une maman de voir son bébé l'accueillir en détournant le regard ou en la repoussant après une journée de séparation. Mais il ne cherche pas à vous punir ! Il s'était résigné à votre absence, reconstituant un environnement acceptable sans vous… et vous revoilà. Émotionnellement, il lui faut un peu de temps pour gérer cette nouvelle situation, s'assurer qu'elle s'installe et que vous n'allez pas disparaître à nouveau. Il ne veut pas se réjouir trop vite.

1072 Tout aussi mortifiant : à peine dans vos bras, le voilà qui s'endort ! Il est tellement heureux, il se sent si pleinement sécurisé qu'il peut enfin se laisser aller. Il s'abandonne totalement à votre affection et se laisse aller au sommeil.

1073 S'il s'est choisi une doudou – ce que ne font pas tous les petits –, ne l'oubliez surtout pas dans vos allers et retours entre maison et garderie. C'est un petit coin de son paradis perdu qu'il transporte avec lui et auprès duquel il se réfugie dans les moments où vous lui manquez.

BÉBÉ TRUCS!

Pour veiller sur sa doudou comme une mère

1074 Une doudou perdue déclenche invariablement un inconsolable chagrin... Aussi, s'il a élu une peluche ou un jouet en tissu, précipitez-vous chez le marchand de cet objet rare (qui peut disparaître du commerce du jour au lendemain!) pour en acheter un deuxième – et mieux encore un troisième, on est jamais trop prudent – identique. Cela vous permettra de subtiliser le premier pour le laver ou, en cas de perte (menace pire encore!), de le remplacer sans gros sanglots.

1075 Mais comme il n'existe pas de corne d'abondance de doudous, le mieux est d'éviter de la perdre! Quelques astuces devraient vous permettre d'y parvenir:

a) Achetez du ruban ou des pastilles de velcro.

- Collez la partie «griffes» de ces pastilles sur tous les supports lisses de l'environnement de votre enfant (le flanc de son siège, l'abattant de sa chaise haute, le montant de sa poussette...) et cousez-la sur les textiles (sous les manches gauches de ses pyjamas – il perd sa doudou et sa tétine bien davantage la nuit! – de son gilet, de son manteau...).

- Fixez, par quelques points, la partie velours (plus douce sous les doigts de votre enfant) à l'une des extrémités d'un court ruban – pas plus de 15 centimètres pour qu'il ne risque pas de s'étrangler en le passant autour de son cou.

- Cousez solidement l'autre extrémité de ce ruban à la doudou. Vous avez ainsi une «doudou-baladeuse» qui s'accrochera ainsi facilement à la manche d'un vêtement de votre petit, à sa poussette, etc.

b) Vous êtes une inquiète professionnelle et cette histoire de ruban ne vous dit rien qui vaille? Vous pouvez remplacer les pastilles de velcro par des anneaux de douche. Vous en passerez un autour de l'un des barreaux de son lit ou de la bretelle du harnais de son siège d'auto... Vous en glisserez trois ou quatre les uns dans les autres pour former une «chaîne» et fixerez le dernier par quelques points serrés sur sa doudou. Ces gros maillons ne pourront pas l'étrangler.

c) Ce n'est pas la longueur du ruban qui vous inquiète, mais les travaux de couture que vous détestez ? Achetez un attache-tétine. Après avoir retiré l'anneau de caoutchouc qui enserre la tétine, passez un petit ruban dedans. Nouez-le autour des montants de sa chaise haute, sa poussette... ou dans l'une des boutonnières de son vêtement. Accrochez sa doudou à la pince de cet anneau.

1076 Vous êtes la grande ordonnatrice de ses plaisirs ; juste retour de bâton, il vous tient pour responsable de ses malheurs. Tout particulièrement de l'absence de sa doudou au moment où il la réclame. C'est à vous qu'il confie le soin de veiller sur son « objet transitionnel ». Comme cet objet est aussi indiscipliné qu'un jeune chiot, mettez-lui un collier ou tatouez-le. Vous pouvez même faire les deux !

a) Nouez autour du cou, du ventre ou de la patte de cet ami qui partage sa vie un ruban-cache extra-fort de couleur claire sur lequel vous inscrirez l'information essentielle : votre numéro de téléphone (cellulaire pour être jointe n'importe où... c'est un cas de force majeure !).

b) Il a choisi comme substitut maternel la simple couche de coton que vous glissez sous sa tête pour qu'il ne salisse pas son lit ? Un bout de drap ? Votre vieux chandail ? Difficile dans ce cas de « passer le ruban au cou » à la doudou ! Alors, tatouez-lui directement votre numéro de cellulaire au feutre indélébile.

c) Vous êtes un peu tête en l'air et ce ne serait pas la première fois que vous perdez votre cellulaire ou vous êtes une excellente économe et n'excluez pas l'idée de changer de fournisseur si une meilleure proposition vous était faite. Bref, votre numéro de portable pourrait changer. Coudre un nouveau bout d'extra-fort, passe encore, mais vous n'allez quand même pas faire des ratures sur la doudou, ni la transformer, à force d'ajouts, en annuaire téléphonique ! Vous trouverez dans les magasins ou les rayons de produits pour chiens et chats des capsules d'identité : minuscules tubes creux dont le bouchon, terminé en anneau, se visse. Vous glisserez à l'intérieur un morceau de papier sur lequel vous inscrirez... votre numéro de téléphone portable du moment.

1077 Le pouvoir de séduction qu'a sur votre bébé l'odeur qui émane de sa doudou est inversement proportionnel au dégoût qu'elle provoque sur vous. Il voudrait que sa doudou sente toujours plus et vous, plus... du tout. Comme vous avez plein pouvoir sur l'opportunité des lessives, force lui est de s'incliner. Non seulement il doit alors supporter que tous ses souvenirs olfactifs soient effacés, mais il doit également se priver de la présence rassurante de son objet de consolation, le temps de son séjour en machine et sur le séchoir. Quelques petits trucs peuvent vous permettre de le soumettre à un nettoyage en règle sans trop de désarroi.

a) Si vous avez pris la précaution d'acheter un frère jumeau à sa copine doudou, procédez à l'échange de la propre contre la sale... pendant la nuit. Votre enfant est déjà suffisamment malin pour s'apercevoir de la substitution pendant la journée, de plus, en les laissant dormir tous les deux, sa doudou aura – au matin – acquis un léger « fumet ».

b) Si, par chance, votre petit a porté son choix sur un simple morceau de tissu ou une couche de coton, faites en sorte qu'il y en ait toujours deux en service. Vous pourrez ainsi en subtiliser une sans déstabiliser totalement votre bébé.

c) Peut-être un soupçon d'odeur suffira-t-il à lui faire retrouver intact le charme de sa doudou après son passage en machine. Passez autour du cou de son jouet chéri un joli ruban quelques jours avant le lavage. Retirez-le-lui au moment où vous placez sa doudou dans le tambour... Et remettez-le-lui lorsque son objet transitionnel sera propre et sec.

d) Sa doudou est unique et a une odeur si forte qu'un simple ruban ne peut la restituer ? Faites prendre à la doudou, sous l'œil de son jeune propriétaire, un bain dans la petite baignoire (dans l'eau de laquelle vous aurez glissé un peu de lessive pour lavage à la main). C'est très rigolo : tout comme lui, son grand copain doit se laver et se rincer (sous le robinet)... Mais aussi se sécher ! Là c'est moins drôle, car l'opération prend nettement plus de temps que pour lui.

C'est pourquoi vous procéderez au bain de sa doudou avant le repas et profiterez de ce moment de répit (pendant que votre enfant mange, il n'en a pas besoin) pour soumettre sa doudou à 15 minutes d'essorage en compagnie de serviettes sèches qui absorberont une grande partie de l'humidité de sa copine.

Lorsqu'elle sortira du tambour, finissez de sécher la doudou au séchoir à cheveux.

1078 Pour que votre petit ne perde pas le contact avec vous pendant la journée, demandez à sa gardienne d'accrocher au mur, au-dessus de son lit, une photo de famille : son papa, vous et lui. Il sera heureux de s'endormir et de se réveiller sous votre regard.

Pour qu'il soit heureux chez grand-papa et grand-maman

1079 Il doit aller passer quelques jours chez ses grands-parents ? Lorsque vous l'avez laissé à la garderie, vous avez passé une semaine à vous adapter l'un et l'autre à ce nouveau lieu ainsi qu'aux personnes qui devaient s'occuper de lui. Le matin, quand vous l'accompagnez chez sa gardienne, vous prenez le temps de vous dire au revoir, le soir vous discutez avec elle de la journée de votre petit ange. Bref, vous vous êtes préoccupée (et vous le faites encore) de lui faciliter la transition entre son « chez lui » avec vous et son « ailleurs » sans vous.

Prévoyez donc de l'accompagner chez sa grand-maman et son grand-papa (ne demandez pas à vos parents ou beaux-parents de venir le chercher chez vous) au début d'une fin de semaine et passez au moins deux jours avec lui, pour qu'il se familiarise avec son nouveau paysage.

1080 Prévoyez cet accompagnement même s'il a déjà passé des vacances chez ses grands-parents (ou tout autre personne) l'an dernier ou il y a six mois. Il a une minuscule mémoire...

1081 Les choses sont bien sûr toutes différentes si votre maman (ou votre belle-mère) vient le voir régulièrement, le garde plusieurs fois dans le mois, le prend en vacances souvent, etc.

1082 Préparez cette séparation de plusieurs jours :

a) Avertissez-le de ce changement qui va intervenir dans sa vie.

b) Expliquez-lui pourquoi vous l'envoyez en vacances chez grand-maman (ne rentrez pas dans les détails), même si vous le pensez trop petit pour comprendre.

c) Familiarisez-le avec les visages qui vont graviter autour de lui en fixant au mur qui borde son lit ou sa table à langer des photos de ses futurs «anges gardiens». Regardez-les ensemble et racontez-lui quels sont les liens qui vous attachent à eux, vous ou son papa.

Pour que tout aille bien avec la gardienne

1083 S'il va chez une assistante maternelle, la meilleure gardienne, c'est elle! Demandez-lui si elle peut le garder les soirs où vous sortez. Sinon, peut-être a-t-elle une fille aînée ou une amie qui passe souvent la voir (donc que votre enfant connaît bien) et qui serait d'accord pour jouer les gardiennes. Interrogez les mamans de votre quartier: ont-elles une bonne gardienne? Peuvent-elles vous mettre en contact avec elle?

1084 Fiez-vous au bouche-à-oreille, c'est la meilleure référence: une gardienne que les mamans s'arrachent a sûrement fait ses preuves... et les bonnes!

1085 Déposez une petite annonce chez les commerçants et rencontrez toutes les jeunes filles qui prendront contact avec vous. Vous ne pouvez vous faire une juste impression sans avoir vu les candidates.

1086 Donnez-leur rendez-vous chez vous, à un moment où votre bébé est éveillé. Vous jugerez de la façon dont elles se comportent avec un petit enfant.

1087 Préférez une personne ayant de l'expérience, pas forcément en tant que gardienne, mais ayant des petits frères et sœurs ou des neveux et nièces.

1088 Une jeune fille habitant depuis longtemps votre quartier marque des points supplémentaires: elle y connaît vraisemblablement un bon médecin, sait où se trouve la pharmacie la plus proche et peut téléphoner à une personne de sa famille ou de ses amis habitant à deux pas en cas de problème.

1089 Si vous êtes une maman vraiment inquiète, vous pouvez lui demander de venir s'occuper de votre bébé un jour où vous avez besoin de faire des courses. Vous passerez un peu de temps toutes les deux auprès de votre petit enfant avant que vous ne partiez faire vos emplettes. Vous serez moins bousculée que le soir où vous aurez donné rendez-vous à des amis ou ne voudrez pas arriver en retard à un souper entre copains.

1090 Laissez à côté du téléphone la liste des numéros utiles : celui de votre cellulaire... et, dans le cas où elle ne parviendrait pas à vous joindre, les numéros des pompiers, du centre antipoison, de votre médecin de famille, de vos parents ou, s'ils n'habitent pas votre ville, de votre sœur ou de votre meilleure amie.

Le risque qu'elle ait besoin de s'en servir est pratiquement nul, mais cette liste vous rassure car, c'est bien connu, les mères sont toujours plus inquiètes le soir que dans la journée.

1091 Demandez à votre gardienne d'arriver 15 minutes avant l'heure prévue pour votre départ pour qu'elle puisse participer aux activités précédant le coucher de votre enfant, alors que vous êtes encore à la maison.

1092 Faites-lui la liste des petites habitudes de votre bébé afin qu'elle puisse répondre à ses demandes sans tâtonner.

1093 Ne partez jamais sur la pointe des pieds sans dire au revoir à votre tout-petit. Dites-lui que vous ne serez pas à la maison ce soir mais qu'il vous retrouvera demain matin.

1094 Mettez en place un rite sympathique réservé au soir où vous sortez : un gros câlin sur le canapé, une histoire spéciale, des petits baisers de papillon, etc. Votre minute tendresse est terminée, l'histoire est finie. Faites-lui un grand sourire et enfilez votre manteau, et laissez-le aux bons soins de la gardienne. Votre résolution devrait le laisser sans voix.

BÉBÉ TRUCS!

Pour passer avec lui une soirée ou une fin de semaine chez des amis

1095 Préparez-lui un petit sac à couches dans lequel vous glisserez:

a) une quantité de changes complets correspondant au nombre de changes prévus (plus un ou deux au cas où...);

b) une serviette et un piqué de même dimension pour isoler votre bébé (et ses envies intempestives lorsqu'il a le ventre nu) du lit ou du canapé sur lequel vous vous installerez pour le changer;

c) dans un sac Ziploc, deux débarbouillettes (une pour le laver, l'autre pour le rincer) et son savon dans sa boîte, si vous êtes une puriste... Mais si vous êtes du genre à vous simplifier la vie, emportez votre paquet de lingettes (ou les échantillons que vous avez reçus et mis de côté pour ces occasions);

d) un nombre de sacs Ziploc équivalent au nombre de changes pour y enfermer couches et lingettes sales avant de les jeter dans la poubelle de vos hôtes.

1096 Complétez ce «nécessaire de voyage» d'un pyjama de rechange (on ne sait jamais), de sa tétine et de sa doudou (s'il a besoin de ces accessoires).

1097 Emportez également son lit de voyage et le drap-housse qu'il avait la nuit précédente dans son petit lit. Il s'est imprégné du parfum de votre maison, de celui de vos bras et de sa propre odeur: rien que des senteurs familières.

1098 Si vous n'avez pas la possibilité de déplacer cette «intendance», prenez une couverture ou un jeté. Vous le plierez en quatre et coucherez votre bébé par terre le plus loin possible de la porte, pour qu'il ne souffre pas des courants d'air qui passent au ras du sol. Ne «bordez» pas sa couchette d'oreillers, coussins, couvertures roulées... sous lesquels il pourrait se glisser et s'étouffer.

COMPORTEMENT DE 1 À 2 ANS

🟢 IL VOUS ÉPUISE

« Non ! » Depuis quelque temps, vous n'avez que cette négation à la bouche : autant pour le protéger des dangers de la maison que pour protéger votre maison du danger qu'il représente !

Apparemment, ce petit mot péremptoire est insuffisant pour l'arrêter : sur les genoux, sur les fesses ou sur ses jambes, il continue de tirer sur la nappe pour attraper le croûton de pain que vous n'avez pas encore débarrassé, jette méthodiquement vos produits de maquillage dans la baignoire que vous n'avez pas encore vidée, fait dégringoler les revues qui se trouvent sur votre table basse...

Évidemment, il est ravi de mettre l'indépendance que lui offre son début de mobilité à profit. Insatiable curieux, il y a également quantité de choses qu'il souhaite découvrir. Mais il est aussi conscient que son côté « casse-tout » vous attache à sa petite personne bien plus que ne parviennent à le faire, aujourd'hui, ses larmes. Or, son idée fixe reste (et pour un grand moment encore) : avoir maman tout à moi.

Pour freiner ses ardeurs

1099 Pour le mettre hors des dangers de la maison, la fausse bonne astuce consisterait à le mettre « hors-jeu » en le posant dans son parc avec ses jouets – même sous le prétexte de lui offrir ses parois comme support pour se lever et tenir sur ses jambes. Il a besoin d'espace pour élargir son horizon, conforter son assurance dans ses propres capacités et apprendre les interdits. Si vous l'installez dans une bulle protectrice, il ne connaîtra pas ses propres limites ni celles qui lui permettraient de se protéger le jour où il devra en sortir. Soit il restera dans son coin, incapable d'aller vers les autres par peur de manœuvrer maladroitement, soit il se lancera dans l'aventure sans réfléchir aux implications que cette envie de liberté peut entraîner en matière de risques.

1100 Il est bien préférable de mettre hors de portée de ses mains tout ce qui peut le mettre en danger... et tout ce à quoi vous tenez vraiment !

1101 Vous ne pouvez mettre à l'abri tout ce que vous rangiez entre le sol et 1,50 mètre de haut. Il faut donc que vous déterminiez vos priorités, certains objets auxquels vous tenez (un peu) resteront « à découvert ». Et c'est fort bien ainsi, cela vous permettra de continuer à lui poser des interdits. Il a besoin de savoir que tout n'est pas permis dans la vie !

1102 Mais, sous prétexte qu'il doit apprendre la frustration, n'opposez pas un « non » systématique à toutes ses velléités d'entreprendre. Si vous brimez sa curiosité et son énergie à la satisfaire, il peut devenir agressif... ou à l'inverse apathique.

1103 Il aime que vous lui racontiez des histoires ? C'est donc qu'il en comprend le sens général... évidemment pas le mot à mot ! Dès 15 mois, vous pouvez donc commencer à lui expliquer en termes simples pourquoi vous lui interdisez certaines choses : « Ne touche pas à l'ampoule de la lampe, cela fait très chaud et très mal sur la main ». Aucun enfant ne souhaite se faire mal, même pour expérimenter un jouet défendu.

1104 Vous pourrez également lui faire savoir que, vous non plus, vous ne pouvez pas faire tout ce que vous voulez. Ainsi, vous êtes obligée d'aller à votre travail et de le laisser chez la gardienne, sinon votre patron sera fâché. Il sera rassuré d'apprendre que vous ne l'abandonnez pas pour votre plaisir. Inutile de lui préciser que vous avez besoin de cet emploi pour gagner de l'argent afin d'acheter toutes les choses dont il a besoin. D'une part, l'idée d'échanger du travail contre de l'argent est totalement incompréhensible ; d'autre part, s'il interprète tous les aspects de votre message, il entend que vous vous contraignez à aller au bureau pour pouvoir lui acheter des choses. Cela peut lui donner le sentiment qu'il est responsable de votre « malheur »... et du sien. Vous n'aurez pas allégé son angoisse, bien au contraire !

1105 Pour que vos enfants respectent vos interdits – « Pas le magnétoscope ! », « Pas le réveil lumineux ! », « Pas le téléphone de papa et maman ! » –, ne posez que ceux que vous estimez indispensables. Si vous lui défendez trop de choses, il sera forcément amené à en enfreindre certaines, non pas par malice, mais parce qu'il n'aura pas davantage noté cet interdit qu'un autre.

1106 Pour faire respecter vos interdictions, ne cédez pas – par lassitude – en lui accordant ce que vous lui avez interdit jusqu'alors. En constatant que la règle peut être assouplie, il n'aura de cesse de tester toutes les autres pour vous faire craquer. Un enfant a besoin de limites pour se sentir protégé. En testant les vôtres, il cherche à s'assurer que vous êtes bien là pour lui assurer cette protection.

1107 Lorsqu'il vous désobéit, réaffirmez fermement la règle, mais ne le punissez pas. La froideur de votre voix signifie assez que vous n'êtes pas contente et cette mise à distance est déjà bouleversante pour votre petit « fondu d'amour pour vous ». Il n'a pas enfreint votre interdiction pour vous faire de la peine, il est totalement incapable de se dire : « Je vais tirer sur le fil de la lampe pour la casser et maman sera triste ». Il a obéi à son envie de « voir ce qui va se passer ». Y compris voir si vous êtes fâchée. Il a autant besoin de savoir jusqu'où une lampe peut glisser sur une table que jusqu'où il peut aller avant que vous ne preniez une mine renfrognée.

● IL « PLEURNICHE » À LONGUEUR DE JOURNÉE

Lorsqu'il se fait mal ou que vous le grondez, vous trouvez normal qu'il fonde en larmes et vous le consolez…

Mais il pleure pour rien : si vous lui demandez d'aller dans le bain, si vous lui refusez un cinquième tour de manège ou si vous voulez qu'il finisse son potage, entre autres. Franchement loin de vous émouvoir, ses gémissements vous « tapent sur les nerfs ».

Bien sûr qu'il cherche à vous manipuler, mais reconnaissez qu'il ne tente pas de vous tromper sur ses intentions : vous avez reconnu les larmes de crocodile. Il n'y a donc rien de fourbe dans son petit jeu.

Il essaie de faire fléchir votre résolution : s'il a une chance d'y parvenir, il doit la tenter, et il a découvert que les pleurs étaient plus efficaces que les cris…

Mais ses larmes « pour de faux » - particulièrement si vous vous y laissez prendre de temps en temps - peuvent semer la confusion dans son jeune esprit. Par facilité, il risque de prendre l'habitude de mettre des larmes à la place d'autres émotions qu'il a du mal à exprimer : désir, colère, fureur, frustration, etc.

Pour limiter ses larmes

1108 Vous n'êtes pas sûre qu'il joue la comédie du bébé éploré, il est peut-être vraiment malheureux ? Observez-le : si ses sanglots partent du haut de sa poitrine, il triche. Les vrais désespoirs partent du ventre (... des «tripes») et s'accompagnent de quelques petites gouttes d'eau au bord des yeux.

1109 N'espérez pas faire cesser ses pleurs avec un «Cela ne sert à rien de pleurer, je ne céderai pas». Ce n'est pas vrai, pleurer sert à quelque chose : il vous énerve, donc il mobilise votre esprit. Il a gagné : il vous «prend la tête»!

1110 Demandez-lui de vous dire sans pleurer ce qu'il veut vraiment. Comme il n'a pas encore les mots pour l'exprimer, faites-lui des suggestions : «Tu es fâché contre moi parce que je n'ai pas voulu te donner de gâteau, mais je ne crois pas que tu sois vraiment triste». Vous l'aiderez à définir ses sentiments et lui éviterez d'être un petit «geignard» ne sachant pas revendiquer ce qui lui est dû, faire valoir son opinion, exprimer sa déception, etc.

1111 Il ne parvient pas à s'arrêter de pleurnicher? Incitez-le à se reposer, quitte à vous installer à côté de lui sur votre canapé. La fatigue est bien souvent à l'origine de ses simulacres de larmes.

1112 Si votre petit enfant est gai la fin de semaine et pleurnicheur uniquement le soir lorsque vous le retrouvez après sa journée de garderie, ne cherchez pas à enrayer ses sanglots. Ses pleurs n'ont pas vraiment de rapport avec les petits incidents qui semblent les déclencher. Il cherche plus vraisemblablement à se «réparer». Il a vécu, dans la journée, une souffrance (à sa mesure...) qu'il n'a pu exprimer sur le moment. Il a stocké cette non-extériorisation, mais le soir, protégé par votre amour, il se laisse aller et se libère de cette tension en versant des larmes. Alors ne les endiguez pas en lui clouant la bouche avec sa sucette ou son pouce.

1113 Il pleure à en perdre connaissance! Vous l'avez contrarié ou il est contrarié par sa propre maladresse (il s'est cogné, par exemple), et le voilà qui éclate en sanglots bizarres, entrecoupés de hoquets.

Brutalement il devient tout bleu, ses yeux se révulsent et, en quelques secondes, il perd connaissance!

Vous le prenez dans vos bras et presque instantanément il revient à lui, la mine un peu pâle, le corps flasque et le regard absent, mais très vite tout rentre dans l'ordre.

Votre charmant bambin ne supporte pas la contrariété (et la douleur ressentie en se cognant est très agaçante!). Ses hoquets bloquent sa respiration, aussi - un court instant - son cerveau est-il mal irrigué: il perd connaissance, ce qui interrompt ses spasmes respiratoires, d'où le nom de «spasme du sanglot» donné à cette spectaculaire manifestation de frustration.

Les premières fois, votre bébé est aussi surpris que vous de ce qui lui arrive, mais assez vite il réalise que lorsque cet incident se produit vous êtes particulièrement aux petits soins pour lui... Alors il va le répéter à volonté.

1114 Certains petits malins provoquent plusieurs «spasmes du sanglot» dans la même journée, parfois jusqu'à leurs quatre ans!

Si ces petits évanouissements sont sans conséquences sur sa santé, en revanche, votre autorité, elle, en pâtit.

a) Le mauvais réflexe pour le faire revenir à lui serait de lui donner une gifle ou de lui baigner le visage avec une débarbouillette d'eau glacée. Vous n'apaiseriez pas son sentiment d'impuissance à gérer la situation.

b) Tranquillisez-le:

- Allongez-le en lui surélevant légèrement les jambes.
- Tapotez ses cuisses et ses joues et soufflez sur son visage pour l'aider à retrouver sa respiration.
- Si, une fois ses esprits retrouvés, il retourne à ses activités avec entrain, reprenez les vôtres avec sérénité.
- Vous appellerez votre médecin pour prendre rendez-vous avec lui à l'occasion, juste pour vous rassurer (il procédera aux examens

permettant d'éliminer les suspicions de convulsion, chute de glycémie et problème cardiaque).

c) Ne cédez pas – pour éviter une nouvelle crise – à tous ses désirs. Il risquerait d'en profiter sans vergogne. Si vous lui montrez que vous n'êtes pas impressionnée, vous avez toutes les chances d'étouffer ses velléités de la provoquer à nouveau.

d) Il arrive que le « spasme du sanglot » soit en rapport avec une petite anémie. Veillez à ce qu'il trouve dans ses repas la quantité de fer dont son organisme a besoin.

1115 Non seulement il est pleurnicheur, mais il est également « colleux ». Il a un énorme besoin que vous passiez du temps avec lui (vous ou son papa)... « Du temps de qualité » plus que d'une grande quantité de temps, à plus forte raison s'il est de mauvaise qualité !

a) Remettez certaines choses après le coucher de votre enfant pour tirer le meilleur parti du temps que vous passez ensemble.

b) Adaptez-vous à son rythme, ne lui imposez pas le vôtre. Le matin, mordez-vous la langue (au figuré, bien sûr) plutôt que de lui dire « Dépêche-toi » ou « Vite, vite » et le soir « Attends un peu » !

c) Sauf cas de force majeur, les rituels du coucher doivent être une priorité. Il est préférable de faire l'impasse sur le bain plutôt que sur le câlin du soir.

d) Vous ne faites pas partie intégrante de ses rituels, son papa peut tout aussi bien les effectuer à votre place (en revanche, ce n'est pas la même chose si c'est son grand-papa ou sa tante qui les accomplit alors que vous êtes à la maison).

e) Si vous n'avez pas le temps de jouer avec lui, rattrapez-vous avec l'histoire du soir. Grimpé sur vos genoux, il vous sent détendue, toutes les conditions sont réunies pour que vous passiez un bon moment ensemble.

f) Transformez certains « passages obligés » tels que les trajets en voiture, le parcours jusqu'à la garderie, la vaisselle (si vous n'avez pas de lave-vaisselle), le tri du linge, etc., en temps de qualité : chantez ensemble ou commentez ce qui se passe dans sa vie (et dans la vôtre).

ÉVEIL

De 13 à 19 mois

🟢 IL NE MARCHE TOUJOURS PAS...

Il a jusqu'à ses 20 mois pour y parvenir avant que vous ne vous inquiétiez vraiment. Mais il a peut-être besoin de stimulations pour activer ses jambes !

Pour l'encourager à marcher

1116 Offrez-lui des buts plus passionnants que de faire la navette entre son papa et vous. Lorsqu'il se cramponne au buffet, tendez-lui - à petite distance - son ours rouge ou son ballon jaune.

1117 Aussi souvent que vous le pouvez, proposez-lui vos doigts pour l'aider à se déplacer. L'idéal est :
- de vous plier en deux pour être à sa hauteur ! Si vous lui levez les bras pour qu'il atteigne vos mains, son centre de gravité est déporté et il ne peut trouver son équilibre ;
- de marcher de préférence à reculons devant lui, pour lui offrir un appui bien stable entre vos deux index.

1118 Pour vous éviter le tour de reins, vous pouvez prendre une écharpe de son papa et la lui mettre autour du torse, en la faisant passer sous ses aisselles. Vous pourrez ainsi soutenir les pas de votre jeune marcheur, debout, en tenant les extrémités de l'écharpe.

1119 S'il tente de se lâcher, encouragez-le, même si sa position vous paraît hasardeuse. Ayez l'air détendue, il a besoin de sentir que vous croyez en lui pour avoir confiance en lui !

● IL A FAIT SES PREMIERS PAS, MAIS IL EST ENCORE HÉSITANT

Il marche, mais à petits pas! Un apprenti marcheur fait du 20 centimètres à la seconde; c'est un peu mieux qu'une tortue mais beaucoup moins qu'un lièvre. Il est encore trop incertain sur ses jambes pour prendre de la vitesse. C'est une bonne chose car il ne sait pas freiner, pas plus que prendre un virage! Il va jusqu'au bout de l'objectif qu'il s'est fixé et s'arrête devant l'obstacle. Ce n'est qu'à ce moment qu'il décide s'il achève là son voyage et tombe sur ses fesses... ou part dans une autre direction.

Pour lui donner confiance en lui

1120 Posez sur le sol, les uns à côté des autres, tous vos coussins et oreillers et recouvrez-les d'une grand couverture. Invitez votre enfant à marcher sur ce tapis moelleux mais traître: il s'enfonce dans un sol mouvant. Ses plantes de pied doivent reconsidérer leurs maigres certitudes pour assurer leur position. Peut-être va-t-il tomber et constater que les chutes ne sont pas si graves: elles font plus de peur que de mal!

1121 Si vous avez acheté un matelas de plage gonflable, ressortez-le. Gonflez-le aux deux tiers et faites marcher votre équilibriste dessus: un pied s'enfonce dans le matelas et l'autre remonte! C'est drôle et excessivement formateur en matière de mécanisme de la marche.

1122 C'est en accumulant les «heures de route» qu'il va apprendre à assurer son pas en dépit des obstacles sur son chemin. Un creux, une bosse... il doit réactualiser la base de données fournies par les récepteurs de son oreille interne (siège du centre de l'équilibre). Pour accélérer leur rodage, prenez-le sur vos genoux et faites-l'y sauter en lui chantonnant ces petites chansons bien connues:

a) «À cheval sur mon bidet...» Profitez-en pour le chahuter gentiment.

b) «Bateau sur l'eau.... tombé, tombé dans l'eau». Ménagez votre effet de surprise lorsque vous écartez les jambes.

c) «Scions, scions du bois...» Tentez de tirer son bras à droite pendant que vous le soulevez de la jambe gauche et vice-versa.

L'apprentissage de l'incoordination est important dans le maintien de sa future stabilité.

1123 Qu'il ait marché à quatre pattes ou se soit propulsé sur les fesses avant de se tenir debout pour progresser de meuble en meuble, il s'est fait une idée assez précise de la place que son corps occupe dans l'espace. Si vous lui mettez dans la main un jouet à tirer (véhicules ou animaux à roulettes au bout d'une ficelle), il va devoir rectifier son « schéma corporel ». Coordonner ses mouvements pour amorcer sans heurt un virage, éviter les démarrages et les arrêts brutaux pour ne pas faire capoter l'engin (ni lui avec par-dessus le marché!), pratiquer la marche arrière pour débloquer la situation... et le jouet coincé dans l'angle de la porte, etc., autant de manœuvres qui développent sa mobilité, mais aussi son intelligence. Beaucoup de situations méritent réflexion: renversement, blocage, choc, etc.

1124 Tendez entre les montants du chambranle d'une porte un ruban élastique à 1 m 20 cm du sol. Retenez-le à chaque bout par un simple morceau de ruban adhésif. Faites passer et repasser votre marcheur débutant sous cet élastique en baissant ce dernier progressivement : il finira par le heurter de la tête. Ainsi, au passage suivant, il se courbera pour adapter sa position à l'obstacle. Buste en avant, il y a toute une nouvelle recherche de son centre de gravité à opérer.

1125 Mettez-lui un ballon devant le pied et il va le botter : c'est une espèce de réflexe conditionné (surtout chez les petits garçons)! L'espace d'un instant, votre jeune footballeur se trouve sur une jambe, en équilibre précaire. Il est tombé? Il ne pleure pas pour autant et il se relève pour recommencer. En effet, quel bonheur de pouvoir, du bout du pied, obliger une grosse boule de couleur à avancer!

1126 Déchaussez-vous et déchaussez-le. Déroulez le fil de votre aspirateur. Faites-le sinuer sur le sol et éventuellement faites-lui faire une grande boucle. Montrez à votre enfant le chemin, en mettant un pied devant l'autre sur ce serpentin. Il va vous suivre. Il est important qu'il sente l'épaisseur du fil sous la plante de son pied : c'est une sorte de familiarisation avec les accidents de terrain.

1127 C'est également la bonne verticalité de son dos qui va lui permettre de retrouver son centre de gravité lorsqu'il se met en position instable. Fabriquez-lui un petit coussin (20 x 20 cm), remplissez-le aux 2/3 de grains de riz. Posez-le d'abord sur votre tête et marchez d'une démarche souveraine. Posez-le ensuite sur sa tête, il va vous imiter. Cette charge légère fortifiera les petits muscles qui maintiennent sa colonne vertébrale.

1128 Le rythme appelle le mouvement. Danser sur des chansons aussi entraînantes que les rondes ou bourrées de notre folklore ou celles d'autres pays va lui apprendre à maîtriser ses gestes (marcher au pas, guidé par la mesure), donc à se discipliner tout en perfectionnant son sens de l'équilibre.

● IL PARLE DE LUI EN SE NOMMANT « BÉBÉ »

Certes, il pense toujours être le roi de l'univers, mais ce n'est pas pour cela qu'il parle de lui à la troisième personne. En fait, il suit vos consignes au pied de la lettre. En effet, quand vous vous adressez à lui, ne lui dites-vous pas : « Il a faim, mon bébé ? », « Bébé veut aller se promener ? », etc.

Il a compris qu'il faisait partie de la communauté des bébés. D'ailleurs, il s'écrie « bébé ! » d'un air ravi lorsqu'il rencontre un tout-petit, tout comme lorsqu'il en découvre un sur les pages d'un livre.

Pour l'aider à se situer socialement

1129 Ne le laissez pas, comme vous le faisiez précédemment, devant un miroir. Il ressent un profond malaise face à cet enfant dans la glace, qu'il considérait jusqu'alors comme un inconnu : il sent qu'ils ont des points communs et est troublé d'avoir un double. Son malaise peut durer six mois, voire plus.

1130 Il aime feuilleter avec vous l'album de photos de famille. C'est un imagier extraordinaire car il reconnaît pratiquement tous les visages. Il pose son doigt sur les clichés avec une expression ravie. Devant sa propre photo, il dit « bébé », mais n'y accorde pas plus d'attention qu'à celle de son petit cousin qui a à peu près le même âge. C'est une physionomie sympathique, mais il est évident qu'il ne s'y reconnaît pas! Ces petites promenades dans son paysage familial lui permettront de se sentir à l'aise lors de vos réunions de famille. Sa bonne humeur lui attirera les sourires de ses oncles et tantes, ce qui renforcera encore la bonne image qu'il a de lui.

1131 Il reconnaît des scènes de sa propre vie quotidienne sur les pages de petits livres qui relatent les aventures de jeunes héros (animaux ou enfants) qui vont à la garderie, ne veulent pas aller au lit, font des bêtises... et que leur maman embrasse à la fin du récit. Il se sent proche d'eux sans être vraiment eux et c'est bon: il est également capable de s'évader au travers de récits qui sortent totalement de son quotidien. Laissez-vous guider par vos goûts pour le choix de ses livres. Si vous aimez l'histoire et l'illustration d'un livre, vous le lui lirez plus volontiers et avec un enthousiasme plus communicatif.

1132 Il sait confusément ce qui est bien et ce qui est mal, mais il y a certaines actions dont il n'est pas sûr, alors il les tente pour que vous lui donniez votre opinion. Ne restez jamais indifférentes à ses actes. Il a besoin que vous le félicitiez lorsqu'il fait bien et que vous le grondiez lorsqu'il fait mal: cela lui permet de faire entrer ses actes dans les cases «bien» et «mal».

1133 Restez cohérente: ne souriez pas à une action que vous avez réprimandée la veille parce qu'il fait le clown.

1134 Soyez manifestement expressive: le message de vos mots n'est pas toujours très clair pour lui, celui de vos mimiques est plus facile à interpréter. Il les mémorise et les imite lorsqu'il est seul: elles lui permettent d'assimiler la situation que vous avez vécue ensemble.

1135 S'installer près de lui et jouer est la meilleure façon de lui faire prendre conscience que vous trouvez ses activités intéressantes. Il a besoin de vos encouragements pour poursuivre et multiplier ses expériences.

1136 Ne faites pas «à sa place», ne prenez pas sa main pour lui faire faire les choses: il sent très bien lorsqu'il est assisté. Or, faire tout seul est l'une de ses grandes motivations. Suggérez en faisant à côté, par exemple.

1137 Encouragez-le à placer des formes dans les trous qui leur correspondent ou à classer des objets de même couleur. S'il se laisse distraire, rappelez-le gentiment à l'ordre en lui montrant la façon dont vous progressez de votre côté. Cela l'aidera à discipliner ses facultés d'attention.

1138 Prenez quand même garde à ne pas le stimuler excessivement ni à trop orienter ses capacités vers les activités qui vous séduisent. Si vous lui demandez de rester longtemps sur un même jeu qui demande réflexion, il apprendra à se concentrer, mais il aura moins de curiosité à explorer ce qui l'entoure.

● IL UTILISE QUELQUES MOTS-INDICES

Il découvre l'efficacité du « mot-phrase ». Il vous le livre : à vous de lui donner le sens qu'il y a mis ! Ainsi lorsqu'il dit « dodo », il peut vous signifier qu'il a envie de dormir, que papa dort ou qu'il a reconnu un lit à la télévision. Vous passez en revue les propositions possibles et il hoche la tête pour vous faire savoir que vous venez de trouver la bonne !

Petit à petit, il en arrive à l'association de mots entre un mot « plein » (de sens), comme « maman », « boire », etc., et un mot « plus » (pour préciser les choses), comme « encore » ou « parti ». Cela donne « maman partie » ou « encore boire ». Mais vous remarquerez qu'il n'utilise jamais deux mots « pleins » ensemble, ni deux mots « plus », ce qui laisse penser qu'il a deviné qu'il y a des accords grammaticalement impossibles !

Pour l'aider à se repérer dans le langage

1139 S'il y a un mot qui n'a rien d'ambigu, c'est : « non » ! Il le clame avec la bouche, avec sa tête qui tourne de droite à gauche ou avec son corps qui résiste. Ses « non » ne doivent pas vous impressionner. Il utilise cette négation davantage pour asseoir son autonomie que pour vous contrarier. Contournez le problème en changeant un peu le scénario que vous lui proposez. Au lieu de lui dire : « Tu ne veux pas que je te lave ! », tergiversez et dites : « Tu ne veux pas que je te lave maintenant, je suis d'accord, je te laisse jouer encore un tout petit moment et après je te lave». Son honneur est sauf et votre autorité n'est pas battue en brèche.

1140 Utilisez des stratégies pour lui apprendre des mots nouveaux :

a) Placez en fin de phrase ceux qui vont lui rendre service pour participer davantage à sa vie quotidienne. Ainsi ne dites pas : « Ton manteau est sur la chaise », mais « regarde sur la chaise, il y a ton manteau ».

b) Répétez plusieurs fois la même phrase en la simplifiant : « Va regarder sur la chaise dans la salle de séjour, il y a ton manteau », « Regarde sur la chaise, il y a ton manteau », « Tu vois ton manteau ».

1141 À la fin de ce semestre, son répertoire de miniphrases sera assez étendu. Mais leur syntaxe ne sera pas très satisfaisante ! Il n'est pas mauvais de remettre ses textes en forme, en reformulant ses propos. Ainsi, à « Papa pati tuture », vous répondrez « Oui, ton papa vient de partir en voiture », ou à « Enco gateau », « Tu veux encore du gâteau ».

1142 Ne simplifiez plus vos phrases, parlez-lui comme vous le feriez à un adulte, mais avec des mots courants.

1143 Il reprend de l'intérêt pour son imagier, vous demandant de nommer encore et encore les objets représentés sur ses pages. Exécutez-vous, c'est pour la bonne cause.

1144 Il aime aussi que vous preniez ensemble l'un de ses albums et suiviez tous les deux le récit avec le doigt. Il apprend ainsi le déroulement d'une histoire avec ses mots et ses formules clés : « Il était une fois »... au début. « Ils se marièrent et eurent beaucoup d'enfants »... à la fin. C'est une approche de la chronologie : les pages se tournent, les événements s'enchaînent. Il y a un ordre des choses, c'est rassurant.

1145 Il n'a pas encore la notion du temps qui passe, mais il commence à le comprendre. Pour l'y aider, ne lui dites pas : « Attends-moi, je reviens », mais plutôt, par exemple : « Je vais chercher ton manteau et je reviens ! ». Il saisira mieux le déroulement de la séquence.

● IL JOUE À ÊTRE GRAND

Jusqu'alors il vous imitait : il jouait à être vous. Aujourd'hui il joue à être une maman ou un papa. Tout le développement du petit enfant est basé sur son envie de grandir. Encouragez-le !

Pour lui donner envie de grandir

1146 Prêtez-lui de vrais objets pour qu'il fasse semblant : une casserole (dont vous ne vous servez plus), votre trousseau de clés (ou un lui ressemblant), l'un de vos (vieux) sacs à main, etc. Et laissez-le les emporter dans sa chambre.

1147 Achetez-lui une poupée ou un nounours. Vous le verrez rejouer les scènes de la journée, lui dans le rôle de l'adulte, l'ours ou la poupée dans celui du petit enfant.

1148 Mettez entre ses mains des jouets complexes qui l'invitent à la réflexion : un jeu d'encastrement (animaux, chiffres, objets quotidiens à positionner dans la bonne forme évidée de sa plaque en bois), une boîte à formes (sphères, cubes, parallélépipèdes à faire entrer dans des encoches... et à entendre tomber dans la boîte !). Quel sujet ? Quel volume ? Dans quel trou ? Dans quel sens ? Par quel côté ? Au début, il procède par essais successifs. Bientôt, il le fait de mémoire. Et enfin, il y parvient par déduction.

1149 Confiez-lui des petites tâches à exécuter qui lui donneront le sentiment d'être grand et responsable : porter le pain sur la table, vous tendre le linge pour que vous l'étendiez, aller chercher sa serviette dans la salle de bains, etc. Rien de trop compliqué pour ses toutes petites compétences.

De 19 à 24 mois

● IL « DESSINE » À TRÈS GRANDS TRAITS

Maintenant qu'il marche avec assurance, il n'a plus besoin de ses mains pour rechercher son équilibre. S'il les tend, c'est pour saisir, avec de plus en plus de précision : « Je vois, je veux, je prends ! ».

Comme son grand bonheur est de vous imiter, son papa ou vous, il prend maintenant les crayons par le bon bout et griffonne allègrement... pas toujours sur une feuille de papier.

Il découvre très rapidement les feutres et le pinceau. Il s'en met partout ! C'est cela le plaisir de la peinture : le contact avec la gouache, les poils du pinceau, l'eau, etc.

Pour ne pas brimer son tempérament d'artiste

1150 Vous n'êtes pas à l'abri d'un pinceau chargé de peinture qui tombe sur le tapis ! Glissez sous la table une nappe de plastique. Et placez-en une autre sur sa table « de travail ». Ses chefs-d'œuvre terminés, placez cette protection dans votre lave-linge pour quelques tours de tambour.

1151 Vous préférerez peut-être couvrir votre table avec une nappe de papier blanc maintenue par des morceaux de ruban adhésif. Placez sa feuille de papier dessus, maintenez-la par quelques boules de pâte adhésive et cernez-la par un gros trait de feutre. Il doit savoir que son espace pictural est limité. Si vous le laissez exprimer son talent sur la nappe entière, il n'apprendra jamais que la table et le mur ne sont pas de vastes toiles à peindre. Mais ne le grondez pas s'il déborde car il est incapable de maîtriser sa main quand elle lance ses traits.

1152 Si vous n'êtes pas d'accord pour qu'il redécore son petit bureau, recouvrez sa table avec l'un de ses anciens draps-housses de berceau. Il passe très bien à la machine à haute température.

1153 Pour protéger ses vêtements, confectionnez-lui un poncho dans un grand sac à ordures percé au fond pour qu'il y passe la tête et sur les côtés pour qu'il y glisse les bras. Resserrez-le à la taille avec l'une de ses ceintures. Il le protégera jusqu'aux chevilles. Vous le jetterez après utilisation.

1154 Pour lui confectionner une jolie palette de couleurs - tout en leur faisant courir moins de risque d'être mélangées et transformées en marron « caca boudin » -, utilisez une boîte à œufs en plastique et déposez dans chacune de ses coques une noisette de peinture.

1155 Si vous l'initiez au rinçage du pinceau, mettez très peu d'eau et enfoncez son gobelet au centre d'une éponge préalablement trouée.

1156 Il sera moins tenté de réaliser des tons insolites si, au lieu d'utiliser un seul pinceau, vous trempez dans ses pots de peinture un coton-tige par couleur.

1157 Vous pouvez aussi lui acheter de la peinture au doigt, lavable et non toxique. Il joindra le plaisir de la couleur à celui du « pigrassage » !

1158 Certains jours, limitez-le à deux couleurs (au début). Il fabriquera lui-même toute une gamme de verts avec du bleu et du jaune... ou toute une gamme d'orange avec du rouge et du jaune.

1159 S'il est grand amateur de fresques sur les murs, expliquez-lui que ce n'est pas possible, que cela abîme la peinture ou le papier peint. Si vous êtes malheureuse de brimer sa créativité, installez-le avec son matériel dans la salle de bains, en lui expliquant que les murs y sont recouverts de petits carreaux qui eux se lavent très bien.

1160 Mieux encore, achetez-lui un chevalet sur lequel vous fixerez de grandes feuilles blanches.

1161 La peinture bien délayée dégouline dans ses manches ! Passez autour de ses poignets les jambes d'une de ses paires de chaussettes usées dont vous aurez coupé les pieds. Vous emprisonnez ainsi le bas des manches de sa chemise ou son gilet.

1162 Il aime aussi les feutres... mais ne se soucie guère de les reboucher. Pour prolonger leur vie, trempez dans du vinaigre la pointe de ceux qui ont séché prématurément.

● IL TOURNE AUTOUR DU POT

On a coutume de dire qu'un petit enfant peut devenir propre lorsqu'il sait monter les escaliers. Le vôtre sait le faire mais ne s'intéresse pas à son pot. Rien de plus normal.

D'abord le terme «monter» est impropre. Il serait plus juste de dire «utiliser» les escaliers : en effet, vote enfant doit savoir gravir les marches, mais aussi les descendre. Ce dernier exercice demande une maîtrise beaucoup plus grande de ses muscles : il doit retenir son mouvement !

Ensuite, la propreté requiert beaucoup plus qu'une aptitude physique ; votre enfant doit également être psychologiquement prêt à se dessaisir d'une partie de lui-même, c'est-à-dire à se séparer de ses selles et de ses urines. Et c'est sans doute un peu trop tôt pour lui.

Pour ne pas perturber son acquisition de la propreté

1163 Apprenez-lui à donner. Car vous ne le savez peut-être pas, mais ses urines et ses selles sont un cadeau qu'il vous fait. Il se départit d'une partie de son moi pour vous l'offrir. Utilisez souvent le verbe «donner» dans vos phrases : «Je te donne... un gâteau», «Je te donne une cuillère de yogourt», «Je te donne un crayon...». Ne dites plus seulement : «Tiens!».

1164 Proposez-lui des jeux d'adresse : jeu de lancer dans un récipient (le mettre à 50 centimètres d'une grande bassine et l'y faire jeter un ballon), jeu de palet, jeu de quilles, etc. Non seulement ils lui permettront d'ajuster son geste en fonction de la distance, mais ils lui apprendront également le détachement. L'idée de se séparer de quelque chose lui appartenant constitue un énorme «sacrifice» de sa part.

1165 Dans le bain, laissez-le explorer la dynamique des fluides avec des flacons vides, des boîtes en plastique, des verres incassables (ou des jouets de transvasement étudiés pour ces expériences). Il faut se remplir pour se vider... et se remplir à nouveau.

1166 Votre grand-mère a vraisemblablement installé votre mère sur le pot à heures fixes dès ses 10 mois, (et peut-être votre mère l'a-t-elle fait avec vous...) et l'y laissait jusqu'à ce qu'elle ait obtenu un résultat. Si cette technique semblait couronnée de succès... ce n'était qu'à court terme. En effet, elle entraîne un conditionnement réflexe de l'organisme du petit enfant : son corps accepte cette contrainte, mais son esprit ne l'a pas intégrée. Aussi est-il fréquent qu'il se salisse à nouveau, six à douze mois plus tard... au moment où son cerveau tente de prendre le contrôle de cet acte pour le rendre volontaire et non plus subi.

1167 Vous habitez une maison de plain-pied, pas une seule marche en vue ! Qu'à cela ne tienne, observez votre petit sur son tricycle : lorsqu'il saura pousser sur une pédale après l'autre, ce sera le signe qu'il a acquis l'indispensable coordination de ses sphincters (bloquer/relâcher).

1168 Ne lui dites pas : «Fais-moi plaisir, fais pipi dans ton petit pot, mon chéri.» C'est du «chantage affectif» car cette petite phrase laisse supposer à votre tout-petit que s'il ne fait pas pipi dans son pot, vous ne l'aimerez plus. Or il n'est pas capable de contrôler physiquement ou «affectivement» ses selles et ses urines. Il sera donc profondément malheureux et tiendra cet apprentissage de la propreté pour responsable... Conséquence logique, il va détester «son petit pot»!

1169 Il n'est pas mieux de lui intimer : «Fais-moi le plaisir d'aller sur le pot!». Vous lui donnez un ordre déguisé en mots d'amour... C'est le chaos intégral dans sa petite tête : cette histoire de pipi-caca-pot est totalement incompréhensible. Il préfère ne pas y penser.

1170 Vous n'avez ni escalier, ni tricycle à mettre à sa disposition? Aucune importance, c'est vous qui manquerez de repère pour savoir qu'il est prêt, mais son corps, lui, le saura en temps voulu. Marcher, sauter, courir sont tout à fait suffisants pour muscler ses abdominaux.

SANTÉ

Il continue d'enchaîner rhume, bronchite, petite gastro-entérite et épisodes de constipation. Mais en outre, aujourd'hui, il se précipite de lui-même vers les petits bobos de la vie ! C'est l'âge de toutes les découvertes, y compris celle des plaies et des bosses.

IL EST FIÉVREUX

La fièvre est un symptôme… pas une maladie. Elle signifie que le système de régulation de température de votre petit enfant (utilisant ses réserves d'énergie) s'est mis en surchauffe, soit pour se lancer dans une joyeuse partie d'escalade-roulade-galopade, soit pour vous régaler d'une spectaculaire colère, ou encore – et, dans ce cas, la surchauffe est plus importante – pour lutter contre un germe qui tente de s'installer dans son organisme.

C'est pourquoi il est normal que sa température soit plus élevée le soir après une journée bien remplie que le matin après une nuit réparatrice et qu'elle monte pendant une bonne crise de larmes.

Si elle ne redescend pas au-dessous de 38°C, elle est vraisemblablement la manifestation d'une infection qu'il convient de dépister.

La fièvre ne se soigne pas, c'est la maladie qui la suscite qu'il faut traiter.

Mais la fièvre est bien inconfortable, aussi une fois qu'elle vous a alertée sur son état de santé, elle a joué son rôle et il est inutile de la lui laisser supporter. D'autant qu'une température avoisinant les 40°C peut entraîner des convulsions.

Pour bien prendre sa température

1171 Il n'aime pas se sentir fiévreux, cela le rend grognon et même un peu inquiet. Rassurez-le en le prenant sur vos genoux pour un petit câlin, puis allongez-le pour glisser le thermomètre entre ses cuisses (la prise rectale étant sans conteste la plus fiable). S'il affiche un petit 38°C, reprenez votre câlin… et sa température une demi-heure plus tard. Il y a des chances pour que celle-ci soit redevenue normale.

1172 Il vous sera beaucoup plus facile d'introduire le thermomètre dans son anus si vous l'installez à plat ventre sur vos genoux ou sur la table à langer, écartant ses fesses d'une main et enfonçant le thermomètre de l'autre.

1173 S'il se débat comme un diable, enroulez le haut de son corps dans une grande serviette-éponge, vous éviterez au moins les coups de poing.

1174 Pour que l'introduction du thermomètre ne soit pas trop agressive, enduisez son extrémité d'un peu de vaseline.

1175 Tenez compte de l'heure : 37,8 °C en fin de journée n'a rien d'anormal. Mais si le thermomètre, à la deuxième prise (30 minutes plus tard), n'a pas bougé ne fut-ce que d'un petit 0,1 °C, alors votre enfant a vraiment de la fièvre.

1176 Peu précis – mais cependant plus fiable que votre main posée sur son front –, les thermomètres bandelettes peuvent vous permettre d'évaluer grossièrement s'il est ou non fiévreux. S'il l'est, affinez cette évaluation par une prise avec un thermomètre rectal.

1177 Si vous placez votre thermomètre sous son aisselle, ajoutez 2 °C au résultat pour obtenir l'équivalent d'une prise rectale.

Pour faire tomber sa fièvre

1178 Ouvrez la fenêtre de sa chambre et emmenez-le dans une autre pièce pendant ce temps. Refermez-la lorsque vous le ramènerez vers son lit. Vous pouvez aussi baisser le chauffage dans sa chambre.

1179 Transpirer, contrairement à ce que l'on croyait autrefois, ne fait pas tomber la fièvre. Laissez-le en camisole, avec sa couche et des bas, sans gigoteuse ni même simple drap de coton.

1180 Si avoir les membres à l'air ne suffit pas à le « refroidir », agissez sur sa température interne : faites-le boire. Vous le réhydraterez par la même occasion. Car la fièvre entraîne toujours une petite suée qui génère une perte du volume d'eau dont son organisme a besoin.

1181 Il n'est toujours pas à l'aise ? Retirez-lui camisole et bas, couchez-le dans son lit sur une serviette et humidifiez son corps avec une débarbouillette passée sous l'eau tiède et essorée.

1182 Vous pouvez utiliser un vieux remède de grand-mère : lui poser sur le front une compresse d'eau tiède sur laquelle vous aurez déposé quelques gouttes apaisantes de fleur d'oranger.

1183 Il est toujours aussi maussade et proteste parce qu'il est allongé ? Remplissez votre baignoire avec de l'eau tiède (de 1 à 2 °C inférieure à la température de son corps). Ne l'y laissez pas barboter plus de deux à trois minutes. En effet, si vous refroidissez exagérément son organisme, il doit utiliser une partie de l'énergie qu'il dépense à lutter contre l'infection pour ramener son corps à une température normale.

1184 Quelques gouttes de fleur d'oranger mélangées à l'eau de son bain peuvent calmer ses tensions tout en aidant sa température à redescendre.

1185 Si sa fièvre ne réagit pas à ces petits traitements, diluez dans l'eau de son biberon la dose d'antipyrétique en poudre que votre médecin vous aura indiquée en fonction de son poids. Le consensus semble s'être fait sur l'acétaminophène (60 mg/kg/24 h, répartis en quatre prises), qui fait baisser la fièvre et apaise les éventuelles douleurs. Les dernières études réalisées sur le sujet ont également fait apparaître qu'il n'y avait pas d'intérêt à associer d'emblée deux médicaments (acétaminophène + aspirine) contre la fièvre.

1186 Si la fièvre reste élevée au bout de 24 heures et que votre médecin suspecte une inflammation, il vous prescrira de l'ibuprofène (20 mg/kg/24 h, en trois prises).

1187 Si sa température, après le court répit que lui apportent ces médicaments, dépasse son niveau antérieur, accusant même une hausse notable, appelez votre médecin (tout comme si ce petit train de fièvre persiste au-delà de 24 heures). Il en diagnostiquera la cause et y portera remède.

1188 Écrivez tout ce qui pourra aider son docteur à faire son diagnostic :
- les résultats de ses prises de température aux différents moments de sa journée ;
- ses symptômes : abattement, écoulement nasal, toux diurne (dans la journée) ou nocturne, trouble du sommeil ou de l'appétit, soif, agitation, gémissements, pleurs, etc. ;
- les réactions de son corps : éruptions, taches rouges, ganglions, vomissements, diarrhée, sensibilité au toucher de certaines zones de son corps, etc. ;
- ses changements de comportement : il ne veut pas que vous lui enleviez sa couche, il replie ses jambes sur son ventre, etc. ;
- le point sur les heures qui ont précédé : a-t-il fait une sieste ? A-t-il mangé ? À quelle heure ?

N'oubliez pas son carnet de santé, surtout si vous avez pris rendez-vous chez un médecin qui ne le connaît pas bien ; il y trouvera ses antécédents et son poids lors de sa dernière visite (important si votre bébé a la diarrhée et perd de son volume hydrique). Il lui permettra également de fixer les justes doses de médicaments.

● IL A DES CONVULSIONS

Les convulsions résultant de la fièvre sont généralement bénignes, mais toujours impressionnantes. Le processus démarre invariablement par une phase de rigidité corporelle, puis son corps se contracte (ses membres et sa tête agités de spasmes tapent en tous sens). En fin de crise intervient la période de relâchement pendant laquelle votre enfant perd conscience pendant une durée plus ou moins longue.

Pour bien réagir à un épisode de convulsions

1189 Pendant la crise, ne tentez surtout pas de retenir ses mouvements.

1190 N'enfoncez pas non plus vos doigts dans sa bouche pour lui éviter de se mordre la langue. C'est vous qui seriez mordue et, par ailleurs, vous

1191 En revanche, amortissez les chocs en entourant votre petit malade de coussins, d'oreillers et de couvertures… tout en écartant les objets contre lesquels il pourrait se blesser.

1192 Lorsque son corps se relâche, basculez sa tête légèrement en arrière, puis installez-le en position latérale de sécurité : sur le côté, la tête, le cou et le corps dans le même alignement.

1193 Si la crise dure ou qu'elle reprend, appelez sans tarder le CLSC ou le 9-1-1.

1194 Même si la crise a été brève et que votre jeune fiévreux récupère bien, téléphonez à votre médecin (ou à n'importe quel médecin si vous ne parvenez pas à joindre le vôtre) et informez-le de cet épisode. Il vous fixera un rendez-vous dans les plus brefs délais. Ne faites jamais l'impasse sur cette visite de contrôle « technique »…

● IL A MAL

« Les petites douleurs de l'enfance sont les leçons qu'il doit apprendre à l'école de la vie », disaient nos grands-mères. Elles se trompaient !

La douleur n'endurcit pas, elle engendre stress et angoisse, ce qui augmente son intensité. C'est ce qu'ont démontré des études réalisées - lors de leur première vaccination - auprès de petits garçons : les uns circoncis (sans anesthésie) dans les premiers jours de leur vie, les autres pas. Ce sont les petits enfants circoncis qui ont ressenti la douleur de l'injection avec le plus d'acuité. Ayant gardé la mémoire de leur première souffrance, ils auraient été beaucoup plus tendus au moment de la piqûre.

Un constat qui ne peut que vous encourager à vouloir soulager les petits ou gros malheurs de votre enfant !

Pour atténuer sa douleur

1195 Votre petit enfant ne pleure pas toujours lorsqu'il a très mal, mais son corps a une façon très parlante de vous dire qu'il souffre : il ramasse ses jambes et ses épaules sur son ventre, comme pour se protéger. En revanche, sil pleure ou résiste lorsque vous tentez de déplier doucement ses jambes, c'est qu'il ressent une réelle douleur.

1196 Lorsque la souffrance est intense, il peut réagir en se mettant « hors circuit » pour s'évader de la réalité trop douloureuse à supporter. Il « décroche » : regard vide, apathie... Or, il n'est pas bon pour le développement – tant moteur qu'intellectuel et affectif – d'un tout petit qu'il se replie ainsi sur lui-même. Ainsi, ne laissez pas votre défiance à l'égard des médicaments le priver de leur aide :

- L'acétaminophène est un antalgique faible. Vous pouvez vous en procurer sans prescription médicale. Ses effets secondaires sont si ténus que la dose recommandée (fonction du poids) a été revue à la hausse : de 50 à 60 mg/kg/24 h à répartir. Il n'a pas les propriétés anti-inflammatoires de l'aspirine, mais ne provoque pas comme l'acide acétylesalicylique de problèmes de coagulation, d'allergies ou d'irritations de l'estomac.

- Ce médicament sans risque majeur n'est cependant pas toujours suffisant pour calmer les grandes douleurs. Pour elles, votre médecin lui prescrira un antalgique plus fort à base de codéine (un dérivé de la morphine).

- Il existe également des anesthésiques locaux (en brumisateur, gel ou crème) qui peuvent atténuer la sensibilité à la piqûre d'un vaccin, l'inflammation de sa gencive, l'irritation de sa peau, etc.

1197 Il existe également des médecines douces et tendrement maternelles à lui prodiguer en complément de cet arsenal chimique :

- le bercement : serré tout contre vous, votre jeune malade règle sa respiration et son rythme cardiaque sur votre va-et-vient et cela l'apaise ;

- la succion : la nature, dans sa grande prévoyance, permet que le mouvement de ses mâchoires et de sa langue produise des endorphines,

sécrétions hormonales soulageant la douleur. C'est pourquoi de plus en plus souvent dans les services pédiatriques des hôpitaux, des sucettes en caoutchouc sont proposées aux petits hospitalisés ;
- le sucre : des études – également réalisées dans les services pédiatriques – ont montré qu'une administration de glucose avant une injection ou une petite intervention atténuait les souffrances du petit enfant. Évidemment, ce remède est à « consommer » avec modération ;
- le froid : vous l'avez peut-être déjà testé en enroulant un glaçon dans un mouchoir pour le poser sur sa gencive endolorie au moment où il a percé ses premières dents ? Il agit également sur un pinçon, l'irritation d'une piqûre d'insecte, etc. ;
- et le chaud : il s'agit plutôt d'un décontractant. Une débarbouillette, passée sous l'eau tiède puis appliquée sur la boursouflure causée par un vaccin, apaisera l'effet « cuisant » de ce dernier.

● IL EST CONSTIPÉ

L'absence de selles, pendant deux – voire trois – jours ne signifie pas forcément que votre enfant est constipé. En revanche, si ses selles sont dures et douloureuses à émettre ou s'il n'en a pas eu depuis plus de trois jours, qu'il se tortille, pleure et pousse en devenant tout rouge, alors, effectivement, il est constipé.

Pour l'aider à aller à la selle

1198 Lorsque vous constatez son mal-être, vous pouvez, pour l'aider à évacuer cette selle qui a stagné dans ses intestins et a sans doute séché à la hauteur de son anus, utiliser l'une de ces astuces de grands-mères :
- Enduisez votre thermomètre de vaseline et faites-lui faire quelques va-et-vient.
- Ou faites la même chose avec un coton-tige imprégné d'huile d'amande douce.
- Il existe également des suppositoires de glycérine vendus en pharmacie.

1199 N'utilisez ces astuces que ponctuellement. Si sa deuxième selle est aussi difficile à émettre, n'y recourez pas. Certes, elles débloquent la situation, mais à la longue, elles créent une dépendance vis-à-vis de ces aides externes.

1200 En revanche, vous pouvez utiliser de l'eau d'Hépar – qui facilite le transit – pour préparer ses biberons de lait. Pure, elle a un goût très particulier qu'il pourrait ne pas apprécier.

1201 Il trouvera peut-être «l'eau de figues» plus à son goût: faites «infuser» à froid, à même une bouteille d'eau minérale, deux figues sèches. Attendez deux heures avant de lui servir cette décoction dans sa timbale ou mélangée à sa poudre de lait.

1202 Si ces mesures ne sont pas suffisantes, consultez votre médecin, il vous conseillera – si besoin est – un laxatif adapté à son âge.

1203 Vous avez découvert des traces rouges sur sa couche; assurez-vous (avant de vous précipiter chez votre médecin) que vous n'avez pas soigné l'un de ses petits bobos, localisé sur son siège... à l'éosine.

Si ce n'est pas le cas, prenez rendez-vous chez votre pédiatre. Il s'agit sans doute d'une petite perte de sang due à une minuscule fissure provoquée par une constipation, ou d'un érythème fessier, ou encore d'une prise trop fréquente de sa température avec un thermomètre rectal.

Seul votre docteur pourra vous prescrire une pommade cicatrisante, mais vous pouvez d'ores et déjà limiter ses prises de température. Même si vous lui trouvez le front un peu chaud, s'il mange bien, dort bien, gazouille, laissez tomber votre thermomètre!

● IL A LA DIARRHÉE

Même s'il est moins sujet aux diarrhées que pendant sa première année, la muqueuse qui tapisse son appareil digestif reste très fragile (jusqu'à ses deux ans). Un aliment «avarié», le rotavirus (responsable des gastro-entérites) qui lui rend visite... et les cellules de son estomac chargées d'absorber les aliments et de les rendre assimilables par son organisme n'assurent plus.

Il est très important d'enrayer ce phénomène qui peut entraîner une importante déshydratation.

Pour stopper sa diarrhée et ses effets

1204 Les remèdes hérités de nos grands-mères ont fait leurs preuves. Il a maintenant un système digestif suffisamment mature pour que vous n'hésitiez pas à lui donner de la purée de carottes et à préparer ses biberons avec l'eau de cuisson du riz.

1205 Donnez à boire à votre petit déshydraté de petites quantités d'eau, mais très régulièrement : au moins toutes les deux heures et bien plus rapprochées s'il est d'accord.

1206 Aux grands maux les grands remèdes ! S'il refuse de boire, administrez-lui sa dose de liquide comme un médicament. Remplissez une pipette (vendue avec certains antibiotiques) ou une seringue, bien sûr sans son aiguille (vendue en pharmacie), avec de l'eau minérale (exceptée l'eau d'Hépar qui a des propriétés laxatives) ou de l'eau du robinet. Introduisez-la dans un coin de sa bouche et... poussez !

1207 Vous pouvez améliorer cette eau en y ajoutant une solution de réhydratation (vendue en pharmacie) riche en sels minéraux.

Il est judicieux d'avoir toujours en réserve cette préparation de glucose et de sodium dans votre armoire à pharmacie.

1208 Si c'est le côté « plat » de l'eau qui lui pose problème, donnez-lui des bouillons de légumes très peu salés. Moins riches en sels minéraux, mais variant ses « plaisirs », proposez-lui des petites tisanes (la badiane, ou anis étoilée, fait merveille, disent les grands-mères !) sucrées très raisonnablement.

1209 Le « truc made in USA », passé de bouche à oreille de maman, qui consiste à donner au petit enfant un soda à base de cola – agité pour en évacuer les bulles – n'est pas d'une efficacité sidérante et présente peu d'intérêt sur le plan des apports (hormis celui du sucre, totalement nocif !).

1210 Si votre petit malade accepte de se nourrir, concoctez-lui des compotes pommes-poires-bananes. Ces mélanges « antidiarrhéiques » existent aussi en petits pots. En revanche, proscrivez absolument les fruits irritants : les agrumes, le raisin, la pêche, le melon.

1211 Prenez rendez-vous sans tarder avec votre médecin si vous constatez que votre petit enfant présente ces trois symptômes associés :

- il vomit ;
- il est totalement apathique ;
- ses yeux sont cernés, comme enfoncés dans ses orbites.

Si sa gastro-entérite est sévère, votre enfant sera peut-être hospitalisé (de 24 à 48 heures) pour être réhydraté par perfusion.

1212 Une fois le pic diarrhéique passé, réalimentez-le progressivement. Proposez-lui des purées de légumes et des compotes, échangez ses biberons de lait contre des yogourts.

● IL A ENCORE LE NEZ QUI COULE

Pour apprendre à son organisme à se défendre contre les virus (à se forger une bonne immunité), votre petit enfant doit se frotter à environ cinq cents d'entre eux dans ses six premières années.

Ses rhumes – qui sont des infections plutôt bénignes comparées à ce que les virus sont capables de lui infliger – lui ménagent un bon nombre de rencontres avec ces indésirables, mais lui permettent de s'armer.

Comme il est encore trop petit pour savoir seul mettre en place les stratégies « chasse-rhinopharynte », c'est toujours à vous de l'y aider.

Pour chasser son rhume

1213 Les petits enfants ne parviennent à maîtriser leurs mouvements respiratoires que vers deux-trois ans, jusque-là ils sont incapables de souffler… donc de se moucher. Conséquence, c'est à vous de vider son nez à sa place. Vous trouverez en pharmacie des « mouche-bébés » qui aspirent ses sécrétions nasales. Utilisez-les dès que vous constatez qu'il est enchifrené.

1214 Faites l'acquisition de deux mouche-bébés : un par narine. Cet appareil devant être scrupuleusement nettoyé pour ne pas réintroduire de mucosités infectées d'une narine dans l'autre, trempez vos mouche-bébés dans l'eau chaude dans laquelle vous aurez versé un détergent (à vaisselle) après chaque utilisation. Rincez-les soigneusement.

1215 Si vous n'avez pas cet instrument sous la main, vous pouvez utiliser - comme la poire d'un vaporisateur - un petit compte-gouttes pour lui « siphonner » les narines. Jetez-les après les avoir utilisés pour cette fonction détournée.

1216 Vous pouvez également mélanger la valeur d'une cuillère à soupe de gros sel de mer non purifié dans un litre d'eau. Agitez... et vous avez une excellente préparation nettoyante : le sel, attirant l'eau, décongestionne ses muqueuses. Ajoutez une petite cuillère de bicarbonate pour adoucir cette solution. Instillez-lui cette eau salée à l'aide d'une petite poire ou d'un compte-gouttes.

1217 L'opération ne le comble pas d'aise... vous non plus ! Pourtant vous devez être implacable, c'est la seule façon de lui éviter la surinfection. Pour canaliser ses coups de poings et de pieds, enroulez-le – du cou à la cheville – dans une grande serviette.

1218 Vous n'êtes pas très à l'aise avec le mouche-bébé ? Échangez l'une de ces « séances de torture » avec un bain de vapeur. Préparez-lui son bain à température habituelle et faites couler de l'eau très chaude dans votre lavabo avant de le plonger dans la baignoire. Cet apport de vapeur lui dégage le nez. Vous le verrez d'ailleurs couler abondamment. Essuyez-le au fur et à mesure. La vapeur, bien qu'étant un excellent anti-inflammatoire, ne vous dispense pas de l'opération sérum ou eau salée une fois votre petit sorti de la salle de bains.

1219 Il serait dommage de ne pas l'emmener se promener sous prétexte qu'il risque de s'enrhumer. Attraper froid n'a jamais causé de rhinopharyngite. Si les enfants sont plus sujets au rhume à l'automne alors que le temps se rafraîchit, c'est que les virus fauteurs de cette infection font leur réapparition virulente à cette époque, mais pas plus à l'intérieur qu'à l'extérieur. Bien au contraire, c'est dans les lieux confinés, en présence d'autres petits que votre bébé court le plus de risques d'attraper un virus.

1220 « Attache ton manteau, enfile ton bonnet, n'oublie pas ton écharpe ! » Vous avez encore à l'esprit ces recommandations maternelles et vous les appliquez à votre enfant. Vous avez raison, non pas que les virus s'engouffrent dans son nombril ou ses oreilles, mais le froid fragilise ses défenses : pour maintenir sa température interne à son bon degré, votre enfant doit lui consacrer énormément d'énergie... et ne peut en accorder autant qu'il le souhaiterait à défendre son corps des « envahisseurs ». C'est pourquoi vous devez veiller à bien le couvrir, tout particulièrement ses extrémités, qui se refroidissent plus vite que son ventre et ses membres.

1221 L'expression « Mets tes chaussons sinon tu vas attraper mal » n'est donc pas dénuée de fondement. Il n'y a pas de rhume des pieds (pas plus que de rhume de cerveau...), mais avoir les petons glacés rend votre petit enrhumé moins apte à se défendre contre les virus.

1222 Entre deux épisodes mouche-bébé, son nez coule ! Les mouchoirs en tissu sont très doux mais doivent aller au lavage après chaque utilisation (ne réutilisez jamais un mouchoir qui a servi... vous apporteriez un surcroît de virus à son nez).

1223 Les mouchoirs à jeter... sont à jeter. Ce sont donc les plus judicieux pour ces mouchages uniques. Mais ils sont souvent rêches. Afin que l'opération essuyage soit moins agressive pour ses petites narines gercées, lavez les lingettes (pas trop souillées) dont vous vous servez pour lui nettoyer les fesses. Elles passent très bien en machine. Leur matière non tissée, très souple, sera bien plus agréable... et vous les jetterez sans regret après lui avoir essuyé le museau.

1224 Tout doux et également économique, essuyez son nez avec une feuille de papier hygiénique.

1225 Plus tendre encore, faites couler quelques gouttes d'huile d'amande douce dans la paume de vos mains, frottez-les l'une sur l'autre et essuyez-les avec une feuille de papier hygiénique avant de vous en servir pour le moucher. Vous nourrirez ainsi, dans un même geste, votre peau et celle de son nez irrité.

1226 Pour limiter son écoulement nasal, donnez-lui de la tisane de thym : laissez infuser dix minutes une cuillère à café de *thymus vulgaris* dans une tasse d'eau bouillante. Sucrez ce breuvage, au miel (il a des propriétés anti-inflammatoires) avant de le lui donner.

1227 Et pour lui déboucher le nez, ajoutez à cette infusion de thym une cuillère d'euphraise et une cuillère d'eucalyptus dans une tasse d'eau bouillante. Laissez infuser cinq minutes et sucrez également au miel.

1228 Le matin au réveil, il a le nez tout sale (et peut-être même les yeux collés). Il n'aime pas du tout que vous lui laviez le minois à l'eau car cela pique horriblement sa peau irritée. Préparez une infusion légère de camomille et utilisez-la tiède. Puis enduisez ses petites gerçures avec la crème que vous utilisez pour calmer les rougeurs de ses fesses (leur peau est largement aussi fragile, sinon plus, que celle de son visage).

1229 Il est bien entendu impossible de lui désencombrer le nez la nuit avec des moyens mécaniques : vous le réveilleriez. Pour le lui dégager, remettez-vous-en à quelques petites astuces de mamans et de grands-mères :

- Ses mucosités stagneront moins dans son nez si vous surélevez légèrement son matelas à hauteur de sa tête. Glissez une reliure à anneaux entre son sommier et son matelas, mais assurez-vous que vous ne provoquez aucun jeu entre ces deux éléments : s'il mettait son nez dans cet interstice, il pourrait s'étouffer.

- Dans l'un de ses biberons, ajoutez à la valeur de deux cuillères à soupe d'eau quelques gouttes de solution pour inhalation (vendue en pharmacie). Placez son biberon – sans tétine ni capuchon – dans son chauffe-biberon. Laissez celui-ci allumé toute la nuit pour en faire un diffuseur.

- Si son radiateur n'est pas électrique, posez sur le dessus une soucoupe d'eau dans laquelle vous aurez fait tomber quelques gouttes d'essence d'eucalyptus.
- Et si son mode de chauffage ne vous permet pas cette installation, versez ces gouttes sur un mouchoir que vous placerez au pied de son lit (pas trop près de son visage pour ne pas agresser ses muqueuses).
- Vous n'avez pas d'huile d'eucalyptus dans votre armoire à pharmacie ? Nos grands-mères – qui n'en avaient pas toutes non plus – coupaient un oignon en quatre et le glissaient dans une soucoupe sous le lit de leur petit encombré du nez.
- Quelques feuilles de menthe fraîche posées près de la tête de son lit peuvent également l'aider à respirer.

1230 Si le virus n'est pas sensible aux médicaments, il ne meurt pas pour autant de sa belle mort.

- Il est capturé, d'une part, par les différents systèmes de défense de l'organisme de votre enfant (notamment les cellules de ses muqueuses qui se chargent de les faire évacuer par les petits vaisseaux sanguins dont elle est très pourvue).
- Il est, d'autre part, également mis à mal par vos bons soins : mouchage et nettoyage doivent faire céder un rhume en cinq-six jours.
- Les antibiotiques n'ont aucun effet sur les virus (ils n'agissent que sur les bactéries) ; ils sont donc inutiles en cas de rhinopharyngite. En donner à votre enfant, c'est lui faire inutilement « user » cette arme défensive : plus il en prend, moins ils sont efficaces !
- Si vous ne parvenez pas à soigner son rhume, les lésions de ses muqueuses s'étendent et accueillent plus volontiers les bactéries qui transforment la rhinite en vilaine otite purulente… et là vous n'aurez d'autre solution que l'antibiothérapie.

● IL A MAL À L'OREILLE

En temps normal, son oreille - fermée par son tympan – «respire» par l'intérieur, allant chercher son oxygène dans ses cavités nasales. Si la rhinite dure trop longtemps, son tympan ne trouve plus l'air dont il a besoin dans ses narines constamment bouchées. Il s'asphyxie, s'irrite et s'enflamme : c'est l'otite congestive (évolution possible de l'attaque virale, elle ne nécessite pas d'antibiothérapie).

Pour soulager son oreille

1231 Le geste le plus efficace consiste à lui donner de l'acétaminophène.

1232 Mais les prises de ce médicament sont à espacer de trois à quatre heures et la douleur peut revenir durant ce laps de temps. Nos grands-mères fabriquaient des cataplasmes de graines de moutarde, enveloppant dans plusieurs épaisseurs de linge fin ces graines (chauffées à la casserole) avant de les poser sur l'oreille du petit enfant. Certes, cela brûlait un peu au début, mais le soulagement suivait.

1233 Aujourd'hui les cataplasmes ne sont plus autant «à la mode». Vous pouvez les remplacer par une bouillotte à la limite de la chaleur que votre enfant peut supporter... celle que supporte l'intérieur de votre poignet.

1234 Évitez de lui mettre des gouttes dans les oreilles. Elles non plus ne sont plus à la mode et à juste titre : plus souvent qu'elles ne soulagent, elles bouchent l'oreille.

1235 Si, loin de régresser, son mal d'oreille s'accentue, conduisez votre jeune malade chez votre médecin. Avec son otoscope (petit entonnoir qu'il introduit dans l'oreille), il constatera peut-être que la membrane de son tympan est bombée, révélant la présence de pus (otite suppurée) dans la caisse du tympan. Une bactérie, profitant du terrain favorable qu'a créé l'inflammation, s'est installée. Dans ce cas, votre enfant sera mis sous antibiotique.

1236 Si la pression du liquide séreux sur son tympan risque d'en faire céder la membrane, votre médecin jugera sans doute opportun de pratiquer une paracentèse (percer le tympan), opération qui le soulagera instantanément.

1237 Si vous constatez un écoulement de son oreille, c'est que la membrane s'est percée seule. Ne vous inquiétez pas, elle se ressoudera (cependant des percements spontanés de tympan peuvent endommager celui-ci. Mieux vaut pratiquer une incision, qui cicatrise nettement mieux).

1238 L'écoulement ne signifie pas que votre enfant est guéri de son otite : la bactérie ne s'est pas évacuée avec le pus. Consultez votre médecin, qui lui prescrira le traitement permettant d'en venir à bout.

● IL TOUSSE

L'irritation de ses muqueuses nasales peut se propager aux muqueuses de son pharynx… et voilà son rhume qui lui «tombe sur les bronches». C'est la bronchite (inflammation des bronches) qui se manifeste par la toux…

Cette toux n'est qu'un réflexe provoqué par l'irritation de ses organes du cou, du thorax et de l'abdomen qui se trouvent sur le trajet du nerf pneumogastrique. Ce nerf transmet l'information «irritation» au centre de commande de la toux, situé dans la zone du cerveau juste au-dessus de la moelle épinière.

Un acte réflexe n'est pas une maladie ! Comme la fièvre, la toux est un symptôme qui permet au médecin de diagnostiquer l'infection et de la traiter.

La toux respecte une sorte de protocole d'évolution :

- Étape 1, votre petit enfant émet une sorte de raclement très pénible qui, de temps en temps, lui donne des nausées, mais sans vomissements. Cette toux sèche est provoquée par l'irritation de sa muqueuse.

- Étape 2, à cette toux d'irritation viennent s'ajouter des sécrétions qui ont le mérite d'adoucir un peu la gorge de votre petit tousseur. Ses raclements font place à des «gargouillis».

- Étape 3, la toux d'irritation fait place à la toux productive. Les sécrétions sont plus abondantes et suffisamment fluides pour évacuer le mucus infectieux. Sa muqueuse est en train de cicatriser.

Au contraire de l'otite suppurée, la bronchite n'est pas une complication, c'est une réaction plus vive que ne le voudrait la normale.

Pour bien réagir à la toux

1239 Tant que les inflammations sont virales, qu'aucune bactérie n'est venue provoquer une surinfection des muqueuses, il n'y a aucune raison de mettre en place un traitement antibiotique. Le problème d'une trop importante consommation d'antibiotiques est que ces médicaments détruisent très efficacement les bactéries. Or l'organisme abrite en permanence de bonnes bactéries (qui nettoient la bouche et les intestins, par exemple). Les plus sympathiques sont également les plus sensibles à l'antibiothérapie. Ainsi, après le passage du traitement, vous laissez le corps de votre petit malade temporairement démuni et disponible pour attraper un autre germe.

1240 Si ses premiers « raclements » perturbent son sommeil, vous pouvez lui donner un sirop antitussif pour enrayer et calmer l'irritation de sa gorge. Mais faites-le uniquement après avoir pris l'avis de votre médecin.

1241 Ne lui donnez pas l'un de ces sirops juste avant de le coucher. La plupart d'entre eux sont constitués pour moitié de sucre. Or, la nuit, une partie de ce sucre adhère à l'émail de ses dents et y stagne jusqu'au matin.

1242 Utilisez ces sirops calmants avec parcimonie, ils contiennent des sédatifs qui ralentissent ses facultés d'éveil.

1243 L'air sec peut accroître l'irritation de ses muqueuses, aussi humidifiez l'atmosphère de sa chambre. Pour cela, remplissez l'un de ses biberons d'eau et laissez-la s'évaporer dans son chauffe-biberon allumé en continu.

1244 Ne lui donnez plus de sirop dès que sa toux devient grasse, c'est-à-dire productive. À ce stade, un antitussif empêche la toux d'accomplir sa mission d'évacuation des sécrétions et c'est alors que vous risquez la surinfection.

1245 Passez à un médicament fluidifiant (toujours après avis de votre médecin) pour favoriser les crachats et donc la cicatrisation de ses muqueuses. Elle se fait seule en 15 à 20 jours.

● IL EST TERRIBLEMENT AGITÉ

Et en plus, il a perdu son bel appétit… Un cadeau du bac à sable : les oxyures. Son envie de découverte le pousse à gratter le sable et la terre avec ses doigts et ses ongles… et, bien sûr, il a envie de tester le goût de ces petits grains. C'est ainsi qu'il fait connaissance avec ces minuscules vers intestinaux.

Les oxyures se transmettant par simple contact, même s'il ne fréquente pas le bac à sable mais seulement ses petits copains, il peut se trouver infesté. Des jouets qu'il tripote, porte à sa bouche, passe et repasse… et le mauvais tour est joué. Il existe aussi d'autres modes de contamination : très légers, ces petits vers « volent » et se déposent sur les fruits et légumes. Si vous oubliez de les rincer avant de les lui faire croquer, bonjour les oxyures ! Ils se nichent également dans la poussière et s'y sentent si bien qu'ils peuvent y rester en vie pendant neuf jours, vivant de l'air du temps. Cette infection parasitaire, en principe assez bénigne, peut cependant être la cause d'un prurit de la région anale ou vulvaire si les démangeaisons l'ont amené à se gratter. Par ailleurs, les oxyures peuvent, mais dans de très rares cas, être à l'origine d'une inflammation de l'appendice.

Pour le débarrasser de ses oxyures

1246 Il n'est pas toujours très facile de savoir s'il a été contaminé car les symptômes ne sont pas très nets. Votre enfant est incapable de localiser sa gêne et encore plus de vous la nommer. Les symptômes le plus généralement constatés sont :

- une soudaine et grande agitation dans la journée ;
- une envie de se gratter l'anus en fin de journée : moment où la femelle vient pondre ses œufs à cet endroit dérangeant ;
- un mauvais sommeil.

Si deux de ces indices apparaissent, vous pouvez mener votre enquête en inspectant attentivement ses couches.

1247 Une fois les oxyures identifiés avec certitude, votre médecin vous prescrira un vermifuge. Il devra suivre le traitement une première fois et le prendre à nouveau « en rappel » 15 jours plus tard, moment où l'éclosion de la deuxième vague d'œufs pourrait provoquer le retour des petits vers.

1248 L'homéopathie a, elle aussi, un traitement anti-oxyures à votre disposition : trois granules de Cina 4 CH deux fois par jour.

1249 Pour éviter la contamination de toute la famille… et les récidives :
- Traitez tout le monde avec le même médicament (en l'adaptant au poids de chacun).
- Coupez les ongles de votre enfant à ras et lorsque vous lui lavez les mains, passez une petite brosse dessous. Faites-le plusieurs fois par jour et tout particulièrement, évidemment, lorsqu'il rentre du jardin ou du parc ainsi qu'avant les repas.
- Couvrez sa couche d'une petite culotte pour empêcher ses mains d'aller gratter son anus.
- Changez-lui tous les jours son pyjama, son drap-housse (éventuellement sa gigoteuse s'il en a une) et sa serviette.
- Plongez directement ces pièces dans l'eau ou votre machine à laver (ne les faites pas passer par votre panier ou votre sac à linge sale) pour éviter l'« envol » des oxyures.

1250 Évitez, pendant toute la durée du traitement, de lui donner des sucreries : le sucre crée des fermentations intestinales fort plaisantes pour ces parasites.

● IL N'AIME TOUJOURS PAS AVALER SES MÉDICAMENTS

Pourquoi aurait-il changé d'avis à leur sujet ? D'autant que sa mémoire est de plus en plus performante : il se souvient de leur mauvais goût sur sa langue.

Pour faire passer plus facilement la « pilule »

1251 Certes, mélanger son médicament dans un biberon de lait aromatisé ou le lui écraser dans une cuillère de pâte à tartiner au chocolat le rend plus agréable au goût... mais nettement moins efficace. En effet, les graisses s'accrochent aux parois de l'intestin et empêchent un passage rapide des substances actives dans le sang.

1252 De toute façon, il n'est pas vraiment recommandé de chercher à transformer ses médicaments en friandises. S'il y prenait goût, il pourrait être tenté de s'en emparer pour le plaisir... ou pire, de prendre les vôtres, qui ont souvent une jolie forme de dragée, pour des bonbons!

1253 Le plus simple serait que votre pédiatre vous prescrive ses médicaments sous la forme de suppositoires, chaque fois que ceux-ci existent.

1254 Pour les introduire plus facilement, vous pouvez:

- en enduire le bout pointu d'un peu de vaseline;
- ou le passer rapidement sous l'eau chaude pour le rendre moins « agressif ».

1255 Votre petit enfant, désormais habitué aux purées et potages, ne risque plus de laisser passer son médicament par le « mauvais trou » s'il arrive trop vite dans sa gorge. Aussi pouvez-vous introduire la cuillère-doseuse ou la pipette (vendue avec le flacon) de façon que le soluté arrive directement à l'arrière de sa langue, là où les bourgeons du goût sont moins nombreux. L'amertume est ainsi moins perceptible.

1256 Instaurez un petit rituel clin d'œil : « Une cuillère pour nounours qui ne fait pas la grimace... et une pour toi ! ».

1257 De la durée d'administration de son médicament dépend sa guérison complète. Il dort bien, a repris de l'appétit... vous pouvez avoir l'impression que tout est rentré dans l'ordre. N'arrêtez pas pour autant son traitement, respectez le nombre de jours fixés par le médecin. Si la bactérie n'a pas été tuée, elle réapparaîtra avec plus de virulence la prochaine fois et les quantités de médicaments devront être augmentées.

1258 Ce n'est pas l'antibiotique qui fatigue votre bébé, c'est l'infection pour laquelle il lui a été prescrit !

Pour que son traitement soit le plus efficace

1259 Lisez attentivement la notice de ses médicaments : une fois ouverts, certains doivent être conservés au réfrigérateur.

1260 Jetez le reste du flacon à la fin du traitement.

1261 Ne conservez pas pour la « prochaine fois » ses antibiotiques. Chaque bactérie a son antibiothérapie spécifique. Celle qui a fait effet sur la dernière n'est pas forcément performante pour la suivante. Un traitement non approprié nécessite des doses d'antibiotiques plus élevées pour venir vraiment à bout du germe suivant... Vous créez une surenchère médicamenteuse qui nuit à la mise en place du système immunitaire de votre enfant.

1262 Pour donner à son traitement le maximum d'efficacité, respectez les horaires des prises indiqués par votre médecin. Un médicament d'intervention rapide aura un meilleur effet dans un estomac vide, un autre peut avoir un effet corrosif sur les parois de l'estomac et devra impérativement être pris en cours de repas.

1263 La posologie prescrite par votre médecin est également précisément calculée. Si votre enfant la recrache ou la vomit, redonnez-lui les trois quarts de la dose car il en a vraisemblablement rendu la majeure partie.

1264 Vous le confiez à sa grand-maman, sa tante, sa gardienne, etc., pendant qu'il est malade ? Établissez un calendrier pour chaque médicament et collez-le sur sa boîte. Ainsi vous êtes mardi, son traitement doit durer cinq jours et lui être administré matin, midi et soir. Inscrivez sur votre feuille : mardi : matin, midi, soir ; mercredi : matin, midi, soir et faites de même pour jeudi, vendredi et samedi. Demandez à chacun de cocher le moment auquel il a donné le médicament. Vous saurez ainsi si votre enfant l'a avalé ou non. Vous comblerez les oublis ou éviterez de lui donner deux fois une prise selon les cas.

1265 Les antibiotiques détruisant les bonnes bactéries de ses intestins, ils déséquilibrent sa flore (d'où parfois des diarrhées ou à l'inverse une constipation). Les yogourts, qui contiennent des ferments utiles à la digestion, peuvent contrecarrer ces effets indésirables.

1266 Gérez scrupuleusement votre petit stock de médicaments.

- Votre armoire à pharmacie doit être minimaliste. Ainsi, vous ne serez pas tentée de médicamenter votre petit enfant sans l'avis de votre médecin. Elle devra contenir :
  - un thermomètre, une pince à épiler, une paire de ciseaux à bouts ronds ;
  - un collyre spécial bébé non entamé ;
  - un flacon de solution antiseptique ;
  - de l'éosine ;
  - une pommade à l'arnica pour résorber les bleus et les bosses ; une pommade pour calmer les brûlures ; une dernière apaisant les démangeaisons ;
  - des pansements adhésifs de tailles différentes ;
  - des compresses de gaze ;
  - un antipyrétique en sachets (si votre médecin vous l'a prescrit sous forme de suppositoires, ceux-ci doivent se trouver dans le tiroir de votre réfrigérateur), un antihistaminique et un antidiarrhéique à vous faire prescrire par votre médecin ;
  - les médicaments non entamés précédemment prescrits par votre médecin ainsi que son traitement en cours.
- Établissez la liste des médicaments (non entamés pour les antibiotiques) enfermés dans votre armoire à pharmacie, ainsi que leur date de péremption. Rangez cette liste dans le carnet de santé de votre enfant. Ainsi, lorsque vous irez chez votre médecin, il pourra la consulter et ne pas vous prescrire en double un médicament que vous avez déjà.
- Bien sûr, tenez cette liste à jour au fur et à mesure des infections de votre bébé et des dates de péremption.

1267 Les vaccins doivent être conservés au réfrigérateur. Lorsque vous vous rendez chez le docteur pour lui faire faire un vaccin, enveloppez-le dans un sac isotherme (celui que vous utilisez pour transporter les surgelés). Ainsi, si le médecin trouve votre tout-petit affaibli et juge préférable de repousser de quelques jours la vaccination, le vaccin n'aura pas souffert.

1268 Un vaccin étant toujours susceptible de donner un peu de fièvre à votre enfant, donnez-lui la dose maximum d'acétaminophène (60 mg/kg/24 h répartis en plusieurs prises) la veille et le jour même.

1269 Aux mots « médicaments » et « vaccins », il associe l'image du docteur et de sa salle d'attente. Il n'est guère réjoui de s'y trouver et le manifeste par des hurlements ? Pour faire diversion :

- Prêtez-lui votre sac à main afin qu'il en fasse un inventaire poussé.
- Glissez-y un miroir de poche qui le fascinera autant pour ce qu'il voit dedans que pour les reflets de lumière qu'il capte ou renvoie.
- Pensez également à vous munir d'un bloc de papier (son support cartonné vous - et lui - permettra un bon appui lorsqu'il sera sur vos genoux). Vous lui dessinerez des fleurs, des chats, des bonshommes, et lui vous offrira de magnifiques gribouillis !

1270 Passé 18 mois, ces petites distractions ne le feront plus tenir en place. Si sa grosse rhinite ne lui donne pas de fièvre ou si vous êtes là simplement pour un vaccin, il lui faudra des occupations un peu plus consistantes pour ne pas importuner les autres patients. Exhumez de votre mémoire les grands classiques :

- La barbichette :
  Posez sa main sur votre menton (au bout de quelques parties, il le fera lui-même) et la vôtre sur le sien.
  Chantonnez, à voix basse pour ne pas importuner vos voisins :
  « Je te tiens,
  Tu me tiens,
  Par la barbichette,
  Le premier de nous deux,

BÉBÉ TRUCS !

Qui rira
Aura une tapette !».

Les premières fois, partez très vite d'un éclat de rire et aidez sa main à vous donner une tapette-caresse sur la vôtre. C'est par cette démonstration qu'il va comprendre la règle du jeu... et comme il meurt d'envie de sentir à quoi ressemble cette douce tapette, il ne tardera pas à vous prendre de vitesse et à éclater de rire le premier. Précisez-lui bien que c'est un jeu, que personne ne tape personne, ni lui, ni vous, en dehors de cette « barbichette » coquine.

- L'animal mystère : Gribouillez au crayon un entrelacs de traits sur votre bloc de papier et annoncez-lui : « C'est un éléphant ! ». Il rit, mais fait « non » de la tête. « C'est un manège ! » – « Non ! » « Une casserole ! » – « Non, non, non ! » « C'est un chat ! » – « Non ! » « Mais oui ! »... Dessinez, dans un coin de votre méli-mélo de traits, deux oreilles pointues et une paire de moustaches et, dans le coin opposé, une longue queue pour qu'il reconnaisse un bon vieux matou ! La prochaine fois, vous lui dessinerez un lapin avec deux grandes oreilles pointues et une petite queue toute ronde vue de profil. Ou vous tracerez un gros œil et deux nageoires pour lui révéler un poisson. Il aura ainsi pénétré le monde des symboles. Quelques signes identifiants lui suffisent pour se représenter mentalement une chose, une personne ou un animal.

- Jean qui rit et Jean qui pleure :

Crayon et papier en main, tracez un rond et dessinez à l'intérieur deux yeux, un nez... et une bouche qui remonte.

Demandez-lui : « Fais-moi monsieur Rigolo avec ta bouche ». Il comprend immédiatement le jeu et vous fait un grand sourire. Dessinez une nouvelle tête avec une bouche qui montre les dents : « Fais-moi monsieur Méchant. » Le voilà qui retrousse les lèvres pour laisser apparaître ses incisives et ses canines.

Il y a aussi monsieur Fâché qui étire sa bouche à l'envers, monsieur Coquin qui a le sourire de travers, monsieur Triste qui laisse couler une petite larme. Ne finissez pas par ce malheureux, cela pourrait lui donner des idées !

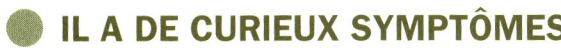 SANTÉ DE 1 À 2 ANS

● IL A DE CURIEUX SYMPTÔMES

Les maladies infantiles sont de plus en plus rares, la plupart d'entre elles étant couvertes par les vaccinations obligatoires ou fortement conseillées (saluons l'arrivée du Varivax, qui devrait éviter la varicelle et ses complications à des milliers de petits enfants chaque année!). Certaines, cependant, repointent le bout de leur nez, et d'autres n'ont pas encore leur antidote.

Pour reconnaître une maladie infantile

1271 Il est enrhumé, a pas mal de fièvre, une toux rauque importante... et deux à trois jours plus tard, vous voyez apparaître une éruption cutanée d'abord sur son visage puis sur tout le corps : c'est la rougeole... plus fréquente entre deux et quatre ans !

1272 Vous découvrez des taches rouges discrètes sur son visage, puis sur son tronc et ses membres. Il a une fièvre modérée (de 38 à 38,5 °C). En tâtant son cou, vous y trouvez quelques ganglions (petites boules qui roulent sous vos doigts) : c'est la rubéole.

1273 Vous constatez une éruption progressive – plus ou moins importante – de vésicules qui se dessèchent et forment des croûtes au bout de 48 heures. Ces vésicules le démangent peu avant 18 mois, un peu plus lorsqu'il est plus grand. Elles peuvent être – mais ce n'est pas systématique – accompagnées de fièvre : c'est la varicelle.

1274 Il vous inquiète par sa brutale montée de température (39-40 °C), d'autant qu'elle persiste pendant trois jours. Le quatrième jour, elle retombe tout aussi brusquement en dessous de 37 °C et voilà qu'apparaissent des petites taches rose pâle sur son tronc, qui s'étendent bientôt à ses membres, sans atteindre ni son visage, ni ses mains, ni ses pieds : c'est la roséole. Et cette deuxième année est une année à « risque ».

1275 Le fond de sa gorge est excessivement enflammé, sa langue est blanche avec des plaques rouge cerise. Sa température grimpe jusqu'à 40 °C. Il vomit, se plaint d'avoir mal au ventre, a des ganglions dans le cou. Arrive enfin l'éruption de larges plaques rouges qui se rejoignent peu à peu. Ses mains et ses pieds pourront peler huit à dix jours après. C'est la scarlatine, devenue rare d'une façon générale, et rarissime avant deux ans.

Pour l'aider à supporter cette épreuve

1276 En dehors de la scarlatine, maladie bactérienne (les autres étant virales) pour laquelle il lui sera prescrit des antibiotiques afin d'éviter toute complication, et de la varicelle pour laquelle votre médecin pourra lui donner un antihistaminique et un antiseptique à appliquer localement pour soulager ses démangeaisons (peut-être un antibiotique si les vésicules se surinfectent), le seul médicament dont il aura besoin est un antipyrétique pour faire tomber sa fièvre.

1277 Dans le cas de la varicelle, si l'antihistaminique se présente en poudre, afin de ne pas écorcher ses petits boutons, utilisez un gros pinceau à maquillage pour le «saupoudrer».

1278 Ne faites surtout pas l'impasse sur l'antipyrétique – sous prétexte de laisser sa fièvre lutter contre l'infection – dans le cas d'une roséole. Sa température très élevée peut entraîner des convulsions.

1279 Choisissez de préférence l'acétaminophène, tout particulièrement en cas de rougeole : associée à cette maladie, l'aspirine peut être à l'origine de troubles neurologiques.

1280 Le traitement complémentaire de toutes ces affections : le repos.

1281 Il n'est plus question aujourd'hui de mettre un enfant à la diète lorsqu'il est malade. Donnez-lui à manger tout ce qu'il désire - sauf avis contraire de votre médecin qui vous conseillera vraisemblablement, dans le cas de la scarlatine, de ne lui donner que des aliments fluides - pour encourager son appétit. Un enfant qui mange se défend mieux contre un virus.

1282 Obligez-le à boire, surtout s'il transpire. Il est essentiel qu'il se réhydrate tant qu'il a de la fièvre. Le lait, riche en protéines ; les jus de fruits, riches en vitamines ; les bouillons de légumes, riches en sels minéraux sont excellents. S'il est barbouillé, il préférera cependant l'eau « plate ».

1283 Laissez-le dormir tout son soûl. Son organisme travaille un maximum à se défendre, aussi peut-il passer 20 heures sur 24 à dormir sans que vous deviez vous en inquiéter.

1284 Venez lui rendre visite toutes les demi-heures pour vous assurer que tout va bien.

1285 Ne le mettez pas en quarantaine, fermant sur lui la porte de la chambre pour que son petit ou son grand frère (ou sœur) n'attrape pas son virus. D'une part, ces maladies sont plus contagieuses pendant leur incubation, à un moment où vous ne soupçonnez même pas qu'elles vont se déclarer. D'autre part, une porte fermée n'a jamais arrêté un virus.

1286 Alors installez-le sur le canapé du salon ou ouvrez-y son lit de voyage. Son moral a besoin de compagnie. Et c'est bien connu, quand le moral va... tout va!

1287 Ne le forcez pas à rester couché. S'il a envie de bouger, c'est qu'il en a l'énergie. Alors...

● IL A DES PETITES LÉSIONS DANS LA BOUCHE

C'est un aficionado du bac à sable, dont il revient les doigts crasseux. Et comme il adore mettre ses mains dans sa bouche, une dartre ou un vilain bouton vient déparer son adorable sourire.

Pour identifier ses petits bobos

1288 Il crachote, refuse de manger et on le comprend, car visiblement il a mal lorsqu'il absorbe un aliment. Vous lui demandez d'ouvrir la bouche: sa langue, ses gencives, l'intérieur de ses joues et de ses lèvres sont parsemés de petites lésions entourées de rouge. Ce sont des aphtes dus à une réaction à un aliment acide: fraises, aubergines, gruyère...

Tamponnez ces lésions avec une solution antiseptique pendant quelques jours et vous les verrez disparaître.

1289 Des petites vésicules apparaissent au bord de sa lèvre, puis s'étendent à l'intérieur de sa bouche, colonisant sa langue et son palais. Il n'arrive plus à avaler et tout aliment mis en bouche le fait souffrir. Il peut voir sa température monter jusqu'à 40 °C (dans ce cas, consultez votre médecin, une complication est toujours possible). Il s'agit de la primo-infection de l'herpès. Cette première attaque est très spectaculaire ; il en viendra d'autres mais beaucoup plus discrètes. L'herpès est viral, donc transmis par une autre personne. Il s'agit souvent d'un adulte infecté qui n'a pas résisté à l'envie de l'embrasser, à moins que ce ne soit un autre bébé (lui aussi contaminé) très affectueux.

- Donnez-lui de l'acétaminophène pour faire tomber la fièvre et alléger sa douleur.
- Votre médecin lui prescrira une lotion antiseptique à badigeonner sur toute sa cavité buccale et ses lèvres.
- Éclaircissez ses potages, liquéfiez ses purées, coupez ses yogourts avec du lait : il doit manger le plus fluide possible.

1290 Il avait un petit bouton ou une petite écorchure et voilà qu'ils se sont transformés en vilaine pustule bientôt recouverte d'une croûte jaune : c'est l'impétigo. Il peut se localiser n'importe où sur son corps, mais affectionne plus particulièrement le pourtour de sa bouche qu'il tripote à longueur de journée. Car c'est bien la petite lésion que vous aviez observée au départ et qui s'est infectée au contact de ses mains sales qui est à l'origine de ce bobo.

Cette réaction est le fait d'un germe (streptocoques ou staphylocoques dorés) et nécessite donc un traitement par antibiotique.

- Votre médecin lui prescrira également un antiseptique à appliquer localement.
- Ajoutez à ce traitement médicamenteux quelques mesures d'hygiène :
- Lavez-lui très fréquemment les mains (surtout s'il joue dehors).

- Nettoyez soigneusement ses ongles avec une petite brosse.
- Mettez sa serviette et sa débarbouillette au lavage après chaque utilisation.

1291 Vous voyez apparaître dans sa bouche des petites vésicules qui surgissent également très vite sur ses pieds puis sur ses mains. Généralement, il a un peu de fièvre et est plutôt fatigué. Cette infection par le coxsakie a été surnommée « mains-pieds-bouche ». Le virus se transmet d'un enfant à un autre ; c'est pourquoi ce bobo fait un score époustouflant en garderie.

- Comme toute affection virale, l'infection « mains-pieds-bouche » guérit seule en huit à dix jours.
- Vous pourrez éviter le risque de surinfection en nettoyant ses lésions avec une solution antiseptique.
- Gardez-le à la maison pour qu'il se repose et évitez qu'il ne partage ses jouets (et son lit) avec d'autres petits qu'il pourrait contaminer.
- Mettez sa serviette et sa débarbouillette au lavage après chaque utilisation et lavez ses jouets quotidiennement.

● IL COLLECTIONNE LES PLAIES ET LES BOSSES

Il a une âme d'explorateur mais ne sait pas encore que les grandes expéditions sont mûrement réfléchies. Il plonge tête la première dans l'aventure. Pas étonnant qu'il en revienne avec une grosse bosse sur le front ou un genou couronné !

Accidents domestiques, de la circulation (dans la rue, surtout), au parc, etc., ce sont les un à cinq ans qui sont les plus touchés.

Pour soigner ses petits malheurs

1292 Il n'est tombé que de sa hauteur mais s'est fait une grosse bosse. Cette boursouflure est due à un petit épanchement de sang. Le remède pour permettre à ses petits vaisseaux de se rétracter et résorber cet hématome : le froid.

- Si vous êtes à la maison :
  - Passez un glaçon (enveloppé dans un mouchoir en tissu) sur la zone « traumatisée ».
  - Si vous en avez dans votre armoire à pharmacie, massez la bosse avec une pommade à l'arnica.
  - Vous avez bien fait de ne pas jeter son anneau de dentition, bien que ses gencives n'en aient plus besoin. Remettez-le (tous les soirs) au réfrigérateur, au cas où... Appliqué sur une bosse, il la résorbera et atténuera la douleur. Il sera particulièrement efficace sur les petites contusions de la bouche.
  - Une petite bosse ou un gros bleu ? Un remède de grand-mère : passez un peu d'essence de vanille sur le bobo.
- Si ce petit malheur se passe à l'extérieur :
  - Pressez une pièce de deux dollars sur l'hématome.
  - Si vous êtes une maman particulièrement prévoyante, emportez avec vous un petit sachet de moutarde – récupéré dans un « fast-food » ou dans les avions – que vous aurez laissé au moins 12 heures au congélateur (la moutarde se décongèle plus lentement que l'eau). Vous le presserez sur la zone endolorie.

1293 Il est tombé de sa chaise, de sa table à langer ou du canapé qu'il escaladait... Il hurle ! Tant mieux, c'est qu'il y a « plus de pleurs que de mal ».

- Calmez votre acrobate par un gros câlin et appliquez sur l'endroit endolori l'un des trucs du paragraphe précédent.
- Surveillez-le attentivement pendant l'heure qui suit. Si vous avez l'impression qu'il est somnolent ou que ses mouvements sont bizarres ou encore que ses pupilles sont asymétriques... et plus encore s'il vomit, précipitez-vous aux urgences de l'hôpital le plus proche.

1294 Dans sa chute, il s'est fendu la lèvre ou mordu la langue !

- Comprimez la coupure ou l'écorchure avec un mouchoir ou un linge propre pour arrêter le saignement.

- Si sa lèvre ou sa langue enfle, transformez votre mouchoir en compresse en le passant sous l'eau froide (ou en enfermant un glaçon à l'intérieur) et appliquez-le sur la plaie.
- Si le saignement persiste, rendez-vous rapidement chez votre médecin ou aux urgences

1295 Il s'est cassé une dent. Un banal accident pour un apprenti marcheur, mais qui pose quelques problèmes, car ces dents de lait permettent un développement normal de son visage, aménageant l'espace nécessaire aux dents permanentes et guidant leur éruption.

- S'il n'a perdu qu'un fragment de sa dent :

- Récupérez-le au plus vite et placez-le dans une petite boîte remplie de lait. Si vous n'avez rien de tel sous la main, placez ce petit morceau dans votre bouche !
- Rendez vous au plus vite (plus la prise en charge est rapide, plus les chances de récupérer la dent en bon état de fonctionnement sont grandes) avec votre édenté chez votre dentiste.
- Votre dentiste jugera de l'intérêt de réparer cette petite dent cassée. S'il estime que cela présente un intérêt, après avoir nettoyé le fragment et la bouche de votre enfant, il « recollera les morceaux » ou reconstituera la dent avec une colle ou un composite.
- Si la dent a disparu de sa gencive, cherchez-la afin de vous assurer qu'elle n'est pas rentrée dans l'os de sa mâchoire. Ce qui peut arriver (ses os étant encore peu minéralisés et donc assez mous) si le choc s'est produit dans l'axe de la dent.
- Si ce n'est pas le cas et que vous retrouvez l'incisive « éjectée », inutile de la nettoyer pour la présenter au dentiste, la réimplantation d'une dent temporaire est contre-indiquée. D'une part, lors de l'intervention, sa racine risquerait d'abîmer le germe de la dent définitive ; d'autre part, cette implantation artificielle provoquerait une ankylose de sa racine et l'impossibilité pour celle-ci de disparaître naturellement pour laisser évoluer la dent définitive. Votre dentiste jugera donc de la nécessité ou non de remplacer la dent manquante par une prothèse.

- Dans tous les cas de choc dentaire (qu'il y ait ou non expulsion totale ou partielle de la dent), une visite dans les plus brefs délais chez votre dentiste s'impose. Il effectuera des radiographies pour s'assurer de l'intégrité des dents voisines et éliminer l'éventualité d'une fracture de la racine même si les dents ne sont apparemment pas cassées.

1296 Sa chute lui fait perdre connaissance :

- Allongez-le en position latérale de sécurité : sur le côté, le cou, la tête et le corps dans l'alignement, afin d'éviter qu'un reflux alimentaire ne s'égare dans ses bronches pendant qu'il est inconscient.
- Appelez immédiatement le CLSC ou le 9-1-1.

1297 Il s'est égratigné les mains et les genoux en tombant dans l'allée couverte de gravier. Un accident des plus banals. Pour lui permettre de repartir joyeusement vers de nouvelles aventures, lorsque vous l'emmenez en promenade, emportez toujours avec vous une minitrousse de secours :

- Formule économique :
  - une débarbouillette que vous aurez trempée dans une solution d'eau et de savon antiseptique enfermée dans un sac Ziploc pour nettoyer une éventuelle plaie ;
  - et une autre, simplement humidifiée pour rincer (à mettre au lavage en rentrant de balade, qu'elle ait servi ou non) enfermée dans un sac à part.
- Ou plus coûteuse, mais moins contraignante :
  - un brumisateur dont le jet chassera les impuretés (utile également pour sa tétine, qui a une fâcheuse tendance à tomber sur le trottoir ou dans le bac à sable) ;
  - et une compresse antiseptique.
- Pensez à remplacer le matériel utilisé si vous vous êtes servie de cette trousse de secours improvisée.
  - Complétez ce petit matériel d'une pince à épiler et de deux ou trois pansements de tailles différentes.

SANTÉ DE 1 À 2 ANS

1298 Il existe des minitrousses de soins vendues en pharmacie comprenant une minidose de sérum physiologique, des lingettes antiseptiques et des pansements.

1299 Il a reçu un vilain coup sur le nez… et il saigne abondamment. Ce saignement important n'a rien d'inquiétant chez un petit enfant.

- Asseyez-le sur vos genoux et maintenez sa tête légèrement en avant. Nos grands-mères avaient tout faux en penchant la tête des petits en arrière : cela favorise l'écoulement du sang dans la gorge, ce qui risque de l'étouffer.
- Au chapitre des mauvaises astuces : n'allongez pas votre tout-petit car cela augmente l'afflux de sang vers la tête.
- Desserrez les vêtements qui pourraient serrer son cou.
- Rassurez votre blessé pour apaiser ses larmes qui, elles aussi, favorisent une montée de sang au visage et donc une recrudescence du saignement.
- Si le saignement tarde à s'arrêter, posez sur son nez un linge humidifié avec de l'eau froide. Si vous n'en avez pas à votre disposition, posez l'objet le plus froid que vous avez sous la main à la naissance de son nez, entre ses deux yeux.
- Ne tentez pas de stopper l'écoulement en introduisant une mèche de coton dans sa narine : vous provoqueriez la formation d'un petit caillot qui se détacherait avec la mèche lorsque vous la retirerez… relançant le saignement. Elle pourrait également provoquer une infection.
- Avant l'âge de deux ans, ne comprimez pas ses narines car il respire très mal par la bouche, aussi cela l'affolerait-il.
- Si l'écoulement ne s'arrête pas dans la demi-heure qui suit, c'est vraisemblablement qu'un vaisseau important s'est rompu. Consultez votre médecin ou les urgences.

1300 Il est heureux : il saute, il court, il grimpe… Et le voilà qui hurle : il a un point de côté. Puisqu'il est si sportif, faites-lui faire ce petit exercice : placez devant lui votre mouchoir (ou n'importe quel objet que vous avez sous la main), faites-lui serrer les talons (au besoin, serrez-les dans vos mains), demandez-lui de ramasser l'objet sans plier les genoux, puis de le reposer dans la même position, de le ramasser encore, de le reposer, etc., jusqu'à ce que ce point ait disparu.

1301 Autre désagrément dont il se passerait bien : il a le hoquet. Il s'agit d'un phénomène réflexe tout à fait indépendant de sa volonté de s'en débarrasser ! Les muscles qui font entrer l'air dans sa poitrine (diaphragme, muscles intercostaux et certains muscles du cou) se contractent brusquement, entraînant à leur tour une contraction de la glotte. Le pharynx et le larynx se ferment, l'air ne peut plus passer et ses cordes vocales se mettent à vibrer, provoquant un petit son... plus ou moins discret. Quand ce mouvement se répète, c'est le hoquet ! Les crises se déclenchent généralement lorsqu'il mange trop vite, mais aussi quand il a faim, quand il est surpris ou ému. Cependant, le plus souvent, vous êtes bien en peine d'en déterminer la cause. Heureusement, il existe quelques trucs pour faire disparaître ces « hic » et ces « hoc » :

- l'effrayer avec un gros « Whou ! » ou le surprendre en lui donnant une tape dans le dos ;
- lui enjoindre de boire rapidement 250 ml d'eau au biberon ou au verre s'il manie bien cet ustensile. S'il est expert dans ce maniement, placez une petite cuillère dans le verre ; le manche au fond du verre et l'autre partie appliquée sur le front... C'est magique ;
- croquer un sucre sur lequel vous aurez fait couler quelques gouttes de vinaigre ;
- lui demander de vous tirer la langue pour qu'à votre tour vous tiriez (gentiment) dessus, en la faisant légèrement tourner ;
- lui faire sucer un glaçon ;
- comprimer (doucement) les artères de son poignet, en comptant jusqu'à 100.

1302 Il a récolté une écharde en passant sa main sur le cadre en bois du bac à sable (ou ailleurs) ?

- Bien sûr, si l'écharde dépasse nettement, essayez de l'enlever avec une pince à épiler. Ensuite, nettoyez sous l'eau le petit point rouge.

SANTÉ DE 1 À 2 ANS

- Si ce petit éclat de bois ne le gêne pas, n'intervenez pas : il s'expulsera de lui-même, poussé par sa peau lorsqu'elle cicatrisera. Contentez-vous de nettoyer la « blessure » à l'eau et au savon.
- Si l'écharde semble le gêner, faites tremper sa main dans de l'eau tiède. La peau s'y attendrira et vous pourrez - peut-être - faire sortir l'écharde avec une pince à épiler.
- Si vous ne parvenez pas à l'enlever, vous pouvez espérer que le prochain bain le fera...
- Si cette petite blessure s'infecte :
  - introduisez une aiguille stérilisée (bouillie dans l'eau pendant cinq minutes ou chauffée sur une flamme) dans la pustule pour dégager un morceau de l'écharde ;
  - tirez sur son extrémité avec votre pince à épiler ;
  - nettoyez la petite plaie avec une solution antiseptique.
- Si vous n'arrivez à rien avec vos instruments de maman-infirmière, conduisez-le chez votre médecin. Il pratiquera une mini-incision pour retirer l'écharde et la refermera éventuellement par un point de suture si l'éclat de bois s'est avéré de belle taille.

1303 Il s'est fait mordre par un animal. C'est loin d'être une blessure bénigne : 15 % des petits enfants mordus par un chat ou par un chien doivent subir une intervention chirurgicale, d'autant plus problématique que – compte tenu de leur taille – les un-trois ans sont le plus souvent blessés au visage.

- Si la morsure n'est pas excessivement alarmante :
  - Votre premier geste, avant de vous rendre aux urgences de l'hôpital le plus proche, doit être de laver abondamment la plaie (au savon de Marseille) pour la débarrasser de ses souillures. En effet, le risque de surinfection liée aux germes présents dans la salive de l'animal est très important et fréquent.
  - Rendez-vous impérativement chez votre médecin, qui jugera de la nécessité de prescrire une antibiothérapie à votre petit mordu et fera le nécessaire pour soumettre l'animal mordeur à la surveillance vétérinaire réglementaire.

- Si la morsure est profonde :
  - Arrêtez l'hémorragie en comprimant l'artère ou la veine qui a été sectionnée avec un pansement stérile (à défaut avec un linge propre).
  - Rendez-vous d'urgence à l'hôpital le plus proche. Appelez éventuellement le CLSC.
- Les morsures sont le plus souvent le fait du chien de la famille. S'il s'agit d'un chien étranger, recherchez immédiatement son propriétaire.
  - Que l'animal soit ou non à vous, qu'il ait été vacciné contre la rage ou pas, il devra être soumis à un contrôle vétérinaire strict (afin d'écarter toute suspicion de contamination humaine de cette maladie) :
    ~ une visite aussitôt après la morsure ;
    ~ une deuxième, huit jours après ;
    ~ et une dernière, 15 jours après l'accident.
  - Les certificats attestant ces visites devront vous être transmis.
  - Si le propriétaire n'est pas trouvé, l'animal est conduit en fourrière et y demeure sous surveillance vétérinaire pendant 15 jours.
  - Si l'animal s'est enfui, conduisez votre enfant à l'urgence ou au centre antipoison le plus proche de chez vous.

1304 Il s'est coupé. Vous l'aviez prévenu que certains objets étaient tranchants… et pourtant. Heureusement, l'entaille est superficielle.

- Votre première intervention consiste à laver cette petite blessure à l'eau et au savon pour la débarrasser des impuretés qui pouvaient traîner sur l'objet qui l'a coupé. Procédez du centre de la blessure vers les bords.
- Il a envie de tout, sauf de passer sa main sous l'eau, alors la savonner au savon de Marseille… ! Préparez-lui une cuvette remplie d'eau savonneuse et faites-y tremper sa dînette ou ses petites voitures : il y mettra sûrement la main.

- Si sa plaie saigne encore, compressez-la avec un linge propre jusqu'à ce que le saignement ait diminué notablement.
- Nettoyez-la ensuite avec un produit antiseptique (il est totalement inutile de lui infliger un nettoyage à l'alcool).
- Recouvrez le bobo d'un pansement. Ne le serrez pas trop, une petite blessure doit toujours pouvoir respirer.
- Un pansement sur une peau tendre, cela peut faire très mal quand on l'enlève.
  - Un peu de dissolvant sur un coton vous aidera à le détacher sans douleur.
  - Autre astuce : enduisez le pansement de vaseline. Patientez une minute ou deux… il s'enlèvera de lui-même.

1305 En revanche, s'il s'est coupé profondément et saigne abondamment :
- Comprimez la coupure de préférence avec une compresse stérile ou un linge propre (pas de coton hydrophile, dont les fibres pourraient pénétrer la plaie) ;
- Rendez-vous chez votre médecin ou aux urgences de l'hôpital le plus proche ;
- La plaie sera refermée par quelques points de suture – ou, en cas de coupure plus superficielle, par une simple bande adhésive « spéciale petite blessure » – qui permettront une cicatrisation rapide et discrète. Si les bords de sa coupure sont bien nets, il existe même une colle qui les réunit sans « bavure » ;
- S'il s'est coupé sur un instrument rouillé ou souillé, vérifiez qu'il est à jour de son rappel antitétanique.

1306 Imaginons le pire (juste pour conjurer le sort !) : un morceau de son doigt s'est détaché :
- Remplissez de glaçons un sac destiné à la conservation des aliments.
- Déposez dessus le bout de doigt sectionné (vous agiterez régulièrement le sac en plastique pour éviter que le doigt ne gèle).
- Appelez au plus vite le 9-1-1 ou les ambulanciers.

1307 Il s'est fait un gros pinçon en refermant le tiroir sur son doigt, écrasant «dans le mouvement» ses petits vaisseaux.

- Comme dans le cas de la bosse, le froid aidera à résorber l'hématome. Passez le petit doigt blessé sous l'eau froide.
- Si la douleur persiste, emmenez votre malheureux blessé chez votre médecin. Il percera l'hématome qui s'est sans doute formé sous son ongle. Une opération plus spectaculaire que douloureuse.

1308 Mais les pincements ne sont pas tous aussi bénins, la moitié des blessures de la main chez le petit enfant sont dues à un écrasement dans une porte, un article de puériculture pliable ou sous un objet lourd et, dans ces différents cas, les conséquences sont plus fâcheuses :

- Si l'écrasement a provoqué une coupure, traitez-la en fonction de sa gravité comme indiqué aux paragraphes 325 et 326.
- Si la coupure est profonde ou qu'il y a eu écrasement des os et des tissus, rendez-vous aux urgences de votre hôpital.
- Il se peut que cet écrasement ait provoqué une petite fracture. Dans ce cas, le doigt endommagé sera fixé à son voisin par un pansement étroitement enroulé.

1309 Il a posé la main sur le robinet d'eau chaude encore brûlant ou appuyé son bras contre votre fer à repasser (heureusement débranché et seulement tiède). Seule une petite rougeur signale ce bobo.

- Passez la zone brûlée sous un filet très doux d'eau froide (à quinze centimètres du robinet, au moins cinq minutes). Ce geste empêchera la brûlure de s'étendre.
- Ne mettez jamais de gras sur une brûlure car, à l'inverse de ce qui se passe avec l'eau, cela étendrait la brûlure.
- Vous pouvez également enduire la rougeur de dentifrice à la menthe. Mais dans le cas de cette minuscule lésion, un gros baiser ferait aussi bien l'affaire !
- Nos grands-mères avaient l'habitude de mettre, immédiatement après avoir baigné la brûlure, de la pomme de terre crue et râpée sur la peau endommagée.

1310 Profitant de votre inattention, il a renversé la casserole d'eau bouillante sur lui! Les liquides bouillants sont la cause de la moitié des brûlures graves (nécessitant le plus souvent une hospitalisation).

- La brûlure est peu étendue :
  - Douchez la zone endommagée à l'eau fraîche.
  - Recouvrez-la ensuite d'une feuille de tulle gras (jaune) que vous recouvrirez d'un pansement.
  - N'utilisez jamais de biogaze (verte) : elle contient du camphre et pourrait provoquer une intoxication, des convulsions – voire un coma – chez le jeune brûlé.
- La brûlure vous semble grave (ou elle touche une zone sensible : proximité des yeux, du nez, de la bouche, l'oreille, l'anus).
  - Assurez-vous de la composition de ses vêtements :
    ~ S'ils sont en fibres synthétiques, ne lui retirez pas la couche se trouvant en contact avec sa peau. En effet, il est fréquent, lors des brûlures au second degré par liquide bouillant, que le synthétique colle à l'épiderme.
    ~ Si ses vêtements sont en tissu naturel, en revanche, retirez-les-lui immédiatement, car ils agissent comme un cataplasme restituant la chaleur.
    ~ Dans le doute, mieux vaut ne pas les lui retirer.
  - Douchez la zone brûlée.
  - Mais ne prolongez pas au-delà de 10 minutes le passage de la brûlure sous l'eau et réglez-la sur une température de 15-20 °C : un refroidissement trop important de son corps pourrait gêner une réanimation.
  - Protégez la brûlure avec un linge propre.
  - Appelez d'urgence le 9-1-1.

1311 Il a joué avec le feu…

- Si ses vêtements ont pris feu, étouffez les flammes en l'enveloppant dans une couverture ou un large vêtement en fibres naturelles.

- Ne retirez pas les vêtements (quelle que soit leur composition) en contact avec sa peau.
- Transportez-le aux urgences.

1312 Il a mis sa langue dans la prise.

75 % des petits enfants qui sont victimes de brûlures électriques le sont à la bouche, les autres se contentent de mettre les doigts dans la prise. La première panique passée, dites-vous que votre petit touche-à-tout fait partie des 50 % des enfants de moins de cinq ans qui font connaissance avec les brûlures par l'électricité.

- Ne vous précipitez pas sur votre jeune électrocuté, coupez d'abord le courant au disjoncteur.
- Si cela ne vous est pas possible, éloignez-le de la source électrique avec un objet non conducteur en bois ou en plastique afin de vous isoler vous-même et ne pas courir le risque d'une électrocution en chaîne.
- Appelez le 9-1-1.

1313 Il se met tout et n'importe quoi dans la bouche ! Il est en plein « stade oral », moment crucial pour le développement de son intelligence : il valide ses impressions tactiles en faisant tester ce qui lui tombe sous la main... par le bout de sa langue ! L'une de vos phrases leitmotiv est : « Fais voir à maman ce que tu as mis dans ta bouche ». Souvent, son contenu a de quoi vous inquiéter.

- Il a fait une petite salade avec vos plantes vertes.

De nombreuses plantes d'intérieur d'aspect tout à fait innocent sont pourtant dangereuses si on les mâchouille ! Certaines, tels le ficus ou le dieffenbachia provoquent une irritation immédiate des muqueuses, entraînant un gonflement des lèvres, de la langue et de la gorge. Ce dernier peut provoquer l'étouffement. D'autres, comme l'asparagus, engendrent une intoxication générale. Si vous constatez qu'il a mâchouillé l'une de vos plantes :

- Extrayez les morceaux encore dans sa bouche.
- Rincez-lui la bouche à grande eau.

- Donnez-lui à sucer un glaçon pour faire dégonfler l'œdème.
- Appelez votre centre antipoison et communiquez à la personne que vous avez en ligne, si cela vous est possible, le nom de la plante dont il a cru se régaler.

- Il a « sifflé » le fond des verres d'apéritif que vos invités ont laissés sur la table basse du salon ? Ou il a bu l'eau de toilette de son papa, ou encore englouti tous les chocolats à la liqueur de votre réserve de Noël... Même absorbé en très petite quantité, l'alcool peut provoquer une chute du taux de glycémie chez un petit enfant et le plonger dans un coma susceptible de lui laisser des séquelles neurologiques importantes.
  - Pour faire remonter son taux de glycémie, donnez-lui des morceaux de sucre, des bonbons, une sucette... sauf s'il donne des signes d'endormissement,
  - Pendant qu'il suce ces « remontants », appelez d'urgence votre centre antipoison ou votre CLSC, ou encore composez le 9-1-1.

- Il a confondu la bouteille de shampooing avec sa petite gourde ! À moins qu'il n'ait croqué la savonnette, alléché par sa couleur rose fraise ? L'ingestion d'un produit lavant n'est pas gravissime, à condition que vous ne tentiez pas d'intervenir de votre propre chef :
  - N'essayez pas de le faire vomir : pendant son voyage de retour vers sa bouche, le savon pourrait bifurquer vers ses poumons.
  - Ne lui donnez rien à boire, le liquide ferait mousser le produit, ce qui ne manquerait pas de le faire suffoquer, voire de provoquer son étouffement.
  - Appelez votre centre antipoison ou composez le 9-1-1 ; indiquez la nature du produit ingéré et suivez les directives à la lettre.

- Il a fait main basse sur l'un de vos produits ménagers.
  - Si seule sa peau a été en contact avec le produit caustique, passez la zone atteinte sous le robinet pendant 10 bonnes minutes.
  - Si le produit a éclaboussé son œil : lavez-le-lui immédiatement en le plaçant sous un jet d'eau fraîche très doux (avec votre pomme de douche, par exemple, plutôt que sous le jet du robinet),

pendant 10 minutes également. Puis conduisez-le chez l'ophtalmologiste.

- S'il a voulu goûter à ce joli liquide jaune (que vous appelez eau de Javel!) bien qu'il ait une curieuse odeur, adoptez la même conduite que pour l'ingestion du savon (voir paragraphe précédent).

- Il a pris vos médicaments pour des petits bonbons ou le sirop pectoral de sa grand-maman pour du sirop d'érable.

  - Ne le faites pas vomir, ni boire de l'eau, du soda ou encore moins du lait dont les matières grasses favorisent l'absorption des toxiques qu'elles dissolvent.
  - S'il est inconscient, mettez-le en position latérale de sécurité: allongé sur le côté, la tête, le cou et le corps dans l'allongement (pour éviter la descente de rejets gastriques dans ses poumons),
  - Appelez d'urgence le centre antipoison ou le 9-1-1, où l'on vous conseillera la meilleure conduite à tenir. La personne qui vous répondra vous demandera de lui indiquer précisément: le nom du médicament, la quantité ingérée, ainsi que l'âge, le poids et l'état de votre enfant. Réunissez rapidement ces informations vous permettant de lui répondre.

- Il s'est pris pour un ogre et a croqué l'œil de son nounours. Cette petite boule ronde, un peu trop grosse pour ses capacités de déglutition, n'a pas pris le chemin de son estomac mais celui de ses poumons, provoquant une toux spectaculaire.

  - Si celle-ci ne lui permet pas de restituer l'objet, n'essayez pas de le faire descendre en suspendant votre enfant par les pieds.
  - Ne tentez pas plus de le faire remonter en assénant à votre enfant de puissantes claques dans le dos ou en allant le chercher avec vos doigts, toutes ces manœuvres ne pourraient qu'aggraver le problème.
  - Comme dans les cas précédents, abandonnez l'idée de le faire vomir ou de le faire boire.
  - Conduisez-le sans tarder aux urgences de l'hôpital le plus proche, en position assise (ou debout).

1314 Il a échappé à votre œil vigilant et a endommagé le sien!
- Il s'est brûlé l'œil :
  - avec un produit chimique : reportez-vous au paragraphe 334 d ;
  - avec un liquide chaud ou la cigarette tenue par la main d'un adulte, juste à sa hauteur (un accident qui arrive plus souvent qu'on ne pense) :
- Ne mettez aucun produit dans son œil sans avis médical.
- Pour éviter qu'il ne le frotte, cachez-le sous une compresse.
- Précipitez-vous aux urgences de l'hôpital ou chez votre ophtalmologiste s'il est plus proche.
- Une poussière (ou un moucheron) est entrée dans son œil. Ce n'est donc même pas de sa faute !
  - Commencez par l'empêcher de se frotter l'œil, ce qui ne devrait pas manquer – en signe de protestation – de le faire pleurer. C'est une excellente chose, ses larmes devraient entraîner l'intruse hors de son œil.
  - Si ses pleurs n'ont pas l'effet escompté, avec un mouchoir propre ou une compresse, tirez légèrement sur sa paupière.
  - Si vous ne voyez rien, posez une allumette au ras de ses cils et faites rouler sa paupière supérieure dessus, vous pourrez ainsi explorer sa face interne.
  - Lorsque vous aurez localisé la gêneuse (ou le gêneur), demandez à votre enfant de regarder dans le sens opposé et extrayez-la (ou le) avec le coin d'un mouchoir ou d'une compresse.
- En revanche, si c'est un petit copain – ni bien ni mal intentionné, seulement vivement intéressé par l'effet d'un bâton mis dans un œil – qui introduit une branchette dans le sien, n'intervenez que... pour séparer les deux protagonistes.
  - Si un morceau de cette petite branche (ou tout autre objet ou éclat d'objet) est resté coincé ou planté dans sa cornée, ne tentez surtout pas de l'extraire.
  - Bandez les deux yeux de votre petit « éborgné », sans trop

appuyer. L'objet de ce bandage est d'une part de l'empêcher de toucher son œil endommagé et d'autre part de le rendre momentanément « aveugle » afin qu'il ne soit pas tenté d'effectuer des mouvements oculaires susceptibles d'aggraver la lésion,

- Conduisez-le en position allongée aux urgences de l'hôpital le plus proche.

1315 Toujours curieux des conséquences de ses bonnes idées, il s'est introduit un petit objet dans le nez !

Le voilà rapidement informé de l'effet produit : cela fait mal et en plus cela fait peur parce qu'on ne peut plus bien respirer.

- Commencez par le rassurer, une crise de larmes aiguë aurait sans doute pour conséquence de le faire renifler et de permettre à ce corps étranger de pénétrer plus avant dans le sien.
- Ne tentez en aucun cas de sortir vous-même l'objet. Vous pourriez blesser votre enfant ou, pire encore, enfoncer davantage le corps étranger dans ses voies aériennes. Le mieux serait qu'il éjecte lui-même le fauteur de trouble en éternuant.
- Si rien de tel ne se produit, conduisez-le immédiatement aux urgences.

1316 Explorateur infatigable, c'est dans l'oreille qu'il envoie un petit pois (ou un caillou) en reconnaissance !

- Là encore pas d'intervention intempestive susceptible d'endommager son conduit auditif ou son tympan. Laissez votre ORL ou les urgences de l'hôpital jouer leur rôle.
- Si c'est un insecte qui tente cette expédition dans le conduit de son oreille, calmez votre tout-petit, cela n'a rien de grave.
  - L'insecte est encore plus gêné que lui : il va ressortir !
  - S'il n'en fait rien, faites glisser un peu d'eau tiède dans l'oreille de votre petit. Cette inondation devrait entraîner l'importun dans ses débordements.
  - Si décidément cette vilaine bête s'incruste, conduisez-le chez l'ORL.

1317 Dès sa naissance, faites-vous un petit mémo que vous laisserez à côté de votre téléphone et sur lequel vous noterez, en plus du 9-1-1, les numéros :

- des pompiers ;
- du CLSC ;
- du centre antipoison de votre région ;
- de son pédiatre ;
- de la plus proche société d'ambulance ;
- du service de taxi la plus proche de chez vous.

● IL DÉCOUVRE QUE LES VACANCES SONT « PIQUANTES »... ET PAS TOUJOURS DANS LE BON SENS DU TERME !

Des grands bonheurs, il va en rencontrer plein, notamment celui de vous avoir auprès de lui 24h/24h. Des petits malheurs, il n'en rencontrera que quelques-uns. Les piqûres d'insectes ne lui feront pas prendre les vacances en grippe, rassurez-vous.

Pour l'aider à supporter le « venin » des insectes...

1318 Il s'est fait piquer par un méchant insecte ! Heureusement, sous nos climats, la plupart des piqûres n'apportent qu'une petite douleur et quelques démangeaisons... à condition que les petits doigts de votre jeune « piqué » – d'une propreté souvent douteuse – ne gratouillent pas et ne surinfectent pas l'inflammation causée par le venin. La meilleure façon d'éviter qu'il ne s'attaque bec et ongles à ses boutons, c'est de diminuer la démangeaison.

- S'il s'agit d'un insecte sans dard (maringoin, mouche noire...), la première chose à faire, comme pour toute plaie, est de nettoyer la zone atteinte avec de l'eau et du savon. Appliquez ensuite une solution antiseptique, puis une crème antidémangeaison.

- Les piqûres de guêpe, très douloureuses, se surinfectent facilement, aussi méritent-elles que vous lui donniez un antihistaminique pour les calmer.
- Nos grands-mères, qui n'utilisaient guère de produits pharmaceutiques pour ces petits bobos, connaissaient plus d'une intervention possible pour apaiser le « baiser cuisant de la mouche à chevreuil » (ou de tout autre piqueur) :
    ~ frotter la piqûre avec un morceau de savon mouillé,
    ~ placer un tampon de coton imbibé d'eau additionnée de bicarbonate sur l'inflammation,
    ~ poser sur le bouton une compresse de jus de citron ou de vinaigre,
    ~ ou encore, appliquer sur la zone atteinte une rondelle d'oignon.

- Si l'insecte a un dard :
  - Lorsque la piqûre se trouve sur une zone peu sensible, approchez immédiatement d'elle une source de chaleur (une allumette enflammée, une cigarette allumée, la flamme d'une bougie...) en prenant grand soin de ne pas brûler votre infortuné petit piqué ! La chaleur détruit le venin injecté par la guêpe ou l'abeille.
  - Si le dard est visible :
    ~ Ne tentez pas de le faire sortir en pressant la lésion, vous diffuseriez davantage le venin. Enlevez-le avec une pince à épiler (nettoyée préalablement à l'alcool à 70°) ou une aiguille chauffée à blanc sur une flamme. Vous pouvez également utiliser une minipompe à venin (en vente en pharmacie).
    ~ Désinfectez la petite plaie. Lavez-la d'abord à l'eau et au savon, puis appliquez une solution antiseptique et enfin une pommade calmante. Si vous n'en avez pas sous la main, vous pouvez utiliser tous les petits « calmants » de grand-mère proposés pour la piqûre de moustique.

- S'il a été piqué près de la bouche ou s'il fait une réaction intense à la piqûre, rendez-vous sans tarder aux urgences de l'hôpital le plus proche ou appelez le CLSC.

1319 Les araignées appartiennent à la famille des arachnides et non à celle des insectes. Leurs piqûres peuvent entraîner des réactions inflammatoires, locales uniquement sous nos climats.

- Pour éviter cette inflammation, lavez et désinfectez immédiatement la plaie.
- Si la zone est très chaude et que votre enfant a visiblement mal, donnez-lui un peu de paracétamol.
- Si l'inflammation s'étend, consultez votre médecin.

1320 S'il a égratigné et infecté l'un de ses petits boutons et que vous passez vos vacances au bord de la mer, l'idéal serait que vous rinciez cette lésion à l'eau douce et la désinfectiez après chaque baignade. L'eau de mer, corrosive, empêche la cicatrisation. Si vous trouvez ces opérations fastidieuses, nettoyez le bobo le matin avant de partir pour la plage et couvrez-le d'un pansement étanche. Au retour, nettoyez la petite plaie et laissez-la respirer à l'air libre.

● IL S'EST FAIT PIQUER PAR DE GROSSES BÊTES

Improbable, mais pas impossible, surtout en voyage dans les « pays chauds », il peut se faire « attaquer » par un serpent, un poisson... ou même un mollusque !

Pour apaiser sa vive souffrance

1321 Il a mis le pied sur une grosse méduse ! Rassurez-vous : en fin de vie, alors qu'elle échoue sur le sable, la méduse est peu urticante. En revanche, une « jeunette » qui se laisse porter par la vague peut le frôler de ses tentacules (une petite n'est pas moins agressive qu'une grosse !), laissant sur sa peau des petites vésicules blanchâtres et transparentes (sacs à venin) qui le démangent rapidement avant de céder la place à un urticaire :

- Ne frottez pas la zone atteinte avec du sable (vieux remède de grands-mères), pas plus qu'avec votre drap de bains. Vous feriez éclater les vésicules et le venin s'étendrait, créant d'autres lésions sur sa peau.

- Lavez très doucement à l'eau de mer (ni friction à la débarbouillette, ni jet de douche) l'endroit où il a été piqué, puis désinfectez la zone.

1322 Contrairement à son cousin des mers asiatiques, venimeux, « notre » oursin se contente d'être piquant et infectant si ses épines ne sont pas retirées. Il affectionne les eaux agitées à fonds rocheux. Si votre enfant se pique sur l'une de ces petites boules épineuses :

- Désinfectez la lésion avec une solution antiseptique après avoir ôté les piquants à l'aide d'une pince à épiler.

- La tâche étant ardue, essayez ce truc des « gens de la mer » : faites couler une fine pellicule de bougie sur l'endroit « colonisé » et attendez qu'elle durcisse pour la décoller et entraîner doucement les épines avec elle.

● IL RÉALISE QUE LE SABLE CRISSE, CROQUE ET GRATTE !

Il connaissait peut-être celui – à gros grains – du bac à sable, celui de votre plage de vacances est tout doux, tout tiède, tout rigolo à faire glisser. Le premier contact est plutôt bon, mais il va réaliser bien vite que cette nouvelle matière à investigation n'a pas que des qualités.

Pour le sauver du sable

1323 Évidemment il veut y goûter ! Tant qu'il ne l'aura pas fait, il ne vous croira pas si vous l'assurez qu'il est très désagréable d'avoir du sable plein la bouche. Il constate très vite que vous avez raison : le sable est « pouah ! ». C'est une bonne chose, cela lui ôte toute envie d'en avaler des tonnes. En attendant :

- Faites-lui-en recracher le maximum.

- Mouillez une débarbouillette avec un peu d'eau contenue dans l'indispensable bouteille que vous transporterez sur la plage pour le débarbouiller ou le rincer.

- Nettoyez l'intérieur de sa bouche.

1324 Plus il gratte son oreille, plus il y enfonce de ces petits grains tout à coup bien déplaisants :

- Essuyez l'extérieur de son oreille avec le coin de votre serviette de plage ou avec celui d'une débarbouillette humide.
- Nettoyez délicatement son pavillon avec un autre coin propre de votre débarbouillette humide, sans essayer d'aller trop loin. Son conduit auditif est fragile et cela pourrait provoquer une irritation. Il restera bien quelques grains dans ce conduit qui mène à son tympan, mais les cils vibratiles qui le tapissent finiront le travail pour vous : ils sont là pour ça !

1325 Ces petits grains sont plus insupportables encore dans les narines !

- Essuyez le plus gros avec une serviette. Lorsqu'il saura se moucher (pas avant ses deux ans), vous l'aiderez à le faire.
- Roulez ensuite un petit morceau de débarbouillette ou de papier-mouchoir (ou le bord de son chandail) pour confectionner une petite mèche souple.
- Tournez-la doucement à l'entrée de sa narine de façon à accrocher les grains entrés à l'intérieur. N'allez pas plus loin, ils vont venir tout seuls.
- Répétez plusieurs fois l'opération si nécessaire.

1326 L'horreur absolue, c'est le sable dans l'œil ! Dans un premier temps, empêchez-le d'aggraver son cas en se frottant les yeux : il pourrait irriter sa cornée.

- Rincez immédiatement et abondamment sa pupille avec de l'eau douce (ayez à nouveau recours à votre précieuse bouteille d'eau) ou mieux, avec du sérum physiologique si vous avez eu la prévoyance d'en glisser dans votre sac de plage.
- Après ce lavage à grande eau, humidifiez une débarbouillette ou un papier-mouchoir (ou utilisez une lingette imbibée de sérum physiologique) pour essuyer soigneusement ses yeux. Opérez un mouvement partant de l'intérieur vers l'extérieur.

- Laissez-le pleurer sur son triste sort, ses larmes amères vont finir de chasser les indésirables.
- Le soir, en rentrant, si son œil est encore un peu rouge, mettez-lui une goutte de collyre antiseptique.
- Consultez le pharmacien (qui vous enverra peut-être voir le médecin ou l'ophtalmo) si votre bébé semble encore gêné le lendemain.

1327 Sa petite peau tendre non plus n'aime guère le frottement du sable...

- Même à l'ombre de votre parasol, il transpire et les plis de ses cuisses retiennent les grains de sable importuns. Ils le grattent et sont bien irritants. Ils peuvent également être «infectants» car, sur les plages les mieux entretenues, le sable n'est jamais totalement propre...

  - Aussi ne le laissez jamais sans couche.
  - Si vous essayez de lui faire abandonner ses couches, il est indispensable de protéger ses fesses avec un maillot de bain.
  - Les grains les plus fins peuvent jouer les «passe-maillot», surtout quand le sable est mouillé : prévoyez de quoi le changer après chaque baignade.
  - Après le bain ou la douche du soir à l'eau douce (indispensable !), appliquez sur ses fesses une crème hydratante pour éviter tout risque d'érythème... ou apaisante si les rougeurs ont effectivement fait une apparition.
  - Les actifs des crèmes solaires ont besoin de se fondre avec les composants de la peau pour être efficaces, aussi est-il conseillé d'enduire votre enfant 20 minutes avant son arrivée sur la plage. En plus de permettre au produit de pénétrer l'épiderme de votre plagiste, cela lui évitera de se transformer en attrape-sable.

- Si vous devez l'enduire à nouveau (une application toutes les deux heures) sur la plage – bien qu'une exposition sur le sable, même à l'ombre, de plus d'une heure ne soit guère conseillée :

  - Essuyez vos mains avec un mouchoir humide avant d'étaler la crème.

- Une fois l'opération effectuée, nettoyez ses mains, en insistant sur les intervalles entre ses doigts, avec un second mouchoir (propre et humide).
- Couvrez son buste d'un chandail en coton.

1328 Glissez dans votre sac de plage:

- sa serviette de bain (pour faire glisser les grains de sable de sa peau, son drap de plage étant lui-même couvert de ces petites particules...), une débarbouillette ou un paquet de mouchoirs en papier (pour essuyer les zones sensibles);
- au moins deux chandails de rechange, des couches (s'il en porte encore), un maillot de bain supplémentaire... si c'est un baigneur acharné;
- une bouteille remplie d'eau du robinet pour le rincer et pour un premier nettoyage de ses éventuels petits bobos;
- une bouteille d'eau minérale pour étancher sa soif;
- ou, pour lui donner l'envie de boire s'il n'est pas très amateur d'eau tiède, un biberon (en plastique) dans lequel vous aurez fait congeler la veille un fond d'eau mélangée avec une cuillère à soupe de jus de fruit et rempli le matin avec de l'eau pure;
- des objets issus de la « trousse de secours-vacances » que vous avez préparée avant votre départ:
  - sa crème solaire;
  - des pansements adhésifs étanches de tailles différentes;
  - une pince à épiler pour retirer échardes ou dards d'insectes;
  - un désinfectant en doses individuelles ou en atomiseur;
  - des lingettes imbibées de sérum physiologique.

1329 Ses pieds sont déjà suffisamment déconcertés par la mouvance du sable, alors si en plus leurs plantes s'y brûlent... Ne lui retirez pas ses sandales. Mieux, équipez-le de modèles en plastique, appelées méduses parce qu'elles le protègent également de ces vilaines bêtes urticantes qui s'échouent sur le sable.

1330 Leur matière lui permet d'aller jusqu'au bord de l'eau (en vous tenant par la main bien sûr). Là elles le mettent à l'abri des éclats de coquillages coupants, des épines des oursins, etc.

● IL N'APPRÉCIE GUÈRE LE SOLEIL

Même si son papa et vous êtes deux lézards de plage, vous n'avez pas mis au monde d'emblée un petit lézard. Il le deviendra peut-être, mais spontanément, il n'aime pas le soleil.

Il a raison : un quart d'heure seulement par jour d'exposition à la lumière solaire – dardée ou filtrée par les nuages – suffit à la synthèse de la vitamine D (indispensable pour lutter contre le rachitisme et la décalcification). Le surplus risque de lui occasionner plus de mal que de bien !

Pour réparer les agressions du soleil

1331 Il a attrapé un coup de chaleur ! Celui-ci survient en cas de défaillance du système naturel de thermorégulation qui permet à la température interne du corps de rester à 37 °C. Il y est particulièrement exposé car son système est encore très immature, comme en phase de rodage ! S'il est très couvert (notamment avec des vêtements foncés et trop serrés), reste trop longtemps dans une voiture surchauffée ou confiné sous une tente ou un cabanon, il est probable qu'il en soit victime.

- Vous en serez vite informé :
  - il est grognon ;
  - ses plaintes tiennent plus du râle que du hurlement ;
  - il devient tout mou ;
  - il est en nage... et pourtant tout pâle ;
  - sa bouche est sèche et pâteuse ;
  - il peut vomir ;
  - vous lui prenez sa température et elle frôle les 39 °C.

- Quelques gestes simples devraient lui faire retrouver son entrain et sa bonne mine :
  - Première chose à faire : le mettre à l'abri de la chaleur. Transportez-le à l'intérieur de la maison, dans un endroit frais mais sans courant d'air (fermez ses volets si sa chambre est exposée aux rayons du soleil).
  - Allongez-le sur son matelas à langer recouvert d'un piqué et passez doucement une débarbouillette d'eau tiède sur son visage, son corps et ses cheveux. En dilatant ses vaisseaux sanguins, l'eau va lui permettre de se refroidir.
  - Installez-le confortablement dans son lit, sans le rhabiller.
  - Une demi-heure plus tard, prenez sa température. Si elle n'a que légèrement chuté (avoisinant les 38 °C), donnez-lui de l'acétaminophène, dosé, bien sûr, en fonction de son poids.
  - Si votre maison a emmagasiné plus de chaleur que de fraîcheur, cette petite ablution ne suffira pas à rafraîchir votre bébé. Donnez-lui un vrai bain... pas trop froid (pour ne pas causer de choc thermique) : 2 °C maximum en dessous de sa température normale.
  - Pour qu'il continue à bénéficier de ce bain de fraîcheur une fois sorti de l'eau, ne l'essuyez pas totalement : tapotez légèrement sa peau avec une serviette et laissez une petite pellicule d'eau qui séchera à l'air libre.
  - Vous pouvez aussi l'envelopper dans une serviette humide.
  - La transpiration permet à votre bébé de lutter contre cette petite hausse de température, mais elle lui fait perdre aussi beaucoup d'eau et ses réserves sont peu importantes.
    - ~ Aidez-le à compenser cette perte en lui donnant régulièrement à boire de petites quantités d'eau fraîche (mais non glacée). Comptez 100 ml d'eau/kg/24 h.
    - ~ Pour compléter et fixer cet apport de liquide, vous pouvez mélanger à l'eau une solution de réhydratation (en vente en pharmacie). Pensez à en mettre dans votre valise ou à en acheter en arrivant à destination.

~ S'il n'est pas très... chaud pour boire toute cette eau, faites-lui sucer (s'il a plus de 18 mois) un petit fruit rouge surgelé : fraise, framboise, bleuets, etc., mais surtout pas un glaçon.

- À la suite du coup de chaleur, si ses yeux se cernent et que sa bouche est desséchée, la fièvre n'est pas descendue (ou si, dès la première prise, elle atteignait ou dépassait 39 °C), les interventions précédentes ne sont plus suffisantes. Conduisez-le aux urgences, le médecin qui l'examinera jugera s'il est nécessaire de l'hospitaliser pour qu'il soit réhydraté par perfusion afin d'éviter le risque de convulsion.

- S'il perd connaissance, installez-le en position latérale de sécurité : allongé sur le côté, la tête, le cou et le corps dans le même alignement, en attendant les ambulanciers.

1332 Il a « récolté » une insolation. Il s'agit du même phénomène que le coup de chaleur, mais dans ce cas, il est dû à l'exposition directe de la tête et de la nuque au soleil. Les symptômes sont assez identiques. S'y ajoutent une somnolence (voire une perte de connaissance) et des nausées. Le traitement à appliquer est le même que celui du coup de chaleur.

1333 Il a « gagné » un coup de soleil. Il ne savait pas qu'il jouait avec le feu en ne restant pas sous votre parasol et le voilà brûlé par les UV.

- S'il ne s'agit que d'une simple rougeur, appliquez sur la zone atteinte une bonne crème apaisante, hydratante et réparatrice. N'exposez plus votre enfant avant que cette minibrûlure n'ait disparu.

- Si la rougeur est importante et évolue vers un décollement de l'épiderme accompagné de bulles (à ne surtout jamais percer) – voire d'une cloque–, il s'agit d'une véritable brûlure au second degré qu'il convient de traiter comme telle :

  - Désinfectez la zone endommagée avec un produit antiseptique.

  - Couvrez-la d'une compresse stérile.

  - Consultez votre pharmacien pour savoir quelle crème spécifique (pour brûlure) appliquer. Il préférera peut-être vous orienter vers le médecin.

  - Faites boire votre enfant pour le réhydrater.

- Dans les deux cas, donnez-lui de l'acétaminophène (en respectant la dose convenant à son poids) pour atténuer la douleur.
- Si 48 heures après le coup de soleil il se plaint toujours ou a de la fièvre, consultez un médecin.

● IL A FAIT LE GRAND PLONGEON

Un parent averti en vaut au moins deux ! Pourtant, tous les ans, les petits, et notamment les apprentis marcheurs, sont victimes de noyades… et pas forcément en piscine ou en mer : un simple baquet d'eau posé à terre suffit !

Par ailleurs, il régule encore très mal sa température interne, aussi est-il plus exposé à l'hydrocution. Ce phénomène, appelé également choc thermique, est le fait d'un refroidissement brutal de l'organisme (dû, l'été, à une trop grande différence entre la température de la peau et celle de l'eau), le froid et la pression de l'eau paralysant les centres nerveux. Ce choc thermique entraîne une perte de connaissance… et très souvent, une noyade.

Pour réagir vite en cas de noyade

1334 Sortez très rapidement votre petit nageur de l'eau.

1335 S'il a perdu connaissance mais respire, basculez doucement sa tête en arrière et installez-le sur le côté en position latérale de sécurité (tête, cou et corps dans l'alignement).

1336 Dégagez sa bouche de ce qui aurait pu y pénétrer ou risqué de pénétrer ses voies aériennes.

1337 S'ils sont présents sur les lieux, alertez les équipes de secours : maîtres nageurs ou sauveteurs.

1338 Si l'accident a lieu chez vous, appelez le 9-1-1.

1339 Si votre enfant ne respire pas, pratiquez la respiration artificielle (bouche-à-bouche, notamment) – uniquement si vous en connaissez parfaitement la technique – en attendant les secours.

SÉCURITÉ

● IL A LE DIABLE AU CORPS

Il s'accroche à tous les meubles qui lui permettent de se redresser et il arrive à ses fins : il se tient sur ses jambes. Il avance un pied puis l'autre : il marche. Vous êtes terriblement émue. Pourtant, c'est le début d'une nouvelle kyrielle d'inquiétudes : pourvu qu'il ne fasse pas une bêtise grave !

Vous avez revisité votre maison à quatre pattes il y a quelques mois. Refaites la visite, accroupie à hauteur d'un petit enfant debout, très désireux d'attraper tout ce qui l'intrigue et lui passe juste au-dessus de la tête (76 % des accidents des un à quatre ans ont lieu à l'intérieur de la maison !). Vous constaterez alors qu'il y a encore quelques dispositions à prendre...

70 % des victimes d'accidents domestiques sont des petits âgés de un à trois ans. Dans 59 % des cas, il s'agit de garçons, ce qui fait quand même pas mal de demoiselles « casse-cou »...

Pour lui éviter les accidents dans sa chambre

1340 De 12 à 18 mois, la principale cause d'accident est la chute, tout particulièrement de sa propre hauteur, sur le coin d'un meuble agressif. Protégez les angles de tous vos meubles bas (petit bureau, table basse, angles de fauteuils...) par des cache-angles en mousse (vendus au rayon « petite puériculture » des grands magasins et magasins spécialisés).

1341 Moins discrets mais plus économiques, vous pouvez également confectionner ces coins protecteurs avec du papier-bulle ou de la gaine-mousse servant à isoler les tuyaux fixé avec du ruban adhésif pour emballage.

1342 Autre chute souvent dramatique : la défenestration. Il faut avouer qu'une fenêtre ouverte est diablement attirante pour un jeune explorateur ;

- Équipez toutes vos fenêtres de systèmes de sécurité : grillage n'offrant aucune prise à ses pieds, garde-corps, protection antichute, entrebâilleurs, etc.

- Ne mettez jamais de meuble (table basse, banc, coffre à jouets, etc.) sous une fenêtre : il pourrait être tenté d'y monter et son corps serait alors plus haut que la rambarde.

- Même équipée de toutes les protections, ne laissez jamais votre petit enfant seul dans une pièce dont la fenêtre est ouverte ou même entrouverte !

1343 Il est superbe ce coffre ancien (ou à l'ancienne) avec son lourd couvercle, mais ce dernier peut – s'il a été mal relevé – retomber sur votre enfant, provoquant un écrasement de ses doigts ou de l'un de ses membres. Certains enfants se sont même retrouvés enfermés à l'intérieur et se sont étouffés par manque d'air. Alors équipez ce meuble d'un dispositif bloquant les charnières.

1344 Ou mieux, préférez les casiers de rangement ouverts. Transparents, ils permettent à votre enfant de trouver immédiatement ce qu'il cherche.

1345 Lisez attentivement les conseils et recommandations des fabricants, tout particulièrement lorsque vous lui achetez un jouet à monter.

1346 Les prises de courant semblent avoir été créées pour qu'il y enfonce ses deux doigts... juste après les avoir sortis de sa bouche. Pour lui éviter l'électrocution, équipez-les de cache-prises à clé ou à éclipse. Les cache-prises simples ne sont pas plus tentants que les autres, mais très faciles à enlever. Vous pouvez aussi adapter, entre la prise et l'appareil électrique, un boîtier de protection contre l'électrocution, présentant un disjoncteur à haute sensibilité qui se déclenche instantanément en cas de danger (en vente chez les électriciens ou au rayon « électricité » des grandes surfaces de bricolage).

1347 Les lits superposés ne sont pas adaptés aux enfants de moins six ans, notamment pour les risques de chute qu'ils font courir. Si vous avez un aîné de plus de six ans qui occupe la couchette du haut, veillez à ce que l'échelle qui y conduit ne soit pas accessible au petit. Les lits gigognes ou à tiroir sont préférables lorsque la chambre est partagée.

1348 Si petit et grand cohabitent, veillez à ce que les fournitures scolaires de l'aîné ne fassent courir aucun risque au benjamin.

- Choisissez des crayons-feutres portant la mention « non toxique », cette conformité garantissant la sécurité du produit. Si votre jeune gourmand s'avisait d'en sucer la pointe, il ne s'intoxiquerait pas.
- Préférez la peinture en pastilles, celle proposée en tubes pouvant être toxique. Par ailleurs, il pourrait avoir la brillante idée d'avaler leurs petits bouchons !
- Si votre écolier a besoin de liquide correcteur, vérifiez que celui-ci ne contient pas de solvant (1-1-1-trichloroétane). Une sage précaution à prendre, même pour le plus grand.
- Évitez de lui acheter, pour effacer son ardoise, une éponge de forme et de couleur appétissantes que le plus jeune pourrait confondre avec un produit alimentaire. Il en va de même pour les gommes à effacer.
- Équipez sa trousse de ciseaux à bouts ronds.
- Si votre futur mathématicien avait besoin d'un compas ou d'un exacto, demandez à avoir la garde de ces instruments lorsqu'il revient de l'école.

Pour lui éviter les accidents dans la salle de séjour

1349 Votre très jeune alpiniste pourrait être tenté d'escalader votre bibliothèque par sa face nord. Vissez celle-ci au mur ou au sol.

1350 Videz les étagères du bas de votre buffet de tous les alcools (apéritifs et digestifs) qu'elles peuvent contenir. Et s'il vous reste des chocolats à la liqueur, dégagez-les également. L'alcool entraîne une chute du taux de sucre dans le sang et, chez l'enfant – même ingérée en toute petite quantité – elle peut provoquer un coma avec une souffrance cérébrale susceptible de laisser de graves séquelles.

1351 Vous avez l'habitude de laisser sur votre table basse un vide-poches accueillant divers petits objets : trombones, punaises, élastiques, pièces de monnaie... passionnants pour ses doigts et sa langue avides de découvertes. Alors changez d'habitude. Lorsque vous êtes invités chez des amis, vérifiez s'ils ont ce genre de récipients à trésors et, le cas échéant, demandez-leur de bien vouloir le placer en hauteur... avec allumettes, briquets, cigarettes et cendrier, s'ils fument.

1352 Lorsque vous-même recevez des amis, si vous leur servez des grignotines (cachous, pistaches, cacahuètes, amandes, etc.), pensez à mettre le ravier les contenant sur un meuble, hors de sa portée. Les cacahuètes sont responsables de 50 % des fausses routes provoquant l'étouffement.

1353 Certaines plantes vertes sont toxiques. Si vous êtes sûre de votre science botaniste, sélectionnez celles qui peuvent causer une intoxication et placez-les très haut sur vos étagères (surtout si elles ont des tiges tombantes qu'il brûlera de tirer).

1354 Si vous n'êtes sûre de rien, cueillez une feuille de chacune d'entre elles et apportez-les chez votre fleuriste ou un pépiniériste. Notez les noms de chaque espèce afin de faciliter la recherche de leur toxicité au cas où votre amateur de verdure s'en préparerait une petite salade.

1355 Vous êtes certaine que votre plante ne fait courir aucun danger à votre enfant, vous pouvez donc la laisser au sol. Mais il adorera gratter la terre du pot et la porter à sa bouche. Coupez une jambe d'un collant abîmé et enfilez votre pot à l'intérieur. Attachez l'extrémité coupée du collant avec un élastique à la base de la tige de la plante.

1356 Si votre plante a besoin d'un tuteur, choisissez-le à embout arrondi.

1357 Ses jouets électriques – jusqu'à ses 36 mois – abritent leurs piles dans une logette fermée par des vis. Vos « jouets » à vous ne les protègent pas aussi bien. Votre transistor, votre réveil de chevet, votre séchoir à cheveux de voyage ont des tirettes tout à fait rigolotes à bidouiller pour ses doigts.

- Bingo, il l'a ouverte et des rouleaux amusants en sortent! Or, il arrive que les piles fuient (parce qu'elles sont restées trop longtemps dans l'appareil ou qu'elles sont en fin de vie): une fuite d'électrolyte peut provoquer des brûlures de la peau. Et, si votre jeune électricien les lèche, il risque une intoxication.

- Quant aux piles en forme de pastille, il peut les avaler (entraînant un blocage de l'œsophage supérieur) ou être tenté de les glisser dans l'une de ses narines ou de ses oreilles... Alors ne laissez pas traîner tous ces appareils.

1358 Certes, il peut se prendre les pieds dans les petits tapis que vous avez disposés comme des traquenards à son intention sur votre moquette, mais au moins ils amortiront sa chute. En revanche, disséminés sur votre parquet ou votre dallage, ils risquent de se transformer en carpettes volantes, le faisant valdinguer. Équipez-les alors de systèmes antidérapants.

1359 Vissez à votre mur, à bonne hauteur, un petit taquet métallique permettant d'enrouler vos cordons de rideaux... avec lesquels votre enfant risquerait de s'étrangler.

1360 À la fin de cette année, il vous amusera beaucoup par ses tentatives d'imitation. Votre petite fille (et pourquoi pas votre petit mâle) peut avoir envie de se transformer en lingère et attraper votre fer à repasser qui refroidit par terre. Débranchez-le après votre repassage et laissez-le refroidir en hauteur. Veillez à ce que son fil ne pende pas à hauteur de ses mains; votre petit a tellement envie de tirer sur tout ce qui dépasse!

1361 Ne laissez jamais vos rallonges électriques branchées et non raccordées à un appareil. Il se brûlerait gravement la bouche s'il lui venait l'idée d'y porter la drôle de tête de ce fin serpent. En plus de cette précaution, équipez vos prises de boîtiers antiélectrocution.

1362 Les interrupteurs des lampes de table exercent une véritable fascination sur les petits. Leur fil également: il est tellement intéressant de savoir ce qui se produit lorsque l'on tire dessus. Rangez temporairement ces lampes au placard.

1363 Si vous êtes éclairés par un lampadaire, vérifiez qu'il est convenablement lesté. Si vous avez un doute, appuyez-le contre un mur et fixez-y ses fils avec quelques petits clous cavaliers.

1364 Si vous avez des lampes à incandescence (halogène), vérifiez qu'elles portent la norme ACNOR et un écran de sécurité (de préférence en verre). En effet, en l'absence de cet écran, elles pourraient créer un incendie en quelques minutes en explosant ou en étant situées trop proches de matériaux textiles (rideaux, notamment). Et, bien sûr, ne les laissez pas à portée de main de votre enfant.

1365 Si vous possédez une cheminée en état de marche, munissez-vous d'un extincteur.

1366 Ne laissez jamais votre enfant seul dans une pièce avec votre animal domestique.

1367 Apprenez-lui très vite à respecter votre chat et plus encore votre chien :

- Ne jamais le déranger lorsqu'il mange.
- Ne pas le taquiner lorsqu'il dort.
- Éviter les gestes brusques et les cris à son endroit.
- Ne pas l'approcher s'il s'agit d'une femelle et qu'elle vient d'avoir ses petits.
- Ne pas le fixer dans les yeux (le chien considère ce regard comme un défi).
- Ne pas s'interposer si le chien de la maison se bat avec un autre animal.
- Ne pas accepter que le chien le morde, pas même le mordille, y compris s'il semble jouer.
- De votre côté,
    - Surveillez les jeux de votre enfant, qui peut se montrer plus brutal que l'animal.

- Apprenez au tout jeune maître à reconnaître les signes d'agressivité de son chien qui montrent qu'il en a assez d'être «taquiné».
- Ne bloquez jamais les possibilités de sortie de l'animal, laissez-lui la possibilité de prendre la fuite s'il ne supporte plus les agaceries de votre enfant.
- Enfin, interdisez à votre enfant de toucher un chien inconnu.

Pour lui éviter les accidents dans la cuisine

1368 Ne le laissez jamais seul dans cette pièce. Une récente étude de la CNAM a révélé que les risques y étaient multipliés par dix par rapport à ceux pouvant survenir dans les autres pièces de la maison.

1369 Mais même en votre présence, il peut y faire une bêtise. Aussi installez-le dans sa chaise haute en vérifiant qu'il ne peut attraper aucun objet tranchant, contondant, brûlant (une simple tasse de café qui patiente pour refroidir peut, renversée sur sa cuisse, causer bien des dégâts).

1370 Une minute d'inattention et votre petit pose sa main sur le four. Équipez ce dernier d'une «double porte» ou d'une «porte froide» pour mettre ses mains à l'abri de votre enfant ou choisissez un four mural que vous installerez en hauteur.

1371 Placez la chaise de votre petit sur un tapis ou une couverture pliée pour amortir une éventuelle chute sur le carrelage. Assurez-vous cependant que cet aménagement ne modifie pas la stabilité de son siège.

1372 Si vous devez acheter une nouvelle cuisinière et que vous avez le choix, préférez-la électrique plutôt qu'à gaz. Et, une fois n'est pas coutume, choisissez la difficulté : si vous devez presser les boutons pour pouvoir les tourner, cela rendra plus complexe leur maniement par votre petit «bricoleur».

1373 Si cet achat n'est pas prévu, vous pouvez équiper votre ancien modèle d'un dispositif de protection des boutons amovible (matériel de sécurité vendu au rayon «puériculture»).

1374 Il existe également des barrières de cuisinière réglables pour s'adapter à vos plaques de cuisson.

1375 Si vous n'envisagez pas cette acquisition, pensez à toujours tourner les manches de vos poêles et casseroles vers l'intérieur de votre plaque de cuisson pour que votre apprenti cuisinier ne puisse les attraper en se hissant sur la pointe des pieds. De plus, utilisez de préférence les deux brûleurs du fond. Les brûlures sont responsables de 3 % des accidents domestiques. Celles dues à un liquide brûlant représentent 50 % d'entre elles et touchent particulièrement les enfants de moins de cinq ans.

1376 Aussi ne laissez jamais de récipients contenant des liquides brûlants par terre. De toute façon, il est bien préférable de les manipuler hors de la présence de votre petit fureteur.

1377 Lorsque vous ouvrez votre autocuiseur, faites sortir votre enfant de la cuisine. C'est à ce moment-là que les risques de jets de vapeur incontrôlés, de projections d'eau bouillante ou de matières semi-liquides – voire d'éjection brutale du couvercle – risquent de survenir si votre appareil est encore sous pression.

1378 Au cas où vous oublieriez de prendre cette précaution, respectez ces règles d'utilisation :

- Ne remplissez jamais votre autocuiseur à plus des 2/3 de sa capacité, vous risqueriez de provoquer une obturation (par l'aliment en train de cuire) de la soupape de sécurité, entraînant une augmentation de la pression.

- Poussez le feu au maximum jusqu'à la mise en rotation de la soupape, laissez cuire à cette allure de deux à trois minutes, puis portez à feu doux.

- Évacuez la vapeur avant toute ouverture de l'autocuiseur.

- N'utilisez jamais de produit chloré (type eau de Javel) pour le nettoyage afin d'éviter toute corrosion.

- Pensez à nettoyer régulièrement la soupape pour éviter qu'elle ne se bouche.

1379 Si vous devez acheter un nouvel autocuiseur, choisissez un modèle rendant l'ouverture impossible tant que la vapeur ne s'est pas totalement évacuée.

1380 Mettez hors de la portée de votre enfant vos produits ménagers (et non comme souvent dans le «placard du bas»!), y compris le produit pour la vaisselle et celui pour se laver les mains. Ils sont susceptibles de provoquer:

- des lésions de la peau et des yeux (en cas de contact avec ces derniers);
- des brûlures et des lésions graves du système digestif s'ils sont ingérés;
- des lésions du système respiratoire s'ils sont inhalés.

1381 Ne laissez pas à terre votre boîte contenant votre détergent à lave-vaisselle. Et ne laissez jamais ouvert votre appareil même s'il est vide. Certains petits malins ont l'idée de se glisser à l'intérieur et de ramener la porte sur eux.

1382 Achetez de préférence des produits ménagers équipés de bouchons de sécurité à l'épreuve des enfants.

1383 N'arrachez pas l'étiquetage de vos produits: vous avez besoin de les reconnaître pour les écarter du chemin de votre enfant.

1384 Ne mélangez sous aucun prétexte un produit d'entretien avec un autre, même s'ils ont le même usage. Ils peuvent contenir de l'eau de Javel, de l'acide ou de l'ammoniaque qui, réunis, dégagent du chlore, gaz susceptible de provoquer une intoxication s'il est inhalé.

1385 Rincez immédiatement dans l'évier les contenants de produits concentrés. Jetez-les ensuite en les isolant dans un sac de plastique avant de les mettre dans votre poubelle.

1386 Ne manipulez aucun de ces produits en présence de votre enfant.

1387 Cela peut paraître incroyable, mais 21% des victimes de suffocation sont des enfants de un à quatre ans. Parmi les causes recensées, on trouve de jeunes trappeurs qui ont imaginé se faire une cabane… dans un placard dont ils ont été incapables d'ouvrir la porte de l'intérieur. L'étouffement est survenu par manque d'air. Tant pour mettre hors d'atteinte des produits ou des ustensiles dangereux que pour lui interdire l'accès de ces «réduits», équipez-les de systèmes de blocage (de préférence automatique, vous n'êtes jamais à l'abri d'un oubli).

1388 Si vous trouvez compliqué d'adapter ces systèmes, réunissez les boutons des deux portes de vos placards par un chouchou (élastique pour cheveux) étroitement entortillé.

1389 Rangez allumettes et briquets après chaque utilisation.

1390 Vous avez immédiatement pensé à mettre hors de son atteinte les couteaux et ciseaux de cuisine, mais pensez-vous – lorsque vous ouvrez une boîte de conserve – à enfermer sa partie tranchante dans un (et même plusieurs, pour qu'il ne les transperce pas) sac en plastique avant de le mettre dans votre poubelle ? Parmi toutes ses qualités, votre bébé a également celle d'être un peu farfouilleur de cochonneries…

1391 À propos de sac en plastique, ne laissez pas vos sacs à ordures à portée de ses mains. Il pourrait en mettre un sur sa tête et s'étouffer.

1392 Les études sur la nocivité des ondes micro-vibratoires émanant des fours à micro-ondes ont conclu à leur innocuité à condition que vous gardiez votre appareil en bon état.

- Pensez à le nettoyer souvent - avec des produits non corrosifs - pour que les joints ne s'endommagent pas.
- Au cas où votre four perdrait de son étanchéité, ne le posez pas sur un plan de travail, il se trouverait vite à hauteur des yeux de votre enfant, et un peu plus tard à celle de ses mains.
- Évitez le contact direct du film alimentaire avec les aliments à chauffer. Les températures élevées, nécessaires au réchauffage des aliments gras, risquent de provoquer la fonte du plastique sur les aliments, pouvant ainsi les rendre toxiques.
- Ne faites pas chauffer son biberon ou son petit pot avec le capuchon ou le couvercle hermétiquement fermé : il pourrait imploser et

faire voler des petits morceaux de verre partout, y compris sur votre jeune cuisinier.

- Ne posez jamais devant votre enfant un plat ou une assiette recouverte d'un film alimentaire et sortant de votre four à micro-ondes. Vous pourriez – au moment où vous retirez sa pellicule plastique – le brûler avec la vapeur émanant des aliments.

- Attendez environ vingt secondes après l'arrêt de la cuisson avant d'ouvrir la porte de votre four si vous y avez fait chauffer un liquide. La montée en température survenant après l'arrêt du four, un phénomène de retard d'ébullition peut se produire. La moindre vibration suffit alors à provoquer un débordement ou des projections de liquide bouillant.

- Les ondes chauffent plus vite le contenu que les parois du contenant. Il se peut que, vous fiant à la température extérieure de son biberon, vous lui donniez un lait brûlant pouvant endommager irréversiblement son œsophage ! Agitez toujours son biberon pour rendre la température homogène et faites glisser quelques gouttes de lait sur votre main avant de la donner à votre petit ogre.

1393 Débranchez vos robots culinaires après leur utilisation. Leur petit bouton est un tel ravissement que votre enfant aura très envie d'en tester les pales.

Pour lui éviter les accidents dans la salle de bains

1394 Quinze à vingt centimètres d'eau dans le fond de la baignoire suffisent à votre enfant pour se noyer ! Alors ne le laissez jamais seul dans cette pièce. Pensez à brancher votre répondeur téléphonique si vous êtes tous les deux dans cette pièce...

1395 Préférez les robinets mitigeurs ou mélangeurs : il courra moins de risque de s'y brûler qu'en posant le pied ou la main sur le robinet d'eau chaude.

1396 Lorsque vous faites couler son bain, s'il est à côté de vous, commencez par ouvrir le robinet d'eau froide, puis celui d'eau chaude Et fermez le robinet d'eau chaude avant celui d'eau froide (laissez même couler celui-ci une vingtaine de secondes de plus).

1397 N'ajoutez jamais d'eau chaude alors que votre enfant est dans son bain.

1398 Si vous le pouvez, réglez votre système d'eau chaude sanitaire pour qu'elle ne dépasse pas 50 °C.

1399 Pour vous faciliter le lavage et le rinçage, utilisez un anneau ou un siège de bain afin de maintenir votre petite anguille qui ne rêve que de vous filer entre les doigts. Ces accessoires ne sont pas des dispositifs de sécurité et vous devez donc toujours rester à côté de lui lorsqu'il prend son bain.

1400 Tapissez le fond de votre baignoire d'autocollants antidérapants.

1401 Enfilez une débarbouillette autour du bec de votre robinet et maintenez-la avec un gros chouchou. Ainsi, votre petit ne s'écorchera pas s'il s'y cogne.

1402 Rangez dans un tiroir hors de sa portée : limes à ongles métalliques, petits ciseaux, lames de rasoir et coupe-ongles… évidemment.

1403 La salle de bains lui procure de formidables outils pour jouer au grand et faire semblant : le rasoir électrique de son papa, votre sèche-cheveux ou votre fer à friser, votre réchaud à cire… Bien sûr il peut se couper ou se brûler avec l'un de ces accessoires, mais s'il en met un en marche avec les mains mouillées et les pieds dans une flaque d'eau, il peut surtout s'électrocuter. Débranchez tous vos appareils après les avoir utilisés.

1404 Évitez l'achat de gel de douche et de shampooing portant sur leur étiquette des images de fruits pouvant les lui rendre alléchants.

1405 Méfiez-vous de vos produits de maquillage, ils contiennent des conservateurs qui, ingérés, peuvent être toxiques. Par ailleurs, vos rouges à lèvres sont des pâtes grasses qui peuvent faire fausse route si votre enfant les croque.

1406 Rangez tous vos médicaments dans une armoire fermée à clef.

1407 Ne jetez jamais dans votre poubelle un «reste» de médicament devenu inutile (le mieux est de l'apporter dans un écocentre ou de le réserver pour le jour de la collecte des déchets domestiques dangereux).

Pour le protéger des autres dangers de la maison

1408 «Sa maison est en carton, les escaliers sont en papier. Pirouette-cacahuète!» Comme votre maison est en vraies pierres et votre escalier en vrai béton (ou le contraire). S'il tombe en «ratant les marches» (à son âge, il est incapable de les descendre de front!), il se peut qu'il se casse beaucoup plus que le bout du nez. Protégez-le par une barrière de sécurité efficace. Pour cela, elle doit:

- répondre aux normes concernant l'amovibilité, le verrouillage par les adultes et l'espacement des barreaux (11 centimètres d'écartement maximum et uniquement verticaux);
- être correctement et solidement fixée.

Ce type de barrières est réservé à «la limitation de la circulation des jeunes enfants dans une maison», elles ne sont absolument pas reconnues comme système de sécurité pour interdire l'accès à une fenêtre, surtout si celle-ci n'est pas équipée de garde-corps.

Enfin, ces barrières ne peuvent garantir une sécurité absolue; elles ne vous dispensent pas d'une étroite surveillance de votre apprenti cascadeur.

1409 Si vous avez un garage:

- Équipez-le d'une porte pourvue d'un système de sécurité.
- N'y stockez jamais de batterie, on ne sait jamais ce que votre enfant pourrait vouloir bricoler. Or, ce sont de véritables petites bombes à «énergie chimique».
- Entreposez en hauteur les produits nécessaires à l'entretien de votre automobile.
- Enfin, dotez-le d'un extincteur.

SÉCURITÉ DE 1 À 2 ANS

1410 Durant cette année, l'une des activités maîtresses de votre enfant va être d'observer et d'imiter. Ses sujets d'observation préférés : son papa et vous, dans vos activités quotidiennes. Mais quand il s'avise de jouer à la maman bricoleuse ou au papa couturier avec vos instruments, cela peut devenir beaucoup moins drôle (les accidents de bricolage ou de ménage sont responsables de 80 % des blessures ouvertes). Gardez les bouchons de liège de vos bouteilles, vous y planterez vos ciseaux, tournevis et autres instruments contondants ou pointus.

1411 Vous avez un jardin et aimez jardiner ?

- Tondez votre pelouse pendant sa sieste puis rangez de suite votre tondeuse dans un endroit verrouillé.
- N'utilisez pas non plus en sa présence vos produits de jardinage. Désherbants, engrais, insecticides, pesticides sont hautement toxiques et peuvent entraîner, s'il les ingère, coma et convulsions.
- Plus généralement, rangez immédiatement vos outils de jardin après utilisation.
- Assurez-vous qu'aucune de vos plantes déjà existantes n'est toxique et, lorsque vous en plantez de nouvelles, inquiétez-vous de leur innocuité.
- Évitez de planter des haies piquantes.
- Ne laissez jamais une échelle dressée contre un mur.

● IL DÉCOUVRE UN NOUVEAU TERRITOIRE À EXPLORER : CELUI DES VACANCES

Ces nouveaux horizons sont à la fois la meilleure chose qui puisse lui arriver : il explore de nouvelles sensations, de nouvelles impressions, de nouvelles acquisitions... et la pire, car il se lance dans cette aventure comme un explorateur sans boussole. Il ne retrouve aucun des repères qu'il a réussi à se constituer durant cette année. C'est grisant et inquiétant.

C'est à vous, bien sûr, de lui baliser le terrain.

Pour son confort sur place

1412 Sachez tout d'abord que les accidents domestiques sont beaucoup plus fréquents lors des préparatifs de vacances (et bien plus encore pendant ceux d'un déménagement!). Ne baissez surtout pas votre vigilance alors que vous préparez les bagages.

1413 Que vous voyagiez en train, en avion ou en voiture, ne vous surchargez pas.

- Emportez peu de vêtements, choisissez ceux qui se lavent facilement et sèchent en se défroissant sur des cintres.

- Le soir, avant de vous coucher, vous plongerez les petits vêtements de votre enfant dans une eau où vous aurez fait couler un peu de détergent pour lavage à la main. Le lendemain, vous rincerez et étendrez votre linge au soleil (la chaleur tue une partie des microbes).

- Si vous pratiquez des vacances vagabondes et ne trouvez pas de détergent pour lavage à la main, vous utiliserez quelques gouttes de votre shampooing.

1414 En revanche, ne lésinez pas sur la « trousse santé de secours ». Dans une boîte de plastique hermétique (pour éviter l'écrasement des emballages) enfermez :

- son traitement en cours, s'il en a un. S'il comprend des antibiotiques, n'emportez pas de flacon entamé (le mélange poudre + eau ne supporterait pas la chaleur que lui imposera votre mode de transport). Demandez à votre médecin de vous en prescrire un flacon supplémentaire ;

- une paire de ciseaux à bouts ronds ;

- un thermomètre ;

- une pince à épiler pour retirer échardes ou dards d'insectes ;

- une pommade calmant les coups de soleil ;

- un désinfectant en doses individuelles ou en brumisateur (vous pourrez ainsi le glisser dans votre sac de plage). Certains produits sont également lavants, donc plus pratiques lorsque vous êtes en balade ;

- un antipyrétique antidouleur (en sachets, car en suppositoires ils ne supporteraient pas le voyage), un antihistaminique (au cas où il ferait une réaction violente à une piqûre d'insecte) et un antidiarrhéique…;
- des pansements adhésifs étanches de tailles différentes;
- des lingettes. Elles vous permettront de débarrasser son œil, son nez ou ses oreilles des grains de sable sur la plage;
- un collyre pour bébés (s'il a les yeux fragiles, le rayonnement solaire peut les irriter);
- une crème solaire avec des écrans minéraux très protecteurs.

1415 Si vous êtes adepte de l'homéopathie, préparez une trousse complémentaire. Elle contiendra:

- de l'*Apis* 15 CH (trois granules quatre fois par jour), contre les coups de soleil et les piqûres d'insectes;
- de l'*Arnica* 4 CH (trois granules quatre fois par jour), pour les contusions diverses;
- du *Belladona* 4CH (trois granules de quatre à six fois par jour), en cas de coup de chaleur, coup de soleil et insolation;
- du *Rhus toxicodendron* 4 CH (trois granules de quatre à six fois par jour) pour les piqûres de méduse;
- et du *Silicea* 9 CH (trois granules une fois par jour) pour les petites plaies ayant du mal à cicatriser.

1416 Glissez entre ses shorts et chandails:

- son carnet de santé (en cas de visite chez le médecin local, celui-ci pourra prendre connaissance du parcours santé de votre enfant). En arrivant à destination, vous vous informerez des coordonnées du CLSC ou de l'hôpital le plus proche, du centre antipoison régional, etc. Vous inscrirez tout cela sur une feuille que vous glisserez dans ce même carnet;
- un moustiquaire que vous vaporiserez avec une bombe anti-moustiques le soir avant de coucher votre enfant (alors qu'il est hors de la pièce, pour éviter que les particules pulvérisées ne retombent sur

sa peau, ses muqueuses ou ses yeux) ou une prise anti-moustiques à brancher pendant la nuit.

1417 Si votre enfant est allergique, emportez bien évidemment ses médicaments, mais, avant le départ, évoquez également avec votre médecin les possibles allergies croisées sur le lieu de vos vacances et le comportement à adopter si elles surviennent.

1418 Vérifiez que vous avez souscrit une assurance garantissant un éventuel rapatriement, certaines assurances habitation ou cartes bancaires la proposent contractuellement.

1419 En dépit de votre économie de garde-robe, il est quand même difficile de voyager léger avec un petit enfant. Il a besoin d'une intendance spécifique (lit, poussette, biberons, etc.).

- Si vous avez réservé dans un club de vacances ou un hôtel, renseignez-vous sur le matériel qui peut être mis à votre disposition (généralement tout ce dont vous pourrez avoir besoin, hormis les biberons).

- Si vous avez opté pour une location traditionnelle, téléphonez avant votre départ au service touristique du lieu de votre villégiature, il pourra vous indiquer si certains commerçants sont susceptibles de vous louer ce genre de matériel.

- S'il vous est impossible de compter sur eux, vous allez devoir trouver seuls des solutions.

  - Avec l'aide d'un service de livraison (type Purolator), faites-vous livrer son lit pliant et sa poussette (les seuls indispensables) à l'agence de location à laquelle vous vous êtes adressée. En vous y prenant plusieurs jours avant votre départ, vous trouverez son « paquetage » à votre arrivée.

  - Ou avec les moyens du bord !

    ~ Votre petit doit impérativement avoir sur place un matériel de couchage approprié. Il est hors de question de lui improviser un lit avec un matelas de plage et quelques coussins. S'il venait à glisser sa tête entre deux oreillers, il pourrait s'étouffer. Le mieux, s'il vous est impossible d'emporter son lit de voyage, est de poser le matelas d'un grand lit sur le sol et de le coucher au centre : s'il tombe, ce ne sera pas de bien haut et il ne risquera pas de s'étouffer.

~ Inutile de vous encombrer de sa chaise haute. Sacrifiez un grand chandail de son papa en agrandissant sérieusement l'encolure aux ciseaux. Vous enfilerez ce vêtement sur le dossier d'une chaise et glisserez votre petit mangeur à l'intérieur, sa tête passée dans l'encolure et ses bras introduits dans les manches.

~ En ce qui concerne sa poussette, hormis réquisitionner une brouette chez le fermier du coin, il n'existe pas de véhicule de remplacement. Son transport ne devrait pas poser de problème si vous voyagez par train ou par avion. Pour lui laisser la place dont elle a besoin dans votre voiture, aménagez le coffre de cette dernière de façon rationnelle. Équipez votre coffre de bacs de rangement de tailles différentes de façon à utiliser au maximum sa contenance. Faites vos valises directement dans ces bacs. À l'arrivée, déchargez-les et conservez-les comme rangements pendant la durée de vos vacances. Ainsi, pour le retour, vos valises seront toutes faites. Les housses en plastiques offrent un meilleur gain de place encore. Certaines peuvent même être vidées de leur air et s'aplatir totalement.

Pour le conduire à bon port

1420 Entre le train et l'avion, votre cœur balance ? Si vous pouvez voyager de nuit, préférez le train. Votre petit voyageur ne sera pas fou de l'avion. En effet, l'altitude engendre deux phénomènes qu'il gère mal : une baisse de pression atmosphérique et une diminution d'oxygène (la seconde étant la conséquence de la première).

- Ce manque d'oxygène peut lui être très pénible s'il a un rhume (pire s'il a un début d'otite), car l'air ne circule plus aussi bien dans ses cavités nasales et cela peut lui être très douloureux. Prenez rendez-vous chez votre médecin avant le départ. S'il détecte un problème nez-gorge-oreille, il vous conseillera de différer votre voyage en avion.

- Quant à la dépression barométrique, elle le déconcerte déjà lorsqu'il n'a aucun problème respiratoire mais, s'il est enchifrené, cela va être pire. En effet, cette baisse de pression augmente le volume des gaz. Au moment du décollage, l'air qui circule dans ses narines et son oreille moyenne (derrière son tympan) se dilate et sort par les trompes reliées au nez. À l'inverse, à l'atterrissage, l'air entre par ses trompes. C'est désagréable et déroutant. Nettoyez-lui soigneusement le nez quelques minutes avant le décollage et l'atterrissage.
- Aidez-le à supporter ces modifications de pression sur ses tympans :
    - Obligez-le à déglutir : l'idéal serait qu'il accepte de boire son biberon ou de prendre sa tétine. S'il n'est pas d'accord, proposez-lui un petit biscuit.
    - Il est affolé et repousse tout vigoureusement ? Posez un gobelet en plastique sur chacune de ses oreilles. Cela peut alléger le problème... et l'amuser.
    - Dès qu'il saura se moucher, vous l'encouragerez à souffler très doucement dans un mouchoir jusqu'à ce que la sensation désagréable disparaisse.

1421 Emportez un grand biberon d'eau avec vous, non seulement pour le départ et l'arrivée, mais également pour le faire boire en cours de vol, car à l'intérieur de la cabine l'air pressurisé est très sec et votre enfant se déshydrate énormément.

1422 S'il est sujet au mal au cœur, il risque d'avoir également le mal de l'air (relativement rare d'une façon générale et plus particulièrement chez les petits dont le centre de l'équilibre n'est pas encore mature... mais il peut être l'exception qui confirme la règle). Choisissez une place entre les ailes de l'avion, endroit où celui-ci est le plus stable.

1423 Le « gros » de vos bagages voyage en soute. Aussi glissez dans le sac que vous gardez avec vous en cabine des lingettes et une ou deux couches (vous trouverez dans tous les avions une table à langer), quelques jouets (ne risquant pas de faire du bruit, pour éviter de déranger les passagers), un bloc à dessin et quelques crayons de couleur, sa doudou et un petit en-cas à grignoter (la plupart des compagnies mettent des petits pots à votre disposition).

1424 Habillez-le de façon à pouvoir le découvrir... et le recouvrir, car la climatisation connaît souvent des variations.

1425 Cette année, son billet devrait être gratuit (certaines compagnies demandent cependant que vous acquittiez pour lui 10 à 20 % du tarif normal). L'année prochaine, il paiera le plein tarif... mais aura droit à sa propre place assise. Si vous emportez sa poussette avec vous, signalez-le au moment de votre réservation.

1426 Le train est le moyen de transport que les petits préfèrent. L'air est climatisé et ils sont un peu plus libres de leurs mouvements qu'en avion ou en voiture.

1427 En période de pointe, pour profiter des conditions de voyage les plus avantageuses, achetez vos billets largement à l'avance.

1428 Si vous voyagez en TGV, réservez vos sièges dans un « carré » ; il aura plus de place et pourra poser ses jouets sur la table centrale ou dessiner sur celle-ci. Demandez un coin fenêtre, il pourra regarder le paysage pour se distraire et, bien sûr, voyagez en wagon non-fumeur.

1429 Si aucun TGV ne rallie votre lieu de vacances et que vous avez un long voyage à faire : voyagez de nuit en couchette. Vous la partagerez tous les deux : lui dormira certainement très bien !

1430 N'arrivez pas trop tôt à la gare : le brouhaha et les courants d'air ne constituent pas son atmosphère préférée.

1431 Dans les voitures, la climatisation peut faire chuter la température de plusieurs degrés ; prévoyez un petit vêtement supplémentaire au cas où...

1432 Emportez également de quoi le changer. Certains trains offrent une cabine bébé... Sinon vous devrez vous débrouiller avec la tablette fixée au siège devant vous !... Ou vous sauterez un changement de couche en doublant les capacités d'absorption de sa couche.

1433 Vous serez peut-être obligée de lui donner un repas dans le train. Préparez-lui une purée ou un potage fluide, allongez son yogourt avec du lait et faites couler vos préparations dans ses biberons (réchauffez les aliments salés avant votre départ et conservez-les au chaud dans un étui isotherme ou dans une chaussette).

1434 Ne préparez jamais de biberon de lait à l'avance. Les bactéries se développent très vite dans le lait. S'il a encore besoin de ce type de repas, remplissez son biberon d'eau minérale et versez sa dose de lait dans une boîte à part. Vous opérerez le mélange au moment de le lui donner.

Pour veiller à sa sécurité et son confort en voiture

1435 La voiture est le mode de transport qui vous laisse le plus d'autonomie... Mais veillez à ce que votre enfant ne souffre pas de la température intérieure.

- L'hiver, lorsque le chauffage a installé une confortable température à l'intérieur de l'habitacle, retirez-lui sa combinaison ou sa couverture, ou ouvrez au moins la fermeture à glissière.
- L'été :
  - Laissez votre petit en simple chandail et pieds nus.
  - Collez sur son buste des morceaux de gaze (cachés par son vêtement) à la hauteur des boucles métalliques du harnais, car elles peuvent devenir brûlantes.
  - Si cela vous est possible, ne prenez pas la route aux heures chaudes (de 11 heures à 15 heures).
  - Emportez un brumisateur d'eau minérale pour le rafraîchir.
  - Donnez-lui souvent à boire de l'eau (pour plus de sécurité, utilisez un biberon en plastique) pendant le trajet. Il se déshydrate beaucoup dans une voiture surchauffée dans laquelle l'air n'est pas renouvelé. Ne lui donnez pas de jus de fruit acide, encore moins de boissons gazeuses difficiles à digérer et, qui plus est, sucrées...

SÉCURITÉ DE 1 À 2 ANS

- Ne roulez pas fenêtres ouvertes sous prétexte de renouveler l'air ! Les courants d'air fatiguent conducteur et passagers. Par ailleurs, ils fragilisent les muqueuses nasales de votre petit voyageur. Une rhinopharyngite dégénérant en otite ne serait pas le meilleur début de vacances.

1436 Avant quatre ans (ou avant qu'il n'ait atteint 18 kg), il doit être installé dans un siège d'auto. Au-delà de 18 kg, il peut prendre place sur un rehausseur (à l'arrière, impérativement !). Ces sièges d'enfants doivent avoir été approuvés par un organisme officiel : Santé Canada, Consommation et Corporations Canada ou le Conseil canadien de la sécurité. C'est l'étiquette figurant sur le siège qui l'atteste.

1437 Prenez votre temps pour vérifier que le siège est correctement installé :

La base du siège, retenue par la ceinture de sécurité de votre voiture et son dossier, solidement attaché par la courroie d'ancrage, maintiendront votre enfant en place en cas d'accident. Le harnais absorbera son mouvement vers l'avant au moment de l'impact.

1438 Les coques des sièges d'auto sont conçues pour éviter à son corps les traumatismes en cas de choc. Aussi n'en modifiez pas l'adéquation anatomique en glissant un petit oreiller entre le dossier et sa tête pour qu'il dorme plus confortablement, vous donneriez à sa nuque un mauvais appui. Il existe des coussins spéciaux conçus à cet effet. Ils ont la forme d'un boudin s'arrondissant autour de son cou.

1439 Ayez toujours dans votre véhicule une couverture et une petite trousse de secours comprenant : un paquet de mouchoirs en papier, une bouteille d'eau minérale, des compresses désinfectantes en étuis individuels et des pansements de différentes dimensions.

1440 Bloquez les portières pour empêcher votre jeune voyageur de les ouvrir de l'intérieur.

1441 Tous les bagages à l'intérieur de la voiture doivent être rigoureusement coincés ou fixés.

BÉBÉ TRUCS!

1442 Ne gênez pas la visibilité du conducteur en encombrant la plage arrière avec ballons, sacs, pelle et râteau. D'autant qu'ils peuvent devenir de redoutables projectiles en cas de freinage brutal.

1443 Ne gardez que le strict nécessaire entre les banquettes.

1444 Ne bricolez pas de pare-soleil latéraux en plaçant des serviettes sur les vitres arrière (encore moins avant!), vous empêcheriez la bonne visibilité du conducteur.

1445 N'orientez pas le rétroviseur central en direction de la plage arrière pour surveiller votre enfant. Il doit être braqué sur la route. En revanche, vous pouvez coller avec de l'adhésif double-face des petits «miroirs de complaisance» sur votre pare-soleil rabattable au-dessus du pare-brise et les orienter de manière à avoir un œil sur lui.

1446 N'entreprenez jamais un long voyage seule au volant avec un ou plusieurs petits passagers. En cas d'accident ou d'incident, vous ne pourriez le (les) laisser dans la voiture pour aller chercher de l'assistance.

1447 Si vous ne pouvez faire autrement que de voyager seule, partez avec votre téléphone portable.

Pour le distraire pendant le voyage

1448 Garez-vous toutes les deux heures sur le bord de la route (sur une aire de repos d'autoroute) pour vous dégourdir les jambes et changer votre bébé-voyageur d'atmosphère et de couche.

1449 Profitez de cette halte pour ouvrir grand les portières; vous renouvellerez ainsi l'air de l'habitacle.

1450 Arrêtez-vous aux heures les plus chaudes pour le faire dîner. Il n'apprécie pas du tout de manger pendant que la voiture roule, il a besoin de ses aises pour avaler et digérer calmement (au moins pendant 20 minutes)... Profitez-en pour faire une petite sieste à l'ombre tous ensemble!

SÉCURITÉ DE 1 À 2 ANS

1451 Si votre enfant est grognon, vraisemblablement ce n'est pas tant parce qu'il a faim que parce qu'il s'ennuie. Alors passez sur la banquette arrière à côté de lui. N'oubliez pas que la ceinture est obligatoire, même pour les adultes, y compris à l'arrière.

1452 Les jeux de «coucou», les «Petites marionnettes» et les grimaces n'auront qu'un temps. Prévoyez un sac de petits jouets (petites voitures, poupées, peluches) et de jeux prélevés dans son coffre. Ajoutez-en quelques-uns qu'il ne connaît pas ou qu'il a oubliés.

1453 Veillez à ce que ces objets soient sans danger : de préférence mous ou sans arêtes, ni coins agressifs.

1454 Ne les sortez pas tous à la fois de votre sac à trésors, mais plutôt au fur et à mesure. Chaque nouvelle reconnaissance d'un jouet aimé et chaque nouvelle découverte l'aidera à trouver le temps moins long.

1455 Sous prétexte de le distraire, ne transformez pas votre voiture en baraque foraine, en suspendant ses jouets au plafond, aux fenêtres, ou aux accroche-vêtements, à l'aide de ficelles ou d'élastiques, dans l'espoir de le distraire sans que vous ayez à intervenir. En cas d'accident, ces suspensions pourraient gêner sérieusement le dégagement des voyageurs de la voiture.

1456 N'emportez pas de jouets bruyants. Dans ce petit espace, leur bruit devient bien vite crispant et peut gêner le conducteur.

1457 Mettez les jouets dont votre enfant se désintéresse dans votre sac ou dans une corbeille prévue à cet effet. Ne le laissez pas les jeter à terre : une petite voiture ou une balle qui glisse sous le pied du conducteur et...

1458 Pour être certaine de ne pas perdre de jouets, vous pourrez préférer coller sur le dossier, face à votre petit, des pastilles de velcro côté griffes auxquelles vous fixerez la partie velours au dos de ses jouets. Vous accrocherez ses jouets devant lui (c'est déjà sympa de voir tous ses trésors!) et les détacherez au fur et à mesure qu'il vous les réclamera, pour les fixer à nouveau lorsqu'il en sera las!

1459 N'emportez pas de jouets sonores, mais deux ou trois cassettes ou CD seront les bienvenus pour chanter ensemble ou pour bercer ses siestes.

1460 Est-il besoin de vous rappeler d'emporter sa doudou et sa sucette s'il en a besoin pour trouver le sommeil ?

1461 Le « mal au cœur » est dû aux brusques accélérations, décélérations, freinages, virages qui perturbent son centre de l'équilibre (situé dans son oreille interne). Avant 18 mois, ce système d'équilibre est encore instable. Il vit en permanence avec l'impression d'être sur des montagnes russes, alors que sont vos petits virages pour le perturber !

1462 En revanche, passés 18 mois, il peut ressentir le mal des transports. Bien sûr, il est incapable de vous le dire, mais s'il pleure ou se démène comme un beau diable pour sortir de son siège, c'est peut-être qu'il se sent mal, nauséeux. Pour minimiser son malaise :

- Donnez-lui un repas léger avant le départ, composé d'aliments énergétiques, riches en protéines et en sucres lents mais pauvres en graisses. On a plus facilement la nausée avec l'estomac vide qu'avec l'estomac plein.

- Faites-le grignoter, une fois n'est pas coutume, pendant le trajet : un morceau de pain, un fruit, par exemple. Évitez les sucreries (gâteaux ou bonbons) qui collent aux doigts et auxquelles colle la poussière ; ainsi que les aliments gras (viennoiseries, charcuteries) difficiles à digérer. Et enfin, les boissons gazeuses sont à écarter car elles aggraveraient son malaise au lieu de l'alléger.

- La position la plus « confortable » pour l'oreille interne consiste à maintenir la tête de votre enfant immobile et légèrement basculée en arrière. Évitez de l'occuper avec des jeux à poser sur ses genoux comme le coloriage ou les livres.

- Inventez des petites activités pour le distraire de son problème : imitez le meuglement de la vache, l'aboiement du chien, le hennissement du cheval lorsque vous dépassez l'un ou l'autre.

- Tous les jeux d'observation, qui lui demandent de porter ses yeux sur l'horizon, peuvent aider votre jeune nauséeux à supporter les cahots de la route.

- Demandez à votre médecin de vous prescrire un anti-vomitif. Vous le lui donnerez trente minutes avant le départ.
- Trucs à prendre ou à laisser…
    - le bracelet antinausées (en vente en pharmacie et dans les catalogues de puériculture);
    - ou, astuce (plus hasardeuse) de maman : coller deux morceaux de ruban adhésif en croix sur son nombril…

● IL EST INDISPOSÉ PAR LA CHALEUR ET LE SOLEIL

C'est une chance, cela risque de le convaincre de ne pas quitter votre parasol (sous lequel il fait quand même diablement chaud et qui laisse 20 à 30 % de réverbération l'atteindre…) !

Chaque coup de soleil entame le capital soleil de son épiderme, c'est-à-dire sa résistance aux différents rayons ultraviolets (UV). À la longue, les UV (comme les rayons X) endommagent le matériel génétique de ses cellules et peuvent générer un mélanome. C'est pourquoi plus la peau est exposée tôt aux érythèmes solaires, plus elle risque de développer un cancer…

Mais il n'y a pas que sa peau qui soit agressée par le soleil : ses yeux le sont également. En effet, les filtres de son œil ne sont pas encore totalement opérationnels :

- son cristallin, encore très clair, laisse passer 75 % des rayons ultraviolets,
- sa pupille, plus dilatée que la vôtre, reçoit plus vivement la lumière,
- enfin, son fond de l'œil, lui aussi très clair (il se pigmente au fil des ans), ne fait guère écran aux UV.

Il est donc primordial de protéger ses yeux… d'autant que la couche d'ozone, qui devrait filtrer les rayons UV, fragilisée par la pollution, diminue.

Pour mettre sa peau à l'abri des rayons

1463 Installez-le à l'ombre, c'est la meilleure façon de lui faire prendre le soleil, surtout sous les arbres sur la pelouse. Mais si vous tenez à lui faire découvrir les joies de la plage, faites-le le matin avant 11 heures ou après sa sieste vers 16 heures (et à l'abri d'une tente ou tout au moins d'un parasol). Vous lui épargnerez ainsi les heures où le soleil est à son zénith, donc le plus chaud et le plus mauvais.

1464 Le soleil des « grandes vacances » (juillet-août) n'est pas plus dangereux que celui de printemps. Le niveau d'UV est identique au mois de mai et au mois d'août. Aussi, au cas où votre enfant souhaiterait aller vous chercher du muguet dans le jardin, obligez-le à porter chandail et chapeau et… interdisez-lui de cueillir cette plante toxique!

1465 D'autant que votre petit est tout autant exposé dans votre cour qu'à la plage. En effet, le ciment peut réverbérer jusqu'à 20 % des ultraviolets, le même pourcentage que l'eau ou le sable.

1466 Plus vous prenez de l'altitude, plus l'index UV augmente: 10 % par 1 000 m). Quant à la réverbération de la neige, elle transmet directement jusqu'à 80 % des UV.

1467 Les gros nuages bas et menaçants (cumulo-nimbus) absorbent la quasi-totalité des ultraviolets. En revanche, méfiez-vous des nuages d'altitude: ils diminuent l'intensité lumineuse, mais ne réduisent que de manière infime celle des UV. Protégez votre enfant de la même façon que par une journée de plein soleil.

1468 Si vous le pouvez, consultez sur Internet l'évolution de l'index UV au long de la journée:

- De 1 à 2, le danger lié à l'exposition solaire est faible. Protégez quand même les yeux de votre enfant avec des lunettes de soleil.

- De 3 à 4, le danger reste modéré mais effectif: 40 minutes d'exposition et il attrapera un coup de soleil. Lunettes, chapeau à visière, crème solaire régulièrement renouvelée et bouteille d'eau pour le faire boire souvent sont indispensables si vous l'emmenez en promenade.

- De 5 à 6, le coup de soleil intervient au bout de 25 minutes. Si vous devez sortir, ajoutez aux précautions précédentes un chandail et un immense parasol.
- De 7 à 9, gardez-le à l'intérieur.

1469 Enduisez-le d'une bonne crème solaire. Leur qualité est très inégale et, contrairement à ce que vous pensez, la meilleure n'est pas forcément celle qui affiche le plus fort indice de protection. Ces crèmes contiennent deux types de constituants actifs :
- des réflecteurs (souvent un mélange de mica et de titane) qui se comportent comme un miroir, retournant les rayons du soleil à l'envoyeur ;
- des filtres qui absorbent les rayons et sont donc moins efficaces que les réflecteurs. Ces derniers sont peu engageants car ils laissent des traces blanches sur la peau.

1470 Choisissez donc un écran total riche en réflecteurs.

1471 « Tartinez » votre enfant toutes les deux heures.

1472 Si vous êtes au bord de l'eau, enduisez-le après chaque bain (de mer ou de piscine). Votre écran total est peut-être résistant à l'eau mais pas à l'essuyage avec une serviette.

1473 Aussi totale que soit sa crème solaire, elle n'est pas destinée à lui permettre de s'exposer, elle sert seulement à augmenter sa protection pendant les périodes où il se trouve au soleil.

1474 Mais la meilleure protection est le vêtement. Après l'avoir couvert de crème, enfilez-lui un chandail et enfoncez-lui un chapeau sur la tête.

1475 Ce sont les premières expositions qui sont responsables des coups de soleil les plus graves. Commencez par de simples « visites » à la plage. Vous lui ferez faire plus ample connaissance trois ou quatre jours après votre arrivée.

1476 Certes, les couleurs claires sont plus « fraîches » à l'œil, mais elles laissent passer les UV, aussi préférez des teintes foncées.

1477 Laissez-lui son chandail lorsqu'il se baigne pour le protéger de la réverbération de l'eau. En revanche, retirez-le-lui dès qu'il sort de l'eau, d'abord pour le « retartiner » de crème solaire, ensuite pour lui enfiler un chandail sec. Car les petites gouttelettes d'eau retenues entre les mailles (ou les fils) de son vêtement mouillé font loupe et, au lieu de le protéger, favorisent le coup de soleil.

1478 Équipez-le d'un chapeau à large bord qui lui couvre aussi la nuque lorsqu'il sort du champ du parasol. Taillé dans un textile aux mailles plus serrées que celles de son chandail, il ne laissera pas passer les UV. Vous pourrez donc le choisir de couleur blanche, celle qui retient le moins de chaleur ; cela lui évitera l'insolation.

1479 Emportez dans votre sac de promenade une bouteille d'eau (du robinet) et une débarbouillette. Vous les utiliserez pour rafraîchir ses membres et sa nuque. Ou, plus pratique, emportez un vaporisateur d'eau minérale.

Pour protéger son œil

1480 Une casquette à visière, un chapeau bien vissé sur la tête et une capeline à larges bords constituent une première protection, mais ne préservent pas de la réflexion des rayons.

1481 Il lui faut donc de bonnes lunettes solaires.
- Choisissez une paire portant :
    - la mention « filtration UV » ;
    - un degré de filtrage 3 (minimum requis pour les enfants) et 4 pour les vacances d'hiver à la montagne.
- Préférez une monture enveloppante, pour éviter que les UV ne passent sur le côté et ne touchent l'œil à l'oblique.
- Vérifiez que les verres n'en sont pas rayés.
- Si votre enfant porte des verres correcteurs, faites-y ajouter des verres de soleil que vous accrocherez directement sur sa monture habituelle.

SÉCURITÉ DE 1 À 2 ANS

1482 Attention aux lunettes de mauvaise qualité. Ce n'est pas parce qu'elles sont teintées que les lunettes filtrent correctement les ultraviolets. Un simple plastique foncé peut s'avérer plus dangereux que l'absence de lunettes. En effet, gênée par cet écran qui lui assombrit la vue, la pupille de votre jeune vacancier se dilate démesurément pour chercher la lumière, laissant ainsi passer une quantité encore plus importante de rayons nocifs.

● IL APPRÉCIE LA PLAGE MAIS...

Sans excès. Le bruit, la chaleur sous le parasol, l'obligation d'y rester, etc., n'ont rien de réjouissant. Heureusement qu'il y a l'eau, les pâtés... et vous.

Pour le convaincre de rester sous votre parasol

1483 La surveillance d'un petit enfant sur une plage doit être de tous les instants. Relayez-vous, son papa et vous, pour le garder à l'œil. Pour vous aider dans cette tâche, ayez recours à des petits jeux rigolos.

- Dégagez de toutes vos affaires le piquet de votre parasol et dessinez un escargot géant autour. Demandez à votre plagiste d'en suivre le tracé. Selon son âge, vous lui proposerez de le faire à quatre pattes, en faisant courir son index dans la tranchée, debout, en mettant un pied devant l'autre, ou encore à cloche-pied.

- En creusant un peu plus largement votre sillon, il pourra en faire un circuit pour ses petites voitures.

- Avec du sable mouillé, sculptez un gros monticule en forme de voiture. Ne négligez aucun détail : roues, tableau de bord, volant, et creusez un siège dans lequel il pourra s'asseoir. Plantez votre parasol sur... son coffre. « Vroum, vroum ! », même les petites filles adorent.

- Cachez des objets dans le sable (petits personnages, coquillages, voitures miniatures, etc.) et demandez-lui de faire des fouilles pour les retrouver tous.

1484 Malgré votre étroite surveillance, il s'est échappé! Il s'est à peine éloigné, mais dans cette forêt de parasols, il ne vous retrouve plus. Il part à droite, malheureusement vous avez planté votre piquet à gauche. Il suffit de quelques secondes pour qu'il ait parcouru un sérieux chemin. Afin que l'on puisse vous avertir, par haut-parleur, qu'il a été retrouvé ou que l'on vous téléphone pour vous le ramener :

- Avant votre départ, faites graver votre numéro de téléphone portable sur une plaque d'identité (destinée, en principe, aux chats et chiens). Glissez un lacet dans le trou de la plaque et attachez-le-lui autour du poignet.

- Si vous ne vous êtes pas inquiétée de lui faire graver une «plaque d'identification», vous trouverez au supermarché des étiquettes en plastique pour trousseau de clés. Vous noterez sur leur languette de papier ses «coordonnées», avant de lui attacher cette étiquette avec un lacet, un ruban ou une ficelle… autour du bras. Vous devrez vraisemblablement refaire plusieurs fois cette étiquette pour qu'elle reste bien lisible.

- Il existe également une solution de rattrapage qui consiste à découper une bande de plastique dans un sac d'épicerie et y inscrire au feutre indélébile son prénom, sa date de naissance et votre numéro de téléphone portable. Nouez-lui ce bracelet improvisé autour du poignet. Mais l'indélébilité des feutres au contact d'une peau qui transpire et trempée dans l'eau de mer reste assez aléatoire!

1485 S'il est familier des fugues, achetez-lui des chandails rose fluo, jaune acidulé, bleu électrique, etc. Vous le repérerez ainsi plus facilement dans la foule.

1486 Bien que vêtu de jaune voyant et culotté de vert pomme, vous avez du mal à le localiser au premier coup d'œil? Dirigez vos recherches dans le sens opposé au soleil. Les sauveteurs ont constaté que les petits explorateurs – qui détestent ses rayons – s'en allaient visiter le vaste monde en lui tournant le dos.

1487 Autre constatation: le plus souvent, lorsqu'un fugueur prend conscience qu'il est loin de sa base et s'en inquiète, il se dirige vers les stationnements. En effet, la voiture fait partie des objets rassurants et connus de son univers (bien plus que tous ces étrangers qui lézardent sur le sable!). Alors divisez-vous les tâches: l'un cherche sur la plage et l'autre sur le bitume.

1488 Vous avez tout intérêt à l'équiper de brassards gonflables qu'il gardera en permanence, surtout s'il a une âme d'aventurier!

1489 Vous lui avez fait réintégrer votre parasol mais maintenant, alors qu'il est l'heure de rentrer, il ne veut plus le quitter. Dites-lui que le sable veut lui dire au revoir:

- Prenez sa main gauche et ouvrez-la, paume vers le ciel.
- Attrapez une poignée de sable et laissez couler doucement les petits grains sur sa main et ses doigts au fil de cette comptine:
  - « Au revoir main,
  - Au revoir gros pouce qui va dans ta bouche,
  - Au revoir index qui montre le chemin,
  - Au revoir majeur qui a l'air d'un grand frère,
  - Au revoir annulaire qui fait le fier,
  - Et toi tout petit riquiqui qui n'as rien dit, au revoir aussi».
- Prenez ensuite sa main droite et laissez le sable lui dire au revoir à son tour.
- Concentré sur vos paroles et sur le filet de sable qui se promène sur ses doigts, son corps s'apaise. Par ailleurs, la sensation épidermique que lui procure les grains tombant sur sa peau a un effet relaxant.
- Repartez, main dans la main, vers... le bain!

Pour lui faire apprécier les baignades

1490 Avant votre départ (mieux encore – si cela est possible – avant de faire la réservation de votre location de vacances), informez-vous sur la salubrité de sa plage et de son eau de mer.

1491 Pour que le premier contact avec les vagues se passe vraiment bien, mouillez-le progressivement et ne le laissez pas trop longtemps dans l'eau.

1492 Pour le deuxième, le troisième et tous les contacts qui suivront, gardez ce principe d'entrée progressive dans l'eau pour éviter le choc thermique entre sa peau chaude et la mer froide.

1493 Les risques d'hydrocution sont plus importants :

- après un repas (respectez le délai de deux heures minimum entre dîner et baignade);
- une exposition prolongée au soleil (même sous un parasol);
- une activité physique importante (une séance de culbutes, par exemple).

1494 Il n'est pas emballé par cette eau à perte de vue ? L'eau froide, le bruit, le mouvement des vagues, l'agitation ambiante, la foule au bord de l'eau, etc., peuvent lui sembler plus effrayants qu'amusants. Rebroussez chemin vers votre parasol, vous réessaierez plus tard, quand il aura un peu oublié.

1495 Soyez plus modeste dans vos ambitions lors de votre seconde approche des vagues : creusez-lui dans le sable une minicuvette au ras de l'eau et asseyez-le à l'intérieur. Ce bain de siège et les chatouillis des vagues sur les orteils devraient le mettre en confiance.

1496 Ne le baignez pas plus de cinq minutes, moins si la température de l'eau est vraiment froide.

1497 Ne vous baignez jamais hors des zones surveillées, même si les plages de ces dernières sont nettement plus fréquentées ! Respectez les couleurs des drapeaux : vert (baignade autorisée), rouge (interdite).

1498 Une fois qu'il aura apprivoisé la mer, pour qu'il puisse s'écarter un peu de vous, glissez-le dans une bouée-siège dont l'anneau gonflable est complété d'une culotte et d'un dossier. Elle ne lui fera courir aucun risque de basculer tête la première.

1499 Au moment de l'achat de cette bouée, faites-la-lui essayer : elle doit être parfaitement à sa taille pour éviter qu'il ne la perde dans l'eau.

1500 Choisissez-la avec un bouchon de sécurité. De cette façon, si votre petit baigneur a envie de « faire ses griffes » sur ce petit bouton rigolo et le soulève, il ne verra pas sa bouée se dégonfler.

1501 Cette bouée-siège est la plus adaptée aux « nageurs » de moins de deux ans. Les simples bouées-anneaux sont loin d'avoir sa stabilité et les bouées à tête d'hippocampe, de requin, de poney, etc. peuvent être dangereuses : cette « proue » peut entraîner les enfants la tête en bas et les pieds en l'air.

1502 Vous voulez lui faire découvrir la joie de se laisser porter par la vague dans une petite embarcation.

- Restez très au bord de l'eau si vous installez votre enfant sur un matelas pneumatique désigné comme ***« article de plage »*** et indiquant : ***« Attention, l'utilisation comme embarcation est aux risques et périls des usagers ! »***.
- N'utilisez, en revanche, jamais les matelas pneumatiques destinés « au camping », même s'ils portent la même mise en garde.
- Bien sûr, suréquipez votre petit si vous l'asseyez sur ces esquifs : brassards autour des biceps et bouées autour du ventre.

1503 Dégonflez l'embarcation une fois « la balade en mer » terminée ou remontez-la très haut sur la plage. Restée gonflée au bord des vagues, elle pourrait donner à votre moussaillon l'idée de larguer seul les amarres !

1504 S'il a la peau fragile, sèche ou sujette à l'eczéma, rincez-le à l'eau douce après chaque bain. Vous le laverez sous la douche de la plage si elle en est équipée, ou sinon avec une débarbouillette et l'eau de la bouteille dont vous aurez pris soin de vous munir.

1505 Épiderme délicat ou pas, rincez-le systématiquement avant de quitter la plage.

Pour lui faire goûter le charme des « cocotiers » sans aucun danger

1506 Si vous n'êtes pas certains des conditions sanitaires du pays exotique dont la plage vous fait rêver, vous ne serez pas détendu (à raison) et vos vacances s'en ressentiront. Téléphonez au consulat, à l'ambassade ou plus simplement à la compagnie aérienne qui va vous acheminer pour connaître exactement le « paysage sécuritaire » de votre destination.

1507 Assurez-vous auprès de votre médecin que votre jeune voyageur est à jour de ses vaccinations (poliomyélite, tuberculose, diphtérie, tétanos, coqueluche).

1508 Certaines destinations (Amérique centrale, Afrique) imposent des vaccinations complémentaires :

- antiméningococcique, hépatite B, haemophilus influenzae ;
- fièvre jaune (pour un séjour en Afrique de plus de quinze jours), à partir de l'âge de un an ;
- la typhoïde et le choléra, en cas de menace d'épidémie.

Ces vaccins pouvant entraîner de la fièvre, faites-les pratiquer plusieurs jours avant votre départ.

1509 Repoussez la date de votre voyage si votre petit enfant n'est pas en bonne santé les jours qui précèdent la date prévue.

1510 De toute façon, prenez un rendez-vous chez votre pédiatre un mois et demi avant votre départ et avertissez-le de votre projet de voyage. Si vous devez donner à votre enfant un antipaludique, il devra prendre son sirop pendant un mois avant de monter dans l'avion.

1511 Emportez impérativement la trousse de « secours-vacances » décrite au début de ce chapitre (n° 1328).

IL A UN FAIBLE POUR LA CAMPAGNE

... Ou pour la petite ou moyenne montagne. Elles ressemblent au jardin où vous l'emmenez faire des pâtés, un tour de balançoire, courir derrière les pigeons, etc. Il se trouve en terre presque connue.

Pour partir à la campagne en toute sécurité

1512 S'il y a une balançoire dans le jardin de votre villégiature, pensez à l'enrouler autour des montants du portique (ou à la lui rendre inaccessible lorsque vous la quittez). Les strangulations avec leurs cordes sont malheureusement fréquentes.

1513 Si vous passez vos vacances dans votre propre maison de campagne, vérifiez, au moment où vous réinstallez les agrès sur le portique, l'état des cordages en plastique (qui peuvent avoir souffert des changements de température) et des anneaux de fixation. À la fin des vacances, rentrez ces accessoires à l'intérieur.

1514 Assurez-vous que sous le portique, le sol ou le gazon n'a pas durci, risquant d'aggraver une éventuelle chute au lieu de l'amortir.

1515 Si vous avez une piscine sur le terrain de la maison que vous louez, vous devrez y trouver :

- une barrière de sécurité empêchant l'accès au bassin par votre apprenti nageur ;
- un filet ou un tapis couvrant ;
- éventuellement un détecteur électronique donnant l'alarme dès qu'un corps entre dans l'eau (alors que vous l'avez branché) ;
- un revêtement de sol antidérapant posé autour de la piscine et sur les marches de l'escalier d'accès.

1516 Dès son lever, enfilez à votre enfant une bouée-brassard autour de chaque bras.

Vous les lui retirerez seulement... lorsque vous le coucherez !

1517 Lorsque vous quittez la piscine, enlevez tous les jouets flottant à la surface et qu'il pourrait avoir envie d'aller récupérer sans votre aide.

1518 Laissez votre appareil de téléphone portable à côté de la piscine pour appeler les secours, au cas où...

1519 L'eau d'une piscine « tourne », c'est à vous d'entretenir son pH. Inquiétez-vous si sa transparence ne vous permet pas de voir parfaitement le fond du bassin. Pour mieux cerner le problème, faites tomber à l'endroit le plus profond un objet sombre (d'une longueur minimale de 30 cm). Si vous ne parvenez pas à le repérer, agissez le soir même.

1520 Ne le laissez pas marcher sans chaussures dans l'herbe, ses pieds peuvent y faire toutes sortes de mauvaises rencontres. Équipez-le de chaussures fermées et même montantes pour amortir les accidents de terrain.

1521 Quand les beaux jours arrivent, l'un des inconvénients majeurs de la campagne est les insectes. Aménagez une aire de jeu en dépliant sur l'herbe un tapis de sol plastifié (un rideau de douche ou une toile cirée...), vous mettrez ainsi votre petit à l'abri des fourmis.

1522 Les piqûres des abeilles et des guêpes sont douloureuses (et peuvent même être graves). Des mesures préventives s'imposent :

- Renoncez à enduire sa brosse à cheveux de son parfum « spécial bébé », les odeurs fleuries et sucrées (tout particulièrement la vanille) attirent ces insectes comme un aimant.
- Évitez de l'habiller de couleurs vives ou brillantes : ils en raffolent.
- Inspectez soigneusement les fruits et légumes sucrés avant de les éplucher, une guêpe ou l'une de ses cousines peut toujours s'y cacher.
- Ne laissez pas la corbeille de fruits près de la table du repas.
- Et essuyez votre table dès votre repas terminé.
- Méfiez-vous des tartines de confiture, de miel ou de pâte à tartiner au chocolat : les abeilles et les guêpes en raffolent elles aussi !

Dès que vous avez fini de vous servir des bocaux, essuyez avec une éponge humide la zone de fermeture pour effacer toute trace de sucre.

- Faites attention également aux plats et assiettes de viande : les guêpes apprécient également la viande...
- Donnez-lui à boire dans son biberon – ou à la paille dès qu'il saura s'en servir –, car un hyménoptère (leur nom savant) peut toujours avoir l'idée de faire un plongeon dans un verre.
- Évitez de faire manger votre enfant dehors.
- Expliquez-lui que ces « insectes Bzz » piquent et font mal, mais qu'il ne faut pas faire de grands gestes désordonnés pour les chasser.

1523 En principe, dame maringoin (le mâle est inoffensif) ne joue pas les vampires au grand jour ; elle attaque la nuit. N'attendez pas que celle-ci tombe pour sortir crèmes répulsives, bombes insecticides et diffuseurs ; mettez en place votre matériel de combat entre 18 et 19 heures. Il existe des préventions moins chimiques : la moustiquaire, la lotion à la citronnelle et les géraniums au balcon tiennent ces suceuses de sang à distance.

1524 Autre petit problème rencontré à la campagne : les plantes, baies et champignons dont certains peuvent provoquer des troubles digestifs parfois sévères (vomissements, diarrhées). Si votre enfant se livre à quelques aventures gastronomiques locales et végétales, retirez-lui immédiatement ce qu'il a dans la bouche (et mettez-le de côté). Si un peu plus tard dans la journée il présente des symptômes bizarres, rendez-vous chez le médecin avec les restes de son expérience culinaire afin qu'il puisse identifier le fauteur de son trouble et prescrire le traitement adéquat. En fin de journée, si aucun symptôme suspect n'est apparu, ne jetez pas pour autant les vestiges de son repas improvisé : les manifestations peuvent survenir le lendemain.

1525 La plus grave des ingestions est celle de l'amanite phalloïde. Que vous sachiez ou non l'identifier, s'il a croqué un champignon, précipitez-vous chez le pharmacien avec sa cueillette. Il l'examinera avec attention, car vénéneux et comestibles se ressemblent énormément. S'il craint une toxicité quelconque, il vous dirigera vers un médecin ou le centre antipoison régional.

1526 La plus importante cause d'accidents à la campagne est le barbecue. Fasciné par ses petites flammes, votre explorateur de jardin aura très envie de les attraper avec sa main. Cela tombe mal, il est justement à la bonne hauteur :

- Assurez-vous de la stabilité du barbecue avant de l'allumer.
- N'utilisez jamais de liquide inflammable pour activer les braises.
- Éloignez votre enfant de cet instrument pendant toute la durée de son utilisation.
- Éteignez soigneusement les braises après usage.
- Au cas où l'accident se produirait quand même, reportez-vous au chapitre « Santé », vous y trouverez les gestes à faire en cas de brûlure par flamme (n° 1311).

1527 Pour partir en balade, notamment sur les petits chemins de montagne ou les sentiers forestiers, vous trouverez peut-être commode de véhiculer votre marcheur débutant dans un porte-bébé dorsal (de préférence « spécial randonnée », c'est-à-dire équipé d'un pare-soleil et d'une assise bien suspendue). Votre petit enfant profitera certes du paysage, mais également de la chaleur de votre corps et de celle du soleil. Pour lui éviter l'insolation :

- couvrez-lui la tête d'une casquette blanche pourvue d'un protège-nuque et, si le modèle que vous avez trouvé n'en possède pas, accrochez avec des épingles de sûreté un mouchoir ou un foulard au dos de son chapeau.
- Faites-le boire tous les quarts d'heure.

1528 De part et d'autre de son « sac à dos », ses petits mollets dépassent et craignent les coups de soleil. Enfilez-lui un pantalon léger (et ample).

1529 Il voudra forcément se dégourdir les jambes et demandera à son « sherpa » de le poser à terre. Aussi, lors de vos balades dans les rocailles et les taillis, équipez-le de chaussures fermées et montantes, ainsi que d'un pantalon.

1530 Lorsque vous partez « en randonnée », parez à la survenue d'un changement de temps ou d'un contretemps vous empêchant de rentrer à l'heure en emportant un biberon de lait tiède (dans un étui isotherme) et un petit pot de compote (ils remplaceront le repas que votre petit ne pourra pas prendre à la maison), des lingettes de toilette, des couches et enfin un vêtement chaud à capuche.

SOINS (HYGIÈNE)

● IL A ENCORE ÉNORMÉMENT BESOIN DE VOUS POUR PRENDRE SOIN DE LUI

Certes, il a encore pris des centimètres, mais c'est surtout dans sa tête qu'il se sent grand. Il n'a plus envie que vous le traitiez en bébé, bien qu'il ait encore besoin des soins d'un tout-petit.

Vous avez eu bien du mal à le coucher sur son matelas à langer et, maintenant, il se débat comme un beau diable pour échapper à vos mains qui veulent lui changer sa couche.

Pour le toiletter commodément

1531 Poussez sa table à langer dans un coin de sa chambre : les deux murs qui la borderont ainsi protégeront votre enfant des chutes.

1532 Ne le quittez pas une seconde des yeux car c'est un fameux gigoteur. Si vous avez besoin d'attraper quelque chose d'un peu éloigné, gardez une main sur son ventre pendant que vous tendez l'autre vers ce dont vous avez besoin.

1533 Il serait dommage d'employer la manière forte pour parvenir à le toiletter ; vous avez tellement d'occasions, dans la journée, de faire la grosse voix. Mieux vaut faire diversion :

- Récupérez les jouets que vous avez rangés parce qu'il en avait tellement ou qu'ils ne l'amusaient pas. Décrochez le mobile que vous aviez installé au-dessus de son matelas à langer (il ne le distrait plus, il l'a trop vu) et suspendez au crochet – à l'aide d'un morceau de ficelle – l'un de ces jouets écartés (peluches, animaux en plastique léger ou tissu) qu'il va découvrir sous un autre angle. Laissez-le descendre à hauteur de ses mains. Changez-en souvent. Vous pourrez revenir au premier dans quelques semaines, il l'aura oublié !

- Fixez avec de la pâte à coller, au mur qui borde son matelas, des photos de votre famille. Commentez-lui : « Voilà ton grand-papa. C'est le papa de ton papa. Et là, c'est ton cousin Pierre, c'est le petit garçon de mon grand frère... ». Au début, tout cela ressemble à une petite ritournelle, mais ces visages sont bien sympathiques. Petit à petit, il organisera votre famille dans sa tête.

- Accrochez un miroir à hauteur de ses yeux : il se découvre un copain diablement intéressant (il se reconnaîtra plus vite sur les photos que dans la glace).

1534 Pour ne pas être encombrée avec les jambes de sa combinaison-pyjama ou de sa salopette, attachez les pressions de l'entrejambes aux deux premières de l'encolure ou à celles des épaules.

1535 Impossible avec un tel petit vers de continuer de lui laver les dents allongé sur son matelas. Il veut s'asseoir, alors asseyez-le sur vos genoux, sa tête bien calée contre vous, et brossez chaque face de ses dents l'une après l'autre avec une brosse à poils souples. Vous l'aurez achetée au rayon « hygiène bébé » pour qu'elle soit adaptée à la morphologie de sa jeune bouche.

Pour lui éviter les caries

1536 Les bactéries sont gourmandes, elles affectionnent tout particulièrement les résidus sucrés qui « traînent » dans la plaque dentaire collée aux dents. Or, le mélange bactéries + sucre entraîne la production d'acides qui attaquent l'émail et la dentine (cœur de la dent caché sous l'émail), provoquant la carie. Il est donc impératif d'éviter le contact prolongé du sucre avec les dents...

- Donnez-lui de l'eau, seulement de l'eau.

- Évidemment, « son sevrage » va être difficile. Vous ne pouvez pas mettre un terme au biberon sucré du soir du « jour » au lendemain. Diminuez sa concentration en sucre au fil des jours, en le diluant de plus en plus, jusqu'à ce qu'il n'en contienne plus du tout.

- Le sucre est sournois il se trouve bien évidemment dans les bonbons, confitures, biscuits, mais il se cache également dans le pain, les céréales, les craquelins ou les croustilles. Le plus insidieux des sucres est d'ailleurs celui qui s'associe au gras, car ce dernier s'accroche aux dents !

- Ne faites pas l'impasse sur un brossage biquotidien de ses dents : le matin et le soir avant de le coucher et après avoir pris ses médicaments, s'il est sous traitement !

1537 Pour redonner un peu d'intérêt à l'affaire, vous pouvez lui acheter son premier dentifrice. Choisissez-le au fluor, à condition que vous ne lui en donniez pas en supplément.

1538 Ne déposez qu'une pointe de dentifrice sur sa brosse. Il ne sait pas encore se rincer la bouche sans avaler.

● IL FAUT LE SUPPLIER D'ALLER DANS LE BAIN

Il n'est pas forcément contre l'idée d'aller dans l'eau, mais pas tout de suite. Ou alors, il estime très amusant de vous filer entre les doigts tandis que vous tentez de le déshabiller.

Une fois immergé, il ne trouve rien de plus drôle que de vous éclabousser à tout-va.

Pour le convaincre d'aller dans la baignoire

1539 Calmez ses « ardeurs éclabousseuses » en remplissant un verre d'eau et en le déversant dans son dos. Partez du creux de ses reins pour remonter jusqu'à son cou et chantonnez *Une poule sur un mur* en jouant avec l'eau de la façon suivante :

- « Une poule qui montait, montait sur un mur ». *Remontez le filet d'eau de bas en haut ;*
- « Picoti » – *Un petit jet sur l'épaule droite ;*
- « Picota » – *Un petit jet sur l'épaule gauche ;*
- « Leva la queue » – *Un jet sur la nuque ;*
- « Et s'en alla… » – *Redescendez le long de son dos.*

Remplissez à nouveau votre verre et recommencez jusqu'à ce que vous le sentiez plus détendu. Comme chez les adultes, ses tensions se localisent dans le haut de son dos. L'écoulement de l'eau sur cette zone crispée agit comme un massage relaxant.

1540 C'est peut-être l'opération savonnage qu'il n'apprécie pas vraiment… N'insistez pas. À moins qu'il ne revienne tous les jours du jardin « sale comme un peigne », il n'est pas utile de le savonner quotidiennement intégralement. Un nettoyage excessif peut détruire la barrière de protection naturelle de sa peau !

1541 Pour que l'opération ne s'éternise pas, vous préférez peut-être utiliser un savon en gel (d'autant que vous tenez mieux en main son flacon que la savonnette !). Mais certains contiennent des constituants chimiques (notamment des conservateurs) pouvant attaquer l'épiderme de votre enfant. Utilisez-le donc en quantité limitée et rincez-le abondamment. Cependant, si votre enfant a tendance à l'eczéma ou si sa peau est irritée, vous serez tout de même obligée de repasser à la savonnette (ou à l'eau pure).

1542 Laissez-le jouer dans l'eau avec des jouets pour le bain. À la fin de cette année, il s'intéresse tout particulièrement aux activités de transvasement, faisant passer l'eau d'une tasse dans une petite casserole, puis dans une soucoupe. Il s'interroge sur la « dynamique des fluides », car une question le tarabuste : où va le pipi qu'il fait de temps en temps dans son pot ?

1543 Vous ne lui avez pas acheté de vaisselle de poupée, pas plus que de jouets d'eau. Donnez-lui une éponge (neuve, qui restera destinée à ses expériences), une bouteille de shampoing privée de son bouchon qui fait des glouglous lorsqu'il l'enfonce tout au fond de la baignoire et deux ou trois récipients en plastique prélevés sur votre stock de boîtes pour conserver les aliments dans votre réfrigérateur.

1544 Il s'amuse si bien qu'il ne veut plus sortir ! Ramassez son bric-à-brac et rangez-le dans un filet à provisions en mailles nylon. Accrochez-le aux trois ou quatre crochets-ventouses (en fonction du poids de ses jouets) que vous aurez fixés au-dessus de la baignoire, ils s'égoutteront ainsi sans problème. Il n'a plus rien pour jouer, ce n'est plus drôle de barboter dans une eau presque froide.

1545 Faites chauffer sa serviette de bain sur votre radiateur (s'il n'est pas électrique) pendant que vous le baignez. Il sera heureux de se pelotonner dans ce tissu doux et tiède en sortant d'une eau douce et tiède.

1546 Plus pratique que la serviette de bain qui glisse et ne se ferme pas toujours bien, fabriquez-lui un poncho. Faites un trou légèrement supérieur au périmètre de son crâne au centre de l'une de vos serviettes.

● IL AIME LE LINGE FRAIS

Il a bien raison car ses débordements d'activités le font transpirer et la sueur est championne pour retenir les bactéries, elle se défait cependant d'une partie d'entre elles sur ses vêtements! Heureusement que les machines à laver existent!

Pour le faire tout beau tout propre

1547 Il a des idées très spéciales sur l'usage qu'il peut faire des poches de ses vêtements. Retournez-les systématiquement avant de laver le linge: leur contenu ne supporte pas toujours le passage au tambour.

1548 S'il fréquente assidûment le bac à sable, brossez le bas de ses pantalons et ses fonds de poche.

1549 Il n'est pas conseillé de tordre les textiles fragiles avec votre habituelle «poigne de fer». Pour permettre à ses petites laines de sécher plus vite (à plat sur une serviette de toilette), essorez-les dans le panier de votre essoreuse à salade en les faisant tourner comme des toupies, deux ou trois fois, avant de les étendre.

1550 Le vêtement le plus déconcertant est incontestablement le petit bas! Il semble avoir résolu de vous compliquer la vie en se désolidarisant de son pareil... Pour déjouer ses facéties, les bonnes ménagères ont une astuce de base: les mettre dans le panier à linge sale roulés l'un dans l'autre. Elles ont également plusieurs autres trucs pour continuer de leur faire faire la paire:

- les laver ainsi roulés (s'ils ne sont pas très sales) et les suspendre côte à côte;
- les mettre, sans les tasser, dans une débarbouillette formant une poche fermée par un élastique;
- placer dans le panier à linge une pochette (prévue pour le lavage de la lingerie) par membre de la famille. Les remplir au fur et à mesure avec les bas de chacun. Une fois pleines, les mettre directement dans votre machine.

1551 Lavez à froid (ou à l'eau très tiède) les vêtements tachés d'œuf, de sang, de vomi, d'urine, de boue ou portant des traces de pâte à modeler. En effet, l'eau chaude fixe les protéines contenues dans ces souillures.

1552 L'eau froide ne résout pas totalement les problèmes de taches; certaines demandent à être «traitées» avant de passer en machine:

- Il existe un nettoyant quasi universel, plus détergent que la simple lessive: le détergent à vaisselle, qu'on fait pénétrer dans le tissu, sur la tache. N'en mettez pas trop pour ne pas faire mousser exagérément votre eau de lavage.
- Les taches de feutre et d'encre partiront au lavage si vous laissez tremper la partie «gribouillée» du vêtement dans le lait pendant une dizaine d'heures (une nuit...).
- Les traces de stylo à bille disparaîtront si vous les tamponnez avec de l'alcool à 90°.
- Pour «faire partir» le sang laissé par une écorchure, faites tremper chandail ou pantalon dans une bassine d'eau dans laquelle vous aurez fait fondre un cachet d'aspirine.
- Si votre petit Indien rampe dans les hautes herbes et revient avec des genoux de pantalon tachés, frottez les traces avec de l'eau sucrée, laissez sécher et lavez.

- Carotte, tomate, abricot, etc., l'orange est tenace. Si, au sortir de la machine, vous constatez que votre linge n'est pas totalement net, faites-le sécher en plein soleil.

- Pour dégoudronner un maillot de bain, frottez la tache avec un tampon imbibé d'huile végétale.

- Si de la gomme à mâcher est venue se coller sur son fond de culotte ou la manche de l'un de ses chandails et qu'elle est encore molle, placez un glaçon sous le tissu pour faire durcir la pâte, puis grattez-la pour en éliminer le plus possible. S'il reste un dépôt, frottez-le avec un coton-tige imbibé de votre dissolvant pour vernis à ongles (faites un petit essai sur l'envers du tissu pour vous assurer que ce solvant ne le décolore pas).

1553 À la fin de cette année, il fera (peut-être) de louables efforts pour faire pipi dans son pot, mais si vous oubliez de lui remettre une couche pour la sieste (à plus forte raison pour la nuit), il a toutes les chances de mouiller son matelas (si vous ne l'avez pas protégé par un piqué ou que celui-ci s'est déplacé). Dans ce cas, mieux vaut intervenir immédiatement :

- Saupoudrez du talc sur la zone humide.
- Laissez sécher à l'air libre, en laissant son matelas découvert.
- Passez un coup d'aspirateur avant de refaire son lit.

1554 Le linge blanc a la fâcheuse tendance à devenir gris. Ajoutez un petit sachet de levure chimique (poudre à pâte) à votre lessive pour aider le linge à conserver sa « couleur » d'origine.

1555 Ne repassez que l'indispensable ! Le conseil est intéressant, mais qu'est-ce qui est indispensable ? Ses draps-housses peuvent sans doute supporter d'être un peu froissés, mais les repasser avec un fer chaud tue les bactéries ! Enfilez-les sur votre table à repasser et effectuez tout votre repassage sur cette deuxième housse, ainsi son drap sera parfaitement « désinfecté ».

1556 Le linge est plus facile à repasser humide. Si vous possédez une sécheuse, réglez son temps de séchage pour que son contenu ne soit pas totalement sec (si vous n'avez que quelques articles à faire sécher, ajoutez deux serviettes qui absorberont l'humidité et donc réduiront le temps de séchage).

1557 Sinon, humidifiez votre repassage avant de vous mettre à la tâche. Vaporisez votre eau à l'aide d'un brumisateur pour plantes vertes.

1558 Vous pouvez profiter de cette humidification pour donner une bonne odeur à votre linge. Faites couler dans votre brumisateur quelques gouttes d'essence de lavande ou un peu de son « sent bon ». Toute la famille sentira le bébé !

1559 Le linge des grands-mères ne tournait pas aussi souvent en lessiveuse que le vôtre en machine... C'est en partie pour cela qu'elles parfumaient leurs armoires. Une bien agréable habitude à reprendre à votre compte :

- Posez des sachets de lavande entre vos piles de linge, ou confectionnez-en de très tendres en remplissant ses petits chaussons de nouveau-né de grains de lavande.

- Si vous avez laissé sécher des lingettes dans leur paquet et qu'elles sont inutilisables pour nettoyer ses fesses, intercalez-les entre ses chandails, ils s'imprégneront de leur douce odeur.

- Emportez avec vous les savonnettes que vous trouvez dans les chambres d'hôtel et placez-les sur les étagères de vos armoires.

1560 Laissez votre linge refroidir avant de le ranger.

● IL A LES INTESTINS FRAGILES

Son système immunitaire ne sera totalement opérationnel qu'à sept ans. Il réagit donc particulièrement vivement aux germes qu'il peut rencontrer dans son alimentation.

Ces germes sont sensibles au froid, mais tous n'ont pas la même sensibilité. Les plus modestes – qui ne défraient pas la chronique, mais se signalent à votre attention en provoquant fermentation, moisissure, puanteur des aliments – ralentissent leur prolifération en dessous de 15 °C. Les plus « stars », telle la listéria, décélèrent leur croissance à 4 °C et la stoppent à 0 °C. Ce ne sont pas forcément les plus médiatisés qui sont les plus méchants. Mais, quelle que soit leur notoriété, tous profitent de la rupture de la chaîne du froid pour se développer.

Alors « sus » aux germes fauteurs de troubles digestifs (diarrhées, gastro-entérites, etc.) qui adorent les courses qui traînent en longueur et prolifèrent tout particulièrement dans la cuisine dont ils apprécient la chaleureuse humidité.

Pour éviter de ramener des germes à la maison

1561 Pour ne pas perdre de temps dans les allées de votre supermarché, ce qui ne peut manquer d'altérer les aliments frais, la première mesure est d'éviter de faire vos courses avec votre jeune consommateur. Mais votre emploi du temps ne s'organise pas toujours comme vous le souhaitez !

1562 Préparez votre marathon à l'avance en établissant une liste de courses. Pour vous y aider :

- Accrochez sur la porte, à l'intérieur de votre dépense et à l'extérieur de votre réfrigérateur, un tableau, une craie et une brosse. Inscrivez sur l'un la liste des produits secs que vous avez l'habitude d'utiliser et sur le second tableau, la liste des produits frais que vous consommez. Marquez avec la craie - au fur et à mesure que vous videz boîtes, paquets, réserves - une croix en face de l'aliment concerné. Au moment de partir faire vos courses, recopiez sur une feuille de papier les produits cochés. Essuyez vos croix quand vous réapprovisionnez vos étagères et rayonnages.

- Établissez-vous un répertoire de menus types : « radis, gratin de choux-fleurs au jambon, salade de fruits » ou, « taboulé, poulet-ratatouille, fromage blanc au coulis de framboises »... pouvant être modifiés. Cela vous aidera à compléter votre liste.

- Si vous êtes informatisée, tapez une liste d'articles types sur votre ordinateur. À la fin de la semaine, faites le tour de vos placards et réfrigérateur, copiez et collez cette liste dans un nouveau fichier et effacez les produits dont vous n'êtes pas à court. Imprimez et glissez votre feuille dans votre panier... ou téléchargez-la pour l'envoyer par mail à votre « supermarché en ligne ».

SOINS (HYGIÈNE) DE 1 À 2 ANS

1563 Limitez au maximum le temps entre l'achat des aliments devant aller au réfrigérateur et leur arrivée dans celui-ci.

- Si vous faites vos courses dans un supermarché, commencez par les denrées non alimentaires, puis les emballages d'eau et de produits stérilisés (lait UHT) pour enchaîner enfin avec l'épicerie… Finissez par les produits frais et surgelés.
- Bien qu'ils n'aient pas leur place dans le congélateur, transportez tout de même les produits frais dans un sac isotherme. Pour les produits surgelés, le transport en sac isotherme est obligatoire si vous devez les faire voyager dans le coffre d'une voiture.

1564 Si vous ne pouvez faire autrement, faites vos courses avec votre enfant, de préférence en début de matinée (après son déjeuner) ou dans l'après-midi (après son goûter). Ayant le ventre plein, il sera moins tenté de vous réclamer gâteaux, chocolat et bonbons.

1565 Tant qu'il accepte de rester assis dans le siège du chariot d'épicerie, vous « l'avez à l'œil », mais dès qu'il a des fourmis dans les jambes, il réclame à grands cris de descendre… et s'égaille dans les allées. Avant de quitter votre maison, écrivez directement au stylo sur le dos de sa main (ce sera ainsi bien visible) son prénom et votre numéro de cellulaire. Vous devriez ainsi le retrouver rapidement s'il part en reconnaissance sans vous dans les rayons.

1566 Pour qu'il trouve le temps moins long, parlez-lui :

- Commentez-lui ce qu'il voit sur les rayons.
- Requérez son avis… « pour la forme », la plupart du temps. Ce n'est qu'à la fin de cette année qu'il manifestera de vraies préférences, tenez-en compte pour l'achat des fruits ou des laitages, par exemple. Pour le reste, faites à votre idée,
- Demandez-lui de vous aider à trouver ce que vous cherchez.

1567 Prévenez-le que vous allez à l'épicerie ou à la boulangerie, mais que vous ne lui achèterez pas de sucreries. En revanche, il pourra choisir ses céréales, tenir le pain ou donner la monnaie à la caissière.

1568 À partir de ses 18 mois, il va vous régaler de quelques caprices et de déplaisantes colères. Si vous sentez qu'il commence à manifester des signes d'agitation, interrogez-le sur ce qu'il ressent : est-il fatigué ? A-t-il faim ? Se sent-il à l'étroit ? Cerner son mal-être peut l'aider à mieux contrôler ses émotions et à ne pas se laisser submerger par celles-ci.

1569 Et s'il « vous fait une colère » parce que vous ne voulez pas acheter le paquet de sucettes qu'il tente de glisser subrepticement dans votre panier, ne cédez pas. On vous regarde ? Justement, montrez-vous ferme, il y aura toujours des gens pour vous approuver et d'autres pour vous critiquer, quoi que vous fassiez. Les louangeurs sont les meilleurs éducateurs, restez de leur côté.

1570 Ne partez pas sans sa doudou : il en aura besoin si vous portez un coup à son moral en ne cédant pas à ses désirs. Attachez-la avec un accroche-tétine à son vêtement. Imaginez qu'il la laisse tomber sans que vous vous en aperceviez et que vous reveniez sans...

Pour le mettre à l'abri des germes

1571 Gérez « sainement » votre réfrigérateur :

- Sa température intérieure n'est pas uniforme. Faites l'acquisition d'un thermomètre et placez-le successivement sur ses étagères – dans un verre d'eau qui vous donnera la température de l'aliment et non celui de l'air – et notez-la.
- Entreposez :
  - les viandes dans la zone allant de 4 à 7 °C ;
  - les volailles, le lait et les produits laitiers dans celle affichant de 2 à 4 °C ;
  - les poissons dans celle située de 0 à 2 °C ;
  - les légumes et les fruits dans les bacs prévus à cet effet.

La plupart des réfrigérateurs proposent une clayette pour ranger les œufs. Si vous le pouvez, cependant, entreposez-les à part dans un cellier (de 5 à 15 °C) afin d'éviter que ne se forme une condensation d'eau sur leur coquille, susceptible de laisser pénétrer des salmonelles.

- Avant de ranger vos aliments dans votre réfrigérateur, débarrassez-les de leurs emballages carton (yogourts par paquets de 8... ou 12), potentiellement porteurs de germes.
- Séparez vos aliments cuits (dans des contenants hermétiques) des aliments crus pour éviter les contaminations de promiscuité.
- Surveillez la date de péremption («Meilleur avant»).
- Gardez en tête que votre réfrigérateur sert à maintenir le froid et non à refroidir les aliments. Toute élévation de sa température contribue à la croissance microbienne...
  - Aussi ne placez jamais un aliment chaud dans votre réfrigérateur.
  - Évitez les ouvertures de sa porte... trop fréquentes ou trop prolongées.
    ~ La mauvaise circulation d'air occasionnée par un réfrigérateur trop plein favorise les contaminations.

1572 Les tissus des végétaux et des animaux possèdent un système de défense destiné à tenir les microbes en échec. Les légumes et les fruits fraîchement cueillis, de même que la viande fraîche, sont donc peu contaminés. Cuisinez-les (ou consommez-les crus) le plus vite possible.

1573 Refroidissez rapidement les aliments cuits en les plaçant dans des lieux frais, avant de les réfrigérer. C'est à température ambiante (de 10 à 60 °C) que les microbes se multiplient le plus facilement.

1574 La surgélation ne tue pas les germes, elle en suspend la prolifération. Aussi, dès qu'un aliment surgelé est laissé à température ambiante, les micro-organismes retrouvent leur activité.

- C'est pourquoi les aliments surgelés doivent être dégelés dans le réfrigérateur ou au four micro-ondes et jamais à «l'air libre». Les bactéries commencent à se multiplier dès que la surface des aliments se réchauffe.
- Évidemment (est-il besoin de le rappeler!), un aliment décongelé ne doit jamais être recongelé!

BÉBÉ TRUCS !

1575 Une coupure d'électricité a fait chuter la température de votre congélateur ?

- Cette coupure a duré moins de 24 heures. Si votre congélateur est récent et que vous n'avez pas ouvert sa porte, vos aliments ont gardé la température convenant à la conservation.
- La coupure a été plus longue (ou vous avez mal fermé votre appareil) :
  - Si la température interne de votre congélateur n'a pas dépassé les 0 °C et que les aliments sont encore durs, vous pouvez les cuisiner ou les manger dans les heures qui suivent.
  - En revanche, dès qu'ils sont mous, vous devez les jeter.

1576 Préserver la chaîne de froid, c'est bien, mais ce n'est pas suffisant. Au moment où vous préparez vos aliments, vous pouvez y introduire des germes « traînant » dans votre cuisine :

- Lavez-vous les mains avant de manipuler les aliments.
- Rincez et essorez votre chiffon après chaque utilisation (l'idéal serait d'en avoir plusieurs en service et d'en utiliser toujours un qui soit sec). Changez-en tous les mois.
- Faites sécher vos torchons après utilisation, changez-les tous les deux jours (plus souvent s'ils vous semblent douteux, évidemment !).
- Lavez votre plan de travail après chaque usage.
- N'utilisez pas le même couteau pour couper le fromage puis les tomates... par exemple.
- Nettoyez votre réfrigérateur toutes les semaines et désinfectez-le, à l'eau javellisée, tous les mois.
- Nettoyez votre congélateur deux fois par an.
- Balayez le sol et lavez-le tous les jours avec une eau additionnée d'un détergent antibactérien (eau de Javel, notamment).
- Les produits chlorés, type eau de Javel, sont plus efficaces lorsqu'ils sont mélangés à de l'eau froide (l'eau chaude annihile certaines de leurs propriétés).

🟢 IL N'APPRÉCIE PAS LA POUSSIÈRE

... Ou plus exactement les acariens, petites bêtes de la famille des araignées, invisibles à l'œil nu (de 250 à 300 microns de diamètre), qui logent dans la poussière. Leur corps est constitué de 75 % d'eau, c'est pourquoi les acariens ont besoin d'humidité pour se ressourcer et se reproduire !

On considérait jusqu'alors que les petits enfants allergiques avaient une prédisposition génétique (antécédents familiaux) à l'allergie. On reconsidère aujourd'hui l'importance de ce terrain dit « atopique », dans la mesure où les allergies respiratoires sont en très nette hausse, et l'on accorde un plus grand intérêt aux conditions environnementales.

Les études sur l'incidence de la pollution dans les problèmes respiratoires prouvent que la mauvaise qualité de l'air intervient effectivement dans les cancers du poumon et les maladies cardiorespiratoires. Mais les pneumologues des services pédiatriques n'ont pas attendu ces résultats pour constater que les affections des bronches des tout-petits avaient augmenté parallèlement à l'accroissement du taux de pollution...

C'est pourquoi, même si vous ne connaissez pas d'allergiques dans votre famille, vous risquez tout de même de voir votre enfant développer des bronchites asthmatiformes et peut-être même un asthme.

Mieux vaut prévenir que guérir...

Pour le protéger des allergènes respiratoires « maison »

1577 L'acarien s'assure une longue vie (trois mois) et une belle progéniture (environ trente à cinquante œufs par femelle toutes les trois semaines) dans une atmosphère « tropicale ». En revanche, il perd sa longévité (de quatre à onze jours) dès que la température chute au-dessous de 25 °C et que le taux d'humidité descend au-dessous de 50 %.

1578 Pour écarter les acariens de la chambre d'enfant, ouvrez en grand la fenêtre de sa chambre lorsqu'il n'y est pas, au moins une fois par jour (de préférence le matin pour évacuer l'humidité de la nuit). Gardez-là ouverte une dizaine de minutes et plus longtemps si l'atmosphère extérieure est sèche.

1579 Les acariens affectionnent les petits nids de poussière, de poils et de laine. Ils y sont heureux comme un « arachnide dans un poussier ». Lorsqu'ils dénichent un matelas, ils y trouvent les particules de peau pour se nourrir, l'humidité du corps pour se désaltérer et la chaleur pour s'y multiplier. Ils peuvent y vivre à l'aise à plus d'un million!

- Pour maintenir « l'atmosphère » du matelas de votre enfant à 25 °C et à 50 % d'humidité au maximum, la température de sa chambre ne doit pas dépasser les 18 °C.
- Changez son drap-housse au moins une fois par semaine. Dégagez d'abord ses coins et roulez-le progressivement vers le milieu pour éviter la propagation des allergènes d'acariens dans l'air.
- Aérez son lit dès qu'il se lève : retournez son matelas, tapez-le et, une fois par semaine, passez-y l'aspirateur.
- Ne posez sur son drap aucun objet ayant touché le sol (jouets revenant du parc, chaussures, valise, sac à dos, sac de voyage, etc.).
- Empêchez vos animaux de compagnie d'aller dormir sur son lit. Protégez-le en permanence avec une moustiquaire... ou placez sur son matelas, lorsqu'il le quitte, une longue bande de papier d'aluminium.
- Il quittera peut-être son lit de bébé à la fin de cette année ou dans le courant de l'année prochaine. S'il partage sa chambre avec un grand frère (ou une grande sœur), proscrivez les lits superposés. L'occupant de la couchette inférieure respire les allergènes d'acariens logés dans la couchette du dessus.

1580 Les acariens éprouvent la même affection que votre enfant à l'égard de ses peluches (surtout s'il dort avec elles !). Choisissez-les lavables ! Enfermez-les avec ses jouets de chiffon dans une taie d'oreiller nouée et glissez-les dans votre machine à laver lorsque vous faites un cycle délicat, une fois par semaine environ.

1581 On dénombre environ cent acariens dans un gramme de poussière. Un aspirateur normal ne parvient à en éliminer que 10 %, car leurs petites pattes sont équipées de ventouses qui leur permettent de s'accrocher aux surfaces où ils ont élu domicile. Quant à leurs débris de carapaces et à leurs déjections (les véritables allergènes de l'acarien), ils sont tellement légers qu'ils s'échappent des sacs pour s'éparpiller dans l'air ambiant.

- Choisissez un aspirateur plus puissant que la moyenne.
- Équipez-le de filtres antiacariens.
- Passez l'aspirateur fenêtre ouverte et porte fermée.
- Les balais ne sont pas formidables : ils laissent un tiers de la poussière devant leurs poils, un tiers dans leurs poils, un tiers derrière leurs poils... disent ses détracteurs les plus convaincus !
- L'idéal est de pouvoir passez une vadrouille sur le sol.

1582 La poussière se dépose également sur les meubles ! Préférez une armoire ou une penderie pour ranger ses vêtements à une étagère à claire-voie sur laquelle vous les plieriez. Ne tassez pas trop les cintres portant ses vêtements pour laisser l'air circuler.

1583 Laissez un espace de 10 centimètres entre le dos des grands meubles (telle que son armoire) et le mur.

1584 Tant que ses pantalons peuvent se plier sans dommage, vous pouvez vous contenter d'une commode, mais n'y rangez que du linge propre.

1585 Ne laissez pas ses vêtements traîner en tas par terre ou sur un fauteuil, d'autant qu'il n'y a pas que les acariens qui seraient heureux d'y trouver un foyer d'accueil : les bactéries s'en réjouiraient également.

1586 Enfermez chaque couche souillée dans un sac de plastique (rapporté de vos courses) et jetez ce sac immédiatement après dans votre poubelle collective.

1587 Pour laver ses petits jouets en plastique au jour le jour, placez-les dans votre lave-vaisselle.

1588 Pour nettoyer sa boîte à musique ou son mobile – leur mécanisme ou leur système d'attache ne permet pas de les passer en machine –, utilisez ses lingettes de bébé.

1589 Si vous n'avez pas de lave-vaisselle ou que certains de ses jouets sont trop gros pour y entrer :

- Remplissez votre baignoire d'eau et versez-y une bonne dose de détergent à vaisselle.
- Faites tremper ses jouets.
- Rincez-les abondamment.
- Placez-le dans une grande serviette de bain et ramenez-en les angles pour former un baluchon. Agitez-la à plusieurs reprises pour sécher ses jouets avant de les remettre en circulation.

1590 L'idéal, pour la chambre d'un petit atopique, serait de lui choisir des matériaux fonctionnels (heureusement souvent colorés de teintes vives et ludiques) qui se nettoient facilement :

- Au sol, préférez de la parqueterie ou, mieux encore, du plancher flottant qui amortit les chutes : tous les trois sont lavables à la vadrouille à essorer.
- Aux murs, collez du papier peint ou appliquez une peinture lessivable.
- À la fenêtre, posez un store à lattes métalliques ou en PVC (qui modulent leur ouverture et se nettoient à l'éponge).
- Si son radiateur n'est pas installé sous ou à côté de la fenêtre, cela vaut peut-être la peine de le faire déplacer. Mettez-le alors à proximité d'une source d'aération, vous diminuerez ainsi le taux d'humidité de la pièce... si vous ne gâchez pas tout en y faisant sécher du linge. En revanche, à condition qu'ils soient secs, vous pouvez y réchauffer sa serviette de bain et ses sous-vêtements.
- Entre sol et plafond, choisissez :
  - des meubles laqués, stratifiés ou en plastique ;
  - un plafonnier et des appliques en métal ou en PVC, dépoussiérables d'un coup de chiffon humide ;
  - plusieurs bacs de rangement se fermant hermétiquement par un couvercle pour entreposer ses jouets (plutôt qu'un grand coffre), faciles à nettoyer d'un coup de jet de douche.

1591 Il passe dans sa chambre un bon tiers de son temps, mais elle n'est pas la seule à donner asile aux acariens. La salle de bains est un lieu de villégiature qu'ils investissent largement. C'est logique, il y règne une douce chaleur humide, vous y entreposez votre linge sale, vous vous y frictionnez le corps, y perdez vos cheveux : les acariens – mais également les bactéries et les moisissures – ne peuvent rêver d'un endroit plus adapté à leurs besoins ! Pour limiter leur expansion :

- Préférez le savon liquide en flacon (si la peau de votre enfant ne présente aucune lésion) il se contamine beaucoup moins facilement que les savonnettes.
- Étendez complètement les serviettes après vous en être servi pour vous sécher.
- Après un bain ou une douche, aérez la pièce (en ouvrant simplement la porte si elle n'a pas de fenêtre).
- Choisissez une couleur de serviette pour chacun : la serviette de son papa ne convient pas pour essuyer le museau de votre petit, pas plus que la vôtre pour lui essuyer les mains... Et réciproquement, il peut tout autant vous contaminer que vous pouvez le faire.
- Pour son propre linge, l'idéal est de le mettre dans le panier à linge après chaque utilisation.
- Une débarbouillette ne sert pas deux fois sans avoir été lavée entre les deux utilisations !

1592 Rincez soigneusement lavabo, baignoire, bac à douche après chaque utilisation. Désinfectez-les au moins une fois par semaine (insistez sur les renvois, les bactéries affectionnant tout particulièrement ces petits trous qui retiennent les desquamations).

1593 Nettoyez encore plus fréquemment votre baignoire si vous mélangez à l'eau de vos bains des huiles ou des gels moussants : le film qu'ils déposent sur l'émail favorise la fixation de microbes.

1594 Rincez scrupuleusement :

- vos brosses à dents et placez-les dans votre verre, tête en haut, pour qu'elles sèchent plus rapidement ;

- votre brosse à ongles.

1595 Nettoyez vos brosses à cheveux en les débarrassant de leurs cheveux avec votre peigne.

1596 Enfermez brosse à cheveux, à ongles et peignes dans une taie d'oreiller nouée et placez-les dans votre machine lorsque vous programmez un cycle délicat. Effectuez cette opération au moins une fois par mois.

1597 Lessivez sol et carrelage mural (les germes se logent dans les joints entre les carreaux) une fois par semaine au minimum.

Pour limiter son contact avec la pollution

1598 Les jours de pic de pollution :
- Tant qu'il ne manifeste pas un vif désir de jouer avec des petits copains, contentez-vous de lui faire prendre l'air en ouvrant grand sa fenêtre si vous habitez les étages. En revanche, si vous habitez au premier, une fois la fenêtre ouverte, la différence avec l'air de la rue n'est pas énorme. Et si vous logez au rez-de-chaussée, elle est nulle.
- De toute façon, refermez vos fenêtres aux heures de fortes chaleurs.
- Dès que votre enfant aura pris goût à la vie sociale que lui offre les parcs publics, emmenez-le de préférence entre huit heures et midi, alors que l'air est encore relativement frais (le soleil et le ciel bleu sont des facteurs aggravants du taux de pollution).
- Tentez de lui faire comprendre qu'il serait meilleur pour sa santé qu'il ne coure pas, ne saute pas, ne grimpe pas : les efforts physiques augmentent la consommation d'oxygène, donc d'air pollué !

1599 Lors de ses déplacements en poussette, roulez en lui faisant raser les murs, le plus loin possible des pots d'échappement.

1600 Pour lui offrir un bol d'air sain, faites-lui passer quelques jours au

1601 À moins de 150 kilomètres d'une grande ville, l'air n'est pas plus sain à la campagne que sur les trottoirs.

1602 Vous pensez peut-être également qu'il est meilleur pour sa santé de lui faire accomplir les trajets en ville dans votre voiture ? Faux : emprisonné à l'intérieur de l'habitacle, l'air y est 10 % plus vicié que sur le trottoir.

● IL A BESOIN D'UNE PAIRE DE CHAUSSURES

N'attendez pas que votre bébé marche vraiment pour l'équiper de chaussures. Dès qu'il progresse le long d'un meuble sur lequel il a pris appui, équipez-le.

Pour mettre la bonne chaussure à son pied

1603 Il a besoin de sentir que ses chevilles sont costaudes, qu'elles ne vont pas se dérober (ce sont ses genoux et non elles qui doivent décider de terminer la promenade et de tomber sur ses couches). Pour que ses chaussures lui donnent cette sécurité, elles doivent être :

- légèrement montantes et lacées (le pied y est mieux maintenu car la tige de ces modèles est plus haute et empêche le déchaussage) ;
- équipées d'un bon contrefort pour tenir son talon ;
- munies d'une cambrure rigide incorporée dans la semelle pour éviter à sa cheville de tourner ;
- et enfin dotées d'un bout de protection « semi-souple ». En effet, votre apprenti-marcheur fait ses premiers pas sur la pointe des pieds : il pose d'abord ses orteils sur le sol, puis le talon. Il va lui falloir un petit moment avant de comprendre que le contraire est plus efficace.

1604 Vous les avez choisies en cuir pour que son pied respire. Mais même dans cette matière noble, il règne une atmosphère torride : environ

32 °C, compte tenu de la sudation de son pied due à l'effort. Il s'agit d'une chaleur humide qui peut être source de rougeurs, ou plus simplement ramollir la peau autour des ongles. Ceux-ci peuvent alors entrer dans la chair de ses orteils, risquant de provoquer des ongles incarnés.

- Mettez-le en chaussons après le bain jusqu'au coucher et le matin jusqu'à ce que vous l'habilliez. Laissez-le pieds nus ou en petits bas pendant ses siestes.
- Préférez les bas en coton ou en laine qui absorbent sa transpiration.
- Et s'il n'échappe pas à l'ongle incarné :
  - Faites-lui prendre un bain de pieds dans de l'eau tiède, additionnée de sels d'alun ou de perborate de soude, une dizaine de minutes (une petite histoire lue par maman ne sera pas de refus).
  - Soulevez ensuite son ongle et glissez la lame de ciseaux à bouts arrondis (préalablement désinfectées à l'alcool) entre sa peau et l'ongle.
  - Coupez son ongle droit - surtout pas en arrondi - à la base de la pulpe de l'orteil.
  - Passez une solution antiseptique pour nettoyer la petite coupure que l'ongle a provoquée.

Pour suivre la croissance de son pied

1605 En moyenne, il change de pointure tous les trois mois. Mais la croissance de son pied n'est pas constante, car il grandit par à-coups. Comme votre enfant ne parle pas encore, il ne peut pas vous signaler que ses orteils touchent le bout de sa chaussure. Alors comment faire ? Comme votre mère le faisait parce que sa mère le faisait :

- Faites-le se tenir bien droit, les pieds à plat.
- Si vous pouvez sans difficulté passer votre index entre l'arrière de sa cheville et la tige de sa chaussure, elle est encore à sa taille.

1606 Prenez ses empreintes :

- Faites-lui poser ses pieds nus sur une feuille de papier et dessinez le contour de chacun d'eux, en inclinant légèrement votre crayon vers l'extérieur pour que son épaisseur n'ajoute pas quelques millimètres à ses empreintes.
- Découpez chaque pied sur son tracé et posez ces semelles de papier sur celles de ses chaussures, après avoir retourné chaque forme pour que le pied droit coïncide... avec le pied droit.
- Un débord d'un centimètre de semelle doit entourer ces formes découpées pour tenir compte de l'aisance dont il a besoin, de la couture de la chaussure et de l'épaisseur de coupe de la semelle.

1607 Ces empreintes de papier peuvent vous aider différemment :

- Glissez-les (sans les retourner) à l'intérieur de ses chaussures.
- Faites rouler une craie de couleur sous la plante de son pied et sous ses orteils.
- Demandez-lui de glisser ses pieds de clown directement dans ses chaussures et faites-le marcher un peu.
- Déchaussez-le et examinez sur ces fines semelles de papier les traces de ses talons et de ses orteils : si elles touchent les bords du papier, ses chaussures sont devenues trop petites.
- Vous pouvez, au lieu de la craie, utiliser de l'huile. Massez le dessous de ses deux pieds d'huile d'amande douce. Faites-lui enfiler ses chaussures équipées de ses semelles de papier. Vous les examinerez après qu'il ait fait quelques pas. Si les traces grasses touchent les bords...

Pour lui acheter la bonne paire

1608 Votre doigt ou ses empreintes vous le disent : vous devez lui acheter une nouvelle paire !

- Ne les prenez pas une taille plus grande que nécessaire pour qu'elles lui fassent plus d'usage. Mal ajustées à ses pieds, ses chaussures ne les maintiendront pas suffisamment et peuvent leur faire adopter de mauvaises positions.

- D'autre part, ses pieds vont flotter dans leur chaussant, ce qui va provoquer de désagréables frottements, entraînant des irritations de sa peau, des ampoules et parfois même des petits hématomes sous ses ongles.

1609 Si vous avez cédé à cette mesure de fourmi économe, laissez cette paire patienter deux ou trois mois (elles ne sont pas perdues) et achetez-lui en une autre paire bien à sa taille.

1610 Choisissez un modèle lui permettant de bouger et d'écarter librement les orteils. Une chaussure qui comprime son pied gêne sa circulation et le jeu de ses différentes articulations. Or le squelette de son pied est une mosaïque de pièces cartilagineuses, dont 25 % seulement sont ossifiées à sa naissance. Son pied est donc extrêmement malléable et toute mauvaise compression peut entraîner des déformations, tel un chevauchement de ses orteils (notamment dans le cas de chaussures trop étroites). Les bouts pointus, eux, peuvent générer des ongles incarnés.

1611 Que ses chaussures neuves l'irritent n'a rien d'étonnant. Les premiers jours, ne les lui laissez pas en permanence. Alternez avec son ancienne paire le temps qu'il les moule à son pied. Et si vous n'avez pas pu lui éviter l'ampoule :

- Percez-la avec une aiguille désinfectée à l'alcool.
- Laissez le liquide s'écouler.
- Appliquez un antiseptique pour nettoyer la minuscule incision et un peu d'éosine pour accélérer le séchage.

1612 Il a trotté de la garderie au parc, piétiné avec vous au supermarché : ses pieds sont fatigués. Ils ont besoin d'une récréation : une échappée dans une bonne paire de chaussons souples avec une semelle qui le protège des échardes ou débris blessants qui peuvent se trouver sur le sol.

1613 Ses pieds ont également transpiré pendant l'effort, humidifiant le chaussant... Or, il faut quarante-huit heures à une chaussure pour sécher. Pour éviter à votre enfant mycoses et ongles incarnés, il faut donc deux paires de chaussures afin de les lui mettre en alternance. Elles sont si chères : cela vous paraît un luxe inutile ! Pas vraiment, un petit bobo peut lui faire adopter – pour éviter la douleur – une mauvaise position. Or, un pied qui tourne en dehors ou en dedans peut entraîner une déviation de sa colonne vertébrale.

1614 À la fin de cette année, il va courir, grimper, sauter et vous devrez changer son modèle de chaussant. Sa cheville ne doit plus être entravée pour pouvoir acquérir une bonne musculature. Le modèle qui lui convient désormais doit être plutôt bas, avec un contrefort et un laçage montant sur le coup de pied. Trop montante (comme sa paire précédente), elle contraint cette fine articulation et ne laisse pas jouer ses muscles.

1615 Il prend un malin plaisir à sauter à pieds joints dans les flaques d'eau. Normal, il sait que cela ne vous plaît pas. Pour accélérer le séchage de ses chaussures, bourrez-les de papier journal.

1616 Pour réduire l'humidité de sa peau, talquez ses pieds avant de lui enfiler ses chaussettes.

SOMMEIL

● IL A PEUR D'ALLER SE COUCHER

Vous arrivez au terme de votre congé de maternité. Dans ce cas, il découvre à un an la «séparation»... et sa gardienne!

Or le sommeil, qui entraîne une rupture avec son environnement, réinstalle l'inquiétude de la séparation qu'il éprouve lorsque vous le laissez à une autre personne. Lutter contre l'endormissement est une façon de ne pas perdre le contact avec vous.

Pour le rassurer

1617 Sous prétexte qu'il a un an, ne faites pas l'impasse sur la semaine d'adaptation que propose la garderie pour que les petits enfants (et tout autant leurs mamans) s'habituent à leur mode de garde, entourés par l'affection de la personne qui leur est la plus chère: vous!

1618 S'il a déjà goûté aux bonheurs et malheurs de la garde l'année dernière mais que vous déménagez, ce sont tous ses repères qui s'effondrent. À plus forte raison, demandez à profiter de cette adaptation chez sa gardienne ou à la garderie.

1619 Dans le cas d'un déménagement, pour le rassurer sur la stabilité de son univers, installez son sommeil dans un lieu sécurisant: le même lit, les mêmes objets autour de lui à portée de sa main (un ou deux jouets et sa doudou... s'il en a élu une).

1620 Orientez son lit de façon qu'il puisse vous voir sortir de sa chambre... mais surtout y entrer.

1621 Installez-lui la «meilleure des chambres» pour qu'il s'y sente vraiment bien le jour lorsqu'il y fait ses siestes (la fin de semaine...), et donc en sécurité la nuit:

- Elle doit être claire pour que, stimulé par la lumière du jour, il ait envie d'y jouer.
- Elle ne doit pas pour autant être exposée plein sud : le soleil de midi rendrait la pièce étouffante l'été. C'est l'exposition est-ouest qui est la meilleure. Soleil matin et soir, ombre à l'heure de la sieste.
- Il semblerait qu'une exposition de son lit tête au nord et pieds au sud procure un champ magnétique propice au sommeil. Si vous n'êtes pas très sûre de vos points cardinaux, bougez son lit dans la pièce jusqu'à ce que son sommeil soit tranquille.
- Ce qui est plus certain, c'est que la majorité des petits n'apprécient pas que leur lit soit au milieu de leur chambre car cela accentue leur sentiment d'insécurité. Appuyez au moins la tête ou l'un des flancs de son lit contre un mur ; mieux encore, installez-le dans un angle, il aura ainsi deux murs pour le protéger.
- Choisissez la pièce la plus calme : pas de mur mitoyen avec la cuisine et son lave-vaisselle, la salle de bains et la machine à laver, etc.
- 19 °C, c'est la température idéale de sa chambre, la nuit. De 20 à 21 °C, dans la journée. Placez son lit loin de la fenêtre pour qu'il ne souffre pas des courants d'air et loin du radiateur car sa chaleur, trop proche, lui ferait courir le risque d'une hyperthermie et d'une déshydratation.

1622 Mettez en place les fameux rituels du coucher. Le mot vous impressionne ? Quelques gestes accomplis dans le même ordre, en cinq minutes, suffisent ! Le plus important est votre totale disponibilité pendant cet instant et la répétition immuable de vos « rituels ». Pour lui, elle signifie que si tout se met en place de manière identique le soir, il n'y a aucune raison pour qu'il n'en soit pas de même le matin : donc il va vous retrouver. Cela apaise sa grande inquiétude.

- Éteignez les lumières fortes de sa chambre pour installer une atmosphère tamisée.
- Vérifiez que tous ses objets « d'amour » sont bien autour de lui.
- Chantez-lui une petite chanson, racontez-lui une petite histoire : un épisode de sa journée, par exemple. Il n'en comprend pas les mots

et peut-être même pas le sens! Aucune importance, il a besoin du doux ronronnement de votre voix pour se laisser aller, faute de quoi l'inquiétude l'emportera sur l'épuisement.

- Murmurez-lui vos mots du soir: «Dors bien, fais de beaux rêves, je t'aime, à demain...».
- Embrassez-le et éloignez-vous de son lit.
- Attardez-vous le temps de ramasser quelques objets ou vêtements qui traînent.
- Éteignez la lumière et retirez-vous.
- Vaquez à vos occupations, non pas les plus bruyantes (elles perturberaient son endormissement), mais ne faites pas régner le silence complet sur la maison. Il a besoin de continuer de l'entendre «vivre» pour se sentir en «pays de connaissance».

1623 Il aime les repères fixes, mais il les attend aussi bien de vous que de son papa. Laissez ce dernier s'impliquer, vous serez heureuse certains soirs de passer la main.

1624 S'il a fait connaissance avec la séparation il y a déjà plusieurs mois, un événement perturbant peut faire ressurgir l'angoisse de la perte: un changement de chambre, un séjour chez ses grands-parents, un épisode de fièvre, etc. Rassurez-vous, tout n'est pas à reprendre à zéro! Dites-lui que vous comprenez qu'il soit inquiet, qu'il a besoin d'un peu de temps pour s'habituer à ce changement, mais ce qui ne changera jamais, c'est que vous serez toujours là et que c'est vous qui, demain matin, viendrez le chercher dans son lit (et bien entendu, faites en sorte que ce soit vous, effectivement!).

1625 Mettre vos mots sur ce que vit votre tout-petit le rassurera et, avec un peu de patience de votre part, tout rentrera dans l'ordre.

● IL NE VEUT PAS ALLER AU LIT

Dès seize-dix-huit mois (pour certains) et jusqu'à quatre ans (voire plus), l'idée fixe de votre chérubin est de tester votre autorité. Plus encore, vous avez bien souvent l'impression que c'est votre patience qu'il teste!

Il est normal que ce soit vous qui fassiez les frais de son désir d'indépendance, car vous êtes la personne qui compte le plus pour lui... Vos réactions sont donc les plus intéressantes à observer.

Vous vous sentez plus énervée que flattée par la considération qu'il vous porte, surtout le soir au moment de le coucher, alors qu'il s'agrippe au tapis pour ne pas se laisser emmener dans son lit !

Il a plusieurs terrains d'action pour mener ses recherches concernant votre résistance face à ses larmes. Le coucher est l'un de ses préférés. Il est particulièrement imaginatif dans le choix des procédés destinés à vous faire revenir auprès de lui, après que vous ayez réussi à le mettre au lit : encore un baiser, un biberon, un jouet, etc. L'heure tourne et vous vous dites, mi-excédée, mi-anxieuse, qu'il exagère et n'aura pas son compte de sommeil. C'est terrible de devoir se séparer sur une petite dispute, mais vous devez être ferme et lui faire comprendre qu'il y a un temps pour que les parents s'occupent de leur enfant et un temps pour que les parents s'occupent l'un de l'autre... sans leur petit enfant.

Pour mieux comprendre son sommeil

1626 Le sommeil perdu ne se rattrape pas. Qu'il s'endorme à vingt heures ou à minuit, il se réveillera à six ou à sept heures. Sa petite horloge interne en a décidé ainsi, aussi va-t-il manquer de sommeil et c'est bien dommage, car le sommeil sert à réparer la fatigue physique et la fatigue nerveuse, à grandir, à renforcer ses défenses et à mémoriser les informations de la journée...

1627 Pour comprendre les « troubles » du sommeil de votre jeune dormeur et bien les gérer, il est nécessaire que vous connaissiez le mécanisme du sommeil d'un petit enfant. Il s'organise en une suite de cycles (de durée variable selon les enfants : de 50 à 100 minutes), s'enchaînant les uns à la suite des autres jusqu'à ce qu'il ait son « compte de sommeil ». Ces cycles sont eux-mêmes organisés en cinq stades :

- Le premier est celui de l'endormissement. Votre jeune dormeur n'est ni tout à fait éveillé, ni tout à fait endormi : un rien (une petite visite dans sa chambre, notamment) peut le faire se redresser dans son lit et décider de repousser à plus tard son endormissement !

- Le deuxième stade installe un sommeil lent et léger, encore très facile à perturber!
- Les deux stades suivants (3 et 4) correspondent à des périodes de sommeil de plus en plus profond. L'expression «dormir à poings fermés» est bien celle qui leur correspond. En effet, vous pouvez trouver votre bel endormi les doigts fortement repliés dans ses paumes, car si son esprit a lâché prise, ses muscles, eux, ne se sont pas relâchés!
- Vient ensuite le stade du sommeil des rêves, dit «paradoxal» (les précédents stades appartenant au sommeil «orthodoxe»), parce que maintenant c'est son corps qui est détendu, alors que son esprit rêve à cent à l'heure. Son visage vous le prouve: il redevient mobile et expressif. Sous ses paupières fermées, ses yeux bougent rapidement (ces mouvements sont visibles au travers de ses paupières)! Si vous devez le réveiller, c'est le moment idéal pour lui caresser la main et lui murmurer: «Debout mon chéri, c'est l'heure!».
- La fin du sommeil paradoxal est marquée par une phase de pré-éveil très courte et (en principe) inconsciente qui le conduit à un nouveau cycle.

1628 La composition de son sommeil se modifie au fil des cycles:
- Dans le premier tiers de la nuit, son sommeil lent est plus profond, plus prolongé. Ses deux premiers cycles sont constitués presque totalement de sommeil lent profond.
- À l'inverse, son sommeil lent léger et son sommeil paradoxal sont proportionnellement plus importants en fin de nuit.
- La durée des périodes de sommeil paradoxal s'allongeant d'un cycle à l'autre, les dernières phases sont aussi plus riches en mouvements oculaires.

1629 Des «microéveils» surviennent généralement en fin de cycle, au moment du passage d'une phase de sommeil paradoxal à une nouvelle phase de sommeil lent. Très brefs en début de nuit, il en a à peine conscience. En revanche, ils deviennent plus longs et plus fréquents au fil des cycles, intervenant parfois après chaque cycle au-delà de minuit. De 40 à 60 % des petits de 18 mois se réveillent au moins une fois par nuit… et 20 % d'entre eux plusieurs fois ! Ces éveils nocturnes sont une composante normale du sommeil de votre petit dormeur.

1630 Le sommeil lent profond joue un rôle capital dans le développement de votre enfant. En effet, on a mis en évidence la sécrétion d'une hormone de croissance, qui n'a lieu, pratiquement, que pendant les stades de sommeil profond. Non seulement cette hormone agit sur sa croissance, mais elle favorise la réparation de ses tissus et de ses cellules. C'est également durant le sommeil profond qu'est sécrétée la prolactine, qui stimulerait la production de lymphocytes (« globules blancs » du sang) qui participent à la défense de son organisme contre les infections. Heureusement, il court peu de risque de manquer de ce sommeil ! En effet, si son organisme est en manque global de sommeil, il s'arrange pour rattraper prioritairement cette carence en sommeil profond.

1631 En revanche, la privation de sommeil risque de le laisser en manque de sommeil paradoxal, qui lui permet de mémoriser et d'organiser les informations qu'il a engrangées dans la journée, ainsi que de dénouer les tensions qu'il a accumulées. Lui aussi est donc terriblement important. Mais il ne pourra le rattraper qu'après que le sommeil « orthodoxe » ait eu son comptant. S'il ne reste plus de temps pour le rêve… tant pis !

1632 « Plus il dort, mieux il se construit ! » Aussi, résistez à votre désir (ou à l'apparente facilité) de différer l'heure du coucher. D'autant que les heures volées à son sommeil conduisent son excitabilité à son paroxysme. Toute la famille en pâtit. Plus le temps du coucher est reculé, moins il est en mesure de trouver un sommeil calme, voire le sommeil tout court.

1633 Son besoin de sommeil se manifeste généralement chaque soir à la même heure : il bâille, se frotte l'œil, pleurniche et peut même avoir quelques frissons. Si vous le couchez au moment où ces signes apparaissent, il trouve rapidement le sommeil. Il ne devrait pas s'écouler plus de 10 minutes entre votre dernier baiser et la fermeture de ses petits yeux.

1634 En revanche, si vous ne tenez pas compte de ces signaux qui vous indiquent que « c'est son heure », vous devrez parfois attendre une heure (pendant laquelle il sera des plus grincheux) pour que son besoin de sommeil se manifeste à nouveau.

1635 Si vous êtes un peu en retard sur votre emploi du temps, il vaut mieux le priver de bain que de repousser son heure de coucher.

Pour ne pas céder à ses supplications

1636 Il pleure et c'est inhabituel. Retournez le voir et assurerez-vous que tout va bien : il n'a ni trop chaud, ni perdu sa doudou, ni de fièvre.

1637 Il pleure comme tous les soirs ! Ne vous sentez pas coupable de le laisser pleurer. En effet, si vous craquez au bout d'un quart d'heure, il réalisera vite – à travers votre attitude – qu'il faut pleurer 15 minutes pour que vous veniez le consoler. Vous ne lui apprendrez pas à mettre un terme à sa demande.

1638 Ne comptez pas trop sur la mise en place des rituels pour rétablir la situation si vous avez laissé s'installer l'habitude de venir le réconforter à la première larme. Il n'y a que votre détermination à le laisser s'endormir sans votre aide qui puisse donner confiance à votre enfant dans sa capacité de trouver le sommeil tout seul !

1639 Vous éprouvez un sentiment de culpabilité à le laisser à la garderie ou chez la gardienne et trouvez que vous lui consacrez trop peu de temps. Inconsciemment, vous souhaitez presque qu'il ne veuille pas s'endormir et vous « oblige » à rester à ses côtés. Le plaisir que vous lui donnez en cédant vous semble compenser le « mal » que vous lui faites en « l'abandonnant ». La majorité des mamans éprouvent le même sentiment et le gèrent de façon identique ! Votre petit le sent et ne se laisse pas impressionner par le temps que vous mettez pour venir le consoler. Tant que vous ne serez pas convaincue qu'il est meilleur pour lui de faire une grande nuit que de grignoter un petit plus de démonstration d'affection de sa maman, vous ne parviendrez pas à mettre un terme à « la comédie du coucher ».

SOMMEIL DE 1 À 2 ANS

1640 Dès que vous vous sentirez prête à lui imposer vos règles, vous opterez pour l'une ou l'autre de ces techniques :

- soit vous déciderez que c'est LE jour – ou plutôt LE soir – où vous n'irez pas le consoler et vous vous boucherez les oreilles ;
- soit vous adopterez la technique progressive. Expliquez-lui le nouveau mode d'emploi de son coucher et vos motivations. Le premier jour, laissez-le pleurer trois minutes avant d'aller le voir. Le deuxième jour, attendez cinq minutes. Le troisième, dix minutes, puis un quart d'heure, etc. L'obstination d'un petit enfant dépasse rarement les trente minutes.

1641 Pour faciliter cette mise en place de son sommeil autonome, vous pourriez être tentée de vous faire aider par un petit sirop calmant. Résistez. En effet, ces sirops altèrent la construction cérébrale du petit enfant alors qu'elle se met tout particulièrement en place pendant son sommeil.

1642 En revanche, vous pouvez essayer les remèdes des grands-mères et ouvrir leur armoire de plantes miracles.

- La lavande, c'est bien connu, a des vertus soporifiques. C'est pour cela que nos aïeules en glissaient des petits sachets dans le linge. Mais les draps de votre bébé passent souvent en machine, alors, pour que cette odeur flotte au-dessus de son lit, versez quelques gouttes d'huile essentielle sur un mouchoir que vous placerez sous son matelas. Ou encore, glissez dans l'une de ses peluches ou de ses poupées de chiffon, dont vous aurez ouvert l'une des coutures, une poignée de fleurs de lavande séchées. Refermez le jouet et posez-le au pied de son lit.
- Pour « arroser » son dîner, versez dans sa tasse d'eau (ou son biberon) deux ou trois gouttes d'eau de fleur d'oranger ou trois cuillères à thé prélevées sur une infusion légère de passiflore, de tilleul ou de camomille.

1643 « Il est temps de se dire au revoir. À demain ! » Une petite phrase qui dit votre détermination, sans sévérité, sans ton excédé, sans geste définitif (la porte que vous fermez en la claquant ou sa lumière éteinte brutalement) pour ne pas lui faire craindre que vous ne l'aimiez plus!

1644 Vous êtes convaincue de la nécessité de remédier à la situation, mais vous ne vous sentez pas capable d'agiter une main de fer dans un gant de velours! Laissez son papa prendre la relève.

1645 Si vous décidez de le coucher à 20h30, préparez-le à cette échéance un quart d'heure avant en lui faisant remarquer: «L'heure d'aller au lit ne va pas tarder, quelle histoire veux-tu que nous lisions?», par exemple.

La règle étant posée, il sera beaucoup moins tenté de protester si elle s'applique chaque soir.

1646 Et elle doit se répéter chaque soir. Si votre petit enfant est habitué à aller au lit à 20h30, son cerveau intègre l'information et il se prépare au sommeil quelques instants avant. En revanche, si son horaire de coucher varie de 20 heures à 22 heures, il a beaucoup plus de mal à s'endormir parce qu'il n'est ni préparé psychologiquement, ni physiologiquement, son organisme ne pouvant installer ses propres repères chronobiologiques.

1647 Vous pouvez matérialiser très concrètement ce quart d'heure en remontant votre minuteur de cuisine de 15 minutes. Annoncez-lui que lorsque la sonnerie se fera entendre, il devra aller au lit. Ce n'est pas vous qui décidez, c'est le minuteur!

1648 «Allez, au lit, il est l'heure!» Votre voix est résolue, posée et sans acrimonie. Pourtant, il n'est pas franchement d'accord! Aux baisers, aux nounours, à la petite histoire et au gros câlin peut-être pouvez-vous ajouter ce nouveau (et dernier!) rituel: une petite comptine qui... ferme sa maison!

«Je fais le tour de ma maison.» *Votre index effleure tout le tour de son visage.*

«Je ferme ma porte: clic-clac.» *Votre index et votre pouce enserrent doucement ses lèvres.*

«Je monte les escaliers.» *Votre index et votre majeure grimpent sur l'arête de son nez.*

«Et je ferme les rideaux.» *De la paume de votre main, vous abaissez ses paupières.*

«Au revoir, la maison dort. Chut!» *Vous posez un doigt sur vos lèvres, sortez doucement et éteignez la lumière.*

D'une part, les effleurements de son visage devraient le détendre et venir à bout de ses dernières et faibles résistances. D'autre part, votre main qui ferme ses yeux met un point final à sa journée et à toute discussion. Vous lui avez dit au revoir, vous vous reverrez demain.

1649 Il n'existe pas d'heure de coucher «réglementaire» pour un bébé de 12-24 mois. Chaque enfant a son propre tempérament de dormeur, vraisemblablement génétique (hérité de son papa ou de vous, ou des deux). Ce qui ne veut pas dire qu'il peut calquer ses horaires de coucher sur les vôtres, évidemment!

1650 Vous ne savez pas très bien si vous avez donné naissance à un «lève-tôt» ou à un «lève-tard» et vous vous demandez si l'horaire que vous lui imposez lui correspond. Profitez des vacances pour tenir un livre de bord de ses nuits (et de ses jours!). Pendant une semaine, inscrivez sur un agenda son heure de lever, l'heure de sa sieste, sa durée, l'heure de son coucher ainsi que son humeur du matin, son appétit au dîner, son humeur de l'après-midi et son appétit au souper... Vous devriez retrouver des horaires communs les jours où il est adorable... et des horaires communs les jours où il est infernal. En installant ceux des bons jours et en écartant ceux des mauvais, vous devriez avoir un enfant charmant en permanence!

1651 Son tempérament de bon ou «mauvais coucheur» n'est pas dû uniquement à son héritage génétique, il est également fonction de sa régulation thermique. Au cours d'une journée, la température du corps de votre petit enfant varie. Lorsqu'elle est élevée, il est tonique et très actif. Cette période de grande chaleur interne est physiologiquement suivie par un pic de refroidissement qui diminue spontanément sa tonicité et le pousse au sommeil. Tout dépend donc de l'heure à laquelle intervient ce rafraîchissement de sa température corporelle. Certains «couche-tôt» la voient arriver autour de 18 heures et certains «couche-tard» vers 21 heures.

1652 Il serait dommage de ne pas respecter l'impératif horaire d'un « couche-tôt » et il est inutile de forcer un couche-tard à se coucher tôt. Il ne ferait que s'exciter dans son lit, ce qui provoquerait une montée de sa température et compliquerait son endormissement. Il est indispensable de respecter la demande de chacun, sans dépasser toutefois 21 heures.

1653 Pendant la nuit, l'organisme de votre dormeur met en route un système de régulation thermique destiné à maintenir son corps à une température constante. Il suffit qu'il soit confronté à une température extérieure trop froide ou trop chaude pour que ce système emballe sa mécanique et perturbe son sommeil. Son temps d'endormissement est plus long et ses éveils plus nombreux. Veillez donc à ce que son mode de chauffage n'ait pas de « sautes d'humeur » pendant son sommeil.

1654 Les jours de grosse chaleur, vous pouvez aider l'organisme de votre enfant à faire « baisser la vapeur » en plaçant dans le congélateur son drap-housse (plié dans un sac plastique fermé par un nœud) quelques minutes avant de le coucher. Vous le retendrez sur son matelas au dernier moment et votre enfant trouvera ainsi un petit lit tout frais. Faites subir le même sort à sa doudou, s'il accepte que celle-ci effectue un petit « voyage au pôle Nord ».

1655 Son horaire d'endormissement se modifiera légèrement en fonction de la saison. L'hiver, il aura envie de dormir plus tôt : la température extérieure et le raccourcissement des jours ont bien sûr une incidence sur son sommeil.

1656 On considère que les besoins d'un petit enfant de un à deux ans se situent entre douze et seize heures de sommeil, réparties en deux siestes (une le matin et une l'après-midi jusqu'à dix-huit mois, celle du matin disparaissant progressivement) et une bonne nuit.

1657 Tout cela vous paraît bien théorique ? Fiez-vous à son comportement. Un enfant qui rit souvent, joue et mange bien a le sommeil dont il a besoin.

1658 Si – une fois n'est pas coutume – vous ne respectez pas son horaire habituel de coucher (ou de lever) et que vous sentez qu'il a un manque de sommeil, laissez-le prolonger sa sieste plus longtemps qu'à l'habitude. Mais ne systématisez pas ce procédé. En effet, la sieste ne lui apporte que des phases de sommeil lent et lent profond (celles de la récupération physique) et ne compense donc pas une vraie grande nuit avec ses stades de sommeil paradoxal qui lui construisent une tête bien pleine.

● IL SE RÉVEILLE EN HURLANT ENTRE 21 ET 23 HEURES

Jamais, dans toute son existence, il ne revivra une telle urgence d'engranger des informations et de les mettre en pratique, tant physiquement qu'intellectuellement. Le soir, au moment de se coucher, son esprit révise tout son programme de la journée ; il reconstitue ses bonnes surprises et ses terribles déconvenues. Rien d'étonnant à ce qu'il ait du mal à bien dormir ! Les plus fréquents des troubles du sommeil, en dehors de la difficulté d'endormissement qui reste le plus récurrent, est la terreur nocturne.

Il s'agit d'un phénomène psychologique s'appuyant sur un phénomène physiologique : votre enfant s'est couché épuisé et est tombé « comme une masse » dans deux cycles de sommeil profond sans passer par un cycle de sommeil paradoxal intermédiaire. Votre dormeur passe donc de l'état de sommeil profond à l'état de semi-inconscience du sommeil lent léger... et c'est cela qui le terrifie. Il est perdu. Il hurle.

Pour bien accompagner ses terreurs nocturnes

1659 Cette terreur nocturne est assez facile à identifier :
- Elle survient en début de nuit (au cours des trois premières heures suivant son endormissement).
- Votre jeune dormeur n'est pas réellement éveillé. Certes, il hurle ou grommelle, il peut être en sueur et son cœur peut battre à tout rompre, mais il ne vous reconnaît pas.
- Il se rendort en quelques minutes, comme si de rien n'était.

1660 Cette manifestation spectaculaire vous impressionne plus que lui, qui n'éprouve pas de véritable angoisse. La preuve : il ne garde aucun souvenir de l'événement le lendemain matin.

1661 Étoffez les rituels du coucher, ajoutez-y quelques minutes supplémentaires pour commenter les événements de sa journée. Évoquez ceux qui vous ont marqué, il saura – bien qu'il ne parle pas ou pas bien – vous aiguiller vers les situations sur lesquelles il aimerait que vous reveniez ensemble. Vous l'aiderez ainsi à décharger une partie du poids de ses expériences.

1662 Allez-le voir pour vous assurer qu'il s'agit bien d'une terreur nocturne. Si tel est le cas, ne le prenez pas dans vos bras, ne le touchez même pas, vous le réveilleriez. Il ne comprendrait pas la raison de votre acte et cela augmenterait son malaise. Par ailleurs, cela le dérangerait dans la reprise de l'enchaînement de ses cycles de sommeil.

1663 Attendez qu'il se rendorme et quittez sa chambre.

1664 Le lendemain, n'évoquez pas l'événement puisque, pour lui, c'est un non-événement.

1665 Si les terreurs sont occasionnelles – ou même relativement répétées – mais que votre enfant est heureux de vivre, il n'y a pas lieu de s'inquiéter. En revanche, si vous trouvez qu'elles reviennent trop souvent le « terroriser », parlez-en à votre médecin. S'il juge également que leur fréquence est un peu trop importante, il vous orientera vers un psychologue qui aidera votre enfant à exprimer son malaise (... oui, si petit).

● IL NE VEUT PAS QUE VOUS ÉTEIGNIEZ LA LUMIÈRE

Vers un an et demi, votre petit enfant peut craindre l'obscurité. Vous lui racontez des histoires faisant intervenir des méchants (même seulement un tout petit peu): loups, monstres... ou pire, mamans qui grondent, papas qui se fâchent ! Dans la journée, il peut contrôler la situation, constater qu'aucun « mal intentionné à son égard » ne traîne sous la commode et que si vous froncez les sourcils, il suffit qu'il vous offre une pitrerie pour que vos lèvres sourient...

Cette peur du noir est tout particulièrement en rapport avec vous, sa gentille maman, qui peut se transformer en abominable sorcière lorsque vous ne voulez pas céder à ses demandes répétées et même qui le grondez lorsqu'il transgresse vos ordres. Vers 18 mois (ou plus tard), votre petit enfant commence à avoir besoin d'évacuer ses mauvaises images maternelles en venant se réfugier dans les bras de la bonne fée Maman. Or, la nuit, cette maman-là disparaît pour être avec papa, laissant la place à ses fantasmes de maman-sorcière.

Pour composer avec sa peur du noir

1666 Cette peur du noir n'est pas un caprice, ni une façon de vous faire revenir vers lui pour rallumer sa lampe : il s'agit d'une véritable angoisse. Alors accédez à son désir, laissez sa porte entrouverte sur le couloir éclairé.

1667 Il peut avoir besoin d'une lumière toute la nuit. S'il se réveille, il se sentira rassuré de retrouver les objets qui l'entourent dans la journée... et donc prêt à se rendormir. Laissez-lui une veilleuse. Il ne sert à rien d'exhorter votre tout-petit à être courageux, de lui imposer un défi ; il s'agit d'une peur irrationnelle qu'il ne peut maîtriser.

1668 Il n'y a aucun intérêt à apprendre à un enfant à dormir dans le noir complet, il n'en dort pas mieux et vous risquez de prolonger son angoisse de l'obscurité au-delà de l'âge « normal ».

1669 Acceptez l'idée que cette peur est un passage quasi obligé dans le développement de votre petit enfant et tout s'arrangera de soi-même dans quelques mois.

1670 Pour l'aider à apprivoiser le noir, multipliez les jeux de cache-cache. Vous pouvez d'abord jouer au cache-tampon : dissimulez un de ses jouets sous un coussin, dans votre poche, derrière votre dos. Puis essayez le très fameux « Coucou ! où est maman ? Ah, me voilà ! » (cachée derrière sa serviette, une couverture, le canapé...). Enfin, faites une vraie partie de cache-cache : vous déplaçant de pièce en pièce dans la maison en prenant un peu d'avance sur lui (une façon d'explorer son territoire sous semi-protection). Il réalisera que ce qui disparaît finit toujours (ou presque) par réapparaître !

1671 Vous pouvez introduire ces jeux dans votre rituel du coucher (un seul et mené calmement). La partie de cache-cache peut mettre un terme sympathique à une longue et très active journée : « Quand je te trouve, je t'emporte dans mes bras et je te mets au lit ! ». Tout comme celle de cache-tampon : « Tu caches ton pyjama, dès que je l'ai trouvé, je te l'enfile et je te couche… ».

1672 Dans la journée, tirez les rideaux, éteignez la lumière de sa chambre, prenez-le dans vos bras et couchez-vous avec lui sur quelques coussins posés sur le sol. Attirez son attention sur les bruits de la maison et placez-les dans leur contexte quotidien : « Tu entends le bruit de la machine à laver dans la cuisine, j'ai mis ton pantalon et ton chandail à l'intérieur », « Écoute le tic-tac du réveil qui est dans la chambre de papa et maman. Le matin, quand il sonne, je me lève et viens te chercher dans ton lit », « Et là, ce sont les wouaf, wouaf du chien de la gentille dame que nous rencontrons lorsque nous partons tous les deux à la garderie ». Il ne saisit pas le sens de la totalité de vos mots, mais les bribes qu'il intègre lui permettent de réaliser que ces bruits ont la même permanence dans sa vie que votre présence.

1673 Choisissez une peluche parmi celles qu'il a dédaignées et habillez-la en sa présence avec un foulard qu'il vous a vu porter. Glissez-lui un de vos bracelets autour du cou et vaporisez-la avec un peu de votre parfum. Il n'y a que vous qui voyez dans cette peluche habillée une caricature de vous-même. Lui, il a le sentiment que c'est un peu de sa maman qui le regarde, assise sur l'étagère au-dessus de son lit. C'est rassurant.

● IL SE BALANCE ET VA JUSQU'À SE COGNER DANS SON LIT

Il est fréquent que les tout-petits dodelinent de la tête pour s'endormir ou replient leurs jambes sous leur ventre pour s'installer dans la position d'un « crapaud à bascule », allant parfois – dans leur mouvement de va-et-vient – jusqu'à se cogner la tête aux montants de leur lit. Ce balancement est la seule façon qu'ils ont trouvée pour évacuer l'énergie qu'ils n'ont pu brûler dans la journée.

SOMMEIL DE 1 À 2 ANS

Cette technique n'est pratiquée que par les petits garçons et est exceptionnelle chez les petites filles.

À moins que votre enfant ne se fasse vraiment mal, cette manifestation n'a rien d'inquiétant.

Pour lui procurer un bon sommeil

1674 Votre bébé doit pouvoir jouer et s'aérer suffisamment pour éprouver une «saine fatigue» qu'il aura envie de réparer grâce à une bonne nuit de sommeil.

1675 Cette façon de «s'assommer», sans être vraiment anormale, est cependant révélatrice d'une certaine inquiétude. Essayez de lui offrir la possibilité de se dépenser plus physiquement en votre compagnie!

1676 L'excès d'activités peut produire le même effet qu'une insuffisance d'activités. Votre petit enfant aura besoin d'évacuer sa surtension de la même façon.

1677 Évitez de lui procurer une activité excitante dans l'heure précédant son coucher. Au contraire, proposez-lui des jeux calmes : constructions, transvasements, petites histoires, etc.

1678 Si vous lui donnez un bain, veillez à ce qu'il soit tiède. Les bains chauds font monter la température interne de son corps, ce qui lui donne un regain d'énergie peu compatible avec l'endormissement.

● IL S'OFFRE DES PETITES BALADES NOCTURNES

Il se peut également que votre mauvais dormeur devienne un baladeur de la nuit! De marcheur hésitant, il est devenu marcheur très confirmé... et le voilà alpiniste! Il n'hésite pas à passer au-dessus des barreaux de son lit pour venir s'assurer que vous êtes bien là où vous devez vous trouver : dans votre lit ou dans votre chambre. Au besoin, pour s'assurer que vous n'allez pas en bouger, il campe avec sa doudou sur votre couette. Et vous avez la surprise de la trouver à vos pieds, le matin.

Il était parfaitement éveillé lorsqu'il a entrepris sa promenade ; rien à voir avec le somnambulisme, qui ne se manifeste guère avant six ans.

Pour calmer ses inquiétudes

1679 Il fait, ou en tout cas il revendique le droit de faire, beaucoup de choses tout seul. La preuve : il peut venir vous retrouver dans votre chambre ! Laissez-le affirmer son autonomie en lui permettant d'aménager certains de ses rituels à son idée :

a) Après votre dernier baiser du soir, vous pouvez le laisser avec une boîte à musique (qu'il sait remonter seul) qu'il écoutera jusqu'à son endormissement.

b) Il existe également des veilleuses qui s'éteignent d'elles-mêmes... et se rallument avec son intervention. À lui de décider combien de fois il réactivera son étoile ou sa luciole.

1680 Vers la fin de cette année, vous pouvez le laisser avec le livre qu'il aura choisi et la possibilité d'éteindre sa lumière seul (vissez sa lampe de chevet sur un meuble stable à proximité de son lit et choisissez un système d'interrupteur très simple). Le plus gros risque que vous courrez sera de revenir fermer le livre sur lequel il s'est endormi et de procéder à l'extinction des feux.

1681 Il se peut qu'il introduise dans ses rituels celui de boire un peu d'eau avant de s'endormir... et qu'il ait besoin de cette même petite gorgée pour retrouver un sommeil lent et calme, après un éveil conscient, au milieu de sa nuit. Laissez à sa disposition un biberon d'eau pure. Il est parfaitement capable de le boire seul. Pour qu'il le retrouve facilement alors qu'il est dans son lit, suspendez-le dans une mitaine fixée à l'un des barreaux de son lit.

1682 S'il a du mal à repérer cette mitaine dans le noir, cousez dans l'un de ses coins un petit grelot (en vente au rayon « travaux manuels » des magasins de bricolage), il finira bien par taper dedans et par la repérer au son.

1683 En mettant à sa disposition les moyens de mener sa jeune vie de noctambule, vous lui signifiez que désormais vous le considérez comme un grand. Ce témoignage de votre confiance en lui devrait lui donner confiance en vous et lui permettre de ne plus opérer ses vérifications nocturnes.

1684 Mais il y a toujours des enfants plus inquiets que d'autres et ce n'est justement pas à eux qu'il faut cacher les petits changements qui vont intervenir, sous prétexte de les protéger.

- Si vous devez sortir, dites-le-lui et tenez-le informé de la personne qui va le garder. Entrez dans les détails : « Ce soir, je ne viendrai pas te lire une histoire dans ton lit, mais ton grand frère peut le faire si tu le lui demandes. Quand je rentrerai, tu dormiras, mais je viendrai te faire un baiser en faisant bien attention de ne pas te déranger. Je viendrai te réveiller et je te préparerai ton chocolat, comme les autres jours ». Tout est prévu... tout va bien !

- Vous pouvez également, lorsque vous le laissez aux bons soins d'une gardienne, lui faire la promesse de lui rapporter un souvenir de votre soirée. Vous viendrez le déposer au pied de son lit lorsque vous rentrerez. Un dessous-de-verre en papier, le bâtonnet mélangeur de votre cocktail, le programme de la pièce de théâtre ou le billet de votre séance de cinéma lui montrera que vous avez pensé à lui. Quant au fait d'avoir déposé ce petit souvenir dans sa chambre la veille au soir en rentrant, c'est la preuve que vous êtes venue le voir : vous vous êtes souciée de son sommeil avant de gagner votre propre lit.

1685 Lorsque vous le découvrez, pelotonné à vos pieds, levez-vous pour le reconduire dans sa chambre. Recouchez-le et retournez sous votre douillette. S'il se lève à nouveau, raccompagnez-le dans son lit et fermez la porte.

1686 Si, au matin, vous le retrouvez endormi sur le tapis devant la porte de sa chambre, ne vous traitez pas de mauvaise mère, au contraire. Non seulement les petits enfants sont capables de dormir partout, mais il est toujours préférable qu'un petit dormeur se réveille dans les conditions dans lesquelles il s'est endormi : c'est un facteur de réassurance. Il renoncera de toute façon très vite à cet inconfortable bout de moquette ou de parquet.

1687 Ce serait une très mauvaise idée d'accéder à sa demande et de le prendre dans votre lit. Si, les premières nuits, vous avez l'impression de mieux récupérer parce que vous n'avez pas à vous lever pour le ramener dans sa chambre, vous vous apercevrez bien vite que ce « co-sleeping » n'est pas de tout repos. Dans un lit surpeuplé, vous souffrez tous les trois d'un manque d'espace, d'une liberté de mouvements limitée, d'un sommeil émaillé de réveils… donc bien peu récupérateur. Les conséquences s'en font sentir dans la journée : votre enfant est plus fatigué, plus nerveux, moins capable d'attention. Sa nervosité accroissant votre fatigue, vous avez installé un cercle qui n'a rien de vertueux !

1688 De plus, c'est un mauvais service que vous lui rendez pour sa future vie affective. Bien sûr, il ne peut pas le deviner. Son rêve est de dormir entre papa et maman : cela lui semble le nid le plus douillet et le plus sécurisant. Or, cette « sécurité » est trompeuse : au Québec, de 2000 à 2007, neuf bébés ont ainsi péri par étouffement… Cette pratique est donc désormais proscrite par l'Institut de santé publique du Québec et l'Association québécoise d'établissements de santé et de services sociaux.

1689 En plus de la menace qu'il fait peser sur le tout-petit, le lit partagé avec lui nuit à la qualité de votre relation de couple.

1690 Enfin, cette cohabitation nocturne n'est pas très saine. Même si petit, votre enfant possède une sexualité. Dans votre lit, il sent votre odeur, le contact de votre corps : des sensations qui peuvent éveiller chez lui certains émois. Lorsqu'il abordera le stade œdipien, il mettra la situation à profit pour tenter de prendre la place du parent de son sexe (la petite fille, celle de sa maman, le petit garçon, celle de son papa !). Ces sentiments troubles et culpabilisants sont difficiles à assumer pour un si petit et leur gestion peut constituer un véritable obstacle à d'autres apprentissages essentiels.

1691 S'il est malade et se réveille quatre à cinq fois par nuit, pour lui, comme pour vous, il n'est pas dangereux pour son « équilibre psychoaffectif » que vous dormiez l'un auprès de l'autre. Mais plutôt que de l'installer dans votre lit, il est préférable – si cela vous est possible

– de vous retrouver en terrain neutre : le canapé-lit du salon, par exemple.

1692 Et une fois guéri, ne vous « faites pas avoir » : chacun doit retrouver son lit et sa chambre.

1693 Bricoler un système pour surélever la barrière de son lit, l'empêchant de venir vous retrouver, n'est pas une solution. Il finira toujours par atteindre son objectif, au risque de se blesser en démontant votre système – sans doute ingénieux, mais non « homologué » ! Au contraire, apprenez-lui à sortir de son lit sans se faire mal. C'est sa sécurité qui prime. Mais rappelez-lui que ce n'est pas parce qu'il sait se lever seul qu'il peut venir partager votre lit de parents.

● IL SE RÉVEILLE À L'AUBE EN PLEURNICHANT

S'il vous appelle joyeusement vers six heures-six heures et demie, il se réveille seulement de bonne heure. Il a dormi son « content » et est prêt à aborder une nouvelle journée.

En revanche, s'il se manifeste plus tôt (cinq heures et demie-six heures) et vous accueille avec un petit sanglot triste ou que, derrière ses paupières lourdes, vous devinez un regard perdu, c'est qu'il n'a pas accompli la totalité des cycles de sommeil dont il a besoin pour reconstituer ses forces. Il a peut-être été réveillé par un mauvais rêve ou une sensation oppressante.

Pour l'aider à bien se réveiller

1694 Si vous avez mis au monde un lève-tôt, laissez-lui – en le couchant – quelques jouets sans danger qui le distrairont lorsqu'il se réveillera et lui permettront d'attendre sagement que vous veniez le chercher dans son lit.

1695 C'est plutôt une bonne chose que votre tout-petit puisse disposer de ces troubles du sommeil pour vous alerter. Cela vous donne l'occasion de mettre des mots sur les petits ou grands événements qui ont pu perturber l'organisation de votre vie de famille. Vous avez déménagé ?

Vous lui «préparez» un petit frère? Son papa est parti en voyage? Vous avez perdu un proche? Ou, plus simplement, vous avez changé vos horaires de travail, sa gardienne, sa chambre, etc. Expliquez-lui le pourquoi de ces bouleversements et parlez-lui de vos propres sentiments face à ces changements. Vous saurez que vous avez cerné son désarroi… lorsqu'il retrouvera un bon sommeil.

1696 De toute façon, ces petites conversations sur l'oreiller le rassureront sur l'amour que vous lui portez.

1697 Si votre enfant est en bonne santé et d'humeur joyeuse, tout va bien. Lors de ces réveils nocturnes, il allume simplement ses clignotants pour vous aider à voir. Ouvrez les yeux pour l'aider à fermer les siens.

1698 En revanche, si les dysfonctionnements de son sommeil s'accompagnent d'autres manifestations (troubles alimentaires, tempérament grognon, apathie, etc.), consultez votre médecin à leur sujet.

1699 À l'inverse, si le matin vous êtes obligée de tirer votre enfant de son sommeil, non seulement vous lui infligez un réveil pénible, mais peut-être également une journée difficile. En effet, des études américaines ont prouvé que si le sommeil était interrompu alors que l'organisme n'avait pas trouvé sa température «active», le dormeur réveillé était très irritable pendant la journée suivante. En revanche, réveillé au moment où sa température était élevée, il était en pleine forme. Adaptez-vous le plus possible à son rythme.

1700 Évitez de le sortir brutalement de son lit pour ne pas interrompre de façon abrupte l'une de ses phases de sommeil importante. Entrebâillez sa porte sur les lumières et les bruits de la maison et comptez sur eux pour l'aider à se réveiller spontanément.

1701 Accueillez-le par des câlins et un déjeuner sympathique, ces attentions devraient lui apprendre bien vite à aimer se lever.

1702 En principe, si vous le réveillez à une heure régulière, il devrait de lui-même ajuster l'heure de son coucher pour s'octroyer le bon nombre de cycles complets correspondant à ses besoins.

1703 C'est à son comportement dans la journée que vous saurez si votre enfant a accompli correctement tous les cycles nécessaires à sa bonne humeur ou s'il manque de sommeil. Ne vous imaginez pas qu'il vous le fera savoir en se montrant plus somnolent qu'à son habitude. S'il n'a pas son compte d'heures, c'est son sommeil paradoxal qui en pâtit. Celui-ci n'ayant pu l'aider à assimiler les stimuli du jour précédent, il sera irritable et bien trop actif. Deux facteurs favorisant le manque d'attention qui, lui-même, entraîne des troubles dans ses apprentissages.

1704 Les problèmes parasomniaques (autour du sommeil) ont ceci de notable : ils ont lieu, essentiellement, avant l'acquisition du langage. Votre petit enfant étant incapable de formuler son malaise avec des mots, il vous les laisse deviner à travers ses insomnies. Ces manifestations sont suffisamment gênantes pour votre propre sommeil pour que vous soyez obligée de vous en apercevoir.

1705 N'allez pas lui reprocher ses stratégies, ce sont des signaux (efficaces) totalement inconscients de la part de votre mauvais petit dormeur. Ne lui dites pas : « Tu es méchant, tu as réveillé papa et maman », il ne cherche pas à vous être désagréable. Il signale par un changement d'attitude (le langage qu'il maîtrise le mieux) que quelque chose le perturbe.

2-3 ANS ET PLUS

DE 25 À 30 MOIS

Vous allez vivre une année riche d'étonnements (votre petit enfant fait des choses dont vous ne l'auriez pas cru capable) et d'épuisements….

Il a besoin de s'affirmer par tous les moyens : « non », « moi, tout seul » et enfin « je veux » sont ses postulats au fil de ces mois…

- Il court, saute, monte et descend les escaliers, pédale sur son tricycle, etc. Il sait qu'il a acquis une vraie indépendance. Il lui arrive même de tenter une petite fugue pour savoir s'il est capable de se sortir de la situation ou pour voir votre réaction. Il n'accepte aucune aide trop manifeste, il veut faire tout seul.

- Il ne supporte pas qu'on le contrarie ; pas plus vous que les autres enfants. D'ailleurs, il considère plutôt ces derniers comme des objets devant se plier à sa volonté. Il s'approprie leurs seaux, leurs pelles, leurs petites voitures, leurs poupées, etc. Il veut, il prend ! Ce n'est pas de l'égoïsme mais de l'autocentrisme. Il ne peut pas se mettre à la place des autres, trop occupé qu'il est à déterminer quelle est sa place à lui.

- Il a un gros « chantier » devant lui : devenir propre le jour… et la nuit. Ce n'est pas simple pour lui. Il a besoin d'une excellente sangle abdominale pour émettre ou retenir selles et urine et d'une bonne confiance en lui pour accepter de se séparer de morceaux de lui…

Or il n'est pas complètement sûr de son « moi » : il ne parle de lui en disant « je », ou en se nommant par son prénom, que depuis quelques jours. Il a encore du mal à se regarder dans la glace : son image le trouble.

DE 31 À 36 MOIS

- Il est capable de transporter un verre rempli d'eau sans en renverser, de maîtriser (un peu) ses traits de crayon… parce qu'il se concentre : il réfléchit à ses actes, à lui-même…

- À côté de ses pensées concrètes, il laisse galoper son imagination. Il est désormais capable de nommer les objets (il possède plus de 300 mots) et peut donc les appeler à venir peupler son esprit. Ce travail sur l'imaginaire lui permet d'établir qu'un objet existe même s'il ne le voit pas... et même s'il ne le prend pas : il peut faire semblant de boire en portant son poing (figurant son verre) à ses lèvres... **Plus fort encore, il peut «transmuter» une chose** : mettre une casserole sur sa tête et déclarer que c'est un chapeau, par exemple !

- Si les objets continuent d'être présents hors de sa vue, les autres enfants aussi certainement. Ils existent comme lui, il commence à pouvoir se mettre à leur place : admettre que le copain, à qui il a arraché un jouet, soit triste. Il tente de contrôler ses comportements pour être plus sociable : prêter, donner, se plier aux règles, etc., car il voudrait entrer dans le jeu des autres enfants.

ALIMENTATION

Sa propension à l'opposition va crescendo, aussi est-il ravi d'avoir trouvé un terrain d'expression qui semble vous toucher plus que les autres : ses repas. Il prend un malin plaisir à refuser votre cuillère, pourtant engageante. Il le fait d'autant plus volontiers qu'il trouve souvent que vous avez les yeux plus gros que son ventre !

● IL VEUT ÊTRE TRAITÉ COMME UN GRAND

Il n'est pas dupe, il voit bien que vous faites « comme si » il était grand, qu'il n'a pas un vrai verre, pas une vraie fourchette et que vous lui nouez une serviette de bébé à peine améliorée. Alors il refuse de manger avec ces ustensiles « grands pour de faux ». Un prétexte comme un autre pour faire un gros caprice, voire une petite colère, et par la même occasion bouder son assiette.

Pour lui donner des ustensiles de grand

1706 Son évaluation du « pareil » étant encore un brin approximative, donnez-lui une fourchette à dessert. Pour ce qui est du couteau, vous avez sûrement pensé à ceux servant à « racler » le beurre.

1707 Il est ravi d'avoir des couverts ressemblant aux vôtres, mais fâché de ne pas bien réussir à s'en servir. Il est vrai que la fourchette n'est pas d'un maniement très aisé ; il ajustera mieux ses mouvements avec... un cure-dent. En effet, il le piquera tel un matador sa banderille dans ses morceaux de viande ou ses grains de maïs (plus fuyants !).

1708 Sur la cuillère en tant qu'outil, il n'a pas d'objections à formuler, mais elle lui est devenue tellement familière qu'elle n'est plus amusante du tout. Il existe un autre instrument qui peut lui permettre d'avaler les consistances semi-liquides, comme celle de son potage qui lui aussi le lasse ! C'est la paille. Il est capable de s'en servir car aujourd'hui il sait aspirer avec sa bouche ; jusqu'alors il ne savait que... téter !

BÉBÉ TRUCS !

Pour lui mettre les petits plats dans les grands !

1709 Il n'y a pas que ses couverts et son verre qui peuvent lui donner la sensation d'avoir gagné ses galons de grand mangeur. Il y a également la présentation de ses plats. Ainsi, il y a un aliment qu'il rechigne peut-être – certains jours – à avaler parce qu'il est vraiment lié à sa vie de bébé : le lait. Et pourtant, sa ration devrait toujours se situer au-dessus de 500 ml par jour. Il se peut aussi que, du jour au lendemain, il devienne intolérant (c'est-à-dire mal le digérer) au lactose et vous le faire savoir en refusant catégoriquement de boire du lait. Heureusement l'intolérance (très différente de l'allergie) ne concerne que le lait et non ses produits dérivés. Les yogourts et les fromages, qui contiennent des ferments, rendent le lactose digeste.

Alors usez-en, abusez-en même et, s'il les boude, rusez : présentez-les-lui sous des formes un peu différentes de leurs aspects traditionnels.

- En lait frappé, par exemple. En mélangeant son yogourt avec un peu de lait et en lui proposant de le boire à la paille.
- En technicolor... Pour mettre de la fantaisie dans les yogourts nature, ajoutez des gouttes de colorants alimentaires. « Oh ! un yogourt vert, spécialement préparé par une maman lapin ! », « Oh ! une crème rouge, spécialement cuisinée par un clown au nez rouge ! ».
- Ou encore, en bâtonnets glacés... en plantant dans son petit pot de fromage blanc aux fruits – à travers l'opercule – une petite cuillère en plastique avant de le placer dans votre congélateur. Deux heures après, vous lui démoulerez une glace très tentante.

1710 La soupe lui fait faire la grimace ? Déguisez-la en en consommé froid : moulinez vos légumes très fins avec beaucoup de bouillon de cuisson (tomates, courgettes et carottes se prêtent bien à ce type de présentation... la pomme de terre, pas du tout !) pour que le mélange reste très fluide.

- Servez-la-lui dans une assiette à potage avec deux ou trois glaçons.
- Fin du fin, vous glisserez dans les compartiments de votre bac à glaçons un petit pois (cuit), un grain de maïs ou une grosse nouille. À

ALIMENTATION DE 2 À 3 ANS

lui de deviner ce qui se cache dans le glaçon-surprise que vous avez mis dans son potage. Réponse quand la soupe sera terminée et que le glaçon aura fondu!

- Et puisque ce consommé est très liquide, pourquoi ne pas lui proposer de l'aspirer, lui aussi, à la paille?

1711 Si vous l'écoutiez, il ne mangerait que des pâtes et du riz? Eh bien, écoutez-le:

- Faites-lui des nouilles (ou du riz, ou de la semoule…) à tous les repas et arrosez-les de coulis de légumes: tomates, courgettes, pointes d'asperges.
- Et pour que ses repas soient équilibrés, partagez ses rations journalières de féculents et de légumes verts cuits en trois: vous lui en servirez deux tiers au dîner et un tiers au souper.

1712 Faites-le participer à la confection des repas. En le laissant exécuter des petites tâches faciles et sans danger, il aura le sentiment d'avoir préparé lui-même son dîner ou son souper et le mangera avec fierté (peut-être!).

1713 « Tu veux des haricots verts ou des épinards? » Ce « ou » ne veut rien dire pour lui, il ne comprend pas que vous lui proposez un choix. Mais ce n'est pas important, il comprend à votre ton interrogatif qu'il vous doit une réponse. Alors il dira non sur le mot « épinards » ou sur le mot « haricots ». Admettant, sans en avoir conscience, qu'il va manger l'autre légume vert.

● IL AIMERAIT BIEN VENIR S'ASSEOIR À VOTRE TABLE

Grand stimulateur d'appétit: manger à table avec les grands. C'est l'occasion de grappiller dans les assiettes voisines et aussi de se sentir admis dans le cercle des mangeurs de tout…

Pour que la transition se fasse sereinement

1714 Dès qu'il mange sans risquer de repeindre les murs et la moquette, faites-le participer aux repas familiaux.

- Mettez-le d'abord dans sa chaise haute, glissée entre vos chaises de salle à manger, ou assis dans un petit siège dont les accoudoirs s'accrochent au bord de la table pour circonscrire ses débordements.

- Ensuite, vous le mettrez « à niveau » en plaçant quelques bottins sous son siège, que vous installerez dans une chaise à accoudoirs.

1715 Le résultat n'est pas spectaculaire ? Il ne mange pas vraiment mieux... Ne faites pas marche arrière ; si ce changement de statut n'a pas d'incidence sur son appétit, en revanche, il lui apprend quelques règles « de savoir-vivre à table » (loin d'être inutiles) : rester à table tant que le repas n'est pas terminé, patienter avant d'être servi, partager équitablement avec les autres et attendre son tour pour parler. Car avec l'acquisition d'un langage de plus en plus élaboré, il est important qu'il participe à la vie de famille.

1716 Ces repas conviviaux avec frères et sœurs plus âgés, cousins, parents, etc., peuvent également constituer une sorte de rattrapage. L'occasion de s'ouvrir à des saveurs qu'il a jusqu'ici rejetées parce qu'elles ne sont pas véritablement votre tasse de thé (souvenez-vous de votre grimace face à son assiette de foie-brocolis !), mais qui peuvent être fort prisées des autres membres de la famille - qu'il admire de plus en plus - et influencer son palais.

1717 Il se peut que son manque d'enthousiasme devant son assiette vienne de ce qu'elle est autant remplie que la vôtre. Certes, il peut maintenant aborder une alimentation identique à celle des grandes personnes... mais pas dans les mêmes quantités ! Il les connaît peut-être mieux que vous : faites-lui confiance, ne le forcez pas.

Une expérience a été faite avec des enfants de trois à quatre ans dans les écoles maternelles. Des aliments divers, sucrés et salés, ont été laissés à la disposition des enfants tout au long de la journée. Les deux premiers jours, les observateurs ont constaté une nette attirance pour le sucré mais, à partir du troisième jour, ils ont vu les enfants s'écarter de ce comportement de groupe pour suivre leurs propres penchants!

1718 Même porté par la saine stimulation familiale, il se peut qu'il ne soit pas très partant pour des repas trop organisés. Ne vous offusquez pas s'il commence par un fruit. Ne vous braquez pas sur vos schémas, il a les siens et, une fois dans son estomac, l'ordre d'entrée en scène des différents plats n'a aucune importance. Le sucré-salé, l'aigre-doux… sont des évidences culturelles sous d'autres latitudes.

1719 À certains repas, il ne mangera que des pâtes, ou que des radis… peu importe. Le manque d'appétit d'un enfant ne s'apprécie pas sur une journée - ni même sur deux. Il faut cinq à sept jours pour déterminer une tendance.

1720 Le petit cercle de famille – parents, frères et sœurs – n'oblige pas à mettre les petits plats dans les grands, ni à les multiplier, pas plus que à allonger le temps de présence à table. Si les fêtes de famille sont l'occasion bienvenue de lui faire rencontrer le ban et l'arrière-ban, elles nécessitent bien souvent un repas un peu trop sophistiqué, lourd et bien trop long pour son embryon de patience. Ainsi, il est préférable de faire manger les petits enfants avant les grandes personnes ou, si le «timing» ne le permet pas, de leur installer une table à part, avec autorisation de s'en lever pour se dégourdir les jambes entre les plats.

1721 Pour équilibrer son alimentation

2-3 ans

DÉJEUNER	• 200 ml de lait + céréales ou 1 tranche de pain beurrée avec un peu de confiture ou 1 petite brioche.
DÎNER	• La valeur de 1 tasse de crudités légèrement assaisonnées, d'abord au yogourt, puis à l'huile et au citron s'il en aime le goût. • De 25 à 30 g (poids cru) de viande ou de poisson ou 1/2 œuf dur. • 1 yogourt ou 1 portion de fromage blanc, ou encore des lamelles de fromage. • De 3 à 4 c. à soupe de féculents ou 150 g de légumes verts + 1 noisette de beurre ou 1 c. à thé d'huile. • De ½ à 1 fruit cru ou cuit, selon la taille de celui-ci. N.B. : Si vous avez réservé les féculents pour son repas du soir, donnez-lui une tranche de pain (avec son fromage, par exemple).
GOÛTER	• 1 verre (150 ml) de lait chaud ou froid, nature ou parfumé, ou son équivalent en yogourt, crème ou pouding. • 1 tartine de pain beurré avec confiture ou miel … ou encore des biscuits, une banane ou des céréales (dans le lait).
SOUPER	• 1 tasse de crudités de potage de légumes. • 150 g de légumes verts (si les féculents ont été donnés au dîner), 1 noisette de beurre ou 1 c. à thé d'huile. • 1 dessert lacté et 1 fruit cru ou cuit entier ou en compote.

ALIMENTATION DE 2 À 3 ANS

De 3 à 6 ans

Augmentez les quantités en fonction de sa croissance et de son appétit.

DÉJEUNER	Idem 2-3 ans.
DÎNER	• 150 à 180 g de crudités légèrement assaisonnées. • De 30 à 50 g (poids cru) de viande ou de poisson ou 1 œuf. • De 4 à 5 c. à soupe de féculents, 1 noisette de beurre ou 1 c. à thé d'huile. • 1 yogourt, 1 portion de fromage blanc ou du fromage. • De ½ à 1 fruit, cru ou cuit (selon sa taille). • 1 morceau de pain au repas qui sera pris sans féculent.
GOÛTER	Idem 2-3 ans.
SOUPER	• Idem dîner. • Viande ou poisson s'il a pris 1 œuf (et inversement). • 3 c. à soupe de féculents s'il a mangé des légumes verts au dîner.

À 6 ans

Augmentez les quantités en fonction de sa croissance et de son appétit.

L'apport énergétique d'un écolier devrait se situer autour de 1 800 calories (retirer 100 calories par année d'âge en moins et en ajouter 100... par année d'âge en plus!).

* Ce tableau est destiné à vous aider à mieux vous situer par rapport à ses rations alimentaires, mais sa valeur est indicative... et non pas absolue.

● IL VA RESTER À LA CANTINE... AVEC LES COPAINS

L'heure de la maternelle a sonné ? Votre petit enfant découvre la vie en dents de scie de l'écolier : il se dépense beaucoup physiquement dans la cour de récré et est censé peu s'agiter en classe. Or c'est là qu'il passe la plus grande partie de son temps. Par ailleurs, sa croissance ralentit et c'est une période où il peut encore être atteint par des affections ORL ou digestives. Aussi n'est-il pas rare qu'il retrouve une période de chute d'appétit (comme il en a connue au moment de la marche).

Pour gérer ses besoins en fonction de son appétit

1722 Il a besoin de recharger ses batteries toutes les quatre heures (huit heures-douze heures ; seize heures-vingt heures, par exemple) pour soutenir en continu ses efforts moteurs et « intellectuels ». Ses prises alimentaires doivent respecter certaines règles :

- Continuez de lui donner un demi-litre de lait par jour (lait de croissance entre deux et trois ans, ensuite lait de vache entier ou 2 %).
- Donnez-lui de l'eau à chaque repas.
- Ne lui offrez pas plus d'un produit animal (viande, poisson, œuf) par jour.
- Programmez deux crudités quotidiennes (fruits et légumes entiers ou en jus).
- Servez-lui un féculent à l'un des repas principaux et des légumes verts cuits à l'autre repas.

1723 Ne vous sentez surtout pas coupable de le laisser à la cantine, c'est une excellente école du goût. Pour faire comme les copains, il tentera les betteraves ou le chou-fleur (qu'il n'a jamais mangées chez vous) et se forgera ses propres convictions... Cependant, dans cette démarche, il sera forcément influencé par le type de cuisine que vous lui servez à la maison et par les appréciations que vous avez coutume de faire des plats : « Pouah ! ce que c'est fade, ça manque de sel (de sucre, de beurre, de sauce...) ». Ou, à l'inverse, « Beurk ! qu'est-ce que c'est que ces herbes ? Je déteste ce goût de cuisine exotique... ».

ALIMENTATION DE 2 À 3 ANS

1724 Généralement, les menus de la cantine sont affichés à l'entrée de l'école. Pensez à les consulter quand vous le conduisez le matin pour lui proposer le soir les aliments de complément.

1725 Ne faites pas de son goûter le rendez-vous des plaisirs défendus. Les nutritionnistes le considèrent comme un repas à part entière. Il doit idéalement constituer 15 % de ses apports alimentaires journaliers. S'il s'agit du plus petit repas de la journée, c'est que votre enfant vit encore sur les réserves de son dîner, qui lui fournit le plus gros apport (35 %, alors que déjeuner et souper le régalent de 25 % chacun).

1726 Le goûter est donc un minirepas qui assure le relais entre le dîner et le souper, aussi ne doit-il pas être pantagruélique mais comprendre :
- un laitage ou un fruit (les études prouvent que la consommation des petits Québécois est nettement inférieure – chez les garçons particulièrement – à celle qui est recommandée, en jus comme en fruit !) ;
- une boisson non ou peu sucrée (lactée de préférence, s'il ne prend pas de laitage) ;
- des tartines ou des céréales.

1727 Méfiez-vous des biscuits, et plus encore des pâtisseries et des viennoiseries, qui sont responsables chez les enfants d'un apport de lipides (consommés hors repas) de 60 %. En effet, ils cumulent deux bêtes noires des nutritionnistes : graisse et sucre (c'est ce qui les rend tellement bons !). Il est préférable de lui donner un morceau de pain et une barre de chocolat. Cette dernière n'apporte que 10 % de lipides et 6 % de glucides.

1728 Ne remplacez que très exceptionnellement sa boisson par un soda. Un litre de soda = 24 morceaux de sucre de 5 g, soit 480 kcal !

1729 Pour que votre enfant ne considère pas son goûter comme un en-cas informel, et donc pouvant être à tout moment répété (tombant alors dans le grignotage), il est préférable de ne pas le lui donner sur le chemin du retour à la sortie de l'école, et encore moins devant la télévision, mais plutôt à table ! Il comprendra ainsi que manger suppose une interruption de ses activités.

1730 Si vous l'emmenez directement au parc en quittant l'école, ne l'autorisez pas à pique-niquer au milieu de ses pâtés dans le bac à sable. Faites-le asseoir sur le banc à côté de vous. Il retournera sur la glissoire une fois sa dernière bouchée avalée. S'il n'a pas (ou s'il a mal) mangé, ne forcez pas sur les portions au souper. Une étude récente a démontré qu'un souper trop riche favorise l'obésité de l'enfant.

1731 Méfiez-vous du sucre, mais encore plus des graisses!

COMPORTEMENT

● IL ENCHAÎNE BÊTISE SUR BÊTISE

Vous les avez tellement répétées qu'il est impossible qu'il ignore les limites qui comptent pour vous. Il les a tellement enfreintes qu'il sait exactement quelles sont les conséquences de ses actes. Lorsqu'il tourne le bouton de votre chaîne stéréo, il entend parler ou chanter la radio... mais aussi votre voix ulcérée qui le gronde. Et pourtant, il recommence ! On croirait qu'il cherche à vous pousser à bout.

C'est à la fois vrai et faux : il ne cherche pas à vous conduire à l'épuisement total – il ne sait même pas que son attitude joue sur votre moral et votre santé –, en revanche, il veut vous pousser à reconnaître son indépendance. Ses bêtises sont autant de rappels qu'il vous adresse pour que vous admettiez sa nouvelle autonomie.

Pour calmer ses ardeurs

1732 Par lassitude, ne faites jamais comme si vous n'aviez pas vu qu'il faisait une bêtise. Votre indifférence le pousse à en commettre une deuxième immédiatement, puis une troisième, puisque son but est que vous vous occupiez de lui !

1733 Vous mettez en place un engrenage fatal :
- Il accumule les bêtises.
- Votre irritation va en grandissant et lorsque vous n'en pouvez plus vous explosez.
- La punition dépasse alors souvent l'acte répréhensible qu'il a commis.
- Vous vous en voulez d'avoir été si sévère.
- Vous le consolez.
- Il est satisfait : vous avez lâché votre fer à repasser, votre aspirateur ou le téléphone pour vous occuper de lui. Il recommencera !

1734 Dites-lui plutôt, sans vous interrompre dans votre tâche : « Je t'ai vu faire cette bêtise, je ne suis pas contente. Je crois que tu as envie que je m'occupe de toi. En ce moment je ne peux pas, mais dès que j'aurai fini de me maquiller, je m'assiérai à côté de toi pendant que tu me feras un dessin ».

1735 « Quand j'aurai fini ! » Demander à votre petit enfant d'attendre, c'est lui imposer quelque chose qu'il ne comprend pas vraiment. Il vit essentiellement dans le présent, le « maintenant ». Le temps et ses subtilités lui passent bien au-dessus de la tête. Autant lui dire « dans une éternité » ! Préférez des mesures plus concrètes, qu'il peut évaluer : « Quand j'aurai terminé la vaisselle », « Quand la baignoire sera remplie », « Quand tu auras fait ta sieste », etc.

1736 Associez-le aux activités ménagères qui vous mobilisent les mains mais laissent votre tête libre. C'est le cas lorsque vous faites la cuisine.

- Confiez-lui une petite cuillère et une pomme de terre (ou une carotte) avec mission d'en faire des petits morceaux : peu importe la façon dont les légumes arrivent dans votre casserole, ils feront toujours de la soupe.

- Vous pouvez aussi l'initier à d'intéressantes sensations :
  - En versant de la farine dans un saladier, par exemple, il fera glisser cette poudre toute douce entre ses doigts.
  - Aliments moins volatiles, et donc moins salissants, vous pouvez aussi lui proposer de jouer avec de la semoule, du riz, des pâtes, etc.

- Ou encore, pourquoi ne pas lui suggérer de mettre ces aliments dans des boîtes, de les fermer et de les agiter pour voir quel bruit elles font alors ?

1737 Lorsque vous étendez votre linge, demandez-lui qu'il vous passe les épingles. Lorsque vous cirez les chaussures, laissez-le les frotter pour les faire briller.

1738 Remerciez-le de son aide et félicitez-le de la façon formidable dont il s'y est pris.

1739 Dans la journée, arrêtez-vous pour lui dire combien vous êtes fière qu'il ait rangé ses crayons de couleur dans leur boîte ou enlevé lui-même ses chaussures avant de monter sur le canapé. Vous réagissez spontanément lorsqu'il fait quelque chose de mal, mais vous ne pensez sans doute pas à relever ces belles actions (vous les trouvez normales) et par là même à les encourager.

1740 Il y a des bêtises qui vous atteignent plus que d'autres : ce sont celles où il se met en danger. Et elles sont bien tentantes pour votre jeune frondeur, justement parce que vous les lui avez interdites. Il est donc préférable que vous le laissiez tenter quelques expériences... mais en votre compagnie : craquer ensemble une allumette (au-dessus de l'évier !), monter sur le dossier du canapé et sauter... dans vos bras, etc. !

1741 En revanche, aménagez sa chambre pour qu'elle soit un havre de sûreté et laissez-lui le droit de tout faire, y compris un vacarme de tous les diables. Vous ne pouvez pas obliger votre enfant à être sage comme une image, c'est contre-nature.

1742 Alors même que vous pensez avoir tout balisé - mis sous clé et expliqué les dangers de tous les actes à risques que vous pouviez imaginer -, il arrive que votre enfant vous surprenne et vous cause une énorme frayeur : il vous lâche la main pour courir sur la chaussée récupérer son ballon, par exemple. Dans ce cas, votre peur l'emporte sur votre raison et vous donnez à votre jeune fugueur une cinglante fessée. Vous n'avez pas cherché à faire preuve d'une (in)juste autorité, ce geste vous a permis (instinctivement) de libérer votre tension. La fessée n'en est pas plus éducative, mais elle n'est pas dramatique. Si vous êtes malheureuse de vous être laissée déborder par votre émotion, n'allez pas pour autant vous excuser auprès de votre petit imprudent, vous le déstabiliseriez totalement. En revanche, vous pouvez le prendre dans vos bras et lui dire : « Je n'aime pas du tout te donner une fessée, mais tu m'as fait très peur et ma main est partie toute seule. La prochaine fois, j'essaierai de la retenir et toi tu ne me lâcheras plus la main sans me prévenir ».

1743 Ne lui dites jamais : « Ce que tu as fait est tellement vilain que je ne t'aime plus ». S'il est hypersensible, c'est la pire des choses qu'il ait jamais entendue : il suffit d'une minuscule bêtise et ça y est, vous lui retirez votre amour. Il est tétanisé : il ne fera plus jamais de bêtises, d'ailleurs, il ne va plus rien faire du tout... Envolé son désir de découverte.

1744 S'il a de la suite dans les idées, il va vouloir s'assurer que votre menace est bien réelle... et refaire une sottise. Vous la sanctionnerez peut-être par un : « Cette fois-ci, c'est bien fini, je ne t'aime plus ». Cela veut donc dire que, tout à l'heure, vous l'aimiez encore. Cela vaut la peine de voir jusqu'où il doit aller pour que vous lui retiriez vraiment votre amour. Il accumule les provocations et constate que vous avez encore une belle réserve de tendresse. Il ne prendra plus vos menaces au sérieux, puisque la pire n'était que du vent.

1745 Il y a d'irréductibles faiseurs de bêtises qu'il faut punir un peu en les privant d'une chose dont ils ont très envie. Mais il y a quelques punitions qui peuvent être assez néfastes :

- La tape (ou la fessée) lui signifie que, pour obtenir ce que l'on veut (ou ne veut pas), il faut utiliser la force. Comme vous êtes son modèle absolu, il emploiera à son tour les coups pour obtenir que ses petits copains lui cèdent. Et peut-être ne lèvera-t-il pas la main que sur ses congénères, mais également sur vous !
- Le priver de dessert : s'il s'agit d'un fruit ou d'un laitage, il en a besoin pour sa croissance. En revanche, vous pouvez lui supprimer toutes les friandises sans mauvaise conscience.
- L'envoyer dans sa chambre. Si elle devient synonyme de punition, il n'aura aucun plaisir à y aller quand vous lui demanderez d'y jouer seul, de temps en temps.
- Différer la punition : « Tu n'auras pas ton tour de manège cet après-midi ! », par exemple.
  - La punition doit être immédiate pour qu'il saisisse bien qu'il s'agit de la conséquence de son acte.

- Il considérera (à raison) totalement injuste d'être puni en milieu d'après-midi – à un moment où, justement, il est particulièrement gentil ! –, pour un acte qu'il a commis dans la matinée.
- Il avait oublié qu'il avait fait une bêtise, la sanction la lui remet en mémoire… et lui faite vivre son méfait deux fois…

• Le menacer d'une punition que vous savez être incapable de mettre à exécution : « Si tu n'es pas gentil, je vais demander à ce policier de venir te gronder… ».

1746 Ne le menacez pas plus de tout raconter à son papa lorsqu'il rentrera.

• Là encore, vous lui feriez vivre à nouveau cet événement douloureux.
• De plus, vous transformeriez son infortuné père en croque-mitaine qui revient de son travail dans l'unique but de s'informer de ses bêtises et le gronder encore et encore !
• Attendez qu'il soit couché pour évoquer les incidents de la journée avec votre mari. S'il n'est pas d'accord sur la façon dont vous avez géré la situation, vous en discuterez hors de portée de ses jeunes oreilles. Et si ses remarques vous paraissent pertinentes, vous appliquerez ses consignes lors de sa prochaine bêtise !

1747 Vous êtes sans doute, son papa et vous, d'accord sur les grandes lignes de l'éducation que vous souhaitez lui donner, mais vous n'avez pas vécu la même histoire familiale avant de vous rencontrer et il est normal que certaines choses soient importantes pour vous alors qu'elles ne le sont pas pour lui, et inversement. Il n'est pas impératif que l'un de vous deux fasse des concessions : votre enfant peut parfaitement comprendre que papa n'aime pas qu'il déchire les catalogues alors qu'avec vous c'est permis, que vous ne supportiez pas qu'il déménage les coussins du salon dans sa chambre alors que son papa trouve cela plutôt rigolo. Ces petites dissensions sont même une excellente chose, elles le préparent à accepter que les règles de la maternelle ne soient pas les mêmes que celles de la maison…

IL PIQUE DES COLÈRES EFFROYABLES

Il a appris tant de choses en si peu de temps qu'il se sent tout puissant. Il a quand même besoin de se le faire confirmer. Qui commande ici ? Pas toujours lui, malheureusement : les éléments lui résistent et vous aussi !

Il veut un jouet, un biscuit, votre rouge à lèvres – de préférence tout de suite, car en jeune despote qu'il est, il est terriblement impatient ! – et vous les lui refusez.

Il ne veut pas aller dans sa poussette, s'arracher à son dessin animé à la télévision ou que vous lui laviez les cheveux, et vous prétendez l'y obliger. Alors, il hurle et se roule par terre. Peut-être même vous mord-il ou vous tape-t-il ?

Pour endiguer ses accès de colère

1748 Vous ne devez pas accepter que votre enfant vous batte ou vous morde ; vous devez le lui signifier.

1749 Pour calmer ses pulsions agressives, proposez-lui un « punching-ball » dans lequel il pourra taper et qu'il pourra mordre s'il le souhaite : un gros coussin, un jouet en tissu ou en peluche qu'il n'affectionne pas, un objet qui ne risque pas de le blesser quand, lui-même, tentera de lui régler son compte.

1750 Ne lui dites jamais qu'il est méchant d'avoir fait une colère (ou une bêtise) :

- À deux-trois ans, il n'est jamais méchant : son intention n'est pas de nuire, mais de tenter d'évaluer les conséquences de ses actes.

- Si son geste est effectivement agressif, ne l'amalgamez pas à la personnalité de votre enfant : vous taper n'est pas gentil, mais c'est son action qui vous déplaît, pas votre jeune colérique.

- Votre enfant souhaite se conformer à l'image que vous avez de lui – pour ne pas vous décevoir ! Si vous lui dites très souvent qu'il est méchant, il risque bien de le devenir vraiment.

1751 Ne cédez pas à sa violente manifestation de mécontentement. La frustration est structurante pour un bébé de deux ans. Si vous satisfaisiez toutes ses envies, il n'aurait plus de désirs. Or désirer, c'est vouloir vivre toujours mieux.

1752 Vous éloigner de lui avec une feinte indifférence est une punition trop sévère, c'est lui dire : « Tu ne m'intéresses pas ! ».

1753 Une chose aussi énorme pourrait bien lui donner envie de vous faire mal : de vous donner des coups de poing, des coups de pied, des coups de dents ! Ne répondez pas à sa violence par une tape ou une fessée. Cela l'amènerait à croire que ce sont les gestes violents qui ont le dernier mot. Donc, pour que ce soit lui qui ait le dernier mot, il doit continuer de faire usage de sa force de frappe.

1754 Dites à votre bébé en colère que vous comprenez qu'il ne soit pas heureux que vous lui ayez refusé ce bonbon, mais que c'est vous qui décidez. Vous n'avez pas besoin d'argumenter, de lui expliquer que ce bonbon lui aurait coupé l'appétit et qu'il est bientôt l'heure de manger. Vous êtes sa mère, c'est vous qui décidez !

1755 Quand vous avez posé une règle, ne la changez pas sous prétexte que votre charmant bambin fait une colère dans un lieu public, gênant les autres usagers. Tant pis si vous passez pour une mère indigne, ce ne sont pas les spectateurs de votre minidrame qui vivent avec votre jeune colérique. La colère est une tentative de prise de pouvoir : baisser les bras une fois, c'est vous exposer à le voir renouveler l'expérience dès qu'il n'obtiendra pas satisfaction.

1756 Vous avez tenté de le ramener à la raison avec des paroles compréhensives et l'affirmation que votre décision est immuable... sans obtenir de résultat. Il y a des enfants plus opiniâtres que d'autres ! Conduisez-le dans une pièce de la maison dans laquelle vous pouvez le laisser sans vous inquiéter de sa sécurité. Faites-lui savoir que vous viendrez le chercher lorsqu'il aura retrouvé son calme.

1757 Laissez la porte ouverte, votre petit enfant ne doit pas se sentir coupable, ni puni, simplement « écarté » car il vous dérange.

1758 Tant qu'il ne va pas spontanément jouer seul dans sa chambre, évitez de l'y conduire lorsque vous lui signifiez que « votre coupe est pleine » !

Il pourrait la vivre comme un lieu d'exclusion. En revanche, lorsqu'il s'y sentira bien, elle sera la pièce idéale pour ce « time out ». Il se calmera plus facilement au milieu de ses jouets. L'idée encore une fois, n'est pas de le mettre au coin comme les instituteurs d'antan, mais de l'aider à se réparer psychologiquement et... physiquement.

1759 Le simple fait de lui faire quitter le lieu où sa colère a pris naissance peut lui permettre de relativiser les données du problème qui l'ont mis dans cet état.

1760 S'il a fait une énorme colère – avec roulades sur le sol et coups divers –, ce « time out » lui permettra d'évacuer son énergie dévastatrice. Une fois calmé, il sera vraisemblablement assez penaud et malheureux : prenez-le dans vos bras et assurez-le que vous n'aimez pas ses colères, mais que lui, vous l'aimez et l'aimerez toujours.

1761 S'il a causé pas mal de dégâts en se lançant à corps perdu dans ses mouvements de rage, demandez-lui de vous aider à réparer et à tout remettre en ordre.

1762 Tous ses débordements ne sont pas réparables par ses soins ; parfois même ils le sont difficilement par vous ! Prévenez et protégez votre maison au maximum de ses « ravages » :

- Couvrez canapés et fauteuils avec des draps-housses molletonnés et imperméabilisés.
- Vous pouvez également vaporiser directement les revêtements textiles de votre salon.
- S'il s'essaie à quelques barbouillages vengeurs au feutre, au crayon ou au stylo à bille (ou s'il travaille au chocolat !) sur vos coussins, frottez ses œuvres avec l'une de ses lingettes. Elles sont très souvent efficaces et, de toute façon, ne laissent pas d'auréoles.
- S'il expédie, dans un mouvement de fureur incontrôlée – ou délibérée –, son assiette de purée sur la carpette :
    - Épongez la tache avec du papier absorbant ou une guenille propre.
    - Ramassez le dépôt solide avec une cuillère.

- Posez sur la tache une seconde guenille propre (et sèche) et recouvrez-la d'un sac plastique ou d'une feuille d'aluminium. Maintenez le tout en place avec une pile de livres.
- Le lendemain, dégagez la « zone sinistrée ». Si elle est encore humide, répétez l'opération avec un autre chiffon propre.

• Si c'est son verre de jus d'orange (ou tout autre liquide coloré) qu'il a envoyé valdinguer sur le tapis (ou la moquette) :

- Épongez le plus gros.
- Puis tamponnez la tache avec un peu de votre détergent à vaisselle (une cuillère à soupe) dilué dans un demi-verre d'eau tiède… jusqu'à disparition de la tache.
- Si le résultat n'est pas parfait, vous pouvez poursuivre avec un mélange de vinaigre blanc et d'eau (moitié-moitié).

1763 Au fur et à mesure qu'il va étoffer son langage, ses colères vont diminuer. Il va pouvoir vous expliquer en paroles ses vrais besoins et ses frustrations. De votre côté, vous pourrez lui laisser la possibilité d'arbitrer certaines décisions, cela lui donnera le sentiment de maîtriser les situations : « Tu préfères mettre ton pyjama bleu ou ton pyjama rouge pour aller au lit ? ». Le choix ne porte pas sur le fait que ce soit ou non l'heure d'aller au lit (ça l'est !), mais sur le vêtement qu'il va enfiler juste avant.

1764 Laissez-le également assumer ses choix : « Tu ne veux pas te laver, alors que tu as de la peinture jusque dans les cheveux. Très bien, je ne sais pas ce que vont en penser grand-père et grand-mère ». Il y a fort à parier que ses grands-parents n'en penseront pas grand bien et, contrairement à ce que vous pourriez croire, votre petit enfant est très soucieux de l'impression qu'il fait aux autres.

1765 La journée a été rude et vous sortez de vos gonds. Vous avez droit à des accès de colère… occasionnels. Cela lui prouve que vous aussi il vous arrive d'avoir envie de hurler ! Dites-lui dès que possible que vous regrettez et que ce n'était pas bien de votre part d'avoir agi comme cela. Expliquez-lui également que vous faites de gros efforts pour ne pas être en colère lorsqu'il dépasse les bornes et qu'il devrait essayer lui aussi de faire des efforts. Terminez votre petit discours en le rassurant : dites-lui que, même lorsqu'il vous met de mauvaise humeur, vous l'aimez toujours.

Il n'est vraiment pas sociable !

C'est la terreur du bac à sable, il cogne à tours de bras, s'empare des jouets des petits copains et ne veut pas lâcher les siens.

Il est le petit enfant le plus important sur cette planète puisqu'il est votre petit roi et que vous êtes (avec son papa) le seul adulte qui compte pour lui. Étant le centre de votre monde, il est évident que tout ce qui lui fait envie doit finir entre ses mains. Or, il a un désir impérieux de ce que les autres possèdent : si ce petit enfant ne veut pas lui donner son jouet, c'est forcément qu'il est passionnant, donc il le lui faut.

Tous les petits enfants, de deux à quatre ans, éprouvent le sentiment d'être unique ; le vôtre est simplement plus musclé ! Il a les poings et les dents pour obtenir, pas les mots pour demander. Dès qu'il les aura, il changera de mode de communication, car il n'a pas envie de faire mal, seulement d'être entendu !

Il se peut que son agressivité soit due à son absence d'expérience de la vie en collectivité. N'ayant pas eu l'occasion d'affronter ses semblables, il n'a pas le mode d'emploi. Son agressivité est une façon de conjurer ses craintes.

Pour diminuer son agressivité

1766 Ce n'est pas parce que l'agressivité est un moyen d'affirmation de soi dont la nature l'a doté qu'il faut la lui laisser exprimer. Là encore, vous devez lui fixer des limites sous peine que ses pulsions agressives ne dégénèrent en violence.

1767 N'intervenez pas tout de suite lorsqu'un conflit survient entre votre enfant et un autre. Laissez-leur le temps de trouver une issue à leur affrontement. Votre petit boxeur peut aussi apprendre à rendre les armes auprès de ses copains.

1768 Si la bagarre tourne au pugilat, séparez les adversaires et expliquez à votre enfant qu'il n'a pas le monopole de l'escalier de la glissoire, qu'il doit laisser cet autre enfant y grimper également, mais qu'après ce sera à son tour. Il n'est pas souhaitable de punir votre enfant, vous briseriez sa « saine » agressivité.

1769 Avant de tirer vos conclusions sur son agressivité – après avoir expliqué à votre petit « cannibale » qu'il a fait mal à son copain en le mordant –, demandez-lui de faire un baiser ou une caresse pour se faire pardonner. Il se peut qu'il ait commis ce geste par admiration pour le petit enfant qui possède un si beau jouet : manger l'autre, c'est vouloir l'avaler, être lui.

1770 S'il refuse, il n'a manifestement ni admiration, ni affection pour le mordu. Faites-lui savoir que vous « l'avez à l'œil » et que, s'il se conduit mal à nouveau, vous quitterez le parc puisqu'il n'est pas capable de respecter les règles qui s'appliquent aux petits enfants qui jouent ensemble.

1771 Évitez absolument le renversement des rôles, c'est-à-dire le faire mordre par le mordu. Il y a fort à parier que le mordu n'aura aucune envie de mordre et votre suggestion risque fort d'ajouter un surcroît de désarroi au vécu de cet événement !

1772 Ne le mordez pas pour « venger » le petit blessé : il est totalement absurde - d'un point de vue éducatif - de commettre sur votre enfant l'acte que vous lui interdisez de faire. D'autant qu'en voyant son copain en larmes, il sait sans ambiguïté qu'il lui a fait du mal !

1773 Un mordeur n'abandonne pas son arme de dissuasion et de persuasion du jour au lendemain. Il vous faudra du temps pour trouver, parmi vos moyens de communication civilisés, une solution moins carnassière : les mots, les caresses, les dessins, etc. L'interdit devra donc être posé et reposé.

1774 Il n'est pas question d'écarter de son chemin tous les motifs de contrariété, mais pour la sécurité des autres enfants, évitez de l'intégrer à un groupe trop important. Il n'y serait vraisemblablement pas le seul agressif et un minuscule incident risquerait de dégénérer.

1775 Comme il est observateur, il va se rendre compte que ce n'est pas amusant de jouer tout seul. Les enfants qui s'amusent entre eux ont l'air d'avoir des jeux géniaux : la dînette de pâtés de sable, le circuit de petites voitures. Ils s'échangent des jouets, changent de rôle, respectent la demande de l'autre. Alors il essaie de mettre de la tolérance dans son agressivité et – petit à petit – y parvient. Il n'est pas encore bon joueur, ni très donneur, mais les autres non plus !

Pour l'aider à devenir généreux

1776 Il faut qu'il sache ce qui est vraiment à lui pour pouvoir prêter. Aussi respectez son « territoire ». Il est important qu'il ait un petit coin personnel (coffre à jouets ou placard) où ranger ses trésors, à l'abri de la convoitise des jeunes visiteurs.

1777 Lorsqu'il reçoit un nouveau jouet, laissez-le se l'approprier avant de lui demander de le prêter.

1778 Vous pouvez l'inciter à prêter mais pas l'y obliger ; vous le déposséderiez de son sentiment de propriété et accentueriez son côté « Séraphin ».

1779 Ne tentez pas, pour forcer sa résistance, de le forcer à échanger. Ce troc n'a pas de sens pour lui : qu'a-t-il à gagner à donner le jouet que l'autre convoite en contrepartie d'un jouet dont personne ne veut ?

1780 Encouragez plutôt ses élans de générosité : remerciez-le chaleureusement lorsqu'il vous donne son dessin, qu'il vous offre quelques miettes de son gâteau, etc. C'est un début.

1781 Demandez-lui d'accomplir quelques actes formidables : donner un gâteau à son papa (lui-même en ayant un en main), confier sa poupée à sa petite cousine pendant qu'il prend son bain. Dites-lui que vous êtes fière de le voir si partageur. C'est en famille qu'il apprendra à être généreux, personne ne lui tenant rigueur de ses faux pas.

IL EST JALOUX

Deux ans et demi, c'est l'écart moyen entre deux enfants dans les jeunes familles. Peut-être attendez-vous le petit frère ou la petite sœur de votre «grand» (à moins qu'il ne soit déjà là!)? Le grand en question est assez déstabilisé par cette arrivée.

Il est né avec des dispositions pour l'agressivité. Elle fait partie de son matériel de survie puisqu'elle lui permet de préserver son territoire : non pas son lopin de terre ou son quartier de viande, mais sa dose de câlins et la reconnaissance de sa place au sein de votre famille. Avec l'arrivée du bébé, il sent que les fondements mêmes de son existence sont menacés. Rien d'étonnant à ce qu'il devienne agressif : la jalousie est un sentiment normal.

Ce qui ne serait pas «normal», c'est qu'il ne le soit pas : cela signifierait qu'il ne tient pas à vous.

Pour lui permettre de gérer sa jalousie

1782 Ne tardez pas trop à lui annoncer l'arrivée d'un bébé, sous prétexte qu'il est trop petit pour comprendre. Bien sûr, ses antennes n'ont pas pu lui révéler ce mystère de la nature, mais il sent bien que vous êtes différente et il s'en inquiète.

1783 Dites-le lui en présence de son papa, vous avez fait ce bébé ensemble – tout comme vous l'avez fait lui –, il a besoin de savoir qu'au départ le bébé et lui ont le même statut.

1784 Ne solennisez pas pour autant ce moment de «l'annonce». Expliquez-lui, avec vos mots à vous, pourquoi vous êtes heureuse d'attendre ce petit frère (ou cette petite sœur), mais que cela ne changera rien à l'amour que vous lui portez.

1785 La chose est dite, ne revenez pas sur le sujet indéfiniment et ne lui parlez pas sans cesse de votre future vie avec le bébé. Il l'envahirait avant même d'être là.

1786 Passez du temps avec lui pour ne parler que de lui.

1787 Faites-le participer aux préparatifs qui entourent cette naissance, qu'il ne se sente pas exclu. S'il s'en désintéresse totalement, n'insistez pas. Ou il a d'autres chats à fouetter, ou il se préserve de ce futur événement en se mettant en retrait.

1788 N'écartez pas ses jouets (même ceux auxquels il ne s'intéresse plus) pour faire de la place au bébé, il se sentirait, lui aussi, mis à l'écart.

1789 Demandez-lui lesquels de ses petits vêtements il aimerait donner au nouveau-né. Il ne s'agit pas de lui demander l'autorisation, mais de l'aider à s'investir dans cette arrivée.

1790 Si cela vous est possible, évitez de l'envoyer chez sa grand-maman au moment de la naissance. Il serait préférable que ce soit elle qui vienne s'occuper de lui chez vous.

1791 Vous n'attendez plus le bébé : il est là ! Acceptez qu'il exprime son sentiment de manière aussi catégorique que : « Pas beau ! Méchant ! Je ne veux pas le bébé ». Il le pense vraiment et il est bon qu'il le dise, car il évacue une grande partie de son animosité.

1792 S'il n'est pas capable d'exprimer avec des mots sa rancœur, achetez quelques livres traitant du sujet. Choisissez ceux qui expliquent pourquoi le grand est jaloux, sans pour autant le juger, ce qui n'empêche pas les fins heureuses où l'aîné apprécie le petit et vice-versa. Votre enfant est malheureux de constater qu'un autre vous prend une partie du temps (donc de votre amour) que vous lui consacrez. Et il n'est pas satisfait non plus des sentiments de colère qu'il lui inspire. Inutile, en plus, de lui faire honte par le biais de ses livres.

1793 L'entendre ne veut pas dire accepter. Expliquez-lui que vous admettez qu'il ne soit pas satisfait de la venue de son petit frère. Dites-lui que vous ne l'avez pas consulté pour introduire ce nouveau venu dans la maison, mais vous n'aviez pas à le faire. Vous êtes les parents et c'est vous qui décidez de la famille que vous désirez avoir ! Il a le droit de ne pas aimer son frère, mais vous lui interdisez formellement de lui faire du mal... ou de vous faire du mal. Car bien souvent l'enfant jaloux tourne son agressivité vers sa mère. Après tout, c'est vous la responsable de ce changement de situation.

1794 Ne forcez jamais le jaloux à prodiguer des marques d'affection à son rival : « Sois gentil, fais un baiser au bébé. » Vous pouvez demander à votre enfant de respecter son frère ou sa sœur, pas de l'aimer. Les sentiments ne se commandent pas. La nature n'a pas prévu que les frères et sœurs s'adorent inconditionnellement.

1795 Leur affection réciproque sera, en partie, fonction de votre attitude à leur égard. C'est vrai, vous avez donné à l'aîné tout votre temps et votre amour maternel exclusif lorsqu'il avait l'âge du second. Vous ne donnerez donc jamais pareil (au moins en temps) au cadet, mais vous pouvez donner autrement. C'est même la meilleure des bonnes astuces : ne jamais faire pareil, ne jamais donner pareil, agir en fonction des besoins de chacun.

1796 Il ne veut pas lâcher son vieux hochet, réclame un biberon au moment où vous préparez celui du bébé, refait pipi au lit : il régresse. Absolument! Mais c'est parce qu'il s'interroge : s'il redevenait tout petit, est-ce que vous auriez encore besoin de ce petit frère? Ne lui retirez pas son jouet, donnez-lui le biberon qu'il réclame, ne le grondez pas pour ses pipis. En revanche, valorisez tout ce qu'il sait faire comme un grand !

1797 Pour le faire devenir « grand », ne lui achetez pas de jeux concernant la tranche d'âge supérieure. S'il ne parvient pas à le mener à bien ou à en comprendre les règles, il en sera profondément mortifié. Il a déçu votre attente. Il n'est déjà pas capable de garder votre amour puisque vous le donnez au bébé et, maintenant, même votre admiration lui échappe. Ses réactions vis-à-vis du benjamin peuvent en être plus violentes, ou il peut se refermer sur lui-même et sa tristesse.

1798 Contrairement à ce que vous pensez (peut-être), il n'est pas mauvais qu'ils partagent la même chambre. Cela signifie pour l'aîné que le benjamin est « logé à la même enseigne » que lui.

1799 Avant de faire quitter son berceau au nouvel arrivé pour l'installer dans le petit lit qui l'attend dans la chambre de son aîné, assurez-vous – en leur faisant faire sieste commune et en les ayant à l'œil – que la jalousie du grand ne l'entraîne pas à jouer au plus jeune quelques tours à sa façon. Ou, à l'inverse, vérifiez que ses débordements d'affection ne l'amènent pas à étouffer sous les baisers « son » bébé!

1800 Votre aîné acceptera mieux l'intrusion de votre dernier-né dans ses pénates si vous lui faites valoir qu'il s'agit pour lui d'une promotion. Prouvez-le-lui en lui achetant un lit « de grand ».

1801 Opérez cette « promotion canapé » en douceur! Installez-le dans son nouveau lit avant de déménager le bébé dans sa chambre. Si, la même nuit, vous l'arrachiez lui de son petit lit à barreaux dans lequel il a construit les rituels et les repères qui le rassurent et offriez ce havre de paix à son petit frère (ou sa petite sœur)... vous lui retireriez toutes ses certitudes (y compris celle concernant l'affection que vous lui portez) au lieu de les conforter.

1802 Dès aujourd'hui, bien que le bébé ne soit pas encore très envahissant, votre aîné a besoin de savoir quelle portion de chambre reste bien à lui. Dans quelques mois, il sera bien difficile de faire reconnaître une frontière à votre tout-petit, devenu un infatigable explorateur. Aussi est-il bon de matérialiser une séparation : en dur ou en souple!

- Une bibliothèque à claire-voie au milieu de la pièce (maintenue au sol par des équerres solidement vissées) est à la fois un élément de rangement bienvenu et une ligne de démarcation que ne mange pas trop de lumière si l'unique fenêtre ne peut être partagée.

- Si les proportions de la chambre ne supportent pas ce meuble, un voilage ou un store fixé au plafond jouera le répartiteur d'espaces.

- Cette séparation est encore trop encombrante? Dans ce cas, optez pour une délimitation virtuelle (mais plus difficile à faire respecter) : peignez deux des murs dans une couleur et les deux murs lui faisant face dans une autre. Chacun aura son coin... et au sol son tapis (reprenant les tons du papier peint ou de la peinture).

- Si vous devez opter pour cette configuration, prévoyez – pour les premiers mois – un paravent qui isolera le plus jeune de la lumière lorsqu'il fera la sieste et que le grand souhaitera jouer dans sa chambre.

- Certes, il ne les préservera pas du bruit fait par l'un ou par l'autre, notamment les éventuels pleurs du petit la nuit, mais ne vous en inquiétez pas trop, les enfants de trois à six ans sont peu perturbés par les larmes de leur petit frère (ou petite sœur). Ils ne se sentent pas tenus de veiller sur leur sommeil et dorment à poings fermés.

1803 Ne soyez pas trop intransigeante si, dans les débuts de cette nouvelle installation, votre aîné dresse son «campement» dans la salle à manger. C'est sa façon de vous faire comprendre qu'il a besoin de prendre le large par rapport à son cadet!

1804 Le conseil est classique, mais largement éprouvé : laissez le petit aux bons soins de son papa, de ses grands-parents, d'une gardienne et passez un peu de temps seule avec le plus grand. Il doit sentir que vous l'intéressez toujours énormément et bien sûr qu'il n'a rien perdu de votre amour.

1805 Proposez-lui de nouvelles activités qu'un bébé ne pourrait vraiment, mais alors vraiment pas faire : un spectacle de marionnettes (ils dépassent rarement 10 minutes, ce qui est largement suffisant pour ses facultés d'attention... pour le cinéma, c'est trop tôt!), des tours de manège ou un aller-retour dans l'allée du parc à dos d'âne (étroitement tenu par son propriétaire!), ou tout simplement, si vous ne l'avez jamais fait, un trajet en métro ou en autobus! L'important, c'est qu'une chose sortant de l'ordinaire «marque le coup».

1806 Plus économique encore, revivez avec lui les plaisirs de votre enfance. Vous établirez une connivence en lui annonçant : «Lorsque j'avais ton âge, avec ma maman, je faisais ceci ou cela...».

1807 Vous pouvez aussi tirer partie des petites joies qu'offre cette farceuse de campagne.

- Montrez-lui les fleurs qui disent «Je t'aime».
- Lorsque le pissenlit monte en graines, celles-ci se mettent en boule sur de fins filaments au bout de leur tige. En soufflant dessus, les graines s'envolent. Chaque fois que vous soufflerez, annoncez : «Tu m'aimes?», puis «Un peu?», puis «Beaucoup?», puis «Passionnément?», puis «À la folie?», puis «Pas du tout?».

Recommencez jusqu'à ce qu'un ultime souffle fasse s'envoler les dernières graines et lui apporte la réponse. Bien sûr qu'il vous aime « à la folie et passionnément ». « Pas du tout » le fera rire aux éclats !

- La marguerite, elle aussi, connaît les sentiments des êtres qui lui sont chers. Tirez une à une ses pétales et, en lui posant les mêmes questions, le dernier pétale apportera la réponse.
- Faites parler les diseurs de météo :
  - La coccinelle se laisse facilement attraper. Posez ce sympathique insecte dans le creux de sa main et interrogez-le, en chantonnant : « Coccinelle, demoiselle, fera-t-il beau demain ? ». Si elle grimpe le long de son doigt et s'envole, la réponse est oui. Si elle fait le tour de sa paume et s'y attarde, la réponse est non.
  - Les hirondelles sont plus fiables. En fin de journée, elles peuvent annoncer le temps qu'il fera la nuit suivante et peut-être même le lendemain. Si elles volent haut, c'est le beau temps. Si elles volent bas, le temps sera humide. L'explication est simple : l'air commence à se charger d'eau et les petits moucherons qu'elles avalent volent bas eux aussi, car ils ont bien du mal à s'élever, déjà alourdis par l'humidité.
- Faits-le profiter des plantes qui font des « jouets » :
  - Au bord de la rivière, vous devriez trouver des quenouilles. Détachez l'une de leurs feuilles. Repliez-la en glissant sa pointe dans la gaine de la tige, puis posez ce petit esquif sur l'eau : il vogue comme un vrai petit navire !
- Faites-le saliver avec les plantes qui font la dînette :
  - Les épis de blé ne sont pas encore mûrs. Coupez une ou deux de leurs têtes, égrainez-les et débarrassez-les de leur pellicule. Vous pouvez laisser votre enfant mettre dans sa bouche ces grains « écossés ». En les mâchouillant, il va obtenir une pâte ayant la consistance de la gomme à mâcher. Celle-ci, vous pouvez l'autoriser à le mâcher et même à l'avaler, elle est 100 % naturelle et biodégradable dans son estomac.

● IL N'EST PAS PRÊT À ENTRER À L'ÉCOLE !

Les « trois ans révolus » ne font plus partie des conditions d'entrée en maternelle. Vous êtes un peu inquiète de ce catapultage de votre « encore si petit » dans le système scolaire.

Les enfants qui ont fréquenté assidûment un centre de la petite enfance sont en général plus à l'aise les premiers jours d'école que ceux ayant été gardés par une assistante maternelle ou à la maison. Surtout s'ils retrouvent des amis de leur « précédente vie ».

Certains, pourtant, remettent en question leur sécurité intérieure en en voyant d'autres sangloter. « Si ce petit garçon pleure, c'est peut-être parce que dans cet endroit des choses désagréables peuvent m'arriver. Par exemple, maman pourrait ne pas retrouver le chemin de l'école ce soir... »

Pour l'aider à se sentir mieux à la maternelle

1808 Tous les ans, dans le courant du troisième trimestre scolaire, les maternelles ouvrent leurs portes aux futurs petits écoliers. Vous vous êtes donc, tous les deux, promenés dans les couloirs, êtes entrés dans sa future classe et avez fait connaissance avec sa maîtresse. Entretenez le souvenir de cette visite en évoquant – pendant les semaines le séparant de la rentrée – les détails séduisants qui l'avaient frappé. Régulièrement, mais pas tous les jours, pour que l'idée de l'école ne devienne ni obsessionnelle, ni inquiétante.

1809 Il aura besoin de constater, à plusieurs reprises, qu'une personne qu'il aime (y compris vous) finit toujours par venir le chercher pour apaiser son inquiétude d'abandon. Soyez patiente.

1810 C'est au cours de son année de maternelle que votre enfant acquiert la notion de l'écoulement du temps. Il s'ennuie de vous. Alors les jours où vous pouvez alléger son emploi du temps (un après-midi dans la limite de ce que l'école autorise), faites-le. Ne vous dites pas : « Cela lui sera plus difficile demain de rester toute la journée ». Il sait parfaitement que vous ne pouvez pas faire autrement que de le laisser à l'école jusqu'au soir si vous travaillez, d'autant plus si vous le lui avez expliqué.

1811 Ce qui va perturber son sentiment de sécurité affective, en revanche, c'est de voir – à l'heure des mamans – tous ses copains partir et rester seul à vous attendre. Alors faites l'impossible pour ne pas être en retard.

1812 Vos horaires de travail ne vous permettent pas d'être à la sortie de l'école? Dès que vous avez une journée de libre, remplacez la gardienne. D'abord, ce sera une bonne surprise pour lui. Ensuite, ce sera l'occasion de faire connaissance avec d'autres mamans, de tisser des «liens sociaux» qui vous permettront de faire appel à l'une ou à l'autre si la gardienne a un problème... et de les dépanner (vous ou votre gardienne) si elles en ont un.

1813 Engagez-vous dans la vie de l'école, pour y rencontrer des parents, mais aussi pour que votre enfant sente que ce lieu n'est pas en marge de votre vie.

1814 Pour qu'il se repère mieux dans sa semaine, confectionnez-lui un semainier.

- Divisez, horizontalement en sept et verticalement en cinq, une grande feuille de papier cartonné pour former vingt-huit cases.
- Inscrivez dans les cases de gauche les jours de la semaine les uns au-dessus des autres.
- Dans les cases correspondant à ses cinq jours d'école, dessinez des objets symbolisant ses activités scolaires: un gros pot de peinture et un pinceau, ses petits chaussons de gym (pour les jours où il y a cette activité), un livre, les binettes des copains... par exemple.
- Et dans les cases correspondant au samedi et dimanche, dessinez-vous tous les trois dans vos activités de fin de semaine.
- Avec un exacto, faites une petite fente dans chaque case de droite.

- Dessinez et découpez une petite figurine qui lui ressemble. Chaque matin, elle changera de fente. Ainsi, votre jeune écolier saura à quoi s'attendre pour la journée et prévoir le jour suivant.
- Vous n'êtes pas très bonne en dessin? Achetez un livre racontant l'école, photocopiez (en les réduisant) les illustrations qui mettent en scène ses journées avec et sans école. Et collez-les sur son panneau.

1815 Lorsque vous vous retrouvez le soir, consacrez-lui des moments de totale disponibilité. Le message a bien circulé, la quantité du temps passé avec votre enfant est moins importante que la qualité.

1816 Oui mais quand on a peu de temps à offrir, comment peut-on en faire un temps de qualité? En essayant de s'en dégager...

- Pratiquez avec votre conjoint la règle du « le premier rentré s'occupe des enfants».
- Remettez certaines corvées (silencieuses: étendage du linge, repassage, époussetage, etc.) après le coucher de votre enfant.
- Groupez au maximum vos activités ménagères (sur deux ou trois jours de la semaine): courses, cuisine, lavage...
- Facilitez-vous le rangement par quelques petites astuces:
  - Lorsque vous décrochez un vêtement, placez le cintre libéré à l'extrémité de la tringle, vous le retrouverez ainsi facilement lorsque vous devrez ranger le vêtement.
  - Placez une jolie boîte fourre-tout dans chaque pièce, elle vous permettra de faire place nette les jours de petit ménage. Vous les visiterez régulièrement pour replacer chaque objet à sa place.
  - Fabriquez-vous un tablier multipoches: une par pièce. Au fur et à mesure de vos déplacements dans votre maison, glissez les objets qui traînent dans la poche *ad hoc* et redistribuez vote récolte... au fur et à mesure.
  - Si vous n'êtes pas très douée pour la couture, attachez-vous autour de la taille une immense taie d'oreiller maintenue par quelques épingles de sûreté. Remplissez-la de tout ce qui traîne et

rendez à chaque pièce ce qui lui appartient... en bout de ramassage.

- Il aime les repères et la répétition d'événements heureux ; profitez des fins de semaine pour en installer de nouveaux. Ménagez-vous un « moment défini » (le dimanche matin, par exemple) où vous ferez quelque chose de particulier (prendre ensemble et calmement votre déjeuner). Faites en sorte que cette habitude s'installe vraiment. Elle deviendra, en plus, un beau souvenir d'enfance.

ÉVEIL

De 25 à 30 mois

● IL VOUS ASSÈNE DES « PAS T'À TOI »

Vous pouvez être fière, il a élargi son vocabulaire. De plus, il se prépare à aller à la rencontre de petits copains. Contrairement à ce que laisse supposer cette petite phrase des plus négatives et possessives, il a besoin de s'assurer que ce qui est à lui est bien à lui… pour pouvoir l'offrir, et de cerner son territoire pour pouvoir y inviter.

Pour l'aider à prêter

1817 Il ressent la nécessité de vérifier qu'il est bien le propriétaire absolu de ses jouets. Il veut pouvoir les manipuler à sa guise, allant jusqu'à les jeter au travers de sa chambre. Tant qu'il ne se met pas en danger, laissez-le faire. Mais laissez-le également assumer les conséquences de ses actes. C'est en quelque sorte une autopunition qu'il s'inflige. Si le jouet est cassé, vous tenterez de le réparer avec lui mais il ne sera plus jamais aussi beau (et bien sûr vous ne lui rachèterez pas le même)!

1818 En éparpillant, avec plus ou moins de violence, ses jouets dans sa chambre, il cherche également à affirmer sa suprématie sur son territoire. Évidemment, cela crée un désordre certain dans cette pièce. N'y remédiez pas systématiquement : dégagez-vous un passage, le soir, pour gagner son lit. Si vous rangez au fur et à mesure qu'il dérange, vous le privez de son espace d'autonomie. Cette liberté si surveillée ne lui donnera pas confiance en lui.

1819 N'intervenez que sur les jouets qui gênent le passage de l'aspirateur. S'il installe tous ses ours à la queue leu leu, au pied de son lit, c'est peut-être que leur douce fourrure est censée le protéger de ses cauchemars. Si l'une de ses poupées est coincée entre deux livres, c'est sans doute qu'elle est punie! Et s'il range son mouchoir à fleurs avec son jeu de construction, c'est qu'il a décidé d'introduire ce carré de verdure dans son projet d'urbanisme. En quoi votre logique est-elle plus pertinente que la sienne?

1820 Faire le ménage est cependant, à terme (à plus forte raison si votre petit enfant a une prédisposition à l'allergie aux acariens!), une nécessité incontournable. Pour ne pas étouffer sa prise d'indépendance, associez-le au rangement. Il est encore incapable de ranger vraiment, tout au plus peut-il rassembler et remplir. À vous d'affiner en acheminant les objets à leur bonne place. Cette «activité», car pour lui c'est une sorte de jeu, surtout si vous en faites un moment d'échange, est très structurante pour lui : ranger par catégorie dans des endroits spécifiques installe l'idée qu'il y a un «ordre des choses».

1821 Aussi formateur que soit le rangement, il n'est pas toujours d'accord pour en recevoir la leçon au moment où vous avez décidé de la lui donner. «Leçon», vous avez dit leçon! Tout est jeu pour votre déménageur, il ne sait pas que vous appelez ses activités des apprentissages. Tant mieux, profitez de son inconscience pour lui faire croire que vous venez jouer avec lui : concours de vitesse, lancers de nounours dans le coffre, mémo des jouets, etc. Laissez-le gagner, c'est le meilleur encouragement au jeu du rangement.

1822 Aussi amusants que soient vos jeux, il s'en lassera vraisemblablement. Vous ne pouvez exiger de votre enfant qu'il soit «rangeur» avant ses six ans (et encore). Jusque-là, la logique de votre notion du rangement lui est étrangère. Ne la comprenant pas, il fera forcément des erreurs monumentales en la matière!

1823 Vous n'êtes pas d'accord : votre enfant, LUI, range déjà! Il remet ses cubes dans leur boîte, ses crayons dans leur étui, ses poupées et nounours dans leur lit. Il met une évidente bonne volonté à jeter les vieux papiers dans la poubelle. Il conjugue plusieurs expériences : le dedans et le dehors, le désir de vous imiter et celui de vous faire plaisir. Félicitez-le pour ses initiatives, vous l'encouragerez peut-être à poursuivre un peu plus longtemps ses observations pratiques sur le terrain! Mais un beau jour, sans que vous sachiez pourquoi, il laissera tout en bazar et hurlera si vous vous avisez de reboucher ses feutres. Son sujet d'étude étant devenu le désordre. Acceptez cette étape comme vous avez accepté la précédente, mais évidemment ne le félicitez pas pour son capharnaüm.

1824 Mais en attendant qu'il reprenne goût au dérangement, profitez de ses dispositions d'enfant modèle et facilitez-lui la tâche.

1825 Ne multipliez pas les éléments de rangements : bac pour les petites voitures, bac pour les jeux de construction, bac pour les poupées, bac pour les livres, etc. D'une part, cela n'a pas de sens pour lui puisque ses voitures adorent faire du gymkhana entre ses Lego et que les poupées jouent à l'école avec ses livres, alors pourquoi dissocier les éléments d'un même jeu ? D'autre part, vous risquez de tant lui compliquer les choses qu'il peut se priver d'explorer l'un de ses bacs parce qu'il lui pose des problèmes de rangement. Ce serait bien dommage, car son imaginaire se nourrit du concours de ses jouets dans ses scénarios.

- Choisissez ces éléments de rangement en plastique transparent, ainsi il pourra voir si le jouet qu'il cherche s'y trouve (ce qui lui évitera de tout verser par terre).
- Rangez ses vêtements dans le dernier tiroir de sa commode et assurez-vous qu'il glisse parfaitement. S'il résiste un peu, frottez avec un savon sec l'extérieur du fond et des bords des tiroirs.
- Installez dans sa penderie une tringle à sa hauteur pour lui faciliter la remise en place de ses vêtements. Cirez-la si elle est en bois, ses cintres glisseront mieux.
- Placez les bacs de rangement de ses jouets sur les étagères du bas de ses rayonnages.
- Rangez ses objets usuels en bord d'étagère ou de rayonnage et les moins couramment utilisés, derrière.
- Facilitez-lui les accès aux tiroirs, placards, rayonnages : devoir déplacer meubles et objets en permanence décourage les meilleures volontés.

1826 Achetez pour sa chambre des boîtes de rangement empilables en plastique. Retournées, elles pourront lui servir de « marchepied » pour atteindre une étagère un peu haute, ou encore de siège d'appoint.

1827 Placez les pièces disparates de ses jouets (morceaux de puzzle, formes à encastrer, éléments de jeu de construction, chaussure unique d'une poupée) dans une grande boîte. Lorsqu'il retrouvera le jeu auquel elle appartient, il saura où la trouver.

1828 S'il a plusieurs boîtes de casse-tête, marquez au feutre un point de couleur identique sur l'envers de toutes les pièces d'un même casse-tête. De cette manière, si un élément – dans la précipitation du dernier rangement – est passé dans une boîte qui n'est pas la sienne, il l'identifiera immédiatement.

● IL SERAIT TEMPS QU'IL SOIT PROPRE !

Il est ravi de ses performances : il monte et descend les escaliers ou les marches de votre immeuble, pédale à l'endroit et à l'envers... et franchement ce n'est pas sa couche qui le gêne ! Vous si !

Pour ne pas le bloquer

1829 Achetez-lui un tricycle : en poussant sur ses pédales, pieds bien parallèles, il muscle ses voûtes plantaires, corrige ses pieds plats, rectifie les « en dedans » comme les « en-dehors » et tonifie ses abdos.... une aide précieuse pour serrer et desserrer ses sphincters.

1830 Faites-le rire ! Les spasmes provoqués par cette agréable réaction aux chatouilles agissent sur son diaphragme et ses abdominaux. Ils massent et malaxent son tube digestif et leur action se répercute sur ses intestins.

1831 Chic, voilà les vacances, vous dites-vous. Vous allez pouvoir le laisser courir tout nu. Il va réaliser combien il est gênant d'avoir les jambes mouillées et il va devenir propre. L'été n'est pas plus la saison de la propreté que l'automne ou l'hiver ! Le seul vrai moment que votre enfant reconnaît comme idéal, c'est celui où il comprend ce que vous attendez de lui et où il se sent prêt à « faire comme vous ». Il n'y a que pour vous que cette saison est idéale pour lui retirer ses couches, car vous avez moins de linge à laver !

1832 Les séances de « répétition » ou de « sensibilisation » au pot, qui consistent à sortir l'objet et à l'asseoir dessus tout en lui lisant des petits livres pour le faire patienter, sont totalement inutiles si le déclic ne s'est pas fait dans sa tête.

1833 Il en va de même pour les saynètes que vous interprétez pour lui, plantant son nounours sur le pot tout en émettant un petit « pst » censé imiter le bruit de l'urine tombant dans le récipient. Et vos exclamations : « Oh, quel gentil nounours, il a fait pipi dans son pot ! » ne sont pas les pédagogies les plus efficaces. Votre enfant jette un œil sur le pot et constate que nounours n'a rien laissé au fond. Apparemment vous félicitez son ours d'être resté assis sur cet objet. Qu'à cela ne tienne, pour vous faire plaisir, il veut bien s'asseoir lui aussi. D'ailleurs, il vous le prouve sur-le-champ : gardant sa culotte et éventuellement son pantalon, il s'installe gentiment sur ce petit siège inconfortable. Vous intervenez très vite pour descendre sa culotte. Il patiente. Vous aussi. Il se lasse et se relève. Vous jetez un œil dans le pot : « Mais tu n'as rien fait, tu n'es pas gentil ». Ce n'est pas juste, il a fait exactement ce qu'a fait son ours – c'est-à-dire rien ! – pour vous faire plaisir et vous êtes fâchée. La prochaine fois... il est bien décidé à ce qu'il n'y ait pas de prochaine fois !

1834 Faire comme vous le motive bien plus. Pas question pour autant de l'emmener avec vous au moment où vous avez besoin d'utiliser les toilettes pour qu'il assiste à une démonstration *in situ*.

1835 Montrez-lui le lieu, expliquez-lui que c'est ici que les grandes personnes - qui ne mettent pas de couches parce que cela fait un gros derrière - viennent pour ces besoins très précis. D'ailleurs, c'est là que vous installez son pot : ses petites toilettes à lui. De temps en temps, proposez-lui d'aller y faire un tour, notamment lorsqu'il se lève ou avant d'aller se coucher, avant et après sa sieste, après les repas. Mais, s'il refuse, n'insistez pas.

1836 Pas de jouets sur le pot, de marionnettes racontant des petites histoires (de pot!), de livres lus pour l'amuser «en attendant», car vous ne l'aiderez pas à comprendre la finalité de l'opération. Le pot deviendrait un objet pour lequel vous seriez prête à marcher sur les mains, à condition qu'il y reste assis!

1837 Il a suffisamment de vocabulaire à son actif, peut-être pas encore dans la bouche mais dans la tête pour, comprendre à quoi sert un pot. À moins que vous ne lui ayiez acheté un modèle de «course» en forme de voiture avec volant et klaxon ou camouflant l'objet sous une planche à dessin intégrée avec pot à crayons de couleurs encastré. Dans ce cas, il ne peut que confondre «aller sur le pot» avec «aller jouer sur le pot», donc pot = jouet.

1838 Ne lui dites pas : «Si tu fais pipi dans ton pot, tu seras un grand garçon (ou une grande fille)». Il n'est pas vraiment sûr d'avoir envie d'abandonner l'intimité maman/bébé que l'opération changement de couche préserve. Aussi votre exhortation n'a-t-elle rien pour le motiver, au contraire.

1839 Racontez-lui comment la purée et le jambon qu'il a mangés au dîner descendent dans son ventre pour lui donner des forces, mais que tout ce que son corps ne veut pas garder s'en va dans un petit tuyau dont le bout est dans sa fesse et que ce petit boudin qui en sort est son caca. «Caca boudin!» CQFD : c'est ce qu'il fallait lui démontrer! Il suffit qu'il mange à nouveau pour être «plein». Ces explications un peu complexes peuvent le rassurer s'il a peur de se vider de «sa substance» dans l'opération.

1840 Félicitez-le, lorsqu'il réclame votre aide pour le conduire à son pot – aux toilettes ou dans un petit coin écarté –, mais ne faites aucun commentaire lorsqu'un accident se produit.

1841 N'installez pas son pot au beau milieu du salon, parce que vous êtes en train de repasser et n'avez pas envie de l'accompagner aux toilettes : la propreté est une chose intime. Il pourrait avoir ensuite du mal à comprendre qu'on ne baisse pas sa culotte n'importe où, devant tout le monde!

1842 Ne le grondez pas s'il fait de beaux cacas dans son pot et de vilains pipis dans sa culotte! Il ne le fait pas exprès pour que vous passiez la vadrouille. L'apprentissage de sa vessie est plus long à mettre en place que celui de ses intestins : plus vite pleine, elle est plus difficile à contenir. Généralement, il existe donc un petit décalage entre la propreté des selles et celle des urines. Les petits accidents de pipi sont plus fréquents que ceux de caca.

1843 Certains enfants hurlent de terreur en entendant le bruit de la chasse d'eau. Il semblerait que dans leur imaginaire s'installe un fantasme fort effrayant : elle va les avaler avec le reste de ce qu'ils lui ont donné d'eux-mêmes. Si tel est le cas, laissez-le admirer le contenu de son pot, reposez l'objet par terre, sortez des toilettes. Vous repasserez plus tard pour le vider.

1844 Il est fréquent que le petit enfant tripote ses selles. N'en soyez pas indignée, c'est la suite logique de son exploration de la marche du monde. Mais votre rôle de maman est de le lui interdire et de lui expliquer pourquoi : « Je comprends que ton caca t'intrigue, mais je te demande d'arrêter de mettre les mains dans ton pot, car je dois t'apprendre à être propre. C'est comme ça! ». Ce « c'est comme ça! » est très important, il ne se discute pas, il relève de vos pleins pouvoirs de maman-éducatrice.

1845 Oubliez les trucs des copines, comme faire couler de l'eau chaude dans le pot avant de l'y asseoir pour provoquer l'émission de selles. Cette aide mécanique – qui sous-entend déjà que votre enfant ne s'est pas assis spontanément sur le pot – parviendra peut-être à créer un automatisme : sensation de chaud/caca. Mais il risque de ne plus pouvoir s'en passer, ce qui compliquera sérieusement la situation ultérieurement. De plus, cela le prive de la prise de conscience du travail de son sphincter anal.

Pour lui faciliter les choses

1846 Installez-lui un petit coin à lui (dans les toilettes, la salle de bains ou sa chambre) : à hauteur de ses yeux, collez sur le mur quelques photos et images qu'il aime.

1847 Pour que sa barboteuse ne trempe pas dans son pot, ramenez sur son épaule le devant et le dos de l'entrejambes et pressionnez-les ensemble.

1848 Il arrive qu'il s'asseye à côté de son pot. Centrez au fond un autocollant et expliquez-lui que lorsqu'il écarte les jambes, il doit le voir pour être sûr d'être correctement assis.

1849 Après avoir vidé son pot et l'avoir passé sous l'eau, placez deux feuilles de papier hygiénique dans le fond. S'il fait caca la prochaine fois, ses selles se détacheront mieux. Et s'il fait seulement pipi, tant pis !

1850 S'il n'aime pas beaucoup que vous lui essuyiez les fesses après un caca, ressortez ses lingettes, c'est un contact connu.

1851 Cela fait plusieurs nuits que sa couche est sèche. Vous pouvez tenter de le faire dormir sans, mais par prudence, placez sur son matelas un drap-housse, puis son piqué, puis un second drap-housse. S'il mouille son lit en pleine nuit, vous n'aurez qu'à retirer le premier drap et le piqué (en espérant qu'il ne mouille pas le second, mais c'est fort rare) et à changer son pyjama.

● IL A PEUR DE L'EAU DE LA PISCINE OU DE LA MER

Il n'avait pas peur des vagues l'an dernier mais, cette année, il est tétanisé ! Vraisemblablement, il est propre depuis peu de temps ou l'idée fait doucement son chemin et il s'interroge sur la nature des liquides qui le cernent. Surtout, ne le forcez pas, sous prétexte que les vacances n'ont lieu qu'une fois dans l'année... il y a plusieurs vacances dans une vie.

Si vous trouvez dommage qu'il ne profite pas du plaisir des vagues, procédez à une « rééducation progressive ».

Pour le réconcilier avec les baignades

1852 Il a le sentiment que l'eau est imprévisible. La preuve : elle lui coule le long des jambes alors qu'il s'y attend à peine et vous vous exclamez : « Tu as encore fait pipi dans ta culotte ! », avec une voix pas très ravie. Il croyait avoir affaire à une amie et elle se transforme en ennemie, puisqu'elle a la faculté de vous fâcher. Pour la réapprivoiser, il n'a pas envie que les autres le regardent et se moquent de lui, il a besoin d'intimité. La salle de douche est tout indiquée.

- Réglez le jet de la pomme de douche sur une température agréable (plus près du froid que du chaud) et sur un débit raisonnable.
- Enfilez vos maillots de bain, montez tous les deux, abrités sous un parapluie ou sous un sac à ordures découpé aux ciseaux pour être ouvert au maximum, dans le bac à douche et « chantez sous la pluie » à tue-tête.
- Prévenez-le de ce que vous vous apprêtez à faire : le surprendre en abaissant le parapluie ou le plastique, laissant l'eau l'éclabousser ! C'est un jeu avec vous, dans un lieu connu et sous une eau amicalement tiède. Les meilleures conditions sont là pour accepter les éclaboussures !

1853 Achetez-lui une petite piscine gonflable. Installez-la – si cela vous est possible – dans le jardin, sinon gonflez-la dans la salle d'eau. Une toute petite hauteur et une grande « étendue » d'eau : l'idéal ! D'autant que vous pouvez y entrer avec lui.

- Faites-le s'allonger sur le ventre. Placez l'une de vos mains sous son ventre, l'autre sous ses cuisses et, ainsi soutenu, faites-lui faire le tour de ce petit bassin.
- Retournez-le sur le dos, une main sous la nuque et l'autre sous les fesses, et faites-lui faire le même circuit en position planche.
- Proposez-lui ensuite de rouler tout seul du ventre sur le dos. Ne le quittez pas des yeux : même par 10 centimètres de profondeur et il peut boire – s'il panique – une énorme tasse.

1854 Avant de passer aux vagues, passez par le petit bain de la piscine municipale, à une heure calme.

- Debout dans l'eau, il ne voit plus ses orteils, c'est un peu inquiétant. L'essentiel de votre apprentissage va constituer à lui faire prendre conscience qu'il peut s'appuyer sur l'eau et pas forcément sur ses pieds.
- Pour lui faire perdre l'appui plantaire auquel il s'accroche, faites-le marcher sur les mains : équipé d'une bouée brassard sur chaque bras, faites-lui poser ses paumes sur la troisième marche du bassin, de façon que ses épaules soient recouvertes par l'eau.
- Attrapez ses pieds et faites-lui arpenter cette marche en déplaçant une main après l'autre.
- Proposez-lui de lâcher l'un de ses pieds d'abord… puis l'autre.
- N'insistez pas s'il n'est pas d'accord.

1855 Si vous n'avez pas pu suivre ce « parcours du petit baigneur » et devez passer directement de la douche à la mer, ne brusquez surtout pas la prise de contact.
- Installez-vous à l'écart des baigneurs et jouez avec l'eau que vous remonterez du bord de mer dans son seau.
- Incitez-le à tremper les mains dans l'eau pour vous éclabousser.
- Laissez-le se lasser du plaisir de ce mouillage réciproque avant de descendre au ras des vagues.

1856 Au bord de l'eau, équipez-le systématiquement de bouées-brassards, elles ne lui permettront pas encore de nager mais lui éviteront la tasse.
- Achetez un gros ballon de plage et montrez-lui combien il est amusant de se coucher dessus sur le ventre et de rouler d'avant en arrière, les mains et les pieds frôlant l'écume.
- Il perdra forcément pied de temps en temps mais se rétablira bien vite sur le sable.
- Là encore, attendez qu'il fasse rouler de lui-même son ballon plus avant dans les vagues avant de passer à l'étape suivante.

1857 Dès qu'il accepte d'avoir de l'eau jusqu'en haut des cuisses (avec ses brassards autour des bras, bien entendu), sautez et dansez en vous tenant par les mains. Encore une façon de lui faire décoller les pieds du sol : laissez-le s'accrocher à votre dos en enlaçant votre cou et glissez sur les vagues en faisant bien attention à ce que sa tête soit toujours hors de l'eau.

1858 Franchissez un nouveau stade en requérant les services de son papa pour le tenir à quatre mains :

- Faite-le s'allonger sur le dos, tenu par une main de papa sous la nuque et l'autre entre les omoplates. L'une des vôtres est dans le creux de ses reins et la seconde, sous ses mollets.
- Annoncez que vous retirez l'une de vos mains, celle qui est placée sous ses fesses.
- Puis dites-lui que son papa va retirer celle qui est dans son dos. Génial, il flotte presque tout seul !
- Attendez une prochaine baignade pour ne plus lui offrir le support de la main sous sa nuque. Il ne faudrait pas qu'il fasse le grand plongeon : tout serait à recommencer !

1859 Vous n'avez rien pu mettre de tout cela en place ? Ce sera pour l'année prochaine ! Il est préférable qu'il quitte la plage avec de bons souvenirs de sable et de pâtés qu'avec des larmes amères dont il garderait le goût jusqu'aux vacances suivantes, sans parler du dégoût de l'eau qu'il conserverait pendant de longues années.

BÉBÉ TRUCS !

De 31 à 36 mois

● IL A UN VÉRITABLE IMAGINAIRE

Il n'a plus besoin d'une balayette ou d'un ours pour jouer à faire semblant. Il peut, sans aucun accessoire, s'inventer des histoires : il chevauche un destrier invisible ou bavarde avec un ami imaginaire.

Pour alimenter l'imaginaire de ses jeux

1860 Racontez-lui ou lisez-lui des histoires en faisant l'acteur : changez de voix et d'expression de visage pour chaque personnage. Une fois seul, il pourra rejouer ces scènes et leur restituer l'émotion que votre récit a suscitée en lui.

1861 Vous pouvez également faire jouer des petites histoires par des marionnettes. À gauche, le méchant ; à droite, le gentil. Deux personnages, c'est bien suffisant pour faire entrer votre spectateur dans le monde symbolique de l'imaginaire. Pour simplifier les choses, ne lui choisissez pas des marionnettes dont les traits de caractère sont peints de façon trop réaliste. Il sait qu'il n'est pas toujours gentil et il n'a pas envie de se voir sous les traits d'un loup, d'une sorcière, ni même d'un vieux monsieur à moustaches ! Surtout si vous rejouez les événements tragicomiques de la journée. N'en abusez pas : vous condamneriez votre enfant à jouer et rejouer des scènes qui ne lui donnent pas le beau rôle, pénalisant sa confiance en lui.

1862 C'est le moment d'offrir une poupée à votre petite fille car, désormais, les petites filles jouent à des jeux de filles et les petits garçons... à des jeux de petits garçons. Votre enfant commence à s'identifier au parent ayant le même sexe que lui.

1863 Il y a quelques mois, il adorait chausser vos escarpins et se glisser dans le gilet paternel, il voulait être maman ou papa. Aujourd'hui, vos lectures lui donnent envie de se « sublimer » : il veut être un héros. Pas forcément un vengeur masqué, ni une bonne fée, mais un adulte « de pouvoir ». Improvisez-lui une corbeille à déguisements avec quelques vêtements que vous ne mettez plus, de préférence assez typés : dentelles pour les « projections féminines », chapeaux et lunettes pour les projections masculines.

1864 S'il en émet le désir, vous pouvez y ajouter un « vrai » déguisement. Mais, généralement, le petit enfant, avant trois ou quatre ans, est déstabilisé si vous lui imposez de se glisser dans une autre personnalité que la sienne. Il a besoin de se reconnaître. Des accessoires, oui, une transformation, non. Ne vous étonnez pas, si, le jour de la fête de la garderie, vous récupérez une coccinelle ou un tigre... en larmes. Son maquillage l'a paniqué, il n'est pas très sûr de savoir qui il est, mais il est certain de ne pas vouloir être une coccinelle avec une maman coccinelle. Il veut sa maman à lui.

1865 Ne mettez pas dans sa chambre un miroir lui permettant de se voir... parce qu'aujourd'hui justement cette vision le trouble ! Il constate que cet enfant a le même pantalon, les mêmes chaussures, le même chandail que lui, qu'il bouge sa jambe et remue la main... au même moment que lui. Il a été vérifier qu'un frère jumeau ne se cachait pas derrière le miroir : donc, c'est lui. Et cela ne lui sourit guère. Il se croyait unique ! En tout cas, il n'a pas très envie que son autre moi partage sa chambre et copie tous ses jeux. Ce n'est que vers la fin de cette année (peut-être même seulement au début de la suivante) qu'il comprendra que c'est une image de lui - comme une photo, mais qui bouge - qu'il voit dans la glace.

1866 Il a besoin de se retrouver seul pour se jouer ses petits scénarios - non que votre regard le gêne : il n'a pas de pudeur d'artiste -, mais votre présence le distrait. Si vous êtes là, il préfère jouer en duo avec vous plutôt qu'en solo.

1867 Pour qu'il se sente bien dans sa chambre, soignez son éclairage. Dans les premiers mois de sa vie, vous aviez organisé ce lieu en fonction de son sommeil. Préférant les lumières tamisées – dont vous pouviez moduler l'intensité grâce à des variateurs – pour le changer avec un éclairage suffisant et lui donner à boire ou l'endormir dans une atmosphère feutrée. Mais aujourd'hui, il a besoin d'y voir clair!

- La lumière directe qui tombe d'un plafonnier n'est peut-être pas d'une grande subtilité, mais elle définit nettement les contours des objets, ce qui est, pour votre jeune découvreur, un bon facteur d'éveil. Par ailleurs, elle répartit de façon très homogène son rayonnement. La pièce ne présente donc pas de zones d'ombre inquiétantes.
- Préférez les ampoules traditionnelles qui diffusent une lumière jaune beaucoup plus chaleureuse aux lampes halogènes qui dispensent une lumière blanche plus froide. Choisissez-les d'une bonne puissance pour qu'elles éclairent efficacement, surtout si son plafonnier n'en accueille qu'une seule!
- Une rampe de projecteurs dissociés, pour en orienter quatre dans chaque angle et projeter le cinquième vers le centre de la pièce, constitue un éclairage plus «affiné» qu'un plafonnier.
- Vous pouvez compléter l'éclairage d'un plafonnier par des sources de lumière ponctuelles, éclairant plus précisément la table sur laquelle il dessine, ou son lit où vous lui lisez des histoires pour l'endormir. Pour ce type d'éclairage, il est préférable d'avoir recours aux appliques ou aux projecteurs orientables vissés (pour qu'ils ne risquent pas de tomber) soit au mur, soit sur le plateau de la table, soit sur l'une des étagères des éléments de rangement.
- Les lampadaires ou lampes d'appoint sont déconseillés. Votre enfant risque de se prendre les pieds dans le fil qui les relie à la prise de courant.

1868 Aujourd'hui, dans les garderies et les écoles maternelles, on ne badigeonne plus les murs avec les premiers pots de peinture venus. On adopte les couleurs les plus adaptées aux activités ou non-activités des enfants:

- Dans le coin «sommeil», on trouvera des tons froids qui calment; à base de bleu et rendus plus pastels par un ajout de blanc (ciel, turquoise, lavande, violine).
- Dans les salles de jeux et d'activités, les teintes chaudes dynamisantes, à base de rouge et de jaune, dominent.

1869 À échelle plus modeste, faites de même dans sa chambre.

- Non seulement il va y faire la sieste, mais il doit y faire ses nuits. Aussi, autour de son lit, privilégiez les teintes «glaciaires»: blanc ou bleu très tendre (ce dernier étant particulièrement propice à l'apaisement).
- Ajoutez-y une petite pointe de jaune paille pour chatouiller son imaginaire… et une touche de rose (même, et peut-être surtout, côté garçon!) qui a la faculté de détendre et de relaxer.

1870 Une chambre d'enfant ne doit pas se soucier de l'harmonie des couleurs, mais lui permettre de trouver un espace où vivre les temps forts de sa journée: activités et rêveries. Le mélange des tons est d'autant plus indispensable que les ambiances monochromes peuvent avoir des effets néfastes!

- Le bleu pâle est bienfaisant autour de son lit. Mais utilisé de façon uniforme, il risque d'amener votre enfant à la déprime.
- Le jaune (franc) – qui «booste» les plus délurés et amène les plus timides à prendre confiance en eux – a grand intérêt à être complété par:
  - des touches de violet (couleur qui apaise et guérit!) et de bleu, si vous avez un jeune Tarzan ayant tendance à se pendre, comme à une liane, au fil électrique de son plafonnier pour tenter le saut de l'ange;
  - une bonne part de rouge, si vous avez donné naissance à un petit timoré qui a besoin d'un peu de stimulation pour se lancer dans l'aventure!
- Le vert, qui invite à l'évasion et à laisser gambader son imagination dans la nature, à haute dose, peut lui donner la migraine.

1871 La plupart des fabricants d'accessoires de puériculture, d'articles de décoration pour chambres d'enfants et de jouets ont intégré ces données, aussi est-il facile de glisser dans sa chambre un tapis rouge, une lampe jaune, un tableau noir (… de couleur verte)!

IL VEUT TOUT FAIRE SEUL

Il se brosse les dents sans votre aide. Il enfile sa petite culotte, son bonnet, s'emberlificote un peu avec les jambes de son pantalon, etc. Il sait encore mieux retirer ses chaussettes, ses chaussons, ses chaussures, son gilet ou sa veste. Il mange presque de tout et, si vous devez l'aider, c'est plus parce qu'il manque d'énergie que par défaut de savoir-faire.

Pour l'aider à grandir

1872 Accueillez-le à la table familiale. Pas systématiquement à tous les repas, car même si votre présence stimule son appétit, il se peut que vos horaires ne respectent pas ses rythmes, or ils sont encore très importants pour bien ordonner sa vie.

1873 Alors qu'il s'essaye à reléguer ses couches au placard, il a besoin d'éprouver les limites de son corps : il se bouche le nez et les yeux avec la débarbouillette, il met sa tête sous l'eau, s'assoit en travers de la baignoire pour voir si ses pieds touchent le rebord, etc. Certaines de ses inventions vous effraient. N'intervenez pourtant pas (sauf si elles vont effectivement trop loin : se mettre en apnée totale ou monter sur le rebord du lavabo pour sauter dans la baignoire, par exemple), laissez-le se tester. Bien sûr, ne le perdez pas de vue, faites un peu de rangement à côté de lui, il n'aura pas l'impression que vous le surveillez.

1874 C'est dans la salle de bains que son désir d'autonomie fait le moins de dégâts. Surtout si vous l'y traitez comme un grand. Pour cela, laissez en permanence un tabouret marchepied qui lui permet d'accéder facilement au lavabo. Il peut se laver seul les mains et les dents.

1875 Il est très fier que vous l'initiiez au nettoyage de la salle de bains : passer l'éponge sur les parois du lavabo après s'être lavé les dents, ranger les jouets dans leur filet avant de sortir du bain, orienter le jet de la douche (robinet d'eau froide ouvert par vos soins et réglé sur un faible débit !) sur les parois de la baignoire après l'avoir vidée. Des gestes qui deviendront aussi automatiques que de se laver les mains avant les repas !

1876 Apprenez-lui à faire place nette après son passage :

- S'il a renversé son verre, il trouvera amusant « d'aspirer » l'eau répandue avec une éponge, de la tordre et de bien la rincer.
- Après son goûter, il s'amusera à ramasser ses miettes en petits tas à l'aide d'un torchon.
- Il sera très flatté que vous le laissiez jeter dans la poubelle son pot de yogourt vide, sa peau de banane, l'étui en papier de son petit gâteau, etc. Si son couvercle s'actionne avec une pédale, ce sera encore plus amusant, mais si son couvercle se soulève à la main, faites-lui laver ses mains après l'avoir manipulé.

1877 Il rêve de s'habiller seul. Il sait retirer son gilet, ses bas, ses chaussons et ses vêtements à taille élastique et s'en débarrasse, le plus souvent, au moment le moins opportun. Ne contrariez pas systématiquement ses velléités d'indépendance vestimentaire. Laissez-le descendre et remonter son pantalon (ou sa jupe) et sa culotte. La parfaite maîtrise de ces gestes fait partie des repères permettant d'espérer qu'il est prêt à devenir propre !

1878 En ce qui concerne ses chaussures, son habileté est uniquement cause de désagréments... Pour ne pas le retrouver pieds nus en permanence, mouillez ses lacets après les avoir noués : il faut beaucoup plus de force pour tirer dessus lorsqu'ils ont été noués humides que secs. Et pensez à faire un petit nœud au bout de chacun de ses lacets pour éviter qu'ils ne sortent des œillets.

1879 En lui facilitant le déshabillage avec un pantalon ou une jupe à taille élastique, une culotte et une chemisette plutôt qu'une barboteuse, ou un gilet plutôt qu'un chandail, vous lui facilitez également l'habillage. Enfiler seul ses vêtements est l'une de ses grandes ambitions. Même si cela vous fait perdre pas mal de temps, encouragez-le : dans quelques mois vous le lâcherez dans la cour de la maternelle (à moins que ce ne soit déjà fait). Il s'y sentira beaucoup plus détendu s'il se sait capable de se débrouiller seul.

1880 Pensez à enfiler dans l'une de ses manches mitaines, écharpe et tuque lorsque vous les lui retirez. Ainsi, il les retrouvera facilement et apprendra à glisser lui-même ses «accessoires» dans ce rangement si pratique.

1881 Les institutrices ont mis au point une technique géniale pour aider les petits à enfiler leur manteau ou leur blouson. Reprenez-la à votre compte :
- Étalez son vêtement ouvert sur le sol.
- Demandez-lui de se mettre devant le col.
- Faites-le s'accroupir pour passer ses bras dans ses manches.
- Puis demandez-lui de se relever en faisant passer son manteau au-dessus de sa tête.
- Et voilà son vêtement correctement passé !

1882 Non seulement il veut enfiler comme un grand son jean et son blouson, mais il veut choisir seul ses habits. Ce désir de gouverner sa vie fait partie de son besoin d'autonomie. Mieux vaut qu'il l'exerce sur des petites choses de ce genre que sur des actes qui pourraient le mettre en danger. Si vous êtes trop directive, il sera tenté de tout tenter !

1883 Pour qu'il puisse attraper facilement ses vêtements pendus dans sa penderie (sur la tringle que vous aurez pris soin de fixer à sa hauteur), tournez les crochets des cintres vers l'intérieur, cela leur évitera de s'emmêler les uns dans les autres.

1884 Cadrez quand même ses associations vestimentaires : composez des tenues complètes. Accrochez sur le même cintre pantalon (ou jupe), chemise (ou chemisier), gilet (ou chandail) de couleurs proches. Il pourra ainsi préférer la tenue à dominante bleue... ou celle à dominante rouge (orange, verte, etc.).

1885 Si l'on en croit les chromothérapeutes, cette technique est une aide que vous apportez à votre petite enfant. En effet, il saurait d'instinct de quelle couleur il a besoin pour affronter la journée.
- S'il met du bleu, c'est pour oublier son vague à l'âme (ou s'il fait chaud, qu'il souhaite se rafraîchir...).

- S'il choisit du rouge, c'est pour oublier sa fatigue (ou, s'il fait froid, qu'il veut se réchauffer…).
- S'il prend une tenue jaune, c'est pour oublier ses tensions.
- Et s'il a une furieuse tendance à décoordonner vos tenues pour associer des couleurs qui déménagent, c'est peut-être pour compenser son angoisse… (ou que vous avez mis au monde un futur styliste!).
- Vous pensez que le violet n'est pas une teinte adaptée à la garde-robe d'un tout-petit : dommage, c'est la couleur qui guérit!

1886 Pour l'aider à fermer ses vêtements :

- Glissez un anneau ou un ruban noué en boucle dans l'œillet au bout de ses fermetures à glissière, il les aura ainsi mieux en main.
- Passez du savon ou une bougie sur leurs crans, elles se remonteront et descendront plus facilement.
- Plus simple encore (pour lui) : remplacez ses fermetures à glissière par des bandes de velcro.
- Utilisez du fil de Lastex (élastique) pour coudre ses boutons, il pourra ainsi – plus commodément – les mener jusqu'aux boutonnières et les glisser à l'intérieur.

1887 Dessinez une petite fleur ou un rond – au feutre indélébile rouge – sous les deux bords intérieurs des semelles de ses chaussures et montrez-lui que les deux fleurs doivent être côte à côte pour que ses chaussures soient mises à chacun des pieds qui leur correspond.

1888 Pour que votre petite fille enfile sa culotte et sa camisole à l'endroit, cousez sur le devant un petit nœud. Pour les petits garçons, faites un point de couleur sur l'envers, au milieu de l'encolure.

1889 C'est vrai qu'il est de jour en jour plus autonome. Il peut partir en vacances tout seul… chez ses grands-parents! En gardant quand même un fil de tendresse tendu entre vous!

1890 Glissez dans des enveloppes (autant d'enveloppes que de jours où vous allez être séparés) un petit cadeau d'amour : pourquoi pas un biscuit en forme de cœur ? Chaque matin, en se levant, il ouvrira l'une de ses pochettes tendresse (que vous aurez glissées dans sa valise) et grignotera votre cœur. Le plaisir tient moins à cette petite douceur qu'au constat que le paquet diminue et que vos retrouvailles se rapprochent.

1891 Achetez deux bracelets brésiliens : l'un à votre taille, l'autre à la sienne. Versez dessus quelques gouttes de votre parfum et passez-les à vos poignets respectifs. Vous voilà unis par leurs fils magiques. Dès qu'il pensera à vous, il pourra y frotter le bout de son nez. Assurez-le qu'instantanément le bout du vôtre vous picotera alors, et bien sûr, vous penserez à lui... C'est ça, la magie de l'amour !

1892 Faites en sorte qu'il reçoive une lettre dès le premier jour de son séjour : pour cela, postez-la trois jours avant son départ. Puis envoyez une lettre tous les jours pour qu'il ait du courrier à chaque passage du facteur. Afin qu'il n'ait pas le sentiment que vous l'avez abandonné, le jour où le facteur ne déposera rien dans la boîte de grand-maman (la poste a des « ratés » difficiles à prévoir), confiez quelques lettres supplémentaires à sa grand-mère qui, cette fois-là, la découvrira cachée entre le sel et la farine : ce coquin de facteur lui a joué un tour !

1893 Quelques jours avant son départ, rendez-vous dans un photomaton. Prenez-le sur vos genoux et faites-lui des grimaces ou des chatouilles. Appuyez sur le bouton au moment où vous éclaterez de rire tous les deux. Montrez-lui que vous en mettez une dans votre portefeuille et une autre dans la poche de son pyjama. Il pourra ainsi la – et vous – retrouver tous les soirs.

1894 Pour Noël (s'il a un peu plus de trois ans) ou pour son quatrième anniversaire, il demandera peut-être à échanger son tricycle contre une bicyclette à deux roues (+ deux autres plus petites... dont il préfère ne pas parler aux copains) ! Il voudra forcément, un jour ou l'autre, la tester sur une vraie route, au moins pendant les vacances. Attention, car la bicyclette est la première cause d'accident de la route pour les enfants de plus d'un an et 68 % des enfants blessés à la suite d'une chute de vélo sont des petits garçons. Pensez-y au moment de son achat. Vérifiez que le modèle que vous choisissez est conforme aux normes.

1895 S'il s'agit d'un cadeau du Père Noël, assurez-vous qu'elle peut être échangée si vous constatez qu'assis sur la selle les pieds de votre cycliste ne touchent pas par terre. En cas de problème, il doit pouvoir rétablir son équilibre en reprenant contact avec le sol...

1896 Complétez votre achat d'un casque pour vélo, bien sûr conforme aux normes.

1897 Vérifiez au moment de l'achat que le dispositif de serrage de la selle et des roues est suffisant pour ne pas se desserrer lors du passage d'un obstacle.

1898 Bien évidemment, ne le laissez jamais partir seul sur la route (pas même un petit chemin de campagne). Faites-le rouler devant vous de manière à le surveiller, tout en gardant une distance de 2,50 m environ entre vous pour ne pas risquer le « carambolage ».

1899 Évitez de lui faire porter des vêtements amples et de longues écharpes qui pourraient se bloquer dans les rayons ou le pédalier.

● IL EXIGE QUE CE SOIT « MAINTENANT TOUT DE SUITE » !

Au début de cette année, il vit au présent. Il lui est impossible de revenir sur le passé, c'est pourquoi il est incapable de vous raconter sa journée chez sa gardienne. Il comprend « tout à l'heure » comme un « non » sur lequel il vous arrive de revenir. Ne sachant pas à quoi s'en tenir, il hurle qu'il n'est pas d'accord, en tapant éventuellement du pied ou du poing.

« Dans trois jours », « cette fin de semaine », « quand tu seras en vacances » sont des notions incompréhensibles. Mais petit à petit, avec un peu d'aide, il va cerner « hier » – qui pour lui est synonyme « d'avant », qui peut aussi bien être il y a dix minutes, ce matin, ou véritablement hier... – et « aujourd'hui ». Pour acquérir ces notions de temps et plus encore le demain, il a besoin de repères.

Pour lui faciliter l'attente

1900 Sortez du présent ; ne lui dites pas « Demain, tu vas aller chez grand-maman », mais « Demain, tu iras chez grand-maman ». Apparemment cela ne fait aucune différence, mais à la longue il intégrera le code grammatical du futur.

1901 Choisissez-lui des livres qui racontent des histoires faisant des retours vers le passé et des projections vers le futur. Le héros de l'histoire est une petite fille ou un petit garçon comme lui, qui se souvient (peut-être dans une bulle qui ressemble à un nuage au-dessus de sa tête) du temps où il était un bébé et qui s'imagine que plus tard il sera une maman ou un papa.

1902 Donnez-lui des éléments concrets pour mesurer « l'avenir ». Un événement va bouleverser un peu sa vie (son anniversaire, un départ en vacances, Noël) ; commencez votre compte à rebours dix jours avant. Dix, comme les dix doigts de sa main. S'il est très impatient – ou un peu inquiet – aidez-le à patienter ou transformez cette attente en moment plaisant, tout en lui permettant d'apprécier le laps de temps qui l'en sépare :

- Glissez dans les doigts d'une de vos vieilles paires de gants un petit cadeau (une petite voiture, une grosse bille, un petit carré de chocolat enveloppé dans du papier, etc.) et retenez-le par un élastique. Chaque soir, détachez un élastique et laissez-le aller à la pêche au trésor. Il pourra évaluer à l'œil les doigts mous et donc les jours passés et les doigts pleins...

- Fixez à l'envers (face contre le mur), avec des petites boules de pâte à coller, dix photos de son grand-papa et de sa grand-maman s'il doit partir en vacances chez eux dans 10 jours, ou celles de 10 personnes que vous allez recevoir pour fêter son anniversaire. Retournez-en une face à lui tous les soirs et commentez-lui le cliché.

- Quadrillez une feuille de dix grands carreaux et, chaque soir (ou chaque matin), collez un autocollant dans une case libre.

1903 Reconnaissez qu'il y a des moments où il est insupportable d'attendre : chez le docteur, dans la voiture, chez le coiffeur (le sien ou le vôtre), etc. Pour parer cette éventualité, munissez-vous toujours d'un bloc de papier et d'un crayon!

- Il patientera en vous faisant de magnifiques dessins.
- Et vous pourrez ainsi jouer à «Comme… Pas comme».
  - Dessinez une forme mi-carré, mi-rectangle. Ces deux formes sont si proches pour lui qu'il ne fait pas la différence. Ce n'est pas grave! Demandez-lui:
  - «Est-ce que le coussin sur le canapé du docteur est comme le dessin que j'ai fait sur ma feuille?» – «Oui!»
  - «Et le tapis?» – «Oui!»
  - «Et la lampe?» – «Non!»
  - «Toi, montre-moi une chose comme sur ma feuille.» – «Non, pas le chapeau du monsieur…» – «Oui, le sac de la dame est carré.»
  - Au début, il proposera des objets au petit bonheur mais, petit à petit, ses suggestions seront de mieux de mieux cernées: le magazine sur la table, le tableau sur le mur… Vous pouvez jouer ensuite de la même façon avec un rond ou un triangle.
  - Il est également possible de jouer à ce «comme… pas comme» lorsque vous êtes coincés dans les embouteillages. Proposez-lui de comparer l'autobus, l'affiche, l'enseigne du dépanneur… à votre rectangle; ou le panneau de signalisation, le feu rouge, la roue du vélo à votre rond.

1904 Vous ne vous êtes pas équipée de ce matériel? Jouez sans accessoires à:

- Qui va là?:
  - Demandez-lui pour détendre l'atmosphère: «Qui va chez le coiffeur?»:
    ~ «L'éléphant?» – «Non!»
    ~ «Les papas» – «Oui!»
    ~ «Les souris?» – «Non!»

~ « Les fourmis ? » – « Non ! » « Oui, peut-être que les fourmis viennent faire une petite visite, comme à la maison, même si elles n'ont pas de cheveux à faire couper, juste pour voir à qui cela ressemble chez un coiffeur... »

~ « Et les mouches ? »... (Temps de réflexion.) – « Oui ! »... « Et les camions ? »

- MMm ! Beurk !
  - Attendre chez le docteur, c'est un peu « Beurk ».
  - Manger des choux de Bruxelles, sans hésitation, c'est « Beurk ». Manger un pain au chocolat, c'est « Mmm » ; les chatouilles, c'est : « Mmm »... et ainsi de suite. Bien sûr, c'est lui qui produit les onomatopées appréciatives.

- Je l'ai aussi !
  - Proposez-lui, par exemple, de faire l'inventaire de ce que vous avez en commun : des chaussures, un gilet, des boutons pour l'attacher, etc.
  - Mais aussi : un nez, des oreilles, une bouche, des cils autour des yeux, des ongles au bout des doigts !

  Il y a tant de petites choses que l'on oublie. C'est important, le sens du détail.

- Je sais le faire.

  Proposez-lui des situations où il agit seul, d'autres où il pense encore avoir besoin de vous (à méditer) et d'autres enfin où il ne peut vraiment pas se passer de vous. Par exemple :

  - « Est-ce que tu peux aller au lit sans moi ? » – « Euh... non ! »
  - « Manger sans moi ? » – « Oui ! »
  - « Aller à la boulangerie sans moi ? » – « Non ! »
  - « Aller chez le docteur sans moi ? » – « Oh, non... »

- J'en mange, j'en bois.

  Variante de « Pigeon vole » (qui a toujours son petit succès : « Assiette vole ? » – « Non ! » ; « Rhinocéros vole ? » – « Non ! » ;

« Avion vole ? » – « Oui ! ». Proposez-lui des solides et des liquides. « Les bananes, tu les … » – « Mange ! » ; « Le lait, tu le… » – « Bois ! » ; « Tes céréales, tu les… » – « Bois… et mange. »

1905 Il vous fait comprendre que ce voyage en voiture commence à lui taper sur les nerfs !

- Faites diversion avec les traditionnels jeux d'observation : le premier qui voit une voiture rouge, une vache, un chien, un monsieur avec un chapeau… a gagné !
- Impossible de le faire patienter en lui disant : « Nous arriverons dans une heure ». Mesurez-lui le temps beaucoup plus concrètement :
  - Pointez l'index de votre main gauche et, avec celui de votre main droite, faites une croix à la hauteur de votre première phalange (si vous avez fait 1/3 du parcours) et montrez-lui en lui expliquant : « Le voyage est long comme mon doigt. On a déjà fait ce morceau-là, il reste encore celui-ci à faire ».
  - Au fur et à mesure que vous avalez les kilomètres, faites progresser votre index droit sur votre index gauche.
  - Cela vous paraît très abstrait ? Et bien essayez et vous verrez qu'il comprend fort bien.

1906 La notion du temps ne s'installera vraiment qu'avec l'entrée à la grande école.

● IL SE SOCIALISE À TRAVERS VOUS

Vous avez fait passer vos messages sur l'hygiène, la sécurité, la convivialité, la politesse. Ils sont si bien passés que votre petit ne supporte pas que vous, sa référence absolue, y dérogiez de temps en temps. Et il vous le fait savoir avec acrimonie d'un « l'est pas verte la lumière ! » lorsque vous entreprenez de traverser sans avoir vérifié les feux de circulation.

Pour l'aider à se faire des copains

1907 Soyez très respectueuse des règles que vous avez édictées. Le respect des codes, c'est en premier lieu respecter l'autre. Un message que la maîtresse appréciera que vous ayez fait passer.

1908 C'est le moment d'exiger de lui quelques « rites » de politesse : dire « bonjour », « merci », « au revoir », ne pas poser de questions sur les gens qu'il rencontre, etc. Il ne comprend pas très bien pourquoi vous lui demandez tout cela, mais il sait que c'est gentil de le faire. D'ailleurs, les personnes auxquelles il s'adresse le lui disent : « Comme tu es gentil, mon petit ! ».

1909 Offrez-lui quelques jeux de société : dominos, Memory, loto des animaux (des fleurs, des vacances, etc.). Ces jeux ont des règles précises : jouer chacun son tour, dire « gagné » lorsque les cartes présentent le même signe, le même motif ou le même dessin et accepter le hasard de la pige. Des consignes qui ressemblent fort à celles qu'impose la vie en collectivité.

1910 Vous pouvez confectionner ces jeux en collant des images identiques (découpées dans des magazines, notamment dans les pages de publicité qui sont les mêmes d'un journal à l'autre) sur des petites cartes. Vous vous inspirerez des jeux du commerce.

1911 S'il n'est pas d'un naturel très calme, préférez les jeux d'adresse, eux aussi ont des règles : atteindre une cible, ne toucher le ballon qu'avec le pied (ou la main), accepter de perdre...

1912 Encouragez les jeux d'échange (la marchande) et de compétition (petites autos sur un circuit à deux voies). Prêter, donner, se confronter, perdre ; c'est avec vous – qui l'aimez et lui pardonnerez ses mouvements d'humeur – qu'il doit faire l'apprentissage des grosses frustrations.

1913 Mais ne vous obligez pas à jouer avec lui sous prétexte de faire son éducation sociale. Si vous n'en éprouvez aucun plaisir, que vous avez la tête ailleurs, il le sentira et décrochera... avec, en outre, le sentiment que suivre les règles c'est très embêtant.

IL ENTRE EN MATERNELLE ET A ENCORE DES COUCHES

La rentrée est dans 15 jours et il fait toujours pipi dans ses couches ! La directrice l'a bien dit lorsque vous êtes allée visiter l'école avant les vacances : pas de maternelle s'il n'est pas propre.

Pour aborder sereinement la maternelle

1914 Si votre enfant vous sent tendue, que vous lui répétez : « Si tu n'es pas propre, la maîtresse ne voudra pas de toi à l'école » ou « Les petits enfants vont se moquer de toi », loin de le motiver, vous allez le terroriser. Pas question qu'il aille dans cet endroit où les maîtresses trouvent que les enfants qui font pipi dans leur couche ne sont pas intéressants et où ceux que vous lui avez décrits comme de futurs copains vont être méchants parce que le pot ne l'inspire pas ! La solution pour éviter cet endroit épouvantable, vous la lui offrez sans vous en apercevoir : il n'a qu'à continuer à avoir besoin de ses couches ! Alors gardez vos menaces pour vous et restez zen, même au jour J - 15 (ou -10, ou -2, ou -1...) !

1915 Préparez tranquillement sa rentrée des classes. S'il n'est pas tout à fait propre ce jour-là, il prendra le chemin de l'école comme un grand. Et si la maîtresse le lendemain s'étonne qu'il ait mouillé ses vêtements, assurez-lui que vous êtes désolée, que votre petit écolier est très émotif, que cette rentrée le perturbe un peu et que c'est sans doute la raison de cet accident. Si elle redoute une récidive le jour suivant, dites-lui que vous pouvez lui faire porter une culotte-couche qui se met et se retire comme un slip normal, bien que vous soyez persuadée que maintenant qu'il s'est familiarisé avec le lieu, ce genre d'accident n'arrivera plus. Effectivement, il est prouvé que l'émulation des copains inculque naturellement un comportement de groupe : on va avec les amis aux petites toilettes et l'on y fait pipi !

IL EST PROPRE LE JOUR, MAIS PAS LA NUIT

Pendant la journée, alors qu'il est conscient de ses actes, il peut maîtriser selles et urine, mais la nuit, alors que sa conscience sombre dans le sommeil, il lui est impossible de contrôler ses sphincters. La propreté nocturne dépend de sa faculté (différente pour chaque enfant) de se «retenir» sur une aussi longue durée. Et de toute façon, elle ne peut se mettre en place qu'une fois sa propreté diurne acquise. S'il n'est propre le jour que depuis quelques jours, il est normal qu'il ne le soit pas encore la nuit.

Pour l'aider à être propre la nuit

1916 Il est inutile d'essayer de lui apprendre la propreté en le confrontant à l'humidité de son pyjama et de ses draps. D'une part, cela ne le gêne pas tant que cela (c'est à vous que cela cause du dérangement). D'autre part, c'est le punir d'une chose dont il n'est pas responsable. Alors laissez-lui sa couche tant que vous la trouvez humide le matin.

1917 Inutile de tenter d'enrayer le problème en supprimant les boissons du soir. L'épuration de son sang par ses reins fonctionne de nuit comme de jour! Par ailleurs, la majorité des aliments qu'il consomme au souper contient de l'eau!

1918 Tenter de repérer l'heure où il fait pipi et l'obliger (et vous forcer) à se réveiller pour s'asseoir sur son pot est une contrainte disproportionnée par rapport au problème. En effet, ses mictions (émissions d'urine) sont plus fréquentes pendant les deux premiers tiers de la nuit: ce sont des heures de sommeil lent profond où il est psychologiquement décontracté mais pas physiquement. Les muscles de sa vessie se contractent, déclenchant l'envie d'uriner, sans aucune régularité d'une nuit à l'autre. Ce qui veut dire que vous devriez être sur le qui-vive de vingt-deux heures à trois heures du matin! Vous viseriez peut-être juste une fois (ce qui ne l'empêcherait pas de refaire pipi 20 minutes après!) et faux dans la quasi-totalité des autres fois.

1919 Aussi ne gâchez pas vos nuits et les siennes, d'autant que si vous parveniez à le conditionner à émettre un pipi lorsque vous le levez pour le mettre sur le pot, cela le confirmerait dans l'idée que les pipis de nuit se font dans une semi-conscience, sur le pot tout comme dans son lit!

Au contraire, vous voudriez lui apprendre à percevoir les messages de sa vessie et à se réveiller spontanément.

1920 En revanche, vous pouvez lui mettre une couche s'enfilant comme une culotte et lui apprendre à le retirer seul et à en remettre une autre lorsqu'il se sent mouillé (sensation qu'il perçoit le plus souvent plusieurs heures après, lorsque son sommeil devient plus agité !). Une façon de lui faire prendre sa propreté diurne « en main », sans plus, mais qui peut être intéressante s'il souffre de ne pas être « assez grand » pour être propre la nuit.

1921 Laissez une veilleuse allumée dans sa chambre et installez son pot à côté de son lit (sur un petit tapis de plastique découpé dans une vieille toile cirée ou un rideau de douche, pour accueillir les petites erreurs « d'appréciation des distances ») sans exiger de lui qu'il s'en serve. Le jour où il percevra son envie d'uriner et qu'il ouvrira l'œil, il lui sera plus facile de mettre à exécution le plan que vous avez « balisé » pour lui que de partir, les yeux plissés de sommeil, à la recherche de son pot ou des toilettes.

1922 Et même lorsqu'il aura prouvé plusieurs nuits, plusieurs semaines, plusieurs mois de suite qu'il peut se « retenir » la nuit, il arrivera qu'il inonde son matelas. Il est fréquent, surtout chez les petits garçons, qu'un enfant salisse encore son lit de temps en temps jusqu'à quatre ou cinq ans. On ne peut parler de problèmes d'énurésie avant l'âge de six ans, ce n'est qu'alors que vous devrez vous en inquiéter et vous faire aider par un médecin. Il peut s'agir de problèmes physiologiques… ou psychologiques.

1923 Vous pouvez, pour qu'il ait une vue d'ensemble de ses nuits (mais n'en attendez pas plus), lui établir un tableau avec les sept jours de la semaine. Les matins où sa couche sera sèche, vous dessinerez un soleil ; ceux où elle sera mouillée, un petit nuage perdant des gouttes de pluie.

1924 Il était propre le jour comme la nuit, et voilà qu'il mouille à nouveau son lit, et parfois aussi sa culotte dans la journée. Il suffit qu'un événement extérieur les perturbe (l'arrivée d'un petit frère, un changement de gardienne, un déménagement) pour que certains petits enfants se remettent à faire pipi au lit. Cette régression est une façon pour eux de manifester leur stress (d'autres choisiront un autre de leurs grands acquis récents, se remettant à parler bébé ou s'accrochant à leur doudou). C'est une situation certes frustrante (pour lui également!), mais transitoire. Parlez avec lui, dites-lui que vous pensez que quelque chose l'ennuie et que vous voudriez l'aider. Faites des suppositions : est-ce le bébé qui va arriver ? Sa gardienne qui l'effraie parce qu'il ne la connaît pas encore bien ? Lorsqu'il arrive à expliquer son mal-être, généralement le problème disparaît.

SANTÉ

● IL FUIT QUAND IL ENTEND LE MOT « MÉDICAMENT ».

Il comprend de mieux en mieux vos « discours », mais ce n'est pas pour autant qu'il est sensible à la voix de la raison. Il est préférable d'opter pour des subterfuges.

Pour faire passer la « purge »

1925 Faites-lui sucer et croquer un petit fruit congelé (fraise, framboise, cerise dénoyautée, etc.) avant de lui donner son médicament. Le froid anesthésiera ses bourgeons gustatifs.

1926 Tentez de le persuader que se pincer le nez en avalant l'empêchera de « sentir le mauvais goût ».

- Il vous croit. Tant mieux !
- Il ne vous croit pas ? Il n'a pas franchement tort... Mais ne pincez pas son nez à sa place pour lui montrer et surtout l'obliger à ouvrir la bouche. Il vous en voudrait terriblement de cette intrusion forcée. La prochaine prise n'en serait que plus difficile.
- S'il accepte, maintenant, de se regarder dans la glace, tenez-en une devant lui pendant qu'il ingurgite son médicament en se tordant le nez. Sa grimace est-elle vraiment horrible ? Assez horrible ? Pas du tout horrible ? Il faudra essayer à nouveau tout à l'heure avec une autre cuillère de sirop pour comparer !

1927 Cachez dans votre main gauche un « pousse-médicament » et enfournez-lui, de la main droite, son médicament dans la bouche. Il a tout avalé ? Ouvrez votre main surprise, vous y avez caché une petite bouchée qui va faire passer l'amertume qu'il a en bouche. Le but du jeu est de le surprendre, pour que - la fois suivante - il ait encore envie de jouer. Alors soyez inventive : boulette de mie de pain, lamelle de gruyère, carré de chocolat, biscuit, dé de jambon et même bonbon, une fois… n'est pas coutume !

1928 Il déteste de plus en plus les vaccins ! Au moment où le médecin approche sa seringue, recommandez-lui de tousser (il sait très bien faire semblant). D'une part, cela fait diversion et, d'autre part, ce raclement de gorge augmente sa pression sanguine, or une légère hypertension atténue la sensation de douleur.

● IL RENIFLE EN PERMANENCE

La respiration est une fonction réflexe. Heureusement, car jusqu'alors votre petit enfant ne savait pas souffler volontairement. Mais aspirer, ça oui il connaît, depuis bien avant sa naissance : c'est la succion qui le lui a appris. Tant qu'il n'a pas découvert qu'il pouvait expulser l'air, il renifle (aspirant avec le nez !) pour dégager ses narines.

Pour lui apprendre à se moucher

1929 Pour lui faire prendre conscience de ses possibilités de souffleur, proposez-lui quelques jeux rigolos :

- Invitez-le à coller son nez sur la vitre ou sur un petit miroir et à souffler. C'est très amusant de former un petit nuage de buée ! On peut même y dessiner des gribouillis avec son doigt.
- Ou posez des petits morceaux de papier de soie sur votre table basse et montrez-lui qu'en soufflant dessus, ils s'envolent. Il va vous imiter. Au début il soufflera avec la bouche, normal. Jusqu'au jour où vous la boucherez avec votre main pour voir s'il arrive quand même à faire de la buée ! Instinctivement, il trouvera son second souffle… nasal.

1930 Placez un mouchoir dans sa poche pour qu'il puisse se moucher comme un grand lorsque vous lui signalerez qu'il devrait le faire. Il préférera cela à votre poigne directive. Remplacez-le par un propre après chaque mouchage.

1931 Laissez des mouchoirs à sa disposition dans toute la maison.

1932 Dans son désir de vous faire plaisir, votre enfant peut souffler à s'en faire éclater les petits vaisseaux. Son nez saigne ! Ce n'est pas grave, d'autant qu'aujourd'hui vous pouvez lui montrer comment comprimer la partie molle de sa narine avec son doigt pour permettre la coagulation (c'est assez long : comptez de cinq à dix minutes), il ne risque plus de s'étouffer puisqu'il sait respirer par la bouche. Une fois le saignement arrêté, faites-le se moucher tout doucement. Et oui, cela évacuera les petits caillots.

● IL S'EST FAIT MAL AU BRAS (OU À LA JAMBE)

Son ossification ne s'achèvera qu'à l'adolescence, c'est pour cela que votre petit casse-cou vous fait penser à un jeune chat : il tombe et rebondit. Mais un jour, en tentant de vous lâcher la main, il se cogne violemment contre le bord du trottoir. Même si vous n'avez rien vu de spectaculaire, il hurle et vous fait comprendre qu'il a mal à un membre. Que lui arrive-t-il ?

Pour ne pas risquer d'aggraver une fracture

1933 La première chose à faire est d'immobiliser le membre en cause le plus strictement possible, au cas où il s'agirait d'une fracture.

- S'il se plaint d'une douleur à la jambe : installez-le en calant sa jambe et son pied (avec des coussins, des oreillers, des couvertures des serviettes de toilette roulées, etc.) sur votre canapé en attendant le médecin ; ou sur le siège arrière de la voiture si vous le transportez aux urgences.

- S'il se plaint du bras, il le soutient vraisemblablement avec sa main opposée pour moins souffrir. Aidez-le en passant une écharpe autour de son bras et nouez-la dans son cou.

- Ne tentez surtout pas, si le membre douloureux est déformé, de le remettre en place !

- Si l'os fracturé a déchiré sa peau, débarrassez son bras ou sa jambe de son vêtement et recouvrez la plaie avec une compresse stérile – si vous en avez sous la main – mais, plus important, précipitez-vous aux urgences.

1934 Ne lui donnez rien à boire, encore moins à manger, pour l'aider à se remettre du choc. Il se pourrait qu'à peine arrivé à l'hôpital le médecin juge nécessaire une intervention chirurgicale. Il est préférable qu'il soit à jeun pour bien supporter l'anesthésie.

1935 Vous pouvez, pour apaiser la douleur, lui donner un antalgique... en suppositoire.

1936 C'est la radiographie qui déterminera la cause de sa douleur, sauf en cas de fracture ouverte, pour laquelle le diagnostic est évident.

- Il peut s'agir d'**arthrite infectieuse** touchant sa hanche, son genou, sa cheville. Certains signes avant-coureurs vont aiguiller le diagnostic du médecin : une infection rhino-pharyngée (rhume ou angine) huit à quinze jours plus tôt, une boiterie et le refus soudain de marcher. Il fera pratiquer une ponction du liquide de l'articulation pour déterminer quel virus l'a infecté et déterminer l'antibiothérapie la mieux adaptée. L'articulation ayant souffert, il prescrira le plâtrage pour une petite quinzaine de jours.

- Si votre enfant présente les symptômes précédents mais que la radiographie ne laisse rien apparaître, il souffre vraisemblablement d'un **rhume de la hanche**. Le médecin lui recommandera le repos complet – avec éventuellement une mise en traction de sa jambe – jusqu'à ce que la douleur disparaisse. Une radio de contrôle permettra d'écarter tout risque de diagnostic erroné.

- Les articulations très souples de ses membres souffrent rarement de **luxation**, exceptée celle du coude. Il hurle, ne peut plus bouger le bras. Le médecin le remettra en place par une manœuvre simple et votre enfant repartira jouer comme si de rien n'était.

- S'il s'agit d'une **fracture**, bien visible à la radiographie, mais que l'os n'est pas déplacé, un simple plâtre suffit. Vous pourrez repartir avec votre petit blessé qui gardera son plâtre (en résine) :
  - six semaines dans le cas d'une fracture du poignet, un peu plus longtemps s'il s'agit d'une fracture de l'avant-bras ;
  - deux mois pour une fracture de la cuisse ou de la jambe.
    1. Il lui sera interdit de poser le pied par terre. Pour s'assurer

qu'il ne le fera pas, le plus généralement il est plâtré genou plié : position qui l'empêche mécaniquement de prendre appui sur son pied.

2. Pour permettre une bonne circulation de retour dans sa jambe immobilisée, surélevez-la avec des coussins posés sur son matelas.

3. Si la douleur persiste (au-delà de 24 heures), si ses doigts ou ses orteils deviennent rouges et gonflent, retournez sans tarder à l'hôpital.

- Les fractures qui nécessitent un alignement parfait demandent des soins plus complexes :
  - La fracture du coude requiert généralement la pose d'une broche.
  - Pour celle du fémur, le pied doit être mis en traction à l'aide d'un poids.
- Une fois le plâtre retiré, votre enfant peut reprendre ses activités ordinaires sans rééducation. Il est suffisamment physique pour y parvenir seul. Une radio de contrôle vous rassurera.
- Toutefois, le processus de régénération osseux pompe dans ses réserves de calcium, aussi forcez sur le lait, les laitages, les fromages, les légumes secs, etc. Et pour consolider le métabolisme du calcium, apportez-lui également du phosphore (poissons) et de la vitamine D (faites-le sortir le plus souvent possible, le soleil en est le meilleur pourvoyeur).

● IL A DE DRÔLES DE BOUTONS SUR LA PEAU

La vie dans la communauté de ses congénères a bien des charmes, mais aussi bien des inconvénients. Virus, bactéries, champignons et parasites font partie des seconds, évidemment.

Pour les identifier, les prévenir, les soigner

1937 Petites excroissances dures et rugueuses, roses chair ou grisâtres, indolores en général, sur les mains ; de même apparence mais piquetées de points noirs, douloureuses et réparties sur le talon ou à la base des orteils ; ou encore petites taches planes rose pâle ou beige clair sur son visage ou ses avant-bras : ce sont des **verrues**. Elles s'attrapent par contact direct (de peau à peau) ou en marchant sur un sol où des pieds porteurs de verrues ont marché.

- Ne le laissez jamais sans chaussures... pas même chez vous. En lui mettant des chaussons, vous éviterez aux autres membres de votre famille d'être contaminés.
- Faites-lui comprendre qu'il ne doit pas tripoter ces petits boutons, ni les faire saigner, sinon il en aura partout.
- Et, précautions à respecter dans tous les cas de contamination de contact par la peau :
  - Lavez-lui fréquemment les mains.
  - Et lavez les vôtres systématiquement après avoir soigné les zones infectées.
  - Lavez à haute température son linge de lit, de toilette et ses vêtements « grand teint ».
  - Désinfectez ses vêtements délicats, ses peluches et ses jouets de chiffon avec un produit insecticide avant de les passer en machine à basse température.
  - Ne partagez pas avec lui sa serviette et sa débarbouillette.
- Certaines verrues disparaissent toutes seules, quelques-unes resurgissent et d'autres encore s'étendent. Vous pouvez tenter de traiter vous-même les deux dernières catégories.
  - Avec un verrucide acheté en pharmacie. Il s'agit d'une sorte de vernis corrosif qui attaque la peau en douceur. Il vous suffit au bout de quelques jours de ce traitement de gratter la petite altération pour mettre à nu une peau tendre et débarrassée de la verrue.
  - Si les verrues résistent à deux semaines de verrucide, passez au crayon anti-verrues – également vendu en pharmacie – qui brûle l'excroissance. Le traitement n'est pas indolore, aussi est-il plus difficile de le soigner.

- S'il s'agit de verrues plantaires douloureuses et résistantes, vous devrez faire appel à l'azote liquide. Ce n'est pas vous qui pourrez traiter, mais le médecin. L'intervention n'est pas des plus agréables, mais elle est très efficace.

• Pendant la durée du traitement, et plusieurs jours après, protégez la zone traitée par un pansement pour éviter que votre enfant ne se recontamine et ne contamine les autres.

1938 Les **papules** ressemblent assez à la description des verrues, mais elles ont un très faible relief et une légère dépression en leur centre. Elles sont situées sur son visage et ses mains, mais aussi - ce que les verrues ne font jamais - sur son torse. Il y est plus particulièrement exposé s'il est sujet à l'eczéma. Ce sont des **moluscums contagiosum**.

• Cette infection virale est très proche de celle provoquant les verrues, notamment en matière de contamination. Aussi respectez les mesures de prévention évoquées plus haut.

• Ces papules guérissent généralement en… 12 à 18 mois. Après avoir largement infecté les personnes avoisinantes. Aussi est-il plus simple - plutôt que de mettre votre enfant en quarantaine pendant ce laps de temps - de les faire brûler à l'azote.

1939 Votre enfant se gratte la tête en quasi-permanence à un endroit du crâne bien précis. Celui-ci ne tarde pas d'ailleurs à se dégarnir, formant comme une petite clairière dans sa chevelure, dégageant une peau croûteuse. Il a attrapé la **teigne.**

• Le médecin lui prescrira un antifongique et procédera à un prélèvement de peau pour le faire analyser.

• S'il apparaît que les petits champignons qui causent cette infection sont d'origine humaine, il vous demandera de traiter toute la famille.

• S'ils sont d'origine animale, ce sont vos animaux domestiques qui seront traités.

1940 Mais s'il se gratte toute la tête et que vous constatez, en soulevant ses cheveux, qu'il porte à leur base des petites pellicules très difficile à enlever, c'est que vous avez affaire à des lentes : il a des **poux**.

- Cette contamination parasitaire n'est absolument pas le fait d'une mauvaise hygiène. Il semblerait, au contraire, que ces horribles bestioles colonisent de préférence les petits crânes propres, passant d'une tuque à une autre, d'un petit matelas tiré pour la sieste à son voisin, d'un gilet accroché à un porte-manteau à un blouson. Il n'est guère possible de prévenir cette contamination (les produits préventifs n'ont pas prouvé leur efficacité...), mais il est possible de la limiter :
  - Marquez les vêtements de votre enfant pour qu'il ne les confonde pas avec ceux de ses petits copains,
  - Lorsque la collectivité qu'il fréquente (garderie, maternelle) avertit d'une alerte aux poux, mettez tous les soirs la totalité de ses vêtements à la machine. Et lorsque les lentes apparaissent, changez sa literie tous les jours.
- Achetez une lotion insecticide antipoux et appliquez-lui sur les cheveux en suivant scrupuleusement sa notice d'utilisation.

1941 Il se gratte toujours avec acharnement, mais cette fois-ci c'est le torse qui le démange et plus encore la nuit que le jour. Bientôt des boutons apparaissent, disséminés sur tout son corps. Il a attrapé la **gale.**

- Ce parasite de la famille des acariens se traite avec un insecticide à badigeonner sur tout son corps.
- Il est trop tard pour prévenir, excepté pour le reste de la famille :
  - Badigeonnez-vous également (son papa, ses frères et sœurs aussi) de la tête aux pieds.
  - Lavez linge et vêtements à plus de 50°.

1942 Apprenez-lui très tôt à se laver lui-même les mains en frottant entre ses doigts et en savonnant jusqu'au-dessus de ses poignets et exigez qu'il le fasse chaque fois qu'il les salit, avant et après chaque repas, après qu'il ait été sur le pot ou sur les toilettes... au minimum.

SÉCURITÉ

● IL EST CURIEUX JUSQU'À LA LIMITE DU DANGER

Les précautions que vous avez prises jusque-là sont plus que jamais à l'ordre du jour.

Il entend que plus rien ne lui résiste : ni les portes, ni les tiroirs… Il en a la force physique.

C'est aussi l'âge des premiers « pourquoi ? ». Il attend des explications, c'est le moment de lui en donner.

Pour le protéger de sa propre curiosité

1943 Fermez vos placards à clé et posez celle-ci hors de sa portée.

1944 Démontez vos poignées de porte en « L » et remontez-les en les orientant vers le haut. Il aura plus de mal à les attraper et pas assez de force pour les ouvrir.

1945 Retirez les boutons de vos « tiroirs du bas » contenant des objets ou des produits à risque.

1946 Vous n'achetez vos produits caustiques qu'avec des bouchons de sécurité. Lorsque vous vous interromprez dans l'une de vos tâches ménagères, vous rebouchez vos produits. Et lorsque vous n'en avez plus besoin, vous les rangez dans l'un de vos placards en hauteur.

1947 Mais il est beaucoup plus curieux de ce qui est interdit que par le passé, et un moment d'inattention est toujours possible. Il est temps de lui montrer et de lui expliquer les symboles figurant sur les étiquettes des produits dangereux. Certaines sont très intrigantes et peuvent même être tentantes, comme cette tête de mort qui ressemble à un drapeau de pirate ou celle où deux petites gouttes tombent dans une petite cuvette creusée dans une main : est-ce un tour de magie ?

1948 N'hésitez pas à employer des mots « terrifiants » et à impliquer sa personne dans l'accident, tout en imageant le message pour lui permettre d'envisager le pire de ce qu'il est capable de redouter :

- Ce dessin qui représente une boule noire, d'où jaillissent des lignes noires, l'informe que s'il en renverse, il peut tout faire exploser : tout casser, y compris lui !
- Cette flamme signifie que si l'on ouvre la bouteille on peut mettre le feu et être tout brûlé, comme lorsque vous oubliez un plat sur le feu et que vous le retrouvez tout noir et avec une très mauvaise odeur.
- Celui-ci – qui l'amuse parce qu'il représente une tête de mort – n'est pas drôle du tout ! Il avertit que si l'on s'amuse avec le produit, on peut aller à l'hôpital (l'idée de séparation est bien suffisante pour l'inquiéter, celle de mort est encore trop abstraite).
- Cet autre, qui montre des petites gouttes provoquant des éclaboussures, fait des trous sur tout ce que le produit touche : ses jouets, sa doudou, sa main !
- Et enfin, cette grosse croix noire l'avise que s'il y touche il aura des grosses cloques sur la peau qui vont le gratter très fort... et même parfois, il peut entrer dans ses yeux et alors là c'est terrible parce qu'il ne peut plus vous voir.

1949 Ne le convoquez pas pour lui donner un « cours de danger », toutes ces calamités s'abattant sur lui d'un seul coup pourraient le paniquer. Ses cauchemars ne seraient plus peuplés de monstres mais de bouteilles de produits caustiques ! Informez-le lorsque l'occasion s'en présente, alors que vous manipulez l'un de ces produits... avec des gants spéciaux pour les papas et les mamans !

1950 Rassurez-le, en lui disant que vous veillez sur lui et rangez ces bouteilles bien enfermées pour qu'elles ne lui fassent pas de mal. Et si, un jour, il en voit traîner une, qu'il vienne vous le dire tout de suite.

1951 Appropriez-vous la « Croix de Saint-André » pour marquer les lieux, les objets et les autres produits dangereux. Formez un X avec deux morceaux de ruban adhésif de couleur rouge que vous collerez sur ces points stratégiques et névralgiques.

1952 Il est capable de comprendre des raisonnements simples, surtout si vous les imagez. Mais c'est toujours « non », dit d'une voix ferme, qu'il comprend le mieux :

- Apprenez-lui à ne pas claquer les portes et à ne pas mettre les doigts dans leur chambranle pour ne pas se les faire pincer. Il ne peut imaginer ce qui se passerait s'il oubliait votre consigne ? Alors montrez-le-lui en plaçant un crayon dans la porte. Il verra très bien, lorsque vous l'en sortirez tout écrasé, ce qui pourrait lui arriver !
- Puisqu'il aime tant vous imiter, donnez-lui l'exemple : traversez dans les passages protégés quand le petit bonhomme est vert, donnez-lui toujours la main dans la rue, attachez votre ceinture de sécurité, ne vous penchez pas à la fenêtre, etc.
- Apprenez-lui à ne pas courir lorsqu'il est sur le trottoir, surtout avec un objet pointu dans les mains (un crayon ou une sucette sur son bâton). La sucette, par exemple, pourrait lui rentrer dans le palais ou s'enfoncer loin dans sa gorge en cas de choc ou de chute.

1953 Autres consignes de sécurité qu'il est capable d'appliquer « comme un grand » lorsqu'il va à la piscine :

- Se mouiller le ventre et la nuque avant d'entrer dans la pataugeoire (alors que vous le surveillez du bord).
- Ne jamais aller dans la « vraie piscine » (pas plus que dans la mer) sans un adulte pour l'accompagner et sans sa ceinture de flotteurs (plus sécuritaire qu'une bouée, car elle lui permet de s'allonger sur l'eau).
- Ne pas crier quand il s'ébat dans l'eau. Vous pourriez ne plus savoir s'il crie parce qu'il s'amuse bien ou parce qu'il a besoin de vous.

1954 Pour qu'il ne se sente pas abandonné – et enclin à faire des bêtises pour attirer votre attention – lorsque vous êtes dans la cuisine :

- Réservez-lui l'étagère du bas de votre placard, vous y rangerez cuillères en bois, récipients en plastique, couvercles... avec lesquels il a le droit de jouer.
- Appliquez sur votre réfrigérateur des autocollants repositionnables (personnages, animaux, décors, etc.) qui lui permettront de se raconter des histoires... ou qui vous donneront l'occasion de lui en raconter.

SOINS (HYGIÈNE)

● IL SE MÉFIE DU BAIN… OU DE LA DOUCHE

Cette inquiétude soudaine est liée à son apprentissage de la propreté : l'eau du bain, la chasse d'eau… L'eau engloutit des morceaux de lui-même, pourquoi pas lui tout entier ?

Pour le rassurer

1955 Il arrive que, détendus par la caresse du bain, ses sphincters se relâchent et qu'il en ait conscience. L'eau se colore de jaune ou se trouble de marron. C'est lui qui a fait cela ? Il est paniqué. Sortez-le calmement de la baignoire sans faire de commentaire. Surtout ne le grondez pas. D'une part, il ne l'a pas fait exprès. D'autre part, vous lui laisseriez entendre que faire pipi et caca c'est mal. Il s'en suivrait un blocage difficile à lever.

1956 Ne soyez pas non plus indignée si, constatant que ses petites crottes flottent à la surface de l'eau, il les prend à pleines mains et s'amuse avec. Il cherche à mieux les cerner, pas à vous contrarier !

1957 Ne lui dites pas que c'est sale, il pourrait se retenir d'aller sur le pot.

1958 Lorsqu'il est propre, sortez-le du bain, séchez-le, habillez-le et attendez qu'il ait quitté la salle de bains pour vider la baignoire. Si vous le faites alors qu'il est encore dans l'eau, le tourbillon du renvoi risque de l'impressionner. Tous ces liquides qui se perdent (entendez ses pipis !) on ne sait où, c'est assez déroutant : s'il était aspiré, pendant qu'il se lave, avec l'eau du bain !

1959 L'eau savonneuse dans les yeux, dans le nez et même dans la bouche, c'est très désagréable. Pas étonnant qu'il n'aime pas que vous lui laviez les cheveux. Soyez très prévenante les jours de shampooing :

- Collez des petits sujets (découpés dans du papier plastifié adhésif) au plafond, pour l'inciter à lever la tête. Ainsi, l'eau ne lui dégoulinera pas dans les yeux (ou très peu). Pour que l'astuce garde son intérêt de shampooing en shampooing, racontez-lui une histoire différente chaque fois, faisant intervenir les petits personnages qui « marchent » au-dessus de sa tête.

- C'est lui qui fait mousser… c'est vous qui rincez. S'il est dans une phase aiguë de « moi tout seul », c'est tentant.
- Pour faire couler un petit filet tout doux sur ses cheveux, utilisez son petit arrosoir pour le rinçage.
- Vous pouvez également vous servir d'une éponge que vous tremperez dans l'eau avant de l'essorer au-dessus de sa tête.
- Et promettez-lui que c'est lui tout seul qui se séchera les cheveux : avec une débarbouillette dans chaque main, il parviendra à se frictionner parfaitement la tête.
- Pour que la crainte du shampooing ne lui fasse pas redouter le bain chaque fois que vous l'invitez à le prendre, les jours « sans », mettez-lui sur la tête un petit bonnet en plastique. En revanche, le jour où vous ne lui en mettez pas, vous lui annoncez immédiatement la couleur !

1960 Afin de ne pas le dégoûter du bain, il est préférable, pour un temps, de le dissocier du shampooing.

- Installez un tabouret devant le lavabo, surélevez votre enfant avec des bottins jusqu'à ce que son cou s'appuie sur l'émail.
- Réglez votre mélange d'eau pour qu'elle soit tiède « à son goût » et munissez-vous d'un verre.
- Faites-lui basculer la tête en arrière.
- Posez-lui une débarbouillette pliée sur le front pour retenir les éventuelles « bavures ».
- Humidifiez ses cheveux en versant doucement l'eau de votre verre au sommet de son crâne.
- Frictionnez-le avec une noix de shampooing.
- Rincez-le au verre.

IL VEUT SE LAVER TOUT SEUL

Pourquoi pas ! Faites de votre salle de bains une école « d'eau... tonomie » surveillée.

Pour qu'il fasse tout bien quand même

1961 Apprenez-lui à tenir sa brosse à dents bien en main et, les premières fois, guidez son geste pour qu'il frotte avec le bon va-et-vient (partant du bas pour aller vers le haut) et aille des dents du centre vers celles du fond.

- Vous ne déposerez du dentifrice sur sa brosse que lorsqu'il aura appris à se rincer la bouche et à cracher !
- Un brossage efficace doit durer trois minutes. Glissez une cassette dans son lecteur, sélectionnez-lui une chanson qu'il aime bien et de cette durée. Il doit brosser tant que la musique n'est pas finie.
- Si vous l'avez gardée, remontez sa boîte à musique de bébé. En principe, sa ritournelle est de la bonne durée.
- Vous pouvez également utiliser votre minuteur de cuisine : il se rince la bouche dès qu'il sonne.

1962 Surveillez-le pour qu'il ne se fasse pas mal.

1963 Il veut se savonner seul. D'accord, à condition que ce soit sur l'air d'« Alouette, gentille alouette ! ». Chantez tous les deux (lui à sa façon... approximative) :

« Alouette, gentille alouette,

Alouette, tu vas te laver.

Tu vas te laver le nez,

Tu vas te laver le nez,

Et le nez, et le nez,

Alouette, gentille alouette,

Alouette, tu vas te laver.

Tu vas te laver le cou,

Tu vas te laver le cou,

Et le cou, et le cou...

Alouette, gentille alouette... » Vous avez compris. Vous énumérerez toutes les parties de son corps pendant qu'il y promène sa débarbouillette. Ainsi, vous serez sûre qu'il n'a rien oublié.

1964 Il veut vider seul la baignoire... laissez-le faire : il a vaincu sa peur de l'eau.

SOMMEIL

De 25 à 36 mois

● NON, IL NE VEUT PAS ALLER AU LIT !

La question n'est pas de savoir s'il ira au lit, il sait qu'il a envie de dormir. Ce qu'il cherche à connaître, c'est votre seuil de résistance. À quel moment allez-vous vous fâcher ? Il a essayé hier, avant-hier, peut-être même tout à l'heure quand vous lui avez proposé de faire la sieste. Mais si là, ce soir, vous cédiez...

Sa demande est ambiguë : il a à la fois envie d'affirmer sa volonté et besoin d'entendre que vous gardez le contrôle de la situation. Car si fixer lui-même son heure de coucher est grisant, décider entièrement de sa vie, c'est très inquiétant. Il est à un âge où, pour se sentir exister en tant qu'individu, il a besoin de s'opposer aux règles que vous avez établies. Le coucher constitue un moment privilégié pour réactiver le conflit.

Pour dépassionner le débat

1965 Tentez de ne pas lui montrer que votre patience a effectivement atteint son seuil de non retour. Ce serait sa première victoire.

1966 Soyez ferme, mais pas sévère. Si vos échanges se réduisaient à un rapport de force sans cesse réaffirmé, votre enfant pourrait en déduire qu'il lui faut à nouveau faire un caprice pour que vous lui prêtiez attention.

1967 Si, après que vous l'avez couché, il se relève, raccompagnez-le dans sa chambre. Laissez à sa disposition une petite lumière, des jeux calmes et des livres. Quittez-le et refermez la porte derrière vous en lui fixant votre « vraie » limite : « Tu peux te coucher dans ton lit ou jouer encore un moment, cela m'est égal. Maintenant, c'est l'heure où ton papa et moi nous occupons de l'un de l'autre. À demain mon chéri ». Il est impératif de lui faire comprendre qu'il y a un temps pour les enfants et un temps pour les parents.

1968 Si votre «mauvais coucheur» monte sur une chaise pour ouvrir sa porte et fait une réapparition, c'est à son papa de se montrer ferme et de le reconduire dans ses pénates.

1969 Il se sent très grand et très fort, notamment lorsque ses caprices vous font sortir de vos gonds et mieux encore quand vous y cédez, mais cette puissance l'effraye un peu. Pour lui permettre de se situer entre le monde des petits et celui des adultes, lisez-lui les contes de votre enfance: *Le Petit Poucet, Le Petit Chaperon Rouge, Jacques et le haricot géant*, etc. Des enfants comme lui affrontent des ogres et des loups, mais terminent leur aventure dans les bras de leurs parents!

1970 Ne le laissez jamais en cours de récit, lisez-lui son livre jusqu'au bout pour qu'il en connaisse – après ses tragiques péripéties – la fin heureuse avant de s'endormir.

1971 Si vous avez le cœur trop tendre pour faire acte de fermeté... et que vous n'avez pas son papa sous la main, tentez la persuasion:

- Ayez, dans un tiroir secret, une boîte à babioles: des objets de peu de valeur que vous penserez à conserver pour en faire usage au bon moment. Ce soir, par exemple: «Si tu te couches et dors gentiment, la fée Babiole glissera un petit cadeau sous ton oreiller. Tu le trouveras demain matin». Une barrette ou un joli ruban pour votre petite fille, un bouton en forme de camion à coudre sur le gilet de votre petit garçon, etc. Un stratagème à n'utiliser que très exceptionnellement!

- De temps en temps, cachez dans l'un de ses chaussons – une fois qu'il s'est endormi – un petit cadeau de peu de valeur. Y en aura-t-il un demain matin lorsqu'il se réveillera? Un petit frisson d'anticipation l'invite à se dire: «Plus vite je dors, plus vite ce sera le matin». Il ne trouve rien à son réveil? Cela fait partie de la règle du jeu! Peut-être qu'après «la nuit de ce soir»... La déception rend le plaisir plus fort lorsqu'il découvre une petite surprise.

SOMMEIL DE 25 À 36 MOIS

1972 Si vous le sentez peu attentif et irritable, c'est peut-être parce que, bien que faisant des nuits de 10 heures, il manque de sommeil profond et a trop de sommeil lent léger. La quantité de sommeil lent profond est liée aux activités de sa journée : une activité physique importante augmente la durée des stades 3 et 4 de ses cycles. Alors ne le cantonnez pas aux casse-tête dans sa chambre : laissez-le se dépenser à l'extérieur.

1973 « Il pleut, il mouille, c'est la fête à la grenouille » ? C'est amusant à chanter, mais… c'est ennuyeux pour la qualité de son sommeil qui va souffrir de son manque d'exercice ! Organisez dans la salle de séjour l'équivalent des activités que vous lui proposeriez par une journée de grand soleil !

- Une promenade dans les pas de papa… et dans les vôtres :
  - Disposez dans la pièce, toutes les paires de chaussures de votre mari et les vôtres : tongs, sandales, tennis… Certaines espacées de 5 à 10 centimètres (un petit pas d'enfant), d'autres de 40 centimètres (un pas de géant pour votre Petit Poucet).
  - Ne les placez pas en ligne, faites-les zigzaguer dans la pièce : c'est plus drôle (et cela occupe moins d'espace !). Alternez une chaussure droite, une chaussure gauche.. une tong, une tennis, un mocassin, etc.
  - Demandez-lui de mettre le pied non pas devant l'autre, mais dans une chaussure après l'autre. Ses pieds apprennent à mesurer ce que « sauter le pas » veut dire !
- Un parcours du combattant :
  - Réunissez table basse, chaises, tabourets, coussins, balai, seau, une pelote de ficelle et une de laine dans votre salle de séjour.
  - Placez ces meubles de façon à former un « parcours circulaire ». Par exemple : passer sous la table basse ; se relever pour grimper sur la chaise ; sauter sur la pile de coussins ; trouver à sa gauche le manche d'un balai posé entre deux tabourets (sous lequel il devra passer) ; faire un quart de tour à gauche pour enjamber une ficelle tendue (à vingt centimètres de hauteur) entre les pieds de deux chaises, etc.

- Pour qu'il comprenne bien le sens du parcours – si vous ne souhaitez pas lui en faire la démonstration préalable en vous livrant à l'exercice –, faites emprunter à un fil de laine de couleur le bon chemin... il n'aura qu'à le suivre.

- Le saut de l'ange!
  - Aménagez-lui un plongeoir en formant une pile de livres: trois bottins surmontés d'un gros dictionnaire, par exemple.
  - Sortez le matelas de votre canapé-lit, réunissez tous les oreillers et coussins et disposez-les devant votre mini-estrade improvisée.
  - Faites-le se déchausser et monter les deux marches de livres et demandez-lui... de sauter!

  Il sautera une première fois comme il l'entend, pour voir comment se fait la réception. Puis vous lui demanderez d'effectuer des figures: retomber les genoux pliés, sauter en se tenant sur un seul pied ou les bras écartés, ou encore dos «au vide»...

- Le bac à eau:
  - Remplissez votre baignoire (ou une petite piscine en plastique) d'eau tiède.
  - Faites-y flotter jouets, gobelets, bouteilles en plastique, entonnoirs, passoires...
  - Plongez votre jeune sportif dans ce «petit» bain. Il y découvrira, comme sur le sable, les joies du «remplir, enfouir, vider, transvaser», ce qu'il ne pourrait faire dans la mer au risque de voir ses récipients partir au large.

Démontez toute cette «superstructure» dès que vous ne pouvez plus rester à ses côtés pour le surveiller.

IL Y A UNE GROSSE PEUR QUI DORT DANS SA TÊTE

Ses nuits, au cours de cette troisième année, sont assez semblables à celle de l'année précédente, mais en plus, il leur arrive d'être « hantées » par les cauchemars.

Dans les mois qui vont suivre, votre jeune découvreur va faire de nombreux apprentissages. Or, comme les rêves, les cauchemars (qui surviennent également en phase de sommeil paradoxal) servent au petit dormeur à fixer les acquisitions de la journée, à les trier et à prendre du recul par rapport à elles.

Les symptômes des cauchemars sont différents de ceux des terreurs nocturnes : votre enfant se réveille également en hurlant... mais à l'aide ! Vous le trouvez bien réveillé et capable de vous expliquer ce qui l'a terrorisé.

Pas plus que les terreurs, les cauchemars ne sont inquiétants. Ils sont psychologiquement plus « intéressants », car ils portent symboliquement un sentiment trop lourd pour votre enfant qui s'en décharge ainsi sans se faire de mal, ni faire de mal aux autres : envie, jalousie, agressivité.

Cette définition ressemble assez à ce que l'on vous a expliqué de l'interprétation à donner à vos propres cauchemars. Pourtant, les beaux et les vilains rêves de votre petit enfant sont bien différents des vôtres.

Il était impossible à son inconscient d'élaborer une scène et de la mettre en images tant qu'il n'avait pas accès à « la pensée symbolique ». Il faut des mots pour appeler dans sa tête la représentation d'un loup, d'une fée, d'une maman, d'un crocodile... Maintenant, il peut le faire !

Cependant, ses rêves et ses cauchemars sont beaucoup moins mouvementés que ceux d'un adulte. La nuit, son imaginaire projette des plans fixes – des sortes de photos dont l'action ne progresse pas – plus ou moins agréables (ce n'est que vers cinq ans que les personnages mis en scène commencent à s'animer).

Dans ses tableaux figés, le très jeune rêveur n'est pas présent (pas même sous la forme d'un petit animal), il fabrique d'horribles monstres (mi-lion mi-dragon ou mi-chien mi-guêpe) qui symbolisent la peur que lui a inspirée le gros chien du voisin ou ce monsieur inconnu qui voulait l'embrasser. Par le travail du cauchemar, votre petit enfant déplace ses angoisses en introduisant dans ses songes des fantasmagories qui l'effraient tout en lui permettant d'installer une certaine distance avec la réalité. Ces mêmes figures imaginaires lui permettent d'exprimer son sentiment de culpabilité (s'il sait qu'il n'a pas su répondre à vos attentes), ses propres déceptions, etc. Ses cauchemars lui sont donc très utiles puisqu'ils lui permettent d'évacuer ses pulsions négatives, ses frustrations, ses insatisfactions.

Pour apprivoiser les cauchemars

1974 Lorsqu'il se réveille après un cauchemar, rassurez-le. Il a besoin de votre présence pour revenir à la réalité et effacer les vilaines images qu'il a encore « derrière les yeux ». Assurez-le qu'il n'a rien à craindre, que vous êtes là tout près et que si ce vilain rêve revient, il n'a qu'à vous appeler.

1975 Attendez qu'il se rendorme avant de le quitter, car il n'a pas de recul par rapport à ces images effrayantes. Il est persuadé que, lorsqu'il tombera à nouveau dans ce pays inconnu qu'est le sommeil, il retrouvera les éléments terrifiants de son mauvais rêve.

1976 Le lendemain, parlez avec votre enfant de son cauchemar, mais aussi de sa vie avec ses frères et sœurs, chez sa gardienne, à la garderie... pour tenter de comprendre ce qui le perturbe.

1977 Ne vous inquiétez cependant pas exagérément de ces mauvais rêves. À son âge, il n'est que spectateur de son émotion, traduite en image inquiétante, jamais acteur. Il n'est pas véritablement engagé. Certes sur l'instant il est paniqué par ce qu'il pense avoir vu dans sa tête et il a besoin de vous, mais un cauchemar ne lui laisse pas, comme parfois chez l'adulte, une mauvaise impression dans la journée.

1978 Ne le privez pas de cauchemars (en l'installant dans votre chambre ou en l'assommant de sirop calmant...), ils lui offrent la possibilité d'observer « de l'extérieur » une situation. Ils l'aident à donner un sens à ce qu'il ressent, à se structurer. Si dans son rêve un gros rat à queue de serpent pousse un bébé dans un trou, en quoi cela le concerne-t-il? Le rat, ce n'est pas lui, le bébé, ce n'est pas sa petite sœur... et après tout c'est pour de faux. Cela soulage son sentiment d'injustice à l'égard du nouveau bébé, mais cela peut aussi l'aider à être gentil avec lui : il a réglé en partie son problème par cauchemars interposés.

1979 Si votre dormeur passe par une période où il fait beaucoup de cauchemars, consacrez-lui un peu plus de temps le soir. Insistez sur les rituels du coucher et allongez-les d'échanges à bâtons rompus sur sa journée – s'il veut bien raconter…

1980 Pas facile de préserver vos rites d'endormissement avec un petit enfant qui n'a qu'une envie, s'échapper de son lit, et qui affirme son besoin d'opposition systématique par « non pas un câlin, non pas une histoire ! ». Introduisez un peu de nouveauté dans vos habitudes du soir :

- Ce n'est plus un bébé, il ne veut plus de baisers !

    Officiellement… Mais dans son cœur, il en a très envie.

    Pour ne pas blesser son amour-propre, jouez au jeu de la « salière de baisers ». Vous avez sûrement déjà confectionné ce pliage avec une feuille de cahier d'écolier lorsque vous étiez petite… Décorez de ronds de couleurs différentes les sections de votre salière et écrivez sous le rabat correspondant à chacun de ces ronds le nom d'un baiser. Par exemple :

    - Bleu : baiser esquimau. *Frottez votre nez contre le sien.*
    - Jaune : baiser papillon. *Approchez votre œil de sa joue et caressez-la de vos cils.*
    - Orange : baiser fripon. *Baiser qui ne prévient pas où il va venir se poser.*
    - Rouge : baiser africain. *Cognez doucement votre coude contre le sien.*
    - Vert : baiser ventouse. *Vos lèvres aspirent la peau de son ventre.*
    - Violet…, à vous d'inventer d'autres baisers rigolos.

    Demandez à votre petit rebelle de vous montrer, avec ses doigts, combien de « pincées de sel » il veut. Vous ouvrirez et fermerez votre salière autant de fois qu'il vous l'aura indiqué, avant de lui faire choisir une couleur. En soulevant le rabat correspondant, vous lui annoncerez le baiser auquel il a droit… et passerez à son exécution !

- Remplissez un petit panier d'objets hétéroclites : une cuillère, un gros bouton, un bouchon, un morceau de savonnette, etc. Pas plus d'une dizaine. Renversez son contenu sur son drap et dressez avec lui l'inventaire : il doit nommer l'objet avant de le remettre dans le panier. Lorsque celui-ci est rempli, extinction des feux. Une fois qu'il sera familiarisé avec ce petit jeu, changez quelques-uns des objets pour renouveler son intérêt. Pas trop rapidement et pas trop souvent, car les petits enfants adorent la répétition : elle les rassure sur la stabilité des choses et de leur petit monde. Lorsqu'il en sera capable, échangez un objet contre un autre et demandez-lui de deviner quel est le nouvel objet.

1981 Ce sont ses cauchemars les plus effrayants qui réveillent votre enfant. C'est une bonne chose puisque cela lui permet de les chasser, de ne pas les garder sur le cœur. À condition que ces épisodes ne se répètent pas trop souvent, car ils risquent d'installer une réticence à s'endormir. Aussi bénéfiques qu'ils soient pour le psychisme de votre tout-petit, il n'est pas nocif (au contraire) d'user de petites astuces pour éloigner ses méchants rêves lorsqu'ils perturbent le sommeil de toute la famille.

- Prenez un gros pinceau et un bol d'eau et, une fois que vous l'avez couché, dessinez sur le sol, autour de son lit, de gros cœurs qui laisseront une trace plus foncée – mais pas de tâches – sur sa moquette (si vous avez du parquet, déposez une serviette de toilette au pied de son lit en guise de tapis). Le voilà protégé par cette barrière de tendresse... que les montres détestent, évidemment, puisqu'ils n'aiment que la méchanceté !

- Rangez dans une petite boîte un peu de poudre anticauchemars (de la farine, par exemple) et saupoudrez-en son drap au moment de le coucher. C'est un répulsif très puissant contre les rêves noirs...

- Il existait dans le Japon traditionnel une technique très efficace pour se débarrasser des mauvais rêves : on les livrait à Baku – animal légendaire dont tous les enfants possédaient la petite statuette dans leur lit. Dès que le jeune dormeur faisait un rêve effrayant, il s'adressait à la figurine en disant : « Dévore-le ô Baku ! » et aussitôt le cauchemar était avalé. À vous de trouver un Baku parmi les peluches qui lui ont été offertes et qu'il n'a pas spécialement appréciées, et de poser ce mangeur de vilaines images de la nuit sur l'étagère proche de son lit.

- Vaporisez un peu de votre parfum, baptisé pour l'occasion « élixir anti-monstres », sur son drap housse. Votre bonne odeur de maman lui permettra de s'endormir en parfum de connaissance, ses vertus anti-cauchemars feront leur preuve... un temps.

- Attachez autour de son poignet un petit bracelet brésilien ou un fin morceau de coton à broder. Ce sont, c'est bien connu, des bracelets magiques qui tiennent les peurs éloignées du lit des petits enfants.

1982 Attention, les cœurs, la poudre de Perlimpinpin, Baku et autres grigris anti-terreurs de la nuit... ne protègent pas contre les loups et les monstres, puisque les loups ne rentrent JAMAIS dans les maisons et que les monstres n'existent que dans les histoires et PAS POUR DE VRAI. Aussi, lorsque votre petit enfant vous annonce qu'il a peur d'une grosse bestiole et vous demande d'aller vérifier qu'elle ne s'est pas cachée sous son lit, n'allez pas regarder ; cela lui donnerait le sentiment qu'elle peut effectivement s'y trouver puisque vous prenez soin de le vérifier. Répondez-lui : « Non, je ne vais pas regarder parce que c'est impossible qu'un crocodile soit entré dans notre maison. Nous irons voir si tu veux celui qui est au zoo, complètement enfermé dans sa cage ».

1983 Et à propos de crocodile, si votre enfant en voit dans ses rêves (à moins que ce ne soit un dragon...) – à condition d'accréditer l'interprétation symbolique des rêves du petit enfant –, il est possible qu'il soit en proie à une petite angoisse d'abandon. Ce peut être l'entrée à la maternelle, une nouvelle gardienne ou des petites vacances passées chez ses grands-parents qui le perturbent temporairement. Et s'il vous parle d'un gros chien, interprétez son rêve comme un appel à l'aide. Il vous demande sans doute d'être un peu plus patiente dans son acquisition de la propreté ou l'acceptation de l'arrivée de son petit frère.

1984 Les troubles du sommeil, sauf pathologies graves et rares, font partie de la vie de l'enfant qui grandit. Vous le constaterez d'ailleurs à certains moments d'apprentissage particulièrement importants – comme celui de la propreté – votre enfant aura plus de difficultés pour s'endormir ou fera des cauchemars. Il en sera de même lorsque des changements interviendront dans sa vie : voyages, déménagements, maladies infantiles, etc. Essayez de considérer ces dysfonctionnements comme une bénédiction, l'occasion de resserrer votre relation avec votre enfant, de réfléchir aux progrès qu'il vient de réaliser (et de l'en féliciter) et aux chamboulements que votre mode de vie lui impose (et de tenter de les aménager).

1985 Si les cauchemars se répètent nuit après nuit ou revêtent une intensité inquiétante, parlez-en à votre médecin. L'aide d'un spécialiste peut être utile pour découvrir le fond du problème.

IL NE VEUT PLUS FAIRE DE SIESTE

Le sommeil de la sieste ne connaît pas vraiment de troubles. Il faut dire que ce petit repos, en pleine journée, ne suscite pas autant d'angoisse que l'approche de la nuit.

L'angoisse de la séparation ne se manifeste pas ou très peu. Votre « siesteur » sait que vous (ou la personne qui le garde) êtes dans la pièce voisine, éveillée… à l'écoute de ses besoins. Le seul vrai problème au moment de la sieste, c'est le refus de votre enfant à la faire !

Avant quatre ans, il est fort dommage – et même dommageable pour lui – qu'il ne fasse plus de sieste. Au début de cette année, il devrait même en faire une courte en fin de matinée (de onze heures à midi) et une seconde vers treize heures, d'environ deux heures. Car ce sommeil diurne a d'énormes vertus pour un petit enfant en pleine croissance et en plein développement affectif et psychologique.

Elle oblige votre infatigable petite pile électrique à s'allonger, ce qui lui permet de :

- mettre au repos la partie de son cerveau mobilisée pour maintenir son corps en équilibre vertical ;

- accorder du répit à certains de ses muscles contractés en permanence pour que sa colonne tienne droit ;

- soulager ses vertèbres tassées par la station debout ou même assise ;
- libérer sa circulation sanguine moins aisée à la verticale qu'à l'horizontale.

Et elle lui ferme les yeux... éteignant ces prodigieuses caméras qui captent 80 % des informations qu'il reçoit. Son cerveau a besoin de lâcher prise dans la journée, au moins le temps d'un ou deux cycles de sommeil.

Autre argument en faveur de la sieste, elle s'effectue exclusivement en sommeil lent, sans passer par des phases de sommeil paradoxal (celui des rêves) : il n'a donc pas de cauchemars ! Or le sommeil lent profond le fait grandir, favorise la réparation de ses tissus (ses petits bobos cicatrisent pendant le sommeil lent), contribue à améliorer les capacités de défense de son système immunitaire.

Bien sûr, votre petit dormeur bénéficie de ces processus également la nuit (toute la première partie de sa nuit s'effectue en sommeil lent), mais l'avantage de la sieste n'est pas à négliger !

Enfin, une étude – menée auprès d'enfants de première année de maternelle – a montré de meilleures performances de mémorisation chez les petits faisant une sieste tous les jours par rapport à ceux dormant dans la journée de façon épisodique.

Pour vous convaincre de vous montrer ferme sur la sieste

1986 Débarrassez-vous de l'idée que lorsqu'il ne veut pas dormir le soir, c'est parce que vous lui avez fait faire une sieste. Ce petit somme de l'après-midi est, au contraire, le garant d'une nuit réussie. Un enfant qui ne dort pas dans la journée alterne les phases de surexcitation et d'abattement. Sa fatigue nerveuse est telle qu'il ne parvient pas à s'endormir, ni à trouver un bon sommeil nocturne.

1987 Mais il est vrai que la sieste peut jouer un mauvais rôle dans la qualité de son sommeil de nuit si vous ne la lui proposez pas à la bonne heure (celle où son rythme biologique rafraîchit sa température interne, ralentit son rythme cardiaque et baisse le taux de glucose dans son sang). C'est facile, le mot sieste vous indique de lui-même à quel moment se situe cette baisse de tonus : à la « sexta hora » (étymologie latine de sieste), la sixième heure après le lever du soleil... soit entre 12 et 13 heures.

1988 Évitez de lui proposer une activité entre son dîner et son petit somme. Couchez-le, le plus tôt possible, la dernière bouchée de son repas avalée.

- Avant deux ans, les petits manifestent généralement leur besoin de dormir (succion du pouce, somnolence...) vers midi.
- De deux à trois ans, son horaire se décale vers treize heures.
- Et après trois ans, cette envie de s'assoupir se situe autour de 13 heures 30.

1989 Observez votre enfant et adaptez l'heure de son dîner en fonction de ses signes de fatigue, pour qu'il termine pile au moment où il piquerait volontiers son petit roupillon !

1990 Autre précaution à prendre avec la sieste : ne pas le laisser dormir trop longtemps !

- D'une part, un petit enfant ne peut faire une bonne nuit que s'il a été suffisamment éveillé durant la journée.
- D'autre part, à partir de deux ans, un enfant qui fait une sieste trop longue court de gros risques de voir son sommeil de nuit fragmenté, de mauvaise qualité : il a consommé trop de sommeil lent. Cette gloutonnerie perturbe le déroulement de la première partie de sa nuit puisqu'elle est aussi consacrée au sommeil lent.

1991 De deux à six ans, la durée moyenne de son petit « en-cas de sommeil » doit tourner autour de deux heures, soit deux cycles de sommeil successifs. Passé ce laps de temps, entrebâillez la porte de sa chambre pour surveiller ses mouvements. Dès que vous l'entendez bouger, se retourner dans son lit, c'est qu'il passe d'un cycle de sommeil à un autre. Faites un peu de bruit, il devrait se réveiller facilement... et de bonne humeur ! Si vous le laissez entamer un troisième cycle et le réveillez au beau milieu, vous pouvez être sûre de finir la journée avec un petit grognon ronchon.

1992 S'il a mal dormi la nuit dernière, faites-lui impérativement faire la sieste, il ne rattrapera pas sa « dette de sommeil » la nuit suivante.

En effet, les chercheurs en sommeil de l'enfant ont démontré que le petit enfant qui manque de sommeil sombre, en première partie de nuit, dans un sommeil trop profond, sans parvenir à l'alléger pour accéder à celui des rêves (au cours de ce « sommeil de plomb », les terreurs nocturnes ont toutes les chances d'apparaître). Il aura donc un déficit de sommeil paradoxal. Or c'est ce sommeil qui fixe les acquis et permet les nouveaux apprentissages.

Tandis que la sieste, s'effectuant en sommeil lent profond, comble son manque de ce type de sommeil (réparateur de ses forces physiques). Cela lui permet d'aborder la nuit avec un compteur remis à zéro et d'équilibrer ses phases de sommeil.

1993 Il n'y a aucune raison pour que la sieste échappe à ses velléités d'affirmation de sa toute nouvelle autonomie. Et il est bien difficile de l'obliger à dormir pendant la journée alors que la vie bruisse autour de lui... Plus vous tentez de le forcer, plus il se braque : lequel va céder le premier ? Vous pouvez au mieux obtenir qu'il reste tranquille dans sa chambre ou dans son lit, avec quelques jouets et des livres. Selon toute vraisemblance, sachant que vous n'avez pas les yeux braqués sur son sommeil, il ne lui faudra pas longtemps pour s'endormir.

Après 36 mois

● SON MAUVAIS SOMMEIL PERTURBE TOUJOURS LE VÔTRE...

Son sommeil est désormais organisé comme celui d'un adulte en termes de cycles et de phases, mais pas en termes d'émotivité. C'est l'âge des pics de terreurs nocturnes et de cauchemars : un tiers des enfants de trois-six ans en font au moins un par mois (ce n'est que vers six ans que les rêves prédomineront).

Heureusement, il commence à comprendre que le (mauvais) rêve est bien différent de la réalité. Aussi ses cauchemars ont-ils moins de prise sur lui.

Pour l'aider à passer le cap des cauchemars

1994 S'il réclame que vous lui lisiez des histoires qui font peur, mais aussi des histoires merveilleuses pour laisser leurs personnages enrichir son imaginaire, laissez-vous convaincre. Cette foisonnante banque d'images lui permet de s'investir davantage dans les scénarios de ses cauchemars et de mieux évacuer le « côté sombre » de sa vie.

1995 En revanche, les vagabondages de son imagination peuvent l'amener à faire des « cauchemars éveillés » qui, eux, peuvent le terrifier sans lui apporter le moindre bénéfice. Il ne peut faire l'économie, dans son apprentissage de la rationalité, des peurs irrationnelles : c'est le prix à payer pour grandir ! Il est persuadé qu'un loup est tapi sous le lit ou qu'une sorcière est cachée dans son placard. Redites-lui que vous comprenez qu'il ait peur de ces monstres terrifiants, que tous les petits enfants ont peur des mêmes choses que lui, mais que si sa crainte est bien réelle, les ogres, eux, sont imaginaires.

1996 Assurez-lui que vous êtes tout près et que, s'il a besoin que vous veniez le rassurer, vous le ferez, mais qu'il n'est pas question qu'il ne se couche pas.

1997 Soyez quand même vigilante. Passé trois ans, votre petit futé est devenu un virtuose du caprice. Quand il fait un cauchemar, il a noté que vous vous leviez pour le rassurer et que cela vous obligeait à vous séparer de son papa. Intéressant. D'autre part, il vous arrive, lorsque vous tombez vous-même de sommeil, de vous endormir en le gardant dans vos bras, et même parfois de l'emmener dans votre lit pour le regagner plus rapidement. Ce sont des bénéfices secondaires de son malaise. Les premières fois, il provoquera inconsciemment ses cauchemars, mais il se peut très bien qu'ensuite il soit plus conscient des avantages qu'il en tire que de l'inconvénient d'avoir peur... et cherche à exploiter la situation. Luttez contre votre fatigue et ne repartez sous votre couette qu'après qu'il se soit rendormi dans son lit.

● IL A TRÈS PEUR DE TOMBER DANS LE VIDE DU SOMMEIL

Autre mauvais tour que lui joue son imagination : les « illusions hypnagogiques » (qui le surprennent au moment de l'endormissement, alors qu'il est dans une semi-inconscience) : sensation de tomber à la renverse, d'être projeté dans le vide, d'être recouvert d'une ombre monstrueuse... Ces illusions, provoquées par les tensions de son corps ou les jeux de lumière, sont si effrayantes qu'il peut en garder un souvenir inquiétant toute la journée du lendemain et craindre encore plus d'aller au lit.

Pour vaincre son angoisse de l'endormissement

1998 Là encore, parlez-en avec lui. Donnez une explication logique à ses angoisses. Dites et redites-lui qu'il n'est pas le seul à avoir ces « visions » qui ne sont que des illusions.

1999 Restez ferme, il doit dormir dans son lit et respecter l'heure de l'extinction des feux... Peut-être pas tous les feux, car rien n'interdit de laisser une veilleuse à côté de lui ou de laisser la porte de sa chambre entrouverte sur le couloir allumé.

● IL EST DE PLUS EN PLUS RÉTICENT À L'ÉGARD DE LA SIESTE

Avant de céder précipitamment à ce caprice ou de l'obliger tout de même à aller se coucher en vous disant que la sieste est « bonne pour lui », pesez le pour et le contre.

Peut-être est-il réellement un petit dormeur qui n'a effectivement plus besoin de la sieste : après trois ans, cette hypothèse est réaliste, bien que la majorité des enfants s'accorde une petite pause en début d'après-midi jusqu'à cinq ans.

Lui imposer de dormir s'il n'en a pas vraiment besoin ne l'aidera pas à découvrir les bons côtés du sommeil.

Pour trancher le débat

2000 Essayez de supprimer la sieste pendant quelques jours. Si vous constatez qu'il est calme en fin de journée, ne multiplie pas les caprices et se couche sans faire d'histoire, oubliez définitivement la sieste. En revanche, s'il est plus grincheux et capricieux que jamais, retour au lit !

2001 Pour qu'il ne vive pas la sieste comme une punition, dites-lui qu'il n'est pas obligé de dormir mais que vous tenez à ce qu'il s'allonge un moment après le dîner. Il peut jouer calmement s'il le désire. S'il a vraiment besoin de sommeil, il s'endormira dans les minutes qui suivront. S'il ne s'endort pas, il se sera quand même un peu reposé !

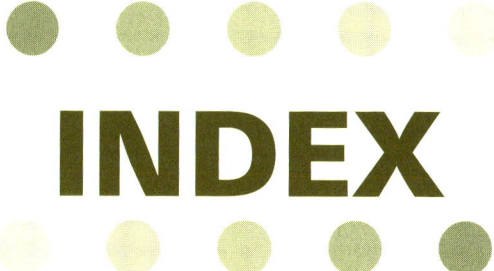

INDEX

A

Acariens 233 à 235, 425 à 427, 429 à 430

Acétaminophène 91, 199, 322

Agressivité 482 à 484

Alcool 16, 356, 374

Allergie 91, 162, 275, 388, 425 à 426

Ampoule (blessure) 433 à 434

Antibiotique 203, 209 à 210, 330, 333, 337 à 338, 386

Antipyrétique 84, 199, 210, 212, 243, 338, 386

Aphte 199, 343

Appétit 33, 213, 271, 288, 342, 466 à 467, 470 à 472

Armoire à pharmacie 81, 210, 338

Aspirine 84, 212

Assistante maternelle 52, 54 à 55, 296

Autorité 303, 310, 475

B

Bagage 240 à 242, 390, 393

Baignade 245 à 247, 403 à 405, 503 à 505

Baignoire 84, 100 à 102, 124, 249 à 250, 383, 414 à 416

Bain 117, 121 à 127, 315, 414 à 416, 537 à 538

Bercement 45, 47, 62, 322

Bêtise 473 à 478

Bobos 214, 243, 343 à 345

Boisson 81, 162, 471, 522

Bosse 214, 345 à 361

Bouée 246, 404 à 405, 504
(et autre article de plage)

Boutons 89, 132 à 133, 221, 344, 529 à 532

Brossage des dents 252, 413 à 414, 539

Brûlure
    liquide brûlant 101, 216, 355, 379
    flamme 355, 418
    produit chimique 375
    électricité 101

C

Cacahuète 231, 274, 375

Campagne 244, 407 à 411

Cantine 470 à 472

Carie 251 à 252, 413 à 414

Caprice 422, 542, 555

Chaleur 97, 145, 170, 223 à 224, 259, 368, 398 à 401, 436, 446

Chambre 83, 97, 108, 233 à 235, 259, 263, 372 à 374, 425 à 426, 428 à 429, 436, 475, 479, 487 à 489, 507, 509

Chanson 51, 306, 539

Chaussons 98, 203, 254, 434, 511

Chaussures 252 à 254, 408, 410, 431 à 435, 511, 513

Choc thermique 368, 371, 404

561

Chute	74, 95, 99, 230, 306, 346, 348, 535	Dessin	69 à 70, 313 à 315, 483, 484, 516
Colère	422, 478 à 484	Diarrhée	46, 77, 80 à 82, 116, 325 à 326
Compote	41 à 42, 81, 157 à 159, 273, 326	Dîner	tableau p.86, 287, 468, 471
Constipation	35, 39, 40, 78, 323 à 324, 338	Doudou (*objet transitionnel*)	50 à 51, 57, 146
Convulsion	320 à 321	Douleur	21, 91 à 93, 206 à 206, 322 à 322, 528
Corps étranger			
avalé	219, 356		
inhalé	219, 360	Eau	24, 27, 76, 79 à 81, 84, 86, 125, 166 à 167, 213, 239, 276, 325 à 325, 368, 390, 452, 470, 503 à 505
Co-sleeping	148, 454		
Coucher	114, 146 à 149, 259, 261 à 264, 436 à 438, 445, 448, 450, 451	Écharde	215, 350
Couches	121, 498, 499, 521	École maternelle	491 à 493, 521 à 521
Couffin	57, 93, 95, 142, 144		
Coup de chaleur	223 à 224, 368 à 370, 387	Écrasement d'un doigt ou d'un membre	354, 373
Coup de soleil	225 à 226, 370, 387, 398, 400	Électrocution	101, 373
Coupure		Endormissement	144, 439, 446, 451, 547, 555
superficielle	214, 346, 352		
profonde	214, 353	Équilibre	62, 195 à 196, 228, 307 à 308
Croissance	28, 39, 41, 160, 258, 432 à 441	Faim	23, 35, 45, 350, 475 à 476, 479
		Fessée (*tape*)	
Dangers de la maison	231 à 232, 299 à 300, 384 à 385	Fièvre	82 à 85, 317 à 320, 342
		Fracture	216, 527 à 528
Déjeuner	162, 276, 468	Fruits	38, 40, 41, 157 à 159, tableau p. 55
Dent	185 à 186, 198 à 200, 251 à 252, 284, 347, 413		

Frustration	184, 300, 478, 520
Fugue	402 à 403, 475

G

Gale	403
Garderie	52, 54, 260, 442
Gardienne	55 à 56, 296 à 297
Gastro-entérite	72, 82, 326
Goûter	170 à 170, 287, 468, 471 à 471

H

Hématome	214, 216, 345, 471
Herpès labial	344
Histoire	285, 309, 311, 506, 516, 554
Hoquet	31, 75, 302, 350
Hydratation	250, 325 à 325
Hydrocution	371, 404

I

Ibuprofène	84, 319
Imitation	
Impétigo	193, 376
Infections « mains-pieds-bouche » *(Coxsakie)*	345
Insecte	
avec dard	221 à 222, 361
sans dard	361 à 363
Ingestion	
alcool	*356, 374*
pile électrique	*356, 375*
petit objet	*356*

Insolation	223 à 224, 370, 387
Intoxication	
plante toxique	*231, 356, 375*
médicament	*220, 356*
produit lavant	*220, 356*
produit caustique	*356*

J

Jalousie	485 à 489, 263 à 264
Jeux	126, 315, 315, 401, 449, 450, 506 à 509, 520 à 520
Jouets	61, 190, 193, 235, 242, 312, 315, 375, 395 à 396, 415, 427, 428

L

Lait entier	161, 274, 275, 470
Lait de suite	38, 273, 159, 160, 161, 275
Laitages	160, 161, 275, 288
Langage	310 à 311, 481
Larmes	54, 261 à 264, 290 à 291, 302 à 304
Légumes	38, 40 à 41, 77, 157 à 159, 168, 162, 423, 272 à 273, 278 à 280, 288, 464, 468
Lésion	
de la peau	*88 à 90, 134, 363 à 364, 380*
de l'œil	*359, 380*
Lit à barreaux	93, 95 à 98
Livre	69 à 70, 190, 194, 308 à 309, 452, 516, 542
Lunettes de soleil	227 à 227, 398, 400 à 401

Luxation	528	Numéros à appeler d'urgence	56, 220, 297, 361

M

Main	63 à 64, 68 à 69, 135 à 136
Maladies infantiles	211 à 213, 341 à 343
Mal au cœur	239, 390, 396
Marche	193 à 194, 253, 305 à 308, 316, 384, 407, 408, 410, 431 à 435
Médicament	84 à 88, 91, 206, 208 à 211, 220, 336 à 339, 384, 525 à 526
Méduse	363, 367, 387
Ménage	385, 493, 495 à 498
Mer	110, 225, 242, 244 à 247, 363 à 371, 398 à 400, 401 à 406, 430, 503 à 505
Micro-ondes	25, 30, 145, 170, 278, 381, 423
Miroir	61, 308, 339, 394, 427, 507, 526
Montagne	400, 410
Morsure *d'un animal*	351
Morsure (*il mord*)	185 à 186

N

Néophobie alimentaire	287 à 289
Norme	93 à 107, 228, 238, 377, 384, 514, 515
Noyade	371 à 371

Œ

Œil	61 à 62, 66, 118, 219 à 227, 255, 356, 359, 365, 400 à 401
Opposition	286, 547
Oreille	64 à 65, 119, 206 à 209, 219, 255, 331 à 332, 360, 396
Otite	147, 206, 237, 331 à 332
Oursin (*épines d'*)	364, 368
Oxyures	334 à 335

P

Peinture	263, 313 à 315, 374
Perte de connaissance (*coma*)	355, 356, 370, 374, 385
Petits pots	42, 81, 157 à 159, 278, 326
Plantes toxiques	
d'intérieur	231, 375, 385
à l'extérieur	398
Peau	59, 88 à 89, 117, 121, 125, 132 à 133, 135, 205, 214, 216, 246 à 247, 256, 329, 398 à 400, 405, 433, 529 à 532
Pincement	140, 216, 354
Photo	52, 55, 61, 295, 308, 412, 501, 514
Plage	225 à 227, 244 à 247, 254 à 256, 364 à 371, 401 à 406
Pleurs	18, 45 à 49, 302 à 304

INDEX

Point de côté	349
Pollution	110 à 111, 430 à 431
Position latérale de sécurité	321, 348, 356, 368, 371
Pot	315 à 320, 498 à 502
Posologie	209, 337
Potages, purées	38 à 42, 157 à 159, 168 à 169
Poussette	102 à 105
Poux	531
Produit toxique	
avalé	220, 380
inhalé	232, 380
Propreté	
diurne (de jour)	315 à 316
nocturne	522 à 523
Protéines animales	159 à 162
(viande, poisson, œuf)	
Punition	473 à 477

R

Rangement	98 à 99, 234, 373, 493 à 498
Rituels du coucher	304, 437, 448, 450, 547
Rhume	46, 202 à 205, 326 à 330, 528
Rire	71, 339, 489, 498, 514
Roséole	212, 341
Rougeole	211, 341
Rubéole	211, 341

S

Sable	254 à 256
Saignement de nez	217, 349, 527
Salissure	114, 117
Savon	121, 356
Scarlatine	212, 341, 342
Sécurité de la maison	
chambre	259, 372 à 374, 475
cuisine	165 à 165, 232, 378 à 382
salle de bains	382 à 384
salle de séjour	231, 374 à 377
autres pièces	384
garage	384
jardin	244, 385
Selles	77 à 80, 323, 501
Séparation	50 à 55, 290, 438
Sérum physiologique	120, 219, 255, 349
Shampooing	383, 537, 538
Siège d'auto	105 à 107, 393
Sieste	551 à 553, 556
Sirop	
antitussif	207 à 208, 333
calmant	208, 262, 333, 443
Soif	276
Soleil	368 à 370, 398 à 401
Sommeil	139 à 157, 239, 258 à 264, 436 à 457, 541 à 556
Souper	468, 472
Spasme du sanglot	182, 302 à 303
Succion	18, 22, 33, 35, 150

T

Sucre	81, 167, 199, 200, 277, 322, 335, 413, 471 à 472	
Tache	171, 417, 480	
Tétine *(tototte)*	183, 292	
Température		
la sienne	318 à 320, 341, 341, 342, 445 à 446	
de sa chambre	97, 108, 145, 318, 436	
de son bain	84, 451, 122, 382 à 383	
Thermomètre	83, 101, 318	
Toilette	116, 117 à 120	
Toux	207 à 208, 333 à 334	
Transports		
avion	237, 242, 386, 389 à 391	
train	237 à 238, 242, 386, 389, 391 à 392	
voiture	238 à 240, 392 à 396, 519	
Trouble du sommeil		
endormissement	439, 451, 547, 555	
terreur nocturne	447 à 448	
cauchemar	546 à 550, 554 à 555	
illusion hypnagogique	555	
Trousse de secours	218, 219, 243, 248, 348, 393	

V

Vacances	237 à 248, 361 à 368, 386 à 411, 503 à 505
Varicelle	211 à 212, 341 à 342
Verrue	529
Vêtements	171, 234, 127 à 132, 280 à 281, 314, 416 à 419, 427, 511 à 513
Vive	363
Vomissement	72 à 76
Voyage	237 à 248, 386 à 411, 519

UV

370, 398 à 401, 227

TABLE DES MATIÈRES

INTRODUCTION 8
0-6 MOIS

ALIMENTATION

DE 0 À 4 MOIS 15
Il n'a besoin que de votre lait 15
Pour bien lui donner le sein 16
Pour l'aider à bien téter 17
Pour éviter d'engorger ou pour désengorger vos seins 19
Pour endiguer les «fuites» 20
Pour soulager vos seins 21
Pour accompagner... ou non son rot 22
Pour le sevrer sans problème 22
Il n'attend que ses biberons 24
Pour lui préparer des biberons zéro risque 24
Pour faciliter le nettoyage des biberons 25
Pour faciliter la stérilisation des biberons 26
Pour une bonne préservation de la stérilisation 27
Pour être certaine de la qualité de votre eau 27
Pour être sûre de lui donner le meilleur lait 28
Pour vous faciliter la préparation de son biberon 29
Pour lui servir son biberon à la température qu'il aime 30
Pour bien vous installer tous les deux 31
Pour vous assurer du bon débit de la tétine 32
Pour lui ouvrir l'appétit 33
Pour vous rassurer sur sa prise de lait 33
Pour l'aider à faire son rot 36
Pour gérer ses rejets 37

DE 4 À 6 MOIS 38
Il a envie de «diversité» 38
Pour diversifier son alimentation tout en l'équilibrant 38
Pour l'aider à apprécier potages et compotes 41
Pour l'aider à apprivoiser la cuillère 43

COMPORTEMENT

DE 0 À 3 MOIS 45
Il pleure à vous fendre l'âme 45
Pour vous aider à décoder ses pleurs et à les calmer 45

DE 4 À 6 MOIS ... 50
Il n'apprécie pas de se séparer de vous... Vous non plus ! ... 50
- Pour préparer la séparation... bien avant ... 50
- Pour l'aider à mieux vivre la séparation... ... 52
- ... Et pour vous aider vous aussi ... 53
- Pour trouver la baby-sitter de vos rêves ... 55
- Pour lui faire passer une bonne soirée chez vos amis ... 57

ÉVEIL

PREMIÈRES SEMAINES ... 59
Il s'agite énormément ... 59
- Pour l'aider à entrer dans la vie ... 59

DE 2 À 4 MOIS ... 60
Il n'a pas une vie très palpitante... en apparence ... 60
- Pour lui faire voir un peu plus que « le bout de son nez » ... 61
- Pour « exploiter » ses aptitudes physiques ... 62
- Pour que ses mains fassent travailler sa petite tête ... 63
- Pour exercer sa petite oreille ... 64

DE 4 À 6 MOIS ... 66
Il voit de près... et de loin ... 66
- Pour aiguiser son regard ... 66
Il cambre le dos ... 67
- Pour lui permettre d'affirmer sa verticalité ... 67
Il est presque adroit ... 68
- Pour rendre passionnante l'activité de ses mains ... 68
Il joue... avec vous ... 69
- Pour engager de véritables échanges ... 70

SANTÉ

Il vomit ... 72
- Pour reconnaître et traiter ses vomissements ... 72
- Pour mieux vivre ses rejets ... 74
Il a des petites coliques ... 75
- Pour tenter d'apaiser ses coliques ... 76
Il a des selles anormales ... 77
- Pour vous rassurer ... 77
Il a la diarrhée ... 79
- Pour enrayer une diarrhée ... 80
Il a de la fièvre ... 82

Pour bien prendre sa température	*82*
Pour faire tomber sa fièvre	*83*
Il n'est pas FOU des médicaments	**85**
Pour lui faire avaler son médicament	*85*
Il a des rougeurs et des petites lésions	**88**
Pour identifier et soigner ses rougeurs et petites lésions	*88*
Il a mal	**90**
Pour atténuer la douleur	*90*

SÉCURITÉ

Il a besoin d'un matériel totalement sûr	**93**
Pour bien choisir et bien utiliser son lit	*93*
Pour bien choisir et bien utiliser son lit à barreaux	*95*
Pour bien choisir et bien utiliser sa table à langer	*98*
Pour bien choisir et bien utiliser sa petite baignoire	*101*
Pour bien choisir et bien utiliser sa poussette	*102*
Pour bien choisir et bien utiliser son porte-bébé ventral	*105*
Pour bien choisir et bien utiliser son siège d'auto	*105*
Et s'il s'étouffait pendant son sommeil…	**107**
Pour vous rassurer	*107*
Pour prévenir la MSN (mort subite du nourrisson)	*108*
Il ne se calme que lorsqu'on le « remue »	**109**
Pour éviter le syndrome de l'enfant secoué	*109*
Il a besoin de grand air… mais pas de gaz d'échappement !	**109**
Pour le protéger de la pollution	*110*

SOINS (HYGIÈNE)

Il est si fragile !	**112**
Pour le « manipuler » au mieux de son confort	*112*
Pour le changer	*114*
Pour le toiletter sans inquiétude	*117*
Pour lui nettoyer le nombril	*120*
Pour lui donner un « bain de bébé »	*121*
Pour lui donner un « vrai » bain	*125*
Pour l'habiller dans la bonne humeur	*127*
Il a les fesses « en feu »	**132**
Pour soulager son érythème	*132*
Il a les ongles trop longs	**133**
Pour bien lui couper les ongles	*133*
Il a des croûtes dans les cheveux	**134**
Pour les faire disparaître	*134*

Il a la pelade sur les pieds et les mains ... **135**
    Pour lui éviter ces désagréables tiraillements ... *135*
Il bave en permanence ... **135**
    Pour absorber ses bavures ... *136*

SOMMEIL

PREMIERS JOURS ... **138**
Il se réveille toujours en pleurant ... **138**
    Pour veiller sur son sommeil ... *139*

DE 1 À 3 MOIS ... **141**
Il vous réveille plusieurs fois par nuit ... **141**
    Pour l'aider à allonger ses nuits ... *141*
    Pour lui offrir un sommeil serein ... *142*
    Pour l'aider à se rendormir ... *144*

VERS 5 - 6 MOIS ... **146**
Il pleure tous les soirs au coucher ... **146**
    Pour l'aider à gérer la séparation de la nuit ... *146*
Il vous réveille toutes les nuits ... **148**
    Pour lui permettre de se rendormir tout seul ... *149*

7-12 MOIS

ALIMENTATION
Il s'initie aux fruits et légumes... à petites doses ... **157**
    Pour lui cuisiner de bonnes soupes et compotes ... *157*
Il découvre viande et poisson... sur la pointe de la langue ... **159**
    Pour introduire les protéines à bon escient ... *159*
Il est prêt pour les BOF (Beurre œuf fromage) ... **160**
    Pour lui donner sa bonne ration de calcium ... *160*
    Pour glisser dans ses repas les aliments au bon moment ... *162*
    Pour cuisiner dans les conditions les plus saines ... *165*
Il doit boire absolument ! ... **166**
    Pour l'inciter à boire davantage ... *166*
Il est important de lui proposer des textures différentes ... **167**
    Pour lui faire «admettre» le non-lisse ... *168*
Il a envie de mettre la main à la soupe ... **169**
    Pour l'inciter à goûter ... *170*
    Pour limiter les dégâts... ou les réparer ... *171*

COMPORTEMENT

Il est vraiment maussade	**174**
Pour l'aider à gérer sa «crise des huit mois»	*175*
Pour retrouver sa doudou égarée	*179*
Pour toiletter la doudou sans larmes	*180*
Il pleure à en perdre connaissance	**181**
Pour bien réagir au «spasme du sanglot»	*182*
Il est terriblement impatient	**183**
Pour lui apprendre la patience	*183*
Il se fait les dents sur votre joue	**185**
Pour lui faire passer son envie de mordre	*185*

ÉVEIL

DE 7 À 9 MOIS 187

Il est «coquin»	**187**
Pour ne pas casser sa confiance en lui	*187*
Il décide de «se bouger»	**189**
Pour encourager son esprit d'aventure	*190*
Il veut ça... et vous le montre	**191**
Pour lui prouver votre compréhension	*191*

DE 10 À 12 MOIS 192

Il est de plus en plus manuel	**192**
Pour lui faire apprécier ses progrès	*192*
Il se met debout	**193**
Pour le pousser à poursuivre	*193*
Il a dit papa!	**194**
Pour élargir son vocabulaire	*194*
Il a bien envie de marcher	**195**
Pour tester son équilibre	*195*

SANTÉ

Il a une dent sur le point de sortir	**198**
Pour lui éviter les gros «feux de dent»	*198*
Pour apaiser son inflammation	*199*
Il a un gros rhume	**201**
Pour lui dégager le nez	*201*
Pour soulager l'inconfort du rhume	*204*
Il a mal à l'oreille	**206**
Pour soulager sa douleur	*206*
Il tousse	**207**

TABLE DES MATIÈRES

Pour bien réagir en fonction de la toux 207
Il n'aime toujours pas avaler ses médicaments **208**
   Pour faire passer plus facilement ses médicaments 208
Il a de drôles de symptômes **211**
   Pour reconnaître une maladie infantile 211
   Pour l'aider à supporter cette épreuve 212
Il s'est fait mal ! **214**
   Pour soigner ses petits malheurs 214
Il s'est fait piquer par un insecte **220**
   Pour éviter ou apaiser les piqûres de moustique 221
   Pour éviter ou apaiser les piqûres de guêpe, d'abeille et de mouche 221
Il a attrapé un coup de chaleur (ou une insolation) **222**
   Pour identifier un coup de chaleur 223
   Pour bien réagir 223
Il a un coup de soleil **224**
   Pour lui éviter cette brûlure 225
   Pour réparer le coup de soleil 226
Il cligne des yeux **226**
   Pour protéger son œil du soleil 227

SÉCURITÉ

Il a besoin de voir la vie de plus haut **228**
   Pour bien choisir et utiliser sa chaise haute 228
Il touche à tout… ce qui est dangereux **230**
   Pour le mettre à l'abri des dangers de la maison 231
Il a un terrain atopique **233**
   Pour mettre sa chambre à l'abri des acariens 233
   Pour mettre votre salle de bains à l'abri des microbes 235
Il part en vacances (avec vous) **236**
   Pour le faire voyager sans danger 237
   Pour limiter ses bagages, sans réduire sa sécurité 240
   Pour prévenir et soigner les petits bobos des vacances 243
   Pour des vacances sereines « au vert » 244
   Pour veiller sur lui à la plage 244
   Pour des baignades en toute sécurité 245
Il vous accompagne dans un pays tropical **247**
   Pour lui offrir un exotisme sécurisé 247

SOINS (HYGIÈNE)

Il est trop grand pour sa petite baignoire **249**
   Pour rendre sa baignoire plus accueillante 249

Il a le visage gercé	250
Pour adoucir les picotements	*250*
Il prépare une dent	251
Pour lui éviter dès maintenant les caries	*251*
Il n'a pas besoin de chaussures tout de suite	252
Pour protéger ses pieds	*252*
Il fait connaissance avec le sable	254
Pour le protéger du sable	*254*

SOMMEIL

Il a peur de s'endormir	258
Pour installer un bon sommeil	*258*
Il pleure à fendre l'âme au moment du coucher	261
Pour faire cesser ses larmes	*261*

13-24 MOIS

ALIMENTATION

DE 13 À 18 MOIS ... 271

Il n'est pas très intéressé par son assiette	271
Pour rester « cool » à l'heure des repas	*271*
Pour lui donner ce dont il a besoin	*274*
Il n'aime pas vos petits plats... ou les aime trop	277
Pour lui donner de bonnes habitudes alimentaires	*277*
Il ne veut pas lâcher ses jouets pour venir manger !	279
Jouez vous aussi... sur les consistances !	*279*
Pour renouveler son intérêt pour la nourriture	*279*
Il a plus envie de mettre la main à la soupe... que de la boire	280
Pour protéger ses vêtements	*280*
Pour équilibrer son alimentation pendant ce semestre	*282*

DE 19 À 24 MOIS ... 283

Il n'a qu'une idée en tête : faire tout seul !	283
Pour l'aider à faire comme s'il était « grand »	*283*
Il n'en fait qu'à sa tête	285
Pour débloquer la situation	*286*
Il vous assène des « pas bon ! » en serrant les lèvres	287
Pour ne pas le « braquer »	*287*

COMPORTEMENT

Il a du mal à vous quitter	290

Pour l'aider à se sentir en sécurité *290*
Pour veiller sur sa doudou comme une mère *292*
Pour qu'il soit heureux chez grand-papa et grand-maman *295*
Pour que tout aille bien avec la gardienne *296*
Pour passer avec lui une soirée ou une fin de semaine chez des amis *298*
Il vous épuise **299**
Pour freiner ses ardeurs *299*
Il « pleurniche » à longueur de journée **301**
Pour limiter ses larmes *302*

ÉVEIL

DE 13 À 19 MOIS **305**
Il ne marche toujours pas... .... **305**
Pour l'encourager à marcher *305*
Il a fait ses premiers pas, mais il est encore hésitant **306**
Pour lui donner confiance en lui *306*
Il parle de lui en se nommant « bébé » **308**
Pour l'aider à se situer socialement *308*
Il utilise quelques mots-indices **310**
Pour l'aider à se repérer dans le langage *310*
Il joue à être grand **312**
Pour lui donner envie de grandir *312*

DE 19 À 24 MOIS **313**
Il « dessine » à très grands traits **313**
Pour ne pas brimer son tempérament d'artiste *313*
Il tourne autour du pot **315**
Pour ne pas perturber son acquisition de la propreté *315*

SANTÉ

Il est fiévreux **317**
Pour bien prendre sa température *317*
Pour faire tomber sa fièvre *318*
Il a des convulsions **320**
Pour bien réagir à un épisode de convulsions *320*
Il a mal **321**
Pour atténuer sa douleur *322*
Il est constipé **323**
Pour l'aider à aller à la selle *323*
Il a la diarrhée **324**
Pour stopper sa diarrhée et ses effets *325*

Il a encore le nez qui coule **326**
   Pour chasser son rhume 326
Il a mal à l'oreille **331**
   Pour soulager son oreille 331
Il tousse **332**
   Pour bien réagir à la toux 333
Il est terriblement agité **334**
   Pour le débarrasser de ses oxyures 334
Il n'aime toujours pas avaler ses médicaments **335**
   Pour faire passer plus facilement la «pilule» 336
   Pour que son traitement soit le plus efficace 337
Il a de curieux symptômes **341**
   Pour reconnaître une maladie infantile 341
   Pour l'aider à supporter cette épreuve 342
Il a des petites lésions dans la bouche **343**
   Pour identifier ses petits bobos 343
Il collectionne les plaies et les bosses **345**
   Pour soigner ses petits malheurs 345
Il découvre que les vacances sont «piquantes»…
Et pas toujours dans le bon sens du terme ! **361**
   Pour l'aider à supporter le «venin» des insectes… 361
Il s'est fait piquer par de grosses bêtes **363**
   Pour apaiser sa vive souffrance 363
Il réalise que le sable crisse, croque et gratte ! **364**
   Pour le sauver du sable 364
Il n'apprécie guère le soleil **368**
   Pour réparer les agressions du soleil 368
Il a fait le grand plongeon **371**
   Pour réagir vite en cas de noyade 371

SÉCURITÉ

Il a le diable au corps **372**
   Pour lui éviter les accidents dans sa chambre 372
   Pour lui éviter les accidents dans la salle de séjour 374
   Pour lui éviter les accidents dans la cuisine 378
   Pour lui éviter les accidents dans la salle de bains 382
   Pour le protéger des autres dangers de la maison 384
Il découvre un nouveau territoire à explorer : celui des vacances ... **385**
   Pour son confort sur place 386
   Pour le conduire à bon port 389
   Pour veiller à sa sécurité et son confort en voiture 392

Pour le distraire pendant le voyage..*394*
Il est indisposé par la chaleur et le soleil **397**
   Pour mettre sa peau à l'abri des rayons *398*
   Pour protéger son œil *400*
Il apprécie la plage mais… **401**
   Pour le convaincre de rester sous votre parasol......................................*401*
   Pour lui faire apprécier les baignades..*403*
   Pour lui faire goûter le charme des « cocotiers » sans aucun danger *406*
Il a un faible pour la campagne **407**
   Pour partir à la campagne en toute sécurité *407*

SOINS (HYGIÈNE)

Il a encore énormément besoin de vous pour prendre soin de lui **412**
   Pour le toiletter commodément..*412*
   Pour lui éviter les caries *413*
Il faut le supplier d'aller dans le bain **414**
   Pour le convaincre d'aller dans la baignoire..*414*
Il aime le linge frais **416**
   Pour le faire tout beau tout propre..*416*
Il a les intestins fragiles **419**
   Pour éviter de ramener des germes à la maison *420*
   Pour le mettre à l'abri des germes...*422*
Il n'apprécie pas la poussière **425**
   Pour le protéger des allergènes respiratoires « maison » *425*
   Pour limiter son contact avec la pollution *430*
Il a besoin d'une paire de chaussures.. **431**
   Pour mettre la bonne chaussure à son pied *431*
   Pour suivre la croissance de son pied...*432*
   Pour lui acheter la bonne paire...*433*

SOMMEIL

Il a peur d'aller se coucher.. **436**
   Pour le rassurer..*436*
Il ne veut pas aller au lit.. **438**
   Pour mieux comprendre son sommeil *439*
   Pour ne pas céder à ses supplications..*442*
Il se réveille en hurlant entre 21 et 23 heures.. **447**
   Pour bien accompagner ses terreurs nocturnes *447*
Il ne veut pas que vous éteigniez la lumière **448**
   Pour composer avec sa peur du noir *449*
Il se balance et va jusqu'à se cogner dans son lit **450**

> Pour lui procurer un bon sommeil *451*
> Il s'offre des petites balades nocturnes **451**
> > Pour calmer ses inquiétudes *452*
> Il se réveille à l'aube en pleurnichant **455**
> > Pour l'aider à bien se réveiller *455*

2-3 ANS ET PLUS

ALIMENTATION
> Il veut être traité comme un grand **463**
> > Pour lui donner des ustensiles de grand *463*
> > Pour lui mettre les petits plats dans les grands ! *464*
> Il aimerait bien venir s'asseoir à votre table **465**
> > Pour que la transition se fasse sereinement *466*
> Il va rester à la cantine… avec les copains **470**
> > Pour gérer ses besoins en fonction de son appétit *470*

COMPORTEMENT
> Il enchaîne bêtise sur bêtise **473**
> > Pour calmer ses ardeurs *473*
> Il pique des colères effroyables **478**
> > Pour endiguer ses accès de colère *478*
> > Il n'est vraiment pas sociable ! *482*
> > Pour diminuer son agressivité *482*
> > Pour l'aider à devenir généreux *484*
> Il est jaloux **485**
> > Pour lui permettre de gérer sa jalousie *485*
> Il n'est pas prêt à entrer à l'école ! **491**
> > Pour l'aider à se sentir mieux à la maternelle *491*

ÉVEIL

> **DE 25 À 30 MOIS** **495**
> Il vous assène des « pas t'à toi » **495**
> > Pour l'aider à prêter *495*
> Il serait temps qu'il soit propre ! **498**
> > Pour ne pas le bloquer *498*
> > Pour lui faciliter les choses *501*
> Il a peur de l'eau de la piscine ou de la mer **502**
> > Pour le réconcilier avec les baignades *503*

TABLE DES MATIÈRES

DE 31 À 36 MOIS **506**
Il a un véritable imaginaire **506**
  Pour alimenter l'imaginaire de ses jeux 506
Il veut tout faire seul **510**
  Pour l'aider à grandir 510
Il exige que ce soit « maintenant tout de suite » ! **515**
  Pour lui faciliter l'attente.. 516
Il se socialise à travers vous **519**
  Pour l'aider à se faire des copains 520
Il entre en maternelle et a encore des couches **521**
  Pour aborder sereinement la maternelle 521
Il est propre le jour, mais pas la nuit **522**
  Pour l'aider à être propre la nuit 522

SANTÉ
Il fuit quand il entend le mot « médicament ». **525**
  Pour faire passer la « purge » 525
Il renifle en permanence **526**
  Pour lui apprendre à se moucher... 526
Il s'est fait mal au bras (ou à la jambe) **527**
  Pour ne pas risquer d'aggraver une fracture 527
Il a de drôles de boutons sur la peau **529**
  Pour les identifier, les prévenir, les soigner 529

SÉCURITÉ
Il est curieux jusqu'à la limite du danger **533**
  Pour le protéger de sa propre curiosité 533

SOINS (HYGIÈNE)
Il se méfie du bain... ou de la douche **537**
  Pour le rassurer 537
Il veut se laver tout seul **539**
  Pour qu'il fasse tout bien quand même 539

SOMMEIL

DE 25 À 36 MOIS **541**
Non, il ne veut pas aller au lit ! **541**
  Pour dépassionner le débat 541
Il y a une grosse peur qui dort dans sa tête **545**
  Pour apprivoiser les cauchemars 546

Il ne veut plus faire de sieste 550
  Pour vous convaincre de vous montrer ferme sur la sieste 551

APRÈS 36 MOIS 554
Son mauvais sommeil perturbe toujours le vôtre... 554
  Pour l'aider à passer le cap des cauchemars 554
Il a très peur de tomber dans le vide du sommeil 555
  Pour vaincre son angoisse de l'endormissement 555
Il est de plus en plus réticent à l'égard de la sieste 556
  Pour trancher le débat 556

INDEX 559
TABLE DES MATIÈRE 570